MATÉRIAS-PRIMAS DOS ALIMENTOS

Blucher

Urgel de Almeida Lima

Coordenador

MATÉRIAS-PRIMAS DOS ALIMENTOS

Parte I – *Origem Vegetal*
Parte II – *Origem Animal*

Matérias-primas dos alimentos
© 2010 Urgel de Almeida Lima (coordenador)
1ª edição – 2010
5ª reimpressão – 2019
Editora Edgard Blücher Ltda.

Blucher

Rua Pedroso Alvarenga, 1245, 4º andar
04531-934 – São Paulo – SP – Brasil
Tel.: 55 11 3078-5366
contato@blucher.com.br
www.blucher.com.br

Segundo o Novo Acordo Ortográfico, conforme 5. ed. do *Vocabulário Ortográfico da Língua Portuguesa*, Academia Brasileira de Letras, março de 2009.

FICHA CATALOGRÁFICA

Matérias-primas dos alimentos / Urgel de Almeida Lima, Coordenador. – São Paulo: Blucher, 2010

Conteúdo: Parte I. Origem vegetal – parte II. Origem animal.

Bibliografia

ISBN 978-85-212-0529-6

1. Alimentos 2. Alimentos – composição. 3. Matérias-primas animais 4. Matérias-primas vegetais I. Lima, Urgel de Almeida.

10-01608	CDD-664

Índice para catálogo sistemático:
1. Matérias-primas dos alimentos: Tecnologia   664

Este livro é dedicado aos alunos de cursos de graduação direcionada à tecnologia e a ciência de alimentos e aos profissionais da industrialização de alimentos que desejem adquirir conhecimentos básicos sobre matérias-primas vegetais e animais.

Aos colaboradores que contribuiram com seus conhecimentos para enriquecer sobremaneira os textos relacionados com suas especialidades.

Sobre os colaboradores

URGEL DE ALMEIDA LIMA

Professor Titular da Escola Superior de Agricultura Luiz de Queiroz, da Universidade de São Paulo – Piracicaba, SP. Professor Pleno da Escola de Engenharia Mauá do Centro Universitário do Instituto Mauá de Tecnologia – São Caetano do Sul, SP.

ARISTEU MENDES PEIXOTO

Professor Catedrático da Escola Superior de Agricultura Luiz de Queiroz, da Universidade de São Paulo – Piracicaba, SP.

CARMEN JOSEFINA CONTRERAS CASTILLO

Professora colaboradora da Escola Superior de Agricultura Luiz de Queiroz, da Universidade de São Paulo – Piracicaba, SP.

FRANCISCO FERRAZ DE TOLEDO

Professor Titular da Escola Superior de Agricultura Luiz de Queiroz, da Universidade de São Paulo – Piracicaba, SP.

JOSÉ DIAS COSTA

Professor Doutor da Escola Superior de Agricultura Luiz de Queiroz, da Universidade de São Paulo – Piracicaba, SP.

KEIGO MINAMI

Professor Titular da Escola Superior de Agricultura Luiz de Queiroz, da Universidade de São Paulo – Piracicaba, SP.

INÊS CONCEIÇÃO ROBERTO

Professora Doutora da Escola de Engenharia de Lorena, da Universidade de São Paulo – Lorena, SP.

MARÍLIA OETTERER

Professora Titular da Escola Superior de Agricultura Luiz de Queiroz, da Universidade de São Paulo – Piracicaba, SP.

MARISA APARECIDA BISMARA REGITANO D'ARCE

Professora Titular da Escola Superior de Agricultura Luiz de Queiroz, da Universidade de São Paulo – Piracicaba, SP.

PAULO FERNANDO MACHADO

Professor Titular da Escola Superior de Agricultura Luiz de Queiroz, da Universidade de São Paulo – Piracicaba, SP.

RAUL DANTAS D'ARCE

Professor Doutor da Escola Superior de Agricultura Luiz de Queiroz, da Universidade de São Paulo – Piracicaba, SP.

SOLANGE INÊS MUSSATTO DRAGONE

Doutora em Biotecnologia Industrial pela Escola de Engenharia de Lorena, USP, Investigadora de Pós-doutoramento no Instituto de Biotecnologia e Bioengenharia, Departamento de Engenharia Biológica da Universidade do Minho – Portugal.

Apresentação

Oferecer esclarecimentos gerais com o mínimo de detalhes, mas suficientes para definir adequadamente diferentes matérias-primas é o objetivo deste livro. Ele não é obra sobre agricultura, zootecnia ou veterinária, porém, envolve temas importantes dessas ciências em diferentes aspectos sobre os materiais vegetais e animais usados na produção de alimentos e derivados. Em seus capítulos se entenderá por quê maçã, caju, pera e morango não são frutos, mas pseudofrutos. Também, que carcaça de um animal não são seus restos mortais abandonados às aves de rapina, mas sim um "animal abatido, formado de massas musculares e ossos, desprovido da cabeça, patas, cauda, órgãos e vísceras abdominais e torácicas". Outrossim, são oferecidas informações sobre a produção de diversos materiais que são a base de indústrias de grande importância econômica para o país, como farinhas, óleos e açúcar.

Em aulas de tecnologia industrial se ensina que a obtenção de bons produtos manufaturados com vegetais e animais, alimentos ou não, depende diretamente da boa qualidade das matérias-primas. Nos cursos de agronomia, veterinária e zootecnia não é preciso salientar como produzi-las e como conservá-las adequadamente, pois o curso provê as informações necessárias em diferentes disciplinas.

Em outros cursos, em que os alunos são orientados fundamentalmente para conhecer a composição dos alimentos, suas modificações com o processamento, sua conservação, utilização e consumo, ou para projetar, calcular, construir, operar equipamentos e obter produtos manufaturados, conhecimentos gerais sobre as matérias-primas são importantes e facilitam o entendimento sobre sua qualidade tecnológica.

A bibliografia sobre o assunto é extensa, mas dispersa em obras agronômicas, veterinárias e zootécnicas. Por falta de bibliografia básica que resumisse a matéria, quando há alguns anos fui convidado a ministrar a disciplina de *Matérias-primas Agropecuárias* na Escola de Engenharia Mauá, do Centro Universitário do Instituto Mauá de Tecnologia, elaborei algumas notas para orientar e facilitar o ensino da matéria. As incipientes anotações sugeriram sua transformação em um livro didático, descritivo e elementar, porém, com informações suficientes para entender essas matérias-primas, a compreensão das exigências para sua produção, de sua qualidade tecnológica e dos cuidados no manuseio a partir da recepção na indústria.

A ideia foi concretizada com esta obra de pretensão puramente didática, resultado de minha formação universitária, da consulta e compilação de bibliografia especializada e da colaboração de colegas especialistas. Em cada capitulo estão citadas algumas fontes consultadas para sua elaboração, que servem para aumentar os conhecimentos e prover outras informações bibliográficas.

A responsabilidade pela qualidade da matéria-prima é do produtor, do coletor ou do captor e, a seguir, dos que a manuseiam até o consumidor. No caso de matéria-prima animal, para transformá-la em alimento há o acréscimo da responsabilidade dos inspetores sanitários, responsáveis pela fiscalização da sanidade do produto a ser comercializado ao natural, ou industrializado.

Dos engenheiros, tecnólogos ou outros profissionais responsáveis pela industrialização de material agrozootécnico para produção de alimentos, são exigidos conhecimentos básicos das características das matérias-primas animais e vegetais, para orientação dos trabalhos de processamento e de conservação. Há técnicos de diferentes formações profissionais que desejam informações em um nível geral.

Neste texto é usado o termo matérias-primas agrozootécnicas, em lugar de agropecuárias, porque pecuária se restringe a gados; há produtos industrializados de origem animal que proveem de outros tipos de criação, como avicultura, cunicultura, ranicultura, piscicultura, ostreicultura e a criação de animais silvestres como atividade rentável e de futuro. A pesca, ou a captura de animais aquáticos são atividades que não se enquadram na designação de pecuária.

Para um curso de tecnologia ou de engenharia de alimentos, de ciências farmacêuticas e de ciência de alimentos, o termo agrozootécnico é satisfatório. Entretanto, matérias-primas de origem vegetal e animal é designação mais abrangente; fibras vegetais, carvão vegetal, borracha, peles e couros, seda, lã, inseticidas e outros, também podem ser incluídos numa obra geral, mas não foram incluídas neste livro, porque o objetivo principal foi se limitar à área de alimentos.

Este trabalho é uma obra que pode ser melhorada, motivo porque sugestões que possam levar a uma reformulação em uma possível nova edição são bem-vindas.

Urgel de Almeida Lima
2010

Conteúdo

Parte II
ORIGEM ANIMAL

PARTE I

Origem Vegetal

- - - - - - - - - - - - -

Capítulo 1

O QUE É MATÉRIA-PRIMA

Urgel de Almeida Lima

Matéria-prima é o material que se usa nas transformações industriais, para a produção de bens de utilização mais ampla que a do original, e pode ser de origem mineral, vegetal ou animal.

As matérias-primas minerais, das quais são exemplos os minérios, usados na obtenção de metais e os combustíveis fósseis, fonte de energia, não apresentam interesse para esta obra.

As matérias-primas alimentares de origem vegetal e animal são o próprio vegetal ou animal, o que elas produzem, ou seus produtos de transformação. Para exemplificar, entre as vegetais as hortaliças, frutos, grãos e farinhas e entre as animais, pescado, mel, leite, ovos e carne.

As plantas têxteis, cera vegetal, borracha e madeira também são matérias-primas de origem vegetal, mas não alimentares. Da mesma forma, peles, pelos, penas, lã, cera e seda são matérias-primas de origem animal não relacionadas com tecnologia de alimentos.

Durante a industrialização geralmente há destruição do vegetal, mas quando frutas são usadas na preparação de sucos e doces são elas as destruídas e não a planta.

No caso de matérias-primas não alimentares, a extração de cera vegetal e de látex, por exemplo, não exige destruição das árvores, ao contrário da obtenção da madeira e de carvão. Os animais não são abatidos para obter leite, ovos, cera, mel e lã, mas são sacrificados para obtenção de peles, carne, gordura e seda.

As matérias-primas vegetais e animais são o início da linha de produção de uma grande diversidade de indústrias, alimentares ou não. Sendo de origem biológica, tanto para as vegetais como para as animais há um processo de obtenção que exige um período de cultivo ou de criação, de duração variável, durante o qual vários fatores influenciam os resultados do trabalho agrícola ou zootécnico.

Esses trabalhos envolvem criação, produção da mercadoria, colheita, transporte, armazenamento e conservação até o momento do processamento. Em continuação, vem a recepção na fábrica, o armazenamento e a preparação para o processamento.

O período de obtenção também ocorre nos casos de agricultura extrativa ou de captura animal. Para os produtos agrícolas há um período de amadurecimento do material a ser recolhido, e para os animais há um período em que a captura é proibida, como na atividade de pesca, para evitar que sejam apanhados em época de desova, ou insuficientemente desenvolvidos.

Quando a matéria-prima industrial é produto vegetal ou animal já manufaturado, além da obtenção agrozootécnica há que considerar os processos tecnológicos de sua produção, responsáveis pela composição e qualidade.

Os conhecimentos sobre a matéria-prima e sua produção são importantes para o estudante, para o pessoal de supervisão, de direção, de administração e para o produtor.

Compreender a importância da matéria-prima pode contribuir para reduzir os desentendimentos entre fornecedores e compradores sobre questões de seu comércio, como qualidade e preço e estabelecer níveis de acordo entre as duas partes, quase sempre em desarmonia quanto à massa e volume de material fornecido e qualidade em termos de composição.

1.1 PLANTAS

As plantas são a matéria-prima vegetal cujo desenvolvimento depende de calor, umidade, ar, luz, suporte e nutrientes.

O calor (identificado pela temperatura), a umidade, o ar e a luz estão intrinsecamente ligados ao *clima,* e suporte e nutrientes estão ligados ao *solo.* Quando se trata de cultivos hidropônicos o solo é substituído por solução nutritiva.

O *clima* é o conjunto de condições meteorológicas médias da atmosfera de uma região, influenciado pela *topografia* e pelos *ventos.* A altitude faz variar a temperatura, influi na insolação e os ventos influem na temperatura e na umidade.

O *solo,* componente da terra, é o *suporte* das plantas, o meio em que elas se fixam pelas raízes e seu *fornecedor de nutrientes.*

A *terra,* sobre a qual crescem e vicejam as plantas, é formada por uma camada de *solo* e outra de *subsolo.* Este é compacto e tem uma estrutura própria, de acordo com os minerais de que é formado. Sobre ele está o solo, composto pela terra que se origina do subsolo mais matéria orgânica originada de restos de vegetais e animais que se decompõem.

O solo encerra minerais, possui uma estrutura menos compacta e tem uma profundidade que varia de acordo com os materiais contidos na terra, além da camada de cobertura vegetal. Ele contém organismos microbianos (bactérias, fungos, actino-micetos) e população animal variada (minhocas, nematoides, insetos, aracnídeos) que influem na composição orgânica e na riqueza em nutrientes.

A matéria orgânica decomposta ou em decomposição fornece nitrogênio e nutrientes minerais que se somam aos já existentes na terra. Há bactérias fixadoras de nitrogênio que se fixam simbioticamente às raízes favorecendo a riqueza do solo em material nitrogenado e minhocas, que ao fazer passar a terra pelo seu sistema gástrico enriquecem-na com húmus.

A profundidade do solo é um fator importante para a escolha das plantas que aí se desenvolverão. Geralmente com profundidade de 20 a 30 cm serão o suporte de gramíneas, oleaginosas, plantas fibrosas, arbustos e árvores.

As plantas possuem sistema radicular particular de acordo com a espécie. As gramíneas possuem um sistema fasciculado que explora um cubo de terra variável de acordo com a profundidade do solo; as árvores possuem um sistema radicular diferente, geralmente com raiz pivotante que fixa a planta no subsolo, complementado com raízes superficiais que retiram do solo o seu sustento.

A acidez dos solos afeta o desenvolvimento das plantas. A acidez ou a basicidade excessivas prejudicam o crescimento, o rendimento agrícola e podem favorecer a desertificação.

A *água* é o solvente dos nutrientes e o veículo da seiva, solução nutritiva que alimenta a planta. Ela ocorre na terra (subsolo e solo) e na atmosfera e em ambos os meios exerce papel preponderante no desenvolvimento do vegetal e nas suas atividades econômicas (formação de biomassa, inflorescência e frutificação).

Os *ventos* cooperam para a disseminação de pólen e a fertilização das flores, além da secagem do ar.

A *luz* é elemento básico para a fotossíntese: dióxido de carbono, umidade, clorofila e luz são responsáveis pela síntese dos carboidratos.

A topografia acidentada contribui para insolação irregular e variação no número de horas de luminosidade.

A *temperatura* é fundamental nas diversas fases do ciclo vegetativo das plantas: umidade e calor favorecem a germinação e o crescimento. A altitude e a topografia influem na temperatura, independentemente da situação do terreno em latitude e longitude.

A redução da umidade e do calor diminui a atividade de crescimento e favorece a maturação. O frio intenso favorece a dormência, sendo importante para a melhor produção de plantas de clima temperado e frio. Essas plantas precisam de um certo número de horas de baixa temperatura para adequada produção econômica. As plantas tropicais necessitam de um certo número de horas de calor, que varia com o número de horas de luminosidade (insolação).

O frio intenso reduz a produção em plantas tropicais porque pode ser fatal para as partes vegetativas quando da floração, do crescimento dos frutos e da colheita da parte aérea.

Em resumo, a planta precisa de ar, umidade, luz e calor para sua atividade vegetativa; exige menos calor e menos umidade no momento da maturação e colheita. Esses fatores climáticos normalmente não podem ser controlados, embora alguns artifícios de cultivo possam ser usados, como a irrigação. Os solos podem ser corrigidos pelo fornecimento de materiais que alteram as condições de acidez ou que são nutrientes necessários para a cultura neles plantada.

1.2 ANIMAIS

O termo matéria-prima animal de imediato faz lembrar de carne, leite, ovos e, mais raramente, de peixes, anfíbios, moluscos e crustáceos. Basicamente, a matéria-prima animal é constituída pelos próprios animais, que abastecem as indústrias e dos quais se obtêm produtos, tais como carne, gordura, leite, ovos peles, leite, pelos, lã, ovos e penas. A matéria-prima assim considerada, excetuando leite, pelos, lã, ovos e penas, exige o abate dos animais. No Brasil, os bovinos, os porcos e as galinhas são explorados em grande escala como matéria-prima industrial.

Também têm importância econômica o pescado e a criação de ovinos e caprinos em algumas regiões.

O pescado, que tradicionalmente era apenas capturado, é objeto de criação em fazendas de aquicultura; os peixes são criados sós ou em consórcio com aves e suínos.

Os crustáceos e moluscos também são cultivados, ainda que de forma limitada. Da mesma forma são criados os coelhos, os bubalinos e as rãs, que constituem considerável potencial econômico.

Em nosso país há estudos para criação de animais silvestres como capivaras, pacas e porcos do mato com vistas à exploração econômica; jacarés, já estão sendo criados para a produção de peles e sua carne é aproveitada. Aves exóticas, como o avestruz, estão sendo criadas. Em outros países há consumo de cavalos, muares, camelos, iaques, ursos e veados. Em certas regiões, consomem-se até cães, gatos e cobras.

Os animais que constituem matéria-prima vivem em ambiente aquático, sobre o solo ou em plantas. Todos, sem exceção, dependem das condições ambientais para produzirem economicamente.

Os que vivem sobre o solo e os que consomem plantas ou suas folhas são indiretamente afetados pelos fatores que influem sobre o crescimento dos vegetais, ou seja, pelo clima e solo responsáveis pelo bom desenvolvimento das pastagens e forragens. Além disso, o clima afeta a sanidade dos animais.

Os animais aquáticos e os silvestres dependem da natureza e dos fatores nutricionais de seu ambiente.

1.3 QUALIDADE DA MATÉRIA-PRIMA

A qualidade da matéria-prima é fator fundamental para o êxito do empreendimento, mas qualidade é quase um termo abstrato, porque se refere a características ponderáveis ou imponderáveis, que afetam a industrialização e a economia, passando pelo rendimento do processamento. Ela pode ser expressa em termos de características aceitas pelo produtor e pelo comprador, mas comumente essas características são estabelecidas por técnicos alheios à produção e à compra, porém vinculados a estabelecimentos de defesa industrial ou a organismos oficiais que visam, em última análise, a defesa dos processos industriais e do consumidor. É difícil conciliar, sem atritos e constrangimentos, os interesses do produtor e do industrial, que é o comprador da matéria-prima.

O produtor agrícola visa ao máximo à produção por unidade de área, com o menor custo. Isso pode significar, também, maior produtividade. Diferencio aqui, rendimento de produtividade; o rendimento é a produção por área e a produtividade inclui outro fator, o tempo. Assim, a produtividade é o maior rendimento no menor tempo de obtenção. Por exemplo, a produção de cinco toneladas de milho por hectare em 120 dias é rendimento. Se comparada com o mesmo rendimento em 150 dias, houve maior produtividade. A maior produtividade permite a ocupação do solo por outras culturas, para rotação ou mais de uma safra por ano, se outros elementos pertinentes forem contornados.

Além da produção e da produtividade, o produtor deve cuidar da qualidade; o mercado, o código de proteção ao consumidor, a informação e a educação influenciam a aceitação de exigências de qualidade da matéria-prima. Os consumidores de mercadorias agrícolas e zootécnicas incluindo as indústrias, a cada dia, estão mais exigentes com padrões de qualidade.

Impor esses padrões é tarefa difícil; mesmo para as grandes indústrias, que consomem diariamente vultosas quantidades de matéria-prima, há dificuldades em exigir padrões de qualidade. Entretanto, ao longo do tempo, as normas e exigências são respeitadas. Um exemplo é o pagamento da cana-de-açúcar pelo teor de sacarose, norma que demorou muito até ser plenamente implantada.

A qualidade da matéria-prima determina os preços. A excelência do produto pode conduzir ao pagamento de prêmios, assim como defeitos levam à depreciação e à redução dos preços por meio de penalidades ou deságios. Um produtor cuidadoso poderá lutar por melhores lucros com um adequado controle, embora, não raro, após árduo e custoso trabalho de propaganda da qualidade de seu produto junto aos compradores, que relutam em conceder prêmios às mercadorias.

Do lado dos produtores, os fornecedores das indústrias, são comuns as fraudes nas pesagens, a introdução de impurezas nos produtos fornecidos e vendidos apenas por peso. Há resistência às exigências de padrões, e a aplicação de deságios ou penalidades causa discussões e atritos.

Quando se trata do comércio de matérias-primas para consumo regional direto, as exigências e os padrões de qualidade são menos rigorosos.

A avaliação da qualidade é subjetiva e objetiva.

A primeira é a que depende de características que não são mensuráveis ou avaliadas por meios físicos e químicos. Sabor, aroma e combinações de aparência e textura criam a atratividade que aumenta a aceitação, mas não pode ser avaliada a não ser subjetivamente.

A qualidade objetiva, ou qualidade tecnológica, pode ser medida por análises físicas, químicas e mecânicas. Textura, resistência, peso, volume, densidade, forma, dimensões, danos por diversas causas, teor de componentes, maturação, constituem elementos dessa avaliação. Quanto à maturação, pode-se distinguir a maturação de colheita e a de consumo, ou de industrialização. A primeira é dada por vários fatores que alterarão ao longo do armazenamento até o consumo, por efeitos climáticos ou não. Todos eles são influenciados pela variedade, área de produção, relações entre solo e planta, danos causados por microrganismos, insetos, doenças, enzimas, colheita, transporte e armazenamento.

1.3.1 UTILIZAÇÃO INDUSTRIAL

Para a utilização industrial, tanto quanto para o consumo ao natural, as matérias-primas devem apresentar características de qualidade que conduzam a elevados rendimentos e obtenção dos melhores produtos.

Para o desempenho industrial e resultados econômicos adequados são importantes: as condições de maturação, de desenvolvimento, de sanidade, e de conservação entre os vegetais e de saúde no caso de produtos de origem animal. É necessário ter em mente que matéria-prima com defeitos não conduz à obtenção de bons produtos; a industrialização não elimina defeitos, mas poderá destacá-los no produto final, ou conduzir à fabricação de produtos não apropriados.

Para qualquer capacidade produtiva, da pequena à grande indústria, a boa qualidade da matéria-prima recebida tem de ser mantida até o momento da industrialização.

Há matérias-primas altamente perecíveis, perecíveis, de conservação limitada e de conservação prolongada. Os produtos zootécnicos, de maneira geral, são perecíveis.

O leite é altamente perecível, mas as carnes têm um período de conservação mais prolongado; para sua industrialização exigem sistema de conservação e transporte adequado e eficiente.

Os peixes, crustáceos e moluscos são altamente perecíveis, de decomposição extremamente rápida se não forem refrigerados ou congelados imediatamente após a captura.

Em geral, os produtos vegetais permitem o manuseio por um período mais dilatado do que os animais, desde que armazenados em condições convenientes. Os grãos podem ser conservados por períodos muito prolongados; as raízes e tubérculos desidratados também.

1.3.2 PERDAS PÓS-COLHEITA

A produção de matéria-prima é fundamental para a industrialização e sua conservação após a obtenção é economicamente importante. Vários fatores conduzem a perdas vegetais após a colheita, tais como: falta de comercialização ao natural, falta de industrialização, má conservação por fermentação, apodrecimento, desidratação, murcha e ataque de pragas e microorganismos. Essas perdas constituem pesado ônus e reduzi-las propicia considerável adição de recursos aos produtores.

Seria conveniente que a produção agrícola não comercializada ao natural e não adquirida pelas indústrias fosse pré-processada para uso posterior. O pré-processamento em pequenas e médias empresas regionais, complementado por indústrias de armazenamento e de distribuição, pode ampliar o período de disponibilidade de matéria-prima sem concorrer com os grandes núcleos industriais nos polos de produção. Pelo contrário, poderá abastecê-los com material pré-processado de qualidade controlada, de forma regular e uniforme.

Da produção à distribuição para o consumo as perdas de produtos agrícolas são grandes, sobretudo nas regiões tecnologicamente mais carentes. Adotar medidas para melhorar a produção agrícola secundadas por métodos industriais adequados contribui para minorar a situação.

A instalação de agroindústrias e de zooindústrias, contribuirá para a melhoria da qualidade das matérias-primas, do desenvolvimento rural, para mobilização de recursos humanos, para o planejamento do desenvolvimento agrícola e zootécnico, para criar e adquirir tecnologias, implantar medidas contra os desperdícios e estimular concorrência entre os produtores e consumidores.

Além de condições genéticas a qualidade das matérias-primas vegetais depende de clima, solo, fertilidade, topografia, combate a pragas e doenças, sistemas de colheita, transporte e armazenamento. Os produtos zootécnicos dependem de todos esses fatores relacionados com a produção dos vegetais e mais, dos métodos de criação, captura, seleção, melhoramento, abate, transporte e armazenamento.

É fundamental conhecer as particularidades das matérias-primas e saber avaliá-las para projetar equipamentos, instalações, calcular a capacidade e o aproveitamento diário, estimar o rendimento industrial, os custos e os preços.

1.3.3 ALTERAÇÕES DA MATÉRIA-PRIMA

Cada matéria-prima tem duração específica que determina a forma de conservação e o período de armazenamento.

Entre as plantas, os vegetais de folhas são extremamente sensíveis ao murchamento; as raízes e tubérculos possuem características de conservação de acordo com sua composição. As batatas, inglesa e doce, os inhames e o cará têm período de duração razoavelmente longo, mas a mandioca deteriora rapidamente e sua industrialização deve ser realizada após a colheita, dentro de dois a três dias, no máximo.

Os frutos apresentam grande diversidade de resistência dependente de sua estrutura física e composição; morangos, uvas, framboesas, amoras devem ser industrializados imediatamente. Ameixas, peras, maçãs, laranjas e abacaxi são mais resistentes.

Os grãos secos, com umidade máxima de 13% resistem por períodos longos de armazenamento em ambientes secos, arejados, ao abrigo da luz e protegidos contra infecções e pragas.

As matérias-primas animais deterioram rapidamente. O leite exige industrialização imediata. Os processos de conservação ao natural retardam sua deterioração apenas por horas. Os ovos conservam-se por dias, mas as carnes de aves, assim como as vermelhas, são de curta duração. Os pescados são ainda menos resistentes e exigem rigoroso processo de conservação antes da industrialização; com as peles acontece o mesmo.

Pelo exposto nota-se que as matérias-primas naturais, em geral, exigem processo de conservação porque se alteram muito rapidamente. As matérias-primas agrícolas já industrializadas, como as farinhas e as raspas resistem mais, porém exigem condições de armazenamento adequadas para sua conservação. As farinhas, os amidos e as raspas são utilizáveis por um longo período, desde que mantidos em condições de conservação similares às dos grãos.

As carnes, aves e pescado frigorificados exigem condições de armazenamento adequadas, para sua utilização posterior.

As alterações da qualidade da matéria-prima ocorrem por modificação da composição e por deterioração, por ação de agentes físicos, químicos e microbiológicos. As injúrias mecânicas causadas por amassamentos, choques, rupturas, ataques de roedores e insetos diminuem a qualidade e, de acordo com sua severidade, são responsáveis pelas modificações bioquímicas e pelas infecções, causadoras de profundas deteriorações.

As malformações, descoloração, desidratação e excesso de umidade são fatores de redução da qualidade.

1.4 CONTROLE DE QUALIDADE

O controle da qualidade dos produtos agrícolas começa pela escolha das variedades a cultivar, desde as sementes, e continua pelo seu exame durante o desenvolvimento. Com os produtos extrativos, o controle começa no momento da coleta ou de sua extração, com requisitos adequados.

O controle dos produtos zootécnicos inicia pela boa escolha dos animais a criar e continua durante seu desenvolvimento ou período de produção econômica, pela alimentação e tratamento sanitário até o momento da comercialização, selecionando os de plena saúde, adequadamente desenvolvidos e tomando os cuidados para sua conservação até a entrega na indústria.

Ao produtor cabe o controle, desde a obtenção até a entrega na indústria, e ao industrial cabe a manutenção da qualidade até o momento de utilizar a matéria-prima.

Pelo controle de qualidade se assegura a uniformidade da matéria-prima quanto à forma, classificação, sanidade, maturação e composição. O controle de qualidade estabelece padrões e especificações que garantem o recebimento da matéria-prima adequada ao processamento. Já foi dito que matéria-prima injuriada, danificada, comprometida em sua sanidade, malformada e contaminada não levam à obtenção de bons produtos industrializados, assim como compromete sua sanidade e sua conservação.

A indústria deve receber apenas material que lhe possibilite ótimos desempenho e rendimento nas diferentes fases do processamento. Para tanto ela buscará:

a) Estabelecer as especificações de qualidade necessárias ao bom processamento, compatíveis com as tecnologias de produção disponíveis.

b) Estabelecer métodos de amostragem, aceitos por produtores e compradores.

c) Definir os ensaios para determinar as especificações de qualidade e as características da matéria-prima recebida.

d) Registrar os resultados analíticos e construir tabelas de controle, acessíveis aos produtores.

Os padrões e os ensaios variam de acordo com os produtos, com as exigências da indústria e com no mercado consumidor local, regional, nacional ou de exportação.

No comércio e na industrialização de hortaliças são importantes a sanidade, a aparência, o aroma e o sabor. Além desses fatores, nas indústrias extrativas e de transformação de produtos vegetais a composição centesimal da matéria-prima deve se encontrar dentro de limites que garantam rendimento industrial compatível com as exigências econômicas do empreendimento.

Numa indústria de produtos zootécnicos são fundamentais o perfeito desenvolvimento, a aparência e o estado de saúde.

1.5   FISCALIZAÇÃO E INSPEÇÃO SANITÁRIA

A fiscalização e a inspeção sanitária de alimentos são partes integrantes do controle de qualidade e têm um papel fundamental na saúde pública.

Elas são o elemento controlador para evitar disseminação de doenças, epidemias e o fornecimento de alimentos contaminados com resíduos tóxicos ou prejudiciais. Elas são básicas para a garantia de qualidade dos alimentos e cada vez mais exigidas com o aumento da produção e do consumo de alimentos industrializados.

A fiscalização sanitária de produtos de origem vegetal é realizada por departamento do Ministério da Agricultura e por instituições oficiais estaduais, que analisam os produtos colocados à venda.

Normalmente, os produtos de origem vegetal são menos vulneráveis à deterioração e transmissão de moléstias. De forma geral sua deterioração é mais aparente do que a dos animais: as latas estufam, os doces e os sucos fermentam, os vinhos azedam e as farinhas emboloram. Entretanto, há as contaminações que não são aparentes, tais como as toxinas dos cereais e oleaginosas e as alterações de alimentos enlatados sem produção de gás, que podem ser causadoras de intoxicações ou envenenamentos alimentares. São também importantes os surtos epidêmicos, como o do cólera e do tifo, pelo uso de matéria-prima contaminada.

A inspeção de produtos de origem animal feita por serviços de inspeção federal tem grande importância porque a matéria-prima zootécnica, principal fonte protéica da população pode abrigar doenças ou parasitos transmissíveis ao homem e, a cada momento, novos produtos ou novas fontes vão sendo somados ao costume alimentar.

A tecnologia de alimentos procura desenvolver novos produtos e incrementar o uso de matérias-primas animais de várias procedências por consumo direto ou em conserva.

O consumo de peixes e o fomento à piscicultura vêm aumentando, assim como o estímulo à criação de crustáceos e moluscos. As produções de camarões de água doce, de ostras e caracóis têm sido estimuladas, mas ainda há conhecimentos a se obter sobre suas possíveis contaminações e sobre o controle sanitário de sua qualidade.

É comum o consumo de ostras e mariscos colhidos ao longo do litoral provocar algum distúrbio de saúde. Febres, cólicas e diarreias são alguns sintomas. Há estudos sobre a contaminação por bactérias fecais, resíduos de metais pesados, de inseticidas e outros produtos nocivos. A ignorância leva a medidas prejudiciais como a venda de peixes salgados e secos polvilhados com inseticidas, para evitar a sua destruição por larvas.

BIBLIOGRAFIA

INGLEZ DE SOUSA, J. S. (Coord.). *Enciclopédia agrícola brasileira.* São Paulo: Edusp, vol. 1 (A – B), 1995.

INGLEZ DE SOUSA, J. S. (Coord.). *Enciclopédia agrícola brasileira*. São Paulo: Edusp, vol. 2 (C – D), 1998.

INGLEZ DE SOUSA, J. S. (Coord.). *Enciclopédia agrícola brasileira*. São Paulo: Edusp, vol. 3 (E – H), 2000.

PEIXOTO, A. M. (Coord.). *Enciclopédia agrícola brasileira*. São Paulo: Edusp, vol. 4 (I – M), 2002.

PEIXOTO, A. M. (Coord.). *Enciclopédia agrícola brasileira*. São Paulo: Edusp, vol. 5 (N – R), 2004.

PEIXOTO, A. M. (Coord.). *Enciclopédia agrícola brasileira*. São Paulo: Edusp, vol. 6 (S – Z), 2006.

Capítulo 2

GENERALIDADES SOBRE INDÚSTRIAS

Urgel de Almeida Lima

Em todos os níveis de capacidade produtiva, matéria-prima e industrialização constituem um binômio indissociável com efeitos recíprocos, motivo pelo qual é difícil tratar da matéria-prima sem relacioná-la com a indústria. É costume identificar a expressão matérias-primas agropecuárias com agroindústrias e estas, indistintamente, com indústrias de produtos vegetais, animais, ou ambas, comumente de pequeno porte.

Nos projetos de desenvolvimento regional é comum que a primeira proposta seja a de fomentar a agricultura e a criação, vinculando-as à implantação de agroindústrias, definidas como pequenas fábricas instaladas na zona rural, independentemente da matéria-prima a trabalhar. Essa conceituação provavelmente se deve à antiga prática de manufaturar produtos diversos em pequenas fábricas nas zonas rurais.

Como exposto o termo agroindústria é mal definido, pois não identifica as instalações que manufaturam grandes quantidades de produtos vegetais ou animais na zona rural e nem às pequenas e grandes indústrias instaladas nos centros urbanos.

As indústrias que trabalham com produtos de origem vegetal e animal não são necessariamente produtoras de alimentos, como os curtumes e as indústrias extratoras de fibras vegetais. Entretanto, as de maior expressão econômica produzem alimentos, tais como as de óleos comestíveis, de açúcar, de farinhas, de amidos, de laticínios e as indústrias de produtos cárneos e de pescados.

Nos projetos de desenvolvimento regional com vistas ao aproveitamento de matérias-primas de origem vegetal e animal parece-me que a melhor nomeação é a de implantar a industrialização rural.

2.1 INDÚSTRIAS AGROZOOTÉCNICAS

Repetindo o que foi dito no item anterior, comumente são denominadas de agroindústrias as explorações fabris de produtos originados da exploração agrícola, englobando os produtos da criação. O termo agroindústria deve ter se originado da atividade industrial em pequenas fábricas nas zonas rurais, que produziam de tudo: rapadura, açúcar mascavo, conservas de hortaliças, fubá, canjica, farinhas de milho e de mandioca, polvilho, araruta, doces, queijos, linguiças, carne seca e outros de origem animal.

Por isso, a palavra agroindústria sempre está vinculada a uma pequena fábrica, e instalada em uma zona rural, independentemente da matéria-prima trabalhada. Pretendo que, com maior propriedade, seja denominada de agroindústria a que produz bens manufaturados com matérias-primas originadas de atividade agrícola, seja de exploração racional, ou de atividade puramente extrativa, independentemente da capacidade produtiva e de sua localização, na zona rural ou em um centro urbano.

Uma pequena destilaria de aguardente que mói 10 toneladas de cana por hora e uma usina de açúcar que mói 5000 toneladas de cana-de-açúcar por hora são agroindústrias.

A usina estará forçosamente instalada em grande área, em zona rural, assim como a destilaria, esta, todavia, em pequena área.

Entretanto, uma fábrica que produz diariamente 500 kg de fubá ou de farinha de milho pode estar sediada tanto na zona rural como em um centro urbano, e onde estiver será uma agroindústria. Por este conceito não é estranho denominar de agroindústrias as fábricas de canjica, de farinha de milho e de doces, instaladas em plenos centros urbanos.

No entanto, não é adequado denominar de agroindústria uma enlatadora de pescados instalada à beira-mar, ao lado de grande cidade, ou a um frigorífico, produtor de conservas de carne, mesmo que em zona rural; a meu ver a melhor designação é a de zooindústria.

Agroindústria é denominação adequada para uma indústria de armazenagem frigorífica de produtos agrícolas, em zona rural ou centro urbano. Uma pequena fábrica de sabões pode ser enquadrada nas denominações de agroindústria e de zooindústria, dependendo das matérias-primas que utilizar se óleo vegetal ou gordura animal.

Para abreviar, *indústria agropecuária* é denominação adequada quando o estabelecimento utiliza matérias-primas de origem agrícola e da criação de gado; *indústria agrozootécnica* quando se tratar de estabelecimentos destinados a industrializar matérias-primas de origem agrícola e zootécnica, não restrita ao gado. Por decorrência, melhores denominações são *agroindústria* para indústria que trabalha materiais vegetais e *zooindústria* a que trabalha com matérias-primas animais.

As indústrias de produtos de origem vegetal e animal não são necessariamente produtoras de alimentos. As fábricas de corda, as fiações, os curtumes, as produtoras de seda, também usam matérias-primas animais e vegetais.

2.2 INSTALAÇÃO DE UMA INDÚSTRIA AGROZOOTÉCNICA

Ao elaborar um projeto de indústria deve ser levado em consideração que seu desempenho depende de vários fatores: instalação, equipamento, mão de obra, controle das operações, da qualidade dos produtos e da existência de mercado para eles.

Para sua instalação é fundamental considerar a localização da fábrica, sua capacidade econômica, dependências e dimensões da construção, disposição da maquinaria em cada dependência e tipo de construção.

2.2.1 LOCALIZAÇÃO

O local para a montagem de uma indústria agrozootécnica deve obedecer aos seguintes requisitos: possuir água de boa qualidade e em abundância, ser plano, permitir expansão, estar próximo da matéria-prima, dos grandes centros consumidores, de energia elétrica e de boas estradas e meios de comunicação.

2.2.2 MATÉRIA-PRIMA

Basicamente, a existência de uma indústria depende da ocorrência ou da produção de matéria-prima, e de seu fornecimento de forma constante e uniforme em quantidade suficiente, com alta qualidade e com custos competitivos, para o sucesso do empreendimento.

O abastecimento da matéria-prima deve ser, tanto quanto possível, mantido ao longo de todo o ano sem falhas na continuidade. Todavia, há indústrias que empregam grande quantidade de matérias-prima estacional produzida em período limitado, e nesse caso a indústria é projetada para a manipulação de grandes massas em curto espaço de tempo, como as usinas de açúcar. Em outros casos a indústria usa o mesmo equipamento para várias matérias-primas de caráter estacional para a obtenção de produtos diferentes ao longo do ano, como as fábricas de doces e conservas vegetais.

2.2.3 ÁGUA

A água é um elemento fundamental em qualquer indústria agrozootécnica, para limpeza, diluição, adição, alimentação de caldeiras e outras operações. É necessário que seu fornecimento seja suficiente em qualquer época do ano e capaz de atender às possíveis expansões.

A água utilizada pode ser de subsolo, superficial ou combinação de ambas. As primeiras são de poços e as demais de ribeirões, rios, lagos, açudes e outros. Nas indústrias situadas em centros urbanos, ela provém da rede de abastecimento, cuja origem se enquadra em qualquer dos casos citados. Deve ser a melhor possível, para evitar ou reduzir gastos com tratamentos.

Água insuficiente dificulta as operações, torna complexa ou impede pretendidas expansões, sacrifica a higiene e a qualidade dos produtos. Quando as condições o permitirem, a água para caldeiras e para diversas operações deve ser potável, senão será submetida a tratamentos adequados. É conveniente fazer uma análise química e bacteriológica para avaliar sua qualidade. A água deve ser sempre límpida, inodora e insípida, incolor e isenta de contaminações. As condições de aparência podem ser avaliadas por meio de provas rápidas e simples. Pelo exame visual, verifica-se se ela é límpida, cristalina, colorida por algas, se contém detritos ferrosos, lodo, e se é turva por suspensões de areia ou de matéria orgânica. O odor provém comumente de processos putrefativos com desprendimento de amoníaco e gás sulfídrico. A água deve ser insípida, pois sabor de qualquer natureza indica alteração. A análise bacteriológica indica o grau de contaminação.

Quando se trata de aproveitar água de cursos ou de represas, é conveniente conhecer seus níveis máximo e mínimo. Nos cursos o local de coleta deve ser fundo e de pouca velocidade para evitar o arraste de detritos, longe de quedas, de desembocaduras de afluentes, de trânsito de embarcações e de lançamentos de efluentes industriais e de esgotos.

2.2.4 TERRENO

O terreno deve permitir expansão para não criar problemas futuros de construção, muitas vezes insuperáveis. É considerado ótimo um terreno plano que permita baratear a construção, evitar custosos movimentos de terra, embasamentos e contenções, bem como facilitar o acesso e a saída de veículos.

Ao se estabelecer o projeto da fábrica essa previsão é imperiosa, sobretudo em relação à construção dos prédios. Nestes devem ser previstos espaços para futuras ampliações ou substituições de equipamentos. A planificação antecipada reduz a inversão de capital.

Sua localização é definida no item 2.2.1, dependendo da matéria-prima e de outros fatores ali citados.

Na prática, é difícil, quase impossível, encontrar um terreno assim, ótimo, próximo de rodovia, com abundância de água potável, com possibilidade de expansão agrícola e industrial, próximo da matéria-prima, plano, bem orientado, ao lado de grandes centros consumidores, provido de energia elétrica e de outros meios de comunicação. Se encontrado, provavelmente será de elevado custo. Não sendo disponível, o terreno deve ser escolhido de forma a ser aproveitado com os menores gastos para a construção. O bom-senso por parte de quem vai escolher a localização supera muitos itens assinalados.

2.2.5 CAPACIDADE ECONÔMICA

Localizada a indústria, a condição a ser considerada em primeiro lugar é a capacidade econômica, que varia em relação às possibilidades de fornecimento ou à obtenção da matéria-prima e à capacidade de absorção dos produtos pelo mercado consumidor. Os estudos econômicos de viabilidade serão fundamentais para a determinação da capacidade fabril e dimensão dos equipamentos.

2.2.6 DESPEJOS INDUSTRIAIS

A remoção ou disposição dos resíduos industriais é um fator importantíssimo para a localização da indústria. Eles devem ser removidos, tratados e rejeitados de forma a não ofender o ambiente, por poluição da atmosfera, de terrenos ou fontes de abastecimento de água, ainda que sejam cursos caudalosos. Os custos da remoção dos despejos são normalmente vultosos e precisam ser considerados cuidadosamente, não só para evitar a contaminação do ambiente, como também pelo fato de que as leis de proteção ambiental são dia a dia mais rigorosas.

2.2.7 CAPACIDADE DE PRODUÇÃO

Além dos empreendimentos do tipo doméstico, ou tipicamente rural, as indústrias que consomem matéria-prima de origem vegetal ou animal podem ser de pequeno, médio ou grande porte. Dentro desses conceitos é difícil definir precisamente a dimensão de uma indústria, porque sua classificação depende de diversas condições.

Como regra geral, as de pequeno porte atendem a um mercado circunscrito a uma pequena área e as médias atingem a mercado regional mais amplo do que as primeiras. Geralmente manuseiam pequenas quantidades de matéria-prima com pouca mão de obra e trabalham em um único turno diurno. As grandes consomem muita matéria-prima durante todo o ano ou toda uma safra, sem interrupção, em períodos diurnos e noturnos e empregam muita mão de obra. Essa classificação depende, também, da região em que está instalada e da dimensão de mercado que ela atinge.

Uma indústria que seria de pequeno porte em um determinado local, poderá ser de grande porte, talvez até grande demais, em outra desprovida de mercado ou de capacidade de consumo. Uma fábrica que produza apenas algumas toneladas de um produto, mas que satura o mercado e torna inviável a montagem de outras fábricas, pode ser considerada de grande porte.

BIBLIOGRAFIA

LIMA, U. A.; FEIGL, J. *Projeto de uma destilaria de aguardente.* Piracicaba: Esalq/USP, 1966. 12 p.

Capítulo 3

OBTENÇÃO DAS MATÉRIAS-PRIMAS VEGETAIS

Francisco Ferraz de Toledo

Urgel de Almeida Lima

As matérias-primas vegetais podem provir de exploração extrativa, mas para sucesso dos empreendimentos comerciais e industriais o mais adequado é obtê-las por meio de culturas racionais, cuja extensão varia de acordo com a demanda de mercado e com a capacidade técnica e econômica do produtor.

Em todos os casos, os resultados na obtenção da matéria-prima dependem de uma série de operações, que vai da escolha de sementes aos trabalhos de plantio, calagem e adubação, de cultivo, de combate às pragas e doenças, colheita, transporte e armazenamento.

Produtos como a castanha-do-pará, ainda sujeitos à exploração extrativa, já estão sendo exploradas racionalmente.

Cada espécie cultivada pelo homem exige qualidade específica de solo em termos de condições físicas e químicas. As propriedades físicas regulam a disponibilidade de água, a temperatura, a aeração das raízes, seu crescimento, penetração e sustentação da planta e o seu desenvolvimento geral. Pelas propriedades químicas (fertilidade) garante-se a nutrição. É fator de grande importância e sua correção é feita por meio de adição de materiais orgânicos e minerais. O perfeito equilíbrio dos componentes químicos estimula o crescimento, a produtividade, antecipada ou não, maior ou menor produção por unidade de área. Além da temperatura do solo e da distribuição de água, são fundamentais, para a produção vegetal, condições climáticas da região como temperatura e umidade, luminosidade e fotoperiodismo e equilíbrio entre a irrigação e a transpiração. O clima influencia os fatores citados e as condições de exploração racional do solo, tais como o preparo para o plantio, os tratos culturais, a colheita e o transporte, sobretudo quando mecanizados.

3.1 SEMENTES

Do ponto de vista botânico, no sentido mais restrito, as sementes são os elementos de multiplicação sexuada das fanerógamas. As flores são fecundadas, produzem os frutos e estes, as sementes. Do ponto de vista agronômico, o termo semente é mais amplo e significa quaisquer elementos propagadores das plantas: as sementes propriamente ditas, frutos, tubérculos e partes vegetativas, tais como pedaços de colmos, estacas, ramas, brotos e folhas.

Todas as sementes devem apresentar condições, fisiológicas e sanitárias perfeitas, não serem portadoras de doenças, de pragas ou contaminação com microrganismos. Além disso, devem provir de plantas com características genéticas selecionadas (melhoradas), como por exemplo, altas produtividades. As técnicas de melhoramento genético são fundamentais para se atingir esse objetivo.

Do mesmo modo que são desejadas severas exigências para os materiais de propagação sexuada, também devem ser observadas medidas rigorosas relativas aos materiais de multiplicação assexuada, tal como se procede com os toletes (pedaços de colmo) empregados na cultura de cana-de-açúcar. Toletes de cultivares selecionados, de elevado grau de sanidade, são multiplicados em viveiros mantidos sob rigorosa fiscalização e seleção (roguing) até o momento que os colmos atinjam a idade apropriada para serem cortados e levados para a instalação da grande lavoura.

A seleção e a hibridação não são executadas apenas para obter maior produção por unidade de área; outras características também são procuradas, tais como precocidade, estatura, coloração, adaptação ao cultivo e à colheita mecanizada, resistência a pragas e doenças, capacidade de vegetar em ambiente mais úmido ou mais seco, adaptação ao fotoperiodismo, tolerância aos herbicidas, fungicidas, inseticidas e outros.

As técnicas de modificação genética (transgenia) de organismos vegetais ainda não permitidas e utilizadas de forma livre e generalizada, contribuirão positivamente para o desenvolvimento da tecnologia agrícola.

3.2 TRATAMENTO DAS SEMENTES

O tratamento das sementes com defensivos para evitar doenças e pragas tem muita importância para a obtenção de uma boa safra e rendimentos elevados. Entretanto, essa prática pode causar problemas como a permanência de resíduos nos produtos acabados, mesmo com cuidados severos durante o processamento. O tratamento com defensivos, propriamente dito é realizado após a colheita das sementes, antes ou no momento do plantio. Normalmente são aplicados inseticidas ou fungicidas embora possam ser adicionados outros agentes. As sementes geralmente são estocadas de uma safra para outra em ambientes ou recipientes que não permitam a sua germinação, perda de vigor e pureza física, dependendo das condições de armazenamento. Entretanto, pode-se admitir pequena perda do poder germinativo em materiais de propagação muito sensíveis à armazenagem. A redução de umidade, a estocagem em recipientes hermeticamente fechados e a manutenção em baixa temperatura são apropriadas para conservação.

De maneira geral, as sementes são colhidas em locais secos e multiplicadas sem riscos de incidência de doenças e pragas (de ervas invasoras e insetos). O beneficiamento (processamento), o tratamento e a embalagem devem ser conduzidos em usinas de beneficiamento de sementes (UBS). Os compostos químicos usados para a proteção não devem ser prejudiciais aos inoculantes do solo. Estes, em certos casos, são empregados durante o tratamento.

3.3 PLANTIO

O plantio pode ser feito pelo método convencional, ou por método direto. Pelo primeiro são feitas a roçada manual ou mecânica e a gradagem que destroem as plantas invasoras eretas e rasteiras, e se prepara o terreno para uma ou duas arações a fim de revolver o solo. Em seguida é feito o gradeamento, para eliminar torrões, restos de vegetação e nivelamento da gleba. Nessas condições a área se encontra preparada para receber a semeadura. Esta pode ser manual ou mecânica quando se trata de grandes extensões. Para cultura como a da cana-de-açúcar, que forma vigoroso sistema radicular é indispensável realizar sulcamento prévio e profundo.

Em plantações hortícolas de pequeno porte são construídos canteiros fofos e adubados. Em pomares e reflorestamentos são feitas covas. Cada planta e cada plantação exigem técnicas específicas de preparo do solo, fertilização, tratos culturais e de outros cuidados.

No plantio manual é comum a semeadura a lanço ou em covas abertas com cavadeiras ou matracas. Mecanicamente as sementes são distribuídas em sulcos, em distâncias predeterminadas, por meio de semeadoras. Culturas extensas de forrageiras podem ser semeadas por aeronaves. Estas também fazem polvilhamentos ou pulverizações de defensivos e de fertilizantes, de acordo com a extensão da área plantada, seja de soja, algodão ou outra.

No sistema de plantio direto, também denominado de plantio direto na palha (PDP), as sementes são colocadas em sulcos ou em covas abertos no solo, sob a cobertura vegetal. A cobertura verde do terreno é tratada com herbicida, morre e seca e recebe uma ou duas gradagens leves. Depois é feita a abertura de covas ou sulcos entre a palha, sem agredir o solo com aração ou outras práticas mecânicas de grande porte. Semeia-se e cobre-se; o terreno fica protegido pela cobertura seca, que evita evaporação em excesso e erosão pelo impacto das chuvas. No Brasil o PDP é executado em milhões de hectares, 90% nas áreas de cultivo no sul do país e 60% nas áreas de cerrado, com bons resultados.

Os terrenos em PDP devem seguir outras práticas conservacionistas, como semeação em nível e a construção de terraços, com técnica própria, para evitar o efeito destruidor das enxurradas nos locais em declive, pois só a palha não exerce completa proteção. Ela protege do impacto das precipitações, mas não evita a formação de enxurradas que arrastam o solo e também os insumos necessários ao cultivo, depositados à superfície.

3.4 CULTIVOS

O plantio é feito em solos com propriedades físicas e químicas adequadas e com teor de umidade conveniente, obtido pelas chuvas ou por irrigação. Após a germinação, se não houver precipitações pluviais para manter as condições de umidade necessárias, é conveniente fazer irrigação.

As plantas necessitam de umidade para extrair os elementos nutrientes do solo e para manter a circulação da seiva. A falta d'água provoca o murchamento das folhas e das partes verdes, porque as plantas respiram e transpiram constantemente. Se a falta é prolongada, elas podem atingir o ponto de murchamento permanente, além do qual não é mais possível recuperar a turgidez, e morrem. A falta d'água causa falhas na plantação, perda de rendimento e de receita, e até o prejuízo total.

Ao mesmo tempo ou um pouco depois da emergência da espécie cultivada vem o brotamento das plantas autóctones, denominadas de ervas daninhas – algumas com elevada capacidade de competição –, que prejudica a cultura econômica. Elas são de diferentes famílias e de características típicas do solo e da região. Sua eliminação é feita por meio de capinas ou por meio de herbicidas. O combate às ervas é feito para permitir o livre crescimento da cultura econômica e é realizado em uma, duas ou mais operações, as quais contribuem significativamente para a composição dos custos de produção. O número de capinas ou de aplicações de herbicidas varia de acordo com a planta invasora e com a cultura.

Além desses cuidados há a preocupação constante com o ataque de pragas e a incidência de doenças, que exigem supervisão permanente, para evitá-los.

3.5 FERTILIZANTES

Comumente designados como adubos, orgânicos ou químicos, os fertilizantes são importantes para manter a fertilidade do solo que vai se esgotando com o uso dos nutrientes, absorvidos continuamente pelas plantas. Os elementos fertilizantes exigidos em maior quantidade são: nitrogênio, potássio e fósforo. São macronutrientes, assim como o cálcio, o magnésio e o enxofre, que são usados em menor proporção que os três primeiros. Zinco, boro, manganês, cobalto e outros mais, dependendo da cultura, têm papel fundamental nos resultados da agricultura. Estes elementos são denominados micronutrientes, porque são exigidos e aplicados em pequenas quantidades.

Os fertilizantes nitrogenados são orgânicos ou minerais. Tortas de oleaginosas, restos de culturas, esterco e farinhas derivadas de produtos animais são fertilizantes orgânicos. O salitre (nitrato), os superfosfatos e o sulfato de amônio são minerais.

Algumas bactérias, como os *Rhizobium* e *Bradyrhizobium*, que são capazes de fixar o nitrogênio do ar, vivem simbioticamente com leguminosas e trazem benefícios para as plantas. Elas se hospedam nas raízes e formam nódulos, que são suas colônias, capazes de fixar o nitrogênio do ar e cedê-lo às plantas. Existem lavouras que se beneficiam de outros fungos do solo por meio de micorrizas, pois estas favorecem a absorção de nutrientes minerais.

As culturas agrícolas se desenvolvem bem em terrenos levemente ácidos. Em solos muito ácidos as plantas crescem, mas produzem pouco e ocorrem falhas. Para melhorar as condições de cultivo procura-se reduzir a acidez por meio de corretivos e os mais usados são os calcários.

Sua aplicação exige cuidados porque há interação entre os elementos do solo, que pode prejudicar a fertilidade. Correção malfeita pode causar mobilização excessiva de nutrientes e, consequentemente, prejuízo para o desenvolvimento vegetal. Em casos particulares, pode-se empregar o gesso.

Solos muitos úmidos, muito alcalinos ou muito ácidos prejudicam as culturas. O excesso de irrigação pode causar salinização, que se corrige com drenagem, por exemplo.

Todos os fenômenos que ocorrem no solo e no ambiente, por ação de agentes físicos, químicos, orgânicos e meteorológicos, influem no desempenho de uma empresa agrícola. O emprego da moderna tecnologia agronômica conduz a rendimentos técnicos e econômicos satisfatórios e atua diretamente sobre a produção da matéria-prima e sua qualidade.

Os fertilizantes são adicionados ao solo, antes, durante e depois do plantio, de acordo com as necessidades e sob a forma sólida ou líquida. Há uma tecnologia disponível para aplicação dos fertilizantes sobre as folhas (adubação foliar), recomendada para determinadas culturas e quando o produtor dispõe de recursos técnicos para aplicá-la.

As vantagens e desvantagens do emprego de fertilização conforme o modo, devem ser estudadas para cada cultura e para cada empresa. A adição concomitante dos herbicidas, com economia de trabalho e despesas, depende da maneira de aplicação e da espécie em cultivo.

A fertilização e a irrigação são realizadas para dar ao solo as características necessárias para auxiliar a produção e garantir a qualidade; geralmente a fertilização repõe os nutrientes utilizados pela cultura anterior.

As pesquisas sobre os efeitos das variações na fertilização e na irrigação são difíceis de executar, porque há vários fatores incontroláveis em cada teste.

As relações entre solo e planta estão ligadas à disponibilidade de nutrientes e de água no solo. A existência de nutrientes, isoladamente, não é suficiente, mesmo de forma bem balanceada, se não houver água disponível para dissolvê-los e permitir sua absorção. A cultivação, a drenagem, e a presença de fatores adversos exercem influência sobre a disponibilidade dos fertilizantes e, consequentemente, sobre a produção de matéria-prima.

3.6 ESTIMULANTES DE CRESCIMENTO E AMADURECEDORES

Em algumas culturas é interessante usar estimulantes de crescimento e amadurecimento, para ganhar mercado. A giberelina ou ácido giberélico, obtida do fungo *Giberella fujikuroi,* dobra ou triplica a produção, produzindo mais ou aumentando o tamanho de frutas, legumes e hortaliças. Ela é adicionada às sementes em pasta ou a seco, porém o melhor tratamento é a pulverização sobre as plantas, depois de dissolvida em álcool e com adição de detergentes, ou um adesivo, para fixá-los ao vegetal. No Brasil não são de uso generalizado.

Os amadurecedores são substâncias hormonais que aceleram o amadurecimento. No Brasil têm sido experimentados em cana-de-açúcar para apressar o corte ou para evitar o florescimento, mas devido aos custos elevados também não são de uso generalizado.

3.7 DOENÇAS

As doenças podem ser carreadas pelas sementes, ou transmitidas por insetos, pássaros, animais, pelos trabalhadores, por ferramentas, utensílios e pelo vento. Elas são de natureza fúngica, bacteriana ou virótica; atacam as plantas das sementes ao vegetal adulto em plena vegetação, causam murchamento, podridão, queda, morte e defeitos nas folhas e outras partes do vegetal.

Por exemplo, os afídeos e as ferramentas contaminadas transmitem doenças de vírus. Os ventos transportam os esporos causadores de doenças a longas distâncias.

As doenças causadas por microrganismos, em geral bactérias e fungos, são evitadas ou combatidas pela proteção das sementes ou pela aplicação de bactericidas ou fungicidas no solo e diretamente sobre as plantas.

Os defensivos devem possuir características que não afetem as sementes, as mudas, a cultura e não serem tóxicos ou venenosos para o homem e animais domésticos, ao menos nas doses de trabalho. Tampouco devem causar irritação à pele e às mucosas e desconforto para os operários que os manuseiam, tratam as culturas ou fazem a colheita. Da mesma forma, não devem deixar resíduos prejudiciais na matéria-prima ou que venham a contaminar perigosamente os produtos manufaturados. As pesquisas com defensivos são constantes e seus fabricantes os substituem frequentemente, com o propósito de obter produtos eficientes, de menores efeitos sobre o homem, animais e matéria-prima.

Os antibióticos são usados em alguns casos, para combater doenças. Eles são absorvidos pelos tecidos vegetais, tornam-se sistêmicos e podem, direta ou indiretamente, conferir resistência a doenças em todas as partes da planta, ou controlar as infecções. Por exemplo, há os que conferem resistência às ferrugens e os que controlam podridões, manchas e míldios. A associação de antibióticos e agentes químicos pode exercer efeito sinérgico favorável como, por exemplo, o uso de sal neutro de cobre com estreptomicina para combater o míldio de feijão. As pesquisas descobrem novos antibióticos e os especialistas indicam os mais adequados para cada doença, as dosagens e a maneira de aplicá-los. É necessária muita precaução no manuseio e aplicação dos defensivos. O uso de pós molháveis e de concentrados emulsionáveis é mais perigoso do que dos pós apenas, por causa da alta percentagem de agente tóxico. Os emulsionáveis são mais danosos por serem facilmente absorvidos pela pele. Devem-se usar luvas de borracha e respiradores durante o manuseio e aplicação de misturas; após o uso, a pele e as roupas devem ser lavadas.

As doenças causadas por vírus são as mais difíceis de se combater. Evita-se o contágio sabendo-se a origem do vírus e como ele penetra na plantas, por exemplo, pela transmissão por afídeos ou pelo corte com ferramentas contaminadas.

O combate também é feito pela rotação de culturas, pela queima dos resíduos após a colheita e pelo descanso temporário do local, antes de voltar ao cultivo do mesmo vegetal. Algumas doenças podem ser evitadas por meio de tratamento físico ou químico das sementes, antes do plantio, para eliminar a ação de vírus.

Como os fungos, os vírus resistem muito ao controle por agentes químicos. Previne-se sua ação evitando a contaminação e desenvolvendo variedades resistentes. Na maioria das vezes procura-se evitar as doenças por meio do cultivo de plantas resistentes, obtidas por seleção ou hibridação.

Desenvolver variedades resistentes exige pessoas experientes em técnicas genéticas e amplos recursos para encontrar plantas com essas características.

Os vírus, normalmente não vêm com as sementes, como acontece com as contaminações por ferrugem bacteriana, ou por ferrugem por *Ascochyta*. É mais comum os vírus serem carreados pelos afídeos que ficam nas plantas hospedeiras e os transmitem às sadias.

Os vírus sobrevivem a invernos rigorosos e longos períodos de frio, em seus hospedeiros, motivo pelo qual se aconselha destruir os hospedeiros, cultivados ou os que crescem espontaneamente, não plantá-los ou não deixá-los vegetar próximo das culturas econômicas, como, por exemplo, trevos perto de ervilhas.

O combate aos afídeos é tão importante como plantar variedades resistentes. Na realidade, o controle perfeito dos vírus é difícil por causa do grande número deles e do relativamente pequeno número de variedades resistentes.

O controle das doenças e pragas começa com o tratamento das sementes. A bibliografia cita listas de culturas e indica o tratamento para elas. No entanto, o tratamento nem sempre as evita e pode afetar a germinação. A proteção é mais para evitar o ataque de organismos oriundos do solo, que podem causar definhamento ou apodrecimento e de insetos do solo que podem causar danos às sementes.

O tratamento não dá proteção total contra os organismos do solo porque as plantinhas desenvolvem novos tecidos que não estão protegidos. Normalmente as plantas crescem com rapidez, resistem a injúrias e tornam-se adultas normais. Entretanto, dependendo do grau de contaminação ou de infestação do solo, o novo caule ou as raízes podem ser invadidos e sofrer a podridão das raízes, do colo ou da haste.

O controle do definhamento e da podridão é conseguido por adição de fungicidas ao solo na época do plantio, quando a semente é coberta. O fungicida é pulverizado no sulco, por máquinas, atrás do bico de abertura do sulco e adiante dos órgãos de cobertura. Essa técnica é usada nas plantações em linha e emprega máquinas especiais.

Organismos como *Fusarium* e *Verticillum*, que causam o murchamento das plantas durante o crescimento, não são controlados pelo tratamento das sementes. Os protetores aconselhados para as sementes são efetivos para *Pythium*, *Rhizoctonia*, *Fusarium e outros*. Em condições adequadas para a germinação, esses microrganismos invadem as plantas e causam queda ou murchamento. A efetividade do tratamento das sementes depende também do grau de infecção presente. Há fungicidas muito bons; em sua maioria, são produtos orgânicos que não prejudicam a semente e não são tóxicos para o homem nas dosagens recomendadas. Podem causar irritação à pele e principalmente às vias respiratórias. Por isso, deve-se exigir o uso de roupas apropriadas, luvas e máscaras pelos trabalhadores que manuseiam esses compostos químicos. Os fungicidas que contêm tirano, captano e organo-mercuriais possuem propriedades específicas.

A transgenia, ou modificação genética em organismos vivos, vem apresentando importância no combate às doenças e pragas.

3.8 PRAGAS

Praga é o nome genérico dado aos insetos que atacam as plantas e causam prejuízo às culturas econômicas, em grau variável, de acordo com a intensidade da infestação. A incidência de moléstias pode estar diretamente relacionada com o ataque das pragas e ser proporcional à infestação.

Os insetos cortam os tecidos, invadem o interior das plantas, provocam exsudação da seiva e facilitam a contaminação por fungos e bactérias.

As pragas atacam sementes armazenadas e no solo, plantinhas recém-germinadas e vegetais em plena vegetação, cortando folhas, injuriando flores e frutos e invadindo caules. Elas prejudicam seu hospedeiro esgotando sua seiva, dificultando a respiração e o metabolismo pelo corte das folhas, impedindo o crescimento pelo corte dos brotos, prejudicando a formação de frutos pela destruição das flores, picando e penetrando nos frutos e comprometendo sua qualidade. Ao invadir os caules consomem ou alteram a matéria-prima e ainda favorecem a contaminação microbiana.

As pesquisas recomendam o uso de fungicidas associados a inseticidas porque as sementes tratadas apenas com inseticidas parecem mais suscetíveis ao definhamento, não por sua injúria às sementes, mas pela virulência dos microrganismos do solo e sua capacidade de atacá-las. Daí a recomendação do emprego associado de inseticidas com fungicidas.

Solos muito úmidos, períodos frios muito longos, muito calor, falta de umidade e outras condições desfavoráveis ao vegetal, contribuem para o desenvolvimento das pragas, que reduzem ou anulam a safra.

O combate é feito por meio de inseticidas, de inimigos naturais e do cultivo de variedades ou cultivares resistentes. Os inseticidas em geral, são substâncias químicas, naturais ou sintéticas, tóxicas para os insetos e, em grande parte, também tóxicas para o homem e animais domésticos. Há inseticidas naturais, extraídos de plantas, que são tóxicos para os insetos, mas que não afetam fortemente ao homem e aos animais domésticos. Também há inseticidas produzidos por microrganismos, como o *Bacillus thuringiensis,* e os obtidos de outros insetos, como o báculo vírus, extraído de lagartas.

O combate por meio de inimigos naturais é uma tecnologia conhecida há muitos anos e bem desenvolvida no Brasil. Os inimigos aniquilam as pragas atacando o inseto adulto ou destruindo suas larvas ou seus ovos.

A radiação ionizante é outra tecnologia empregada. Cria-se uma grande população de insetos da praga a ser combatida, esterilizam-se os machos por irradiação e liberta-se toda a criação. Os acasalamentos se fazem normalmente, mas não há proliferação, reduzindo-se as infestações.

Os inseticidas combatem as pragas, mas às vezes contribuem para um efeito inverso, porque matam também os inimigos naturais, favorecendo a proliferação de outras pragas, que se encontram no mesmo ambiente.

No tratamento com inseticidas há três elementos importantes: o agente químico, a cultura e a aplicação do defensivo.

Normalmente, a efetividade do agente tóxico é mais importante que o meio de aplicação. Este depende da disponibilidade, da extensão da cultura, da topografia, da umidade do ar e do solo e da ocorrência de correntes de ar. Desde que a topografia seja favorável, os inseticidas podem ser aplicados com sucesso em grandes áreas por meio de aviões, ultraleves e helicópteros. Entretanto, o consumo de inseticida é maior, porque grande parte polvilhada ou pulverizada se espalha por locais não infestados. O uso de aeronaves é vantajoso, se comparado com o de veículos terrestres, porque oferece maior mobilidade e não compacta o solo. Na aplicação por esse meio, a altura do voo, o tamanho das partículas, a umidade e a ocorrência de correntes de ar são fatores que influem na operação, na economia e no controle do material.

A extensão das culturas e os custos comandam a escolha do meio de aplicação. O número e a época da aplicação dos inseticidas variam de acordo com a lavoura e com os infestantes. A quantidade do composto também varia e, geralmente é expressa em massa ou volume por unidade de área (kg/ha ou L/ha).

Para as plantas a transgenia também surge como uma possibilidade de combate às pragas.

Aves, roedores e mamíferos (papagaios, coelhos, capivaras, macacos), dependendo de sua população, em certas regiões, tornam-se pragas.

3.9 ERVAS DANINHAS

As culturas devem ser protegidas de vegetação concorrente ou de plantas daninhas. Sua eliminação é feita tradicionalmente por meio de capinas, mas é amplo e comum o tratamento químico com herbicidas.

Em certos tipos de culturas, morangos, por exemplo, as plantas invasoras são combatidas por meio da cobertura do solo com plásticos ou com coberturas vegetais mortas entre as linhas da lavoura principal, que evitam o crescimento das plantas concorrentes por falta de luz.

Nos laranjais, a manutenção de cobertura vegetal de gramíneas forrageiras entre as linhas das plantas é uma forma de combate às invasoras.

Os herbicidas podem ser de emergência ou pós-emergência. A aplicação é feita por pulverização em faixas estreitas entre os sulcos, no momento do plantio ou logo após a emergência da cultura. Também é aplicado em outros estádios de desenvolvimento da cultura, dependendo da erva invasora. O uso do agente químico depende também de correntes de ar, do solo e das condições de desenvolvimento da plantação. Há plantas que são muito sensíveis aos herbicidas. Nesse caso, a transgenia aparece como possível solução.

O uso de defensivos tóxicos para combate a doenças, pragas ou plantas daninhas exige controle rigoroso, para evitar a contaminação da matéria-prima em níveis que prejudiquem a qualidade do produto manufaturado ou o invalidem para o consumo como alimento. O rigor na aplicação envolve a seleção do defensivo, a periodicidade do tratamento e as dosagens empregadas. Em nosso país, o rigor é maior a cada dia que passa, mas o controle ainda não é o ótimo.

Não se pode dizer que em outros países não haja abusos, erros ou má fé, porém, o controle de uso de materiais tóxicos para agricultura é efetivo e as penalidades são severas.

Pragas de insetos podem ser combatidas também com armadilhas.

3.10 COLHEITA

A matéria-prima está apta a ser colhida após o desenvolvimento completo ou após a maturação. A colheita é feita manual ou mecanicamente. A mecanização é usada para diminuir a dependência em relação a mão de obra e os custos. Sua utilização depende de vários fatores, como o custo do trabalho dos operários, a topografia, a extensão da cultura, condição do solo (arenoso, inundável, compactável e outras) e o sistema de plantio (em sulco, em camalhões, em covas).

As operações de colheita devem ser executadas de maneira a permitir a conservação das qualidades da matéria-prima, evitando injúrias sob todas as formas, como quebras, amassamentos, abrasão e outras. Cada produto tem um momento adequado para a colheita, que deve ser respeitado, para garantir os melhores rendimentos, as características do produto e sua qualidade.

BIBLIOGRAFIA

INGLEZ DE SOUSA, J. S. (Coord.). *Enciclopédia agrícola brasileira.* São Paulo: Edusp, vol. 1 (A – B), 1995.

INGLEZ DE SOUSA, J. S. (Coord.). *Enciclopédia agrícola brasileira.* São Paulo: Edusp, vol. 2 (C – D), 1998.

INGLEZ DE SOUSA, J. S. (Coord.). *Enciclopédia agrícola brasileira.* São Paulo: Edusp, vol. 3 (E – H), 2000.

PEIXOTO, A. M. (Coord.). *Enciclopédia agrícola brasileira.* São Paulo: Edusp, vol. 4 (I – M), 2002.

PEIXOTO, A. M. (Coord.). *Enciclopédia agrícola brasileira.* São Paulo: Edusp, vol. 5 (N – R), 2004.

PEIXOTO, A. M. (Coord.). *Enciclopédia agrícola brasileira.* São Paulo: Edusp, vol. 6 (S – Z), 2006.

Capítulo 4

MATÉRIAS-PRIMAS AMILÁCEAS

São denominadas de matérias-primas amiláceas as que encerram amido como principal componente.

Amido é um carboidrato de fórmula geral $(C_6H_{10}O_5)_n$, em que n é um número variável. Os carboidratos são produtos orgânicos constituídos por carbono, hidrogênio e oxigênio, em que hidrogênio e oxigênio encontram-se na mesma proporção da água. São material quase exclusivamente vegetal, pois nos animais ocorrem em quantidades mínimas. Os principais carboidratos são: a celulose, o amido e os açúcares.

O amido é amplamente encontrado nas plantas superiores e também é encontrado em algas, bactérias, bolores e leveduras. Em alguns protozoários ocorrem polissacarídeos, tais como amilopectina, glicogênio, laminarana e amido, dependendo da espécie. Grânulos de amido com morfologia semelhante à do trigo, têm sido encontrados no homem, em lesões.

Embora de ampla ocorrência a extração econômica do amido é limitada a alguns vegetais superiores; para essa extração, milho, mandioca, trigo e batata são usados em grande escala.

Em idiomas de origem latina o material amiláceo encontrado nos grãos é denominado amido e o encontrado nas raízes e tubérculos é denominado fécula. A diferença de denominação apenas indica a proveniência do amido, representando diferenciação tecnológica e não de composição.

A legislação brasileira define amido como o produto amiláceo extraído das partes aéreas comestíveis dos vegetais, e fécula como o produto amiláceo das partes subterrâneas comestíveis, raízes, tubérculos e rizomas. Por definição, polvilho ou fécula de mandioca é o produto extraído da mandioca (*Manihot esculenta*), araruta é a fécula obtida da planta araruta (*Maranta arundinacea*) e como tal reconhecida, sem denominação de amido ou de fécula de araruta.

Embora féculas de mandioca, de batata e de araruta sejam encontradas no mercado brasileiro, a fonte econômica de produção é a mandioca.

No Brasil a produção de amido em larga escala provém do milho.

BIBLIOGRAFIA

ANDRADE, M. O.; LIMA, U. A. Tecnologia dos alimentos glucídicos. In: CAMARGO, R. et al. *Tecnologia dos produtos agropecuários*. São Paulo: Nobel, 1984. p. 235-266.

BRAUTLECHT, C. A. *Starch:* its sources, production and uses. New York: Reinhold Publishing, 1953. 408 p.

CEREDA, M. P.; VILPOUX, O. F. (Coord.). Tecnologia, usos e potencialidades de tuberosas amiláceas latino americanas, V.3-Série Cutivo de tuberosas amiláceas latino americanas. São Paulo: Fundação Cargill. 2003. 711 p.

GODOY, J. M. *Fecularia e amidonaria.* 2. ed. São Paulo: Graphicars, 1940. 288 p.

LIMA, U. A. Amido. In: INGLEZ DE SOUSA, J. S.(Coord.). *Enciclopédia agrícola brasileira.* São Paulo: Edusp, 1995. v.1, p.163-169.

LIMA, U. A. industrialização do milho. In: FANCELLI, A. L.; LIMA, U. A. *Milho:* produção, pré-processamento e transformação industrial. São Paulo: Secretaria da Indústria, Comércio, Ciência e Tecnologia, s.d. p. 77-122.

LIMA, U. A. *Beneficiamento e industrialização da mandioca* (Programa Adequação. Alimentos) Ministério da Indústria e Comércio, Secretaria da Indústria, Comércio, Ciência e Tecnologia do Estado de São Paulo (Manual Técnico), s.d.

RADLEY, J. A. *Starch and its derivatives.* 3. ed. London: Chapman & Hall. 2v. 1958.

WHISTLER, R. L.; PASCHALL, E. F. *Starch:* chemistry and technology. New York: Academic Press, 1975. v. 2. 718 p, 733 p.

WURZBURG, O. B. *Modified starches:* properties and uses. Boca Raton: CRC Press, 1987.

4.1 MANDIOCA

Urgel de Almeida Lima

A mandioca (*Manihot esculenta* Crantz) é originária das Américas e há indícios de que seja brasileira, porque a maioria das espécies selvagens identificadas do gênero *Manihot* foi encontrada no Brasil. Os hábitos alimentares dos povos do continente americano parecem confirmar a suposição de que a planta é originária do Brasil. Se não, pela história, os indígenas brasileiros foram seus descobridores e os primeiros a fazerem uso dela, comendo-a como raiz e fazendo produtos manufaturados.

A mandioca é cultivada em muitos países do Ocidente ao Oriente e tem sido a principal fonte de carboidratos de alguns povos, particularmente da África e da América Latina. Estima-se que mais de 300 milhões de pessoas usam-na como fonte de subsistência. A África é o continente maior produtor, seguindo-se a Ásia e a América do Sul.

4.1.1 PLANTA

Dicotiledônea da família *Euphorbiaceae*, gênero *Manihot*. Dentro de numerosas espécies, a *Manihot esculenta* Crantz é a única cultivada.

As plantas adultas apresentam um caule ramificado de um a dois metros de altura; inicialmente verde e tenro, com o envelhecimento torna-se suberificado e a cor passa a cinza ou parda. As folhas são palminérveas, verdes, com três a sete lobos. Os brotos são verdes, de cor bronzeada ou arroxeada. Na axila das folhas, a planta apresenta gemas dormentes, capazes de germinar quando o caule é colocado no solo, ou quando morre a gema apical, não dormente. A planta possui flores masculinas e femininas, em inflorescências tipo cimeira, localizadas nas axilas dos ramos. As flores masculinas são em maior número que as femininas. Estas são geralmente duas, dispostas em nível inferior ao das masculinas. A polinização, favorecida pelos insetos, leva à produção dos frutos, cápsulas triloculares com sementes pequenas e férteis, que são úteis para os trabalhos de melhoramento.

A propagação comercial é feita por meio assexuado, por estacas ou *manivas* (Fig. 4.1). O sistema radicular é fasciculado, superficial, de pequeno número de raízes. Na propagação agâmica as raízes são laterais ou basais, produzidas ao longo da estaca e nas extremidades, respectivamente. Essas raízes têm a propriedade de acumular amido em grandes quantidades, como substância de reserva, tornando-se tuberosas.As raízes tuberosas apresentam morfologia diferente, mais comumente cônica, mas também fusiforme e quase cilíndrica. De acordo com o solo e as condições climáticas podem apresentar outras conformações muito diversas e malformação. Temperatura, falta d'água, solos muito densos, pesados, ou arenosos podem afetar seu desenvolvimento e sua morfologia.

Em corte transversal de uma raiz tuberosa, de fora para o interior, são distinguidos:

1) Uma película suberificada pardo-avermelhada ou cinzenta,

2) Uma entrecasca branca ou amarelada (córtex), de aspecto fibroso, que contém um líquido leitoso que pode encerrar um glicosídeo cianogênico venenoso, e

3) Um cilindro central branco, de cor rósea ou amarelada, no qual se acumula o amido e que pode conter a substância venenosa em menor quantidade que na casca (Fig. 4.1).

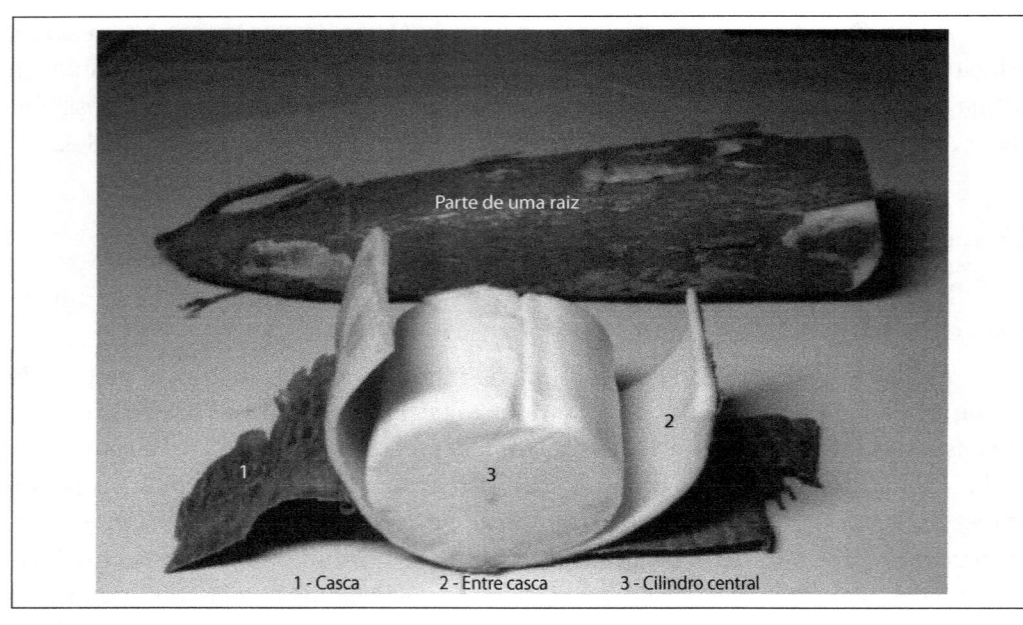

Figura 4.1   Parte de uma raiz e corte transversal

O amido deposita-se em células parenquimatosas do caule e no tecido vascular do xilema. As paredes das células se tornam delgadas em relação ao conjunto, de maneira que o teor de celulose das raízes torna-se muito reduzido. As fibras, constituídas pelos feixes do xilema, dispõem-se no centro, em todo o sentido longitudinal das raízes. Fibras e cascas representam de 10 a 20% do peso das raízes. Seu envelhecimento causa aumento de volume e peso das fibras e sensível redução no teor de amido.

As raízes ao natural, usadas para alimentação humana e para a industrialização, são a principal matéria-prima.

As ramas, hastes e folhas, podem ser usadas como forragem. As folhas que não são ricas em minerais contêm de 16 a 28% de proteína bruta, de 7,5 a 15,3% de matéria graxa, de 40 a 45% de carboidratos, de 9 a 15% de fibras, cerca de seis milhões de U.I. de vitamina A por kg e de 100 mg a 500 mg de vitamina C por 100 g de folhas frescas.

As hastes são mais pobres, com menos riqueza protéica e maior teor em fibras proporcionalmente ao envelhecimento. O valor nutritivo da parte verde da mandioca varia de acordo com a idade, a variedade cultivada e as condições de desenvolvimento da planta.

Esses mesmos fatores e as condições climáticas e de fertilidade do solo influem na qualidade de forragem verde obtida da parte aérea da mandioca. Em condições favoráveis podem ser produzidas 20 t/ha ou mais e as ramas podem ser consumidas sob a forma de feno.

4.1.2 VARIEDADES CULTIVADAS

As plantas obtidas pelo plantio de sementes geralmente possuem, características genéticas diferentes das plantas propagadas vegetativamente e, quando obtidas de sementes, são potencialmente uma nova variedade, ou cultivar, como se denomina comumente. Com a propagação feita normal e comercialmente por via vegetativa, agâmica, cada planta é um clone do cultivar.

Os cultivares são conhecidos por nomes comuns, diferentes de região para região. Frequentemente um determinado nome pode identificar vários cultivares, o que causa certa confusão.

De acordo com a finalidade da cultura os cultivares podem ser de mesa, para a indústria e para forragem.

Para ser de mesa o cultivar deve ser doce, isto é, deve ter baixo teor de ácido cianídrico e boas qualidades culinárias que se caracterizam por não ser grosso, por soltar facilmente as cascas (película e córtex), ter pouca fibra, cozinhar rapidamente, ter bom sabor e ser bom para fritar.

Para finalidades industriais são exigidos alto rendimento agrícola e alta riqueza em amido. Ao teor de ácido cianídrico é dada pouca importância porque ele é eliminado durante a industrialização. Entretanto, a substância tóxica pode permanecer nos resíduos da industrialização, prejudicando uma possível utilização. Para a produção de amido de melhor qualidade é exigida polpa branca ou muito clara.

As instituições de ensino e de pesquisa em agricultura são os conselheiros adequados para a escolha das melhores variedades para cultivo econômico.

Para o Estado de São Paulo são atualmente aconselhadas as variedades: *Branca de Santa Catarina,* tida como padrão de industrialização, constituída de planta de hastes branco-acinzentadas, raízes da mesma cor, alongadas, cilíndricas e não muito grossas. Com 34 mg de ácido cianídrico por 100 g, as raízes dessa variedade não são aconselhadas para alimentação humana ou forragem, mesmo cozidas. Boa resistência à bacteriose e bom rendimento agrícola em dois períodos, cerca de 35 t/ha, fazem dessa variedade um bom padrão industrial; *Iracema,* IAC 7-127, de boa produtividade, raízes de película marrom, polpa branca, com boa resistência à bacteriose; *Mantiqueira,* IAC 24-2, com produção de 23 t/ha, resistente a pragas e doenças, não é aconselhada para a industrialização de farinha por causa da casca arroxeada, mas oferece perspectivas para indústrias de fermentação.

As variedades já citadas poderão se tornar históricas no futuro, se forem substituídas por outros cultivares obtidos por seleções e hibridações.

Para forragem são requeridas variedades de baixo teor em ácido cianídrico, boa produção de raízes e de massa verde, com retenção das folhas por mais tempo no inverno.

Após o plantio as estacas emitem as raízes a partir dos nós e dos calos que se formam nas extremidades e, depois, começa o aparecimento e o desenvolvimento dos brotos (Fig. 4.2). Durante essa fase, as reservas das estacas se esgotam e as plantas começam as sínteses metabólicas que garantem seu sustento e o crescimento. A formação do sistema radicular e o crescimento inicial dos brotos ocorrem em dois a três meses, quando têm origem as raízes tuberosas a partir do calo cicatricial das estacas, das cicatrizes das estípulas e das gemas. Após três semanas do plantio aparecem raízes independentes na base dos brotos.

A fase do engrossamento das raízes, chamada de tuberização, começa entre 50 e 60 dias depois do plantio e atinge o máximo em 90 a 120 dias.

O crescimento vegetativo identificado pelo crescimento dos brotos, desenvolvimento das folhas e dos ramos, dura perto de seis meses. O máximo desenvolvimento ocorre no período mais quente e mais úmido; em São Paulo, nos meses de dezembro a fevereiro. Daí em diante, a atividade vegetativa diminui, coincidindo com menor umidade e baixa temperatura. Nesse período a planta passa por repouso fisiológico caracterizado pelo amadurecimento, seca e queda das folhas da base para o cimo e seca das ramas a partir das pontas para a base. Nesse período de repouso o amido é translocado para as raízes e ocorre seu máximo acúmulo e o momento é propício para a colheita. Esse período, de 9 a 12 meses, do plantio ao repouso constitui o *ciclo vegetativo*.

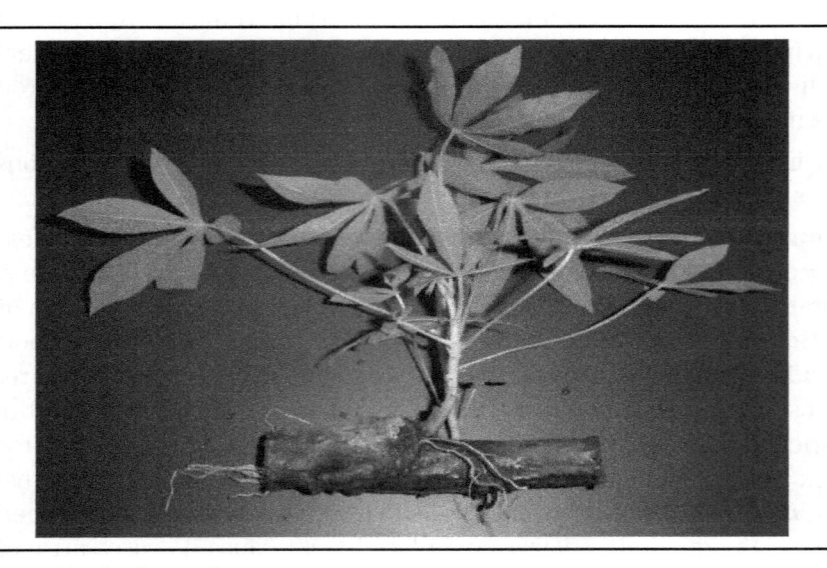

Figura 4.2   Maniva brotada

Com um novo período de umidade e de temperatura mais alta a planta retoma o crescimento pelo brotamento das gemas apicais e utiliza o amido das raízes como fonte da energia necessária para um novo ciclo vegetativo.

A mandioca é planta de região tropical que se desenvolve bem do Equador até latitudes de 30° norte e sul, em altitudes do nível do mar até 1.000 m. Acima disso pode ser afetada pela temperatura. No Brasil é cultivada em todo o país, mesmo em regiões temperadas nas quais produz economicamente desde que não sofra geada. As temperaturas médias mensais devem ser superiores a 20 °C, sendo as mais adequadas entre 25 e 29 °C. As necessidades hídricas são supridas com precipitações de 1.000 mm a 1.500 mm, se bem distribuídas ao longo de seis a oito meses do ciclo vegetativo. A mandioca necessita de luz para seu desenvolvimento e não aceita sombreamento.

Embora a mandioca seja conhecida como planta que produz em quase todos os tipos de solo, a cultura produz os melhores resultados em terrenos com textura arenosa, permeáveis, não sujeitos a encharcamento, com matéria orgânica, enfim com boa fertilidade e condições físicas apropriadas. Nos terrenos argilosos, secos e compactos há maior dificuldade no aprofundamento das raízes e é frequente sua quebra durante a colheita. A topografia deve ser de plana a ondulada.

A cultura da mandioca depende fundamentalmente da qualidade das sementes, ou seja, das manivas ou estacas, que são o meio de propagação agâmica. Elas devem provir de plantas bem desenvolvidas em perfeitas condições de fitossanidade. As melhores manivas são selecionadas entre as hastes verdes, que brotam melhor do que as escolhidas das hastes principais e ramas primárias. Estas, no entanto, são melhores que as muito herbáceas.

O plantio exige solo bem preparado e fofo, para facilitar a emergência dos brotos e o desenvolvimento do sistema radicular. A época do plantio depende das condições climáticas, sobretudo temperatura e umidade. O processo de plantio varia do rudimentar, em pequenas plantações de subsistência, às plantações feitas com alto nível de tecnologia, para produção em elevada escala. Entre os processos rudimentares está o "matumbo", colocação das manivas em montículos troncônicos de terra fofa e a plantação em covas abertas no solo, mesmo sem preparo prévio. Em solos argilosos, sujeitos a encharcamento, o plantio é feito em camalhões, ou seja, em leiras, fofas, contínuas, nas quais as manivas ficam mais elevadas que o nível do solo. Ao lado dos camalhões são formados sulcos, que favorecem a drenagem do excesso de água. Esse sistema não é adequado para terrenos arenosos. O plantio em sulcos é executado em terrenos bem preparados, por meio de maquinaria própria e com conhecimento tecnológico. A técnica do plantio direto substitui o sulcamento.

Nos matumbos e nos camalhões, as manivas, longas ou curtas, são plantadas inclinadas a 45° ou verticalmente, e nos outros sistemas são colocadas horizontalmente no solo.

Após o plantio e a brotação as culturas devem receber tratos culturais para obtenção dos melhores resultados agrícolas. Eles se resumem no combate às ervas daninhas, às pragas e às doenças; em algumas regiões é feita a poda. As doenças mais importantes são: bacteriose ou murcha bacteriana, podridão bacteriana da rama, superalongamento, podridão das raízes, podridão do solo, podridão seca das ramas e super-brotamento. É difícil produzir mandioca completamente livre de doenças. O uso de variedades resistentes, a escolha do solo, a rotação de cultura, o uso de estacas sadias e tratadas, o uso de ferramentas desinfetadas, a ação de plantar em época adequada, eliminar plantas invasoras e evitar injúria das raízes, são meios de reduzir a contaminação.

As pragas mais comuns e danosas são: mandarová, broca do caule, tripes e ácaros. O combate é feito por defensivos ou por controle biológico.

4.1.3 MANDIOCA COMO MATÉRIA-PRIMA

A raiz de mandioca fresca é um produto agrícola altamente perecível, cuja utilização como alimento é possível de um a três dias após a colheita. Há alguns artifícios de conservação, como enterrar em areia e armazenar em refrigerador ou mergulhar em água, viáveis, porém para uso doméstico; a conservação é precária e por curto período.

As raízes são matéria-prima para diversos produtos de transformação, de fácil conservação, para uso como alimento ou como matéria-prima para outras indústrias. Com a mandioca fresca são produzidos: farinha, fécula ou polvilho doce, fécula fermentada ou polvilho azedo, raspas, farinha de raspas, péletes, tapioca, flocos, álcool, acetona, butanol. A crueira, a farinha de cascas e o farelo são subprodutos.

Alguns desses são obtidos em instalações domésticas, ou rurais, descontínuas, com pequeno rendimento técnico. A maioria das indústrias é de pequena e média capacidade, com instalações que deixam a desejar em relação aos equipamentos, projetos civis, planejamento de ampliações, às operações industriais e à eliminação dos despejos. Entretanto, há instalações de produção de fécula de alta capacidade, muito bem instaladas, com equipamentos de alta tecnologia.

4.1.4 COMPOSIÇÃO QUÍMICA

A película externa é eliminada nas operações industriais. Tomando em consideração a casca e a parte central como um todo, a mandioca se compõe de 67 a 75% de umidade, de 2 a 5% de proteína bruta, de 1,5 a 2,5% de celulose, de 0,1 a 0,5% de lipídeos, de 18 a 25% de fécula e de 0,5 a 1,9% de cinzas. A qualidade tecnológica de mandioca varia de acordo com a idade, ciclo vegetativo e época da colheita. Em São Paulo a época de colheita se estende de maio a agosto, no período de menos umidade e temperaturas mais baixas. A riqueza em fécula é o índice mais importante para o rendimento industrial. Há informações sobre raízes com 2 a 40% de fécula, mas para o estado de São Paulo podem-se considerar as médias de 21 a 23%, números comumente encontrados nas indústrias em raízes colhidas em seu período adequado de desenvolvimento e colheita.

O controle da qualidade tecnológica é importante para qualquer escala de manufatura por causa da alta perecibilidade. A deterioração é causada por via enzimática e por via microbiana, favorecida pela composição centesimal; as reações enzimáticas e o crescimento microbiano são facilitados pela riqueza em carboidratos e pelo teor de umidade de 65 a 75%.

A riqueza em amido é aumentada com a entrada do período de repouso. Nas regiões em que a temperatura média e a umidade são muito elevadas pode não ocorrer o período de repouso ou esse período pode ser muito curto. Um projeto de indústria para essas regiões deve levar esse fator em consideração, para o sucesso econômico do empreendimento. Menor teor de amido significa transportar e trabalhar matéria-prima com mais água e talvez, subutilizar o equipamento. Nas preparações caseiras e pequenas fábricas rurais esse fato pode ser de menor importância porque são manufaturadas para subsistência ou para mercado restrito. Entretanto, para montagens industriais de elevada capacidade e que vise à ampla comercialização e à exportação, o rendimento industrial é fator fundamental na composição de custos e de preços. Como exemplo, uma fábrica capaz de moer 50 t de mandioca em 24 horas, instalada em uma região em que o teor médio de amido na matéria-prima é de 20% em quatro meses, terá mais resultados econômicos que outra, de mesma capacidade, instalada em local onde a mesma riqueza média em amido se estenda apenas por dois meses. Isso é provável em regiões fortemente úmidas e quentes, nas quais, para produzir a mesma quantidade de amido em dois meses os equipamentos deverão ser maiores e ficar ociosos por mais tempo.

A industrialização deve ser realizada o mais rapidamente possível após a colheita.

Se as condições de armazenamento são adequadas, a matéria-prima é considerada apropriada para a industrialização até três dias após o arrancamento. Depois disso há problemas com a qualidade do produto. Se a preocupação é a produção de fécula do tipo exportação, podem surgir características negativas como pintas, perda de viscosidade e outros defeitos.

As raízes recebidas devem ser inteiras, sem injúrias mecânicas provocadas por ferramentas, isentas de abrasão durante o transporte, limpas de sujidades, de solo, sem pedras, paus, ramas, resíduos e outras impurezas. Uma boa amostragem e o exame visual revelam a presença de raízes cortadas e toda a série de defeitos da matéria-prima citadas, que diminuem o valor tecnológico e são considerados para a aquisição e pagamento.

Nas raízes com injúrias logo aparece cor azulada e apodrecimento, causados por crescimento microbiano que rapidamente se instala nas lesões. O transporte para fornecimento e o armazenamento da matéria-prima na fábrica influem na conservação.

Para melhor rendimento industrial e econômico a fábrica deve apresentar continuidade de operação, isto é, receber e manufaturar a matéria-prima sem interrupções ou com mínimas paradas. Estas são causadas por falta de energia, falta de matéria-prima, de mão de obra, por chuvas e outras. Há as necessárias para limpeza, de reparos e substituições, indispensáveis para o bom processamento tecnológico.

O abastecimento da indústria, isto é, o fornecimento de matéria-prima, deve ser planejado para não faltar e não sobrar. As indústrias de mandioca de pequeno e de médio porte costumam trabalhar só no período diurno. Entretanto, é possível projetar o trabalho para turnos diários completos, para melhor aproveitamento do equipamento, da energia, da mão de obra e do período da colheita.

Como isso não é comum, a grande maioria das fábricas trabalha longo tempo fora do período ótimo da colheita, quando as raízes não oferecem a maior riqueza de amido. Para alguns produtos, como a fécula, o rendimento industrial pode ser altamente prejudicado. Com relação a outros produtos, como farinha e raspas, o volume da produção pode não ser profundamente afetado, mas a qualidade e o valor nutricional o serão, além dos resultados financeiros.

Uma fábrica de farinha de mandioca produz farinha e, em geral, polvilho como produto secundário ou subproduto. Trabalhar com mandioca pobre em amido é forma de perder dinheiro.

A experiência obtida em fábricas de fécula recomenda que o armazenamento das raízes de mandioca não deve ser maior do que a capacidade de manipulação diária, para evitar a deterioração e as perdas que ela provoca. Para a obtenção de fécula de primeira qualidade é recomendado um período máximo de 36 h entre a colheita e industrialização, o que nem sempre ocorre. Para a obtenção contínua de produto de qualidade uniforme é necessário perfeito entrosamento entre colheita, transporte, armazenamento e industrialização das raízes.

Galpões cobertos protegem a matéria-prima e a mão de obra, mas o armazenamento pode ser a céu aberto, desde que a fabricação seja realizada rapidamente após o recebimento.

Nas indústrias projetadas para trabalhar 24 horas por dia, é conveniente evitar que as diversas provisões de matéria-prima sejam descarregadas umas sobre as outras, a mais tardia cobrindo as primeiras. O descarregamento a granel por meio de basculantes, com raspadeiras ou com garfos, causa choques que provocam quebras, corte e lesões que aceleram as deteriorações. O amontoamento desordenado leva ao uso de raízes com mais tempo de colheita após o uso das mais recentes, com deterioração das que ficam na parte de baixo dos montes, por causa da elevação da temperatura e de fermentação.

4.1.5 RASPAS DE MANDIOCA

A raspa é o produto de mandioca obtido por secagem das raízes frescas. O material seco, com 10 a 13% de umidade tem um período de conservação prolongado e serve como matéria-prima para ser usada em períodos de entressafra ou para indústrias de rações e de farinha de raspas. A legislação a define como produto obtido pelo fracionamento e secagem da mandioca. Os órgãos de exportação estabelecem padrões de qualidade expressos na Tabela 4.1.

Tabela 4.1   Padrões brasileiros de raspas de mandioca para exportação

Características e tolerância	Grupo	3	
	Classe	Raspas de mandioca	
	Tipo	1	2
Amido		75,0	70,0
Umidade – % máxima		13,0	14,0
Acidez, em mL de solução de NaOH n/1		2,0	2,5
Cinza – % máxima		2,0	3,0
Odor		Peculiar	Peculiar
Matéria estranha ou Impurezas – % máxima		1,0	2,0
Comprimento em cm		5,0	5,0

BIBLIOGRAFIA

CÂMARA, G. M. S.; et al. *Mandioca, pré-processamento e transformação agroindustrial.* Secretaria da Indústria, Comércio, Ciência e Tecnologia. Série Agroindustrial n. 4. s.d. 80 p.

CÂMARA, G. M. S. Mandioca. In: PEIXOTO, A. M. (Coord.) et al. *Enciclopédia agrícola brasileira.* São Paulo: Edusp, 2002. v. 4, p. 386-395.

GODOY, J. M. *Fecularia e amidonaria.* 2. ed. São Paulo: Graphicars, 1940. 288 p.

4.2 MILHO

Urgel de Almeida Lima

O milho tem grande importância como alimento e como matéria-prima; seu volume de produção é superado apenas pelo arroz e pelo trigo. Ele é originário das Américas, muito provavelmente do México. O ancestral que lhe deu origem parece ter sido o teossinto, *Euchlaena mexicana*, gramínea nativa da América Central.

Depois do descobrimento da América a Europa tomou conhecimento de sua existência, possivelmente levado por Cristóvão Colombo.

O milho fazia parte da alimentação dos astecas, dos maias, dos incas e dos índios brasileiros. Além do consumo ao natural, eram feitos farinha e cauim, bebida fermentada.

O cereal cultivado pelos índios era fortemente colorido e mole, obtido de espigas finas e alongadas, produzidas em plantas de porte alto.

O aumento do consumo e a importância que tomou na alimentação levaram o homem a procurar selecioná-lo e melhorá-lo, com o fim de produzir mais e melhor. A hibridação foi uma consequência, iniciada nos Estados Unidos no último quarto do século XIX, por meio do cruzamento de distintas variedades cultivadas.

Paralelamente ao aumento da população e da consequente exigência de maior quantidade de alimentos, a ciência contribuiu para a sua obtenção com melhor produtividade e valor nutricional. Houve grandes avanços na obtenção e cultivo de novas variedades, mais produtivas e mais ricas em nutrientes, alguns deles específicos, como o caráter opaco, que representa maior teor em lisina e triptofano.

4.2.1 PLANTA

O milho (*Zea mays*) é uma monocotiledônea da família *Gramineae*.

A planta é uma haste reta, de altura variável, de um a quatro metros. E um colmo, constituído de gomos e nós, de onde saem folhas lanceoladas, invaginantes, alternas e opostas. Na parte inferior situa-se o sistema radicular fasciculado, originado dos nós abaixo do solo. Nos primeiros nós acima do solo nascem os esporões ou raízes adventícias. O sistema radicular é pouco profundo, com 80% das raízes penetrando até 20 cm, aproximadamente, o que torna a planta extremamente sensível à falta d'água.

Da gema terminal, no topo, origina-se a inflorescência masculina, uma panícula, comumente denominada de pendão ou flecha (Fig. 4.3), constituída de um eixo central, ou ráquis, do qual saem lateralmente espiguetas aos pares, onde estão localizados os estames.

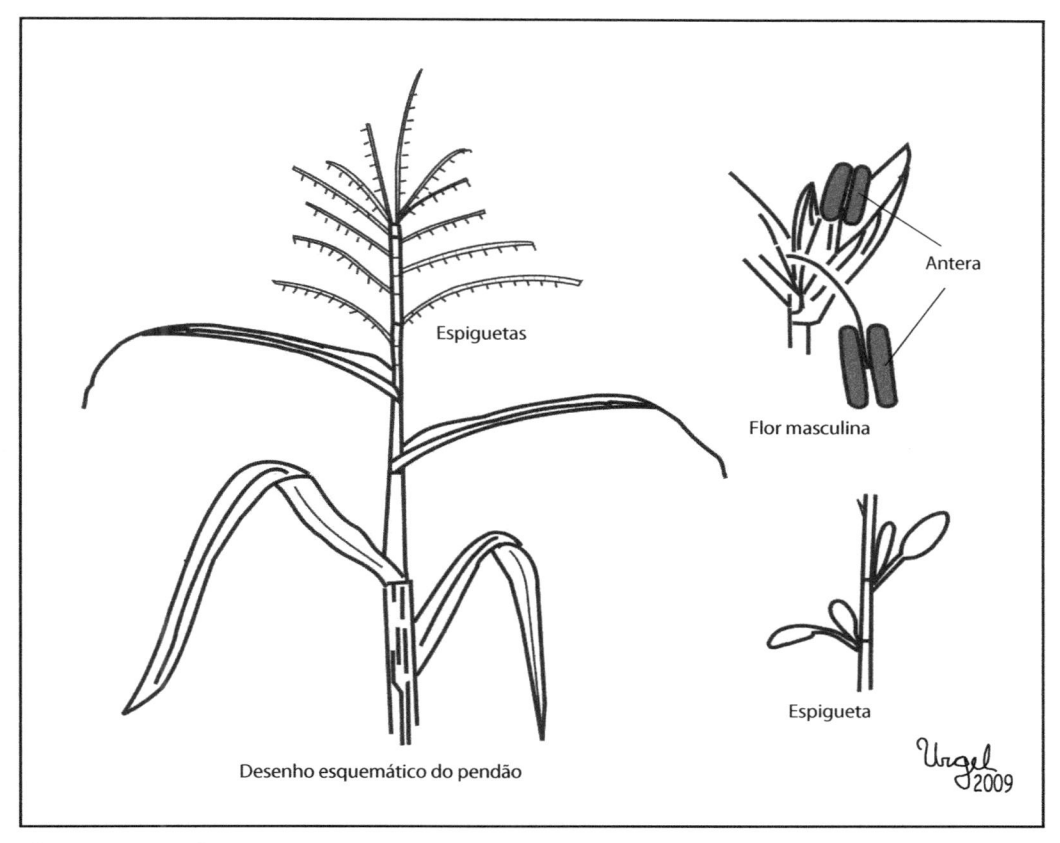

Espiguetas

Antera

Flor masculina

Espigueta

Desenho esquemático do pendão

Urgel 2009

Figura 4.3 Inflorescência masculina

As inflorescências femininas são espigas dispostas alternadamente no colmo, na parte terminal de um ramo curto que se origina de uma gema produzida em uma folha. Uma espiga é formada por um eixo central, no qual estão dispostas espiguetas, em depressões ou alvéolos, em espiral ou longitudinalmente. Em cada espigueta há duas flores, uma fértil e outra abortada. Toda a espiga é recoberta por brácteas que nascem dos nós do ramo rudimentar lateral e constituem a palha. Na flor fértil está o pistilo, formado de um ovário basal e de um longo estilo-estigma, que se expõe fora das brácteas para receber o pólen. Normalmente apenas duas espigas são fertilizadas em uma mesma planta. As não fertilizadas, portanto não produtivas, são matéria-prima para conservas e picles. Em linguagem comum o conjunto de estilo-estigmas constitui o cabelo, ou barba do milho e a ráquis da espiga é o sabugo (Fig. 4.4).

Após a fertilização os estilo-estigmas perdem sua função, secam e caem na parte externa. O ovário fertilizado se desenvolve e forma o fruto, ou seja, o grão do milho, normalmente considerado como semente.

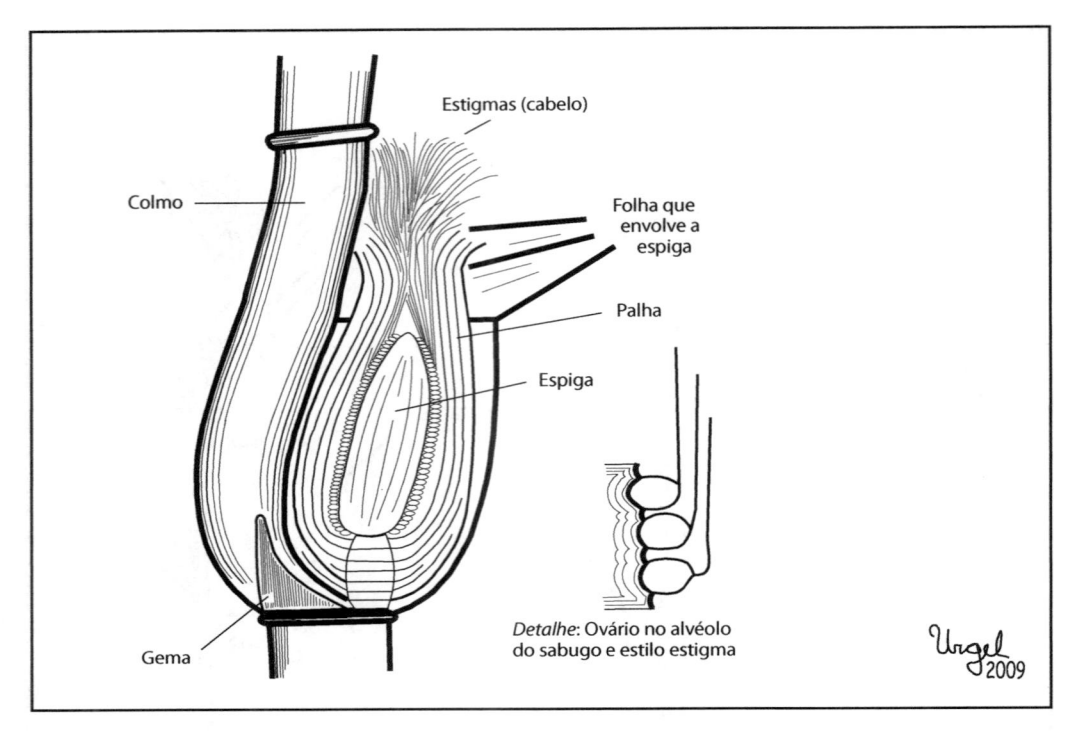

Figura 4.4   Espiga

Grão de milho

O grão de milho é um fruto em botânica denominado de cariopse, constituí-do de epicarpo, endocarpo e embrião. O epicarpo é a película externa formada pela parede do ovário; o endosperma é o cotilédone simples que encerra todo o material nutricional e de reserva. O germe, ou embrião, formado de plúmula e radícula está localizado na parte interior e inferior do grão, protegido pelo endosperma.

O milho apresenta grande variedade de características, da estatura da planta e dimensões da espiga, à forma, dimensões, cor e composição dos grãos. Essa variabilidade, que é o resultado da influência de vários fatores genéticos característicos de algumas variedades, permitiu a classificação da espécie *Zea mays* em grupos distintos, com base na morfologia e estrutura dos grãos. São eles:

1) *Indurata* – Variedades de grãos duros caracterizados por um endosperma córneo envolvendo um endosperma farináceo.

2) *Indentata* – Também conhecido por milho dente, engloba variedades de grãos moles, que apresentam uma depressão na parte superior. O endosperma farináceo, mole e central é envolvido parcial e lateralmente pelo endosperma córneo.

3) *Amilácea* – Variedades com grãos arredondados, opacos e pobres em endosperma córneo, o que os torna muito macios e, por isso, de bom valor industrial porque de fácil moagem. Por causa da maciez são de difícil conservação, muito suscetíveis ao ataque de insetos e microrganismos.

4) *Everta* – Variedades com grãos pequenos, pontiagudos, formados principalmente de endosperma córneo, o que lhes confere um caráter extremamente duro. Ao serem aquecidos, a grande dureza favorece a elevação da pressão interna e a súbita expansão do amido mole que produz o rompimento do tegumento e a inversão do grão com a formação da pipoca. Esse "estouro" – que pode ser provocado em outros cereais e em outras variedades de milho, com métodos especiais – ocorre naturalmente no grupo everta.

5) *Tunicata* – Nesse grupo estão variedades nas quais as brácteas, em lugar de envolver toda a espiga, envolvem cada espigueta. A espiga tem uma aparência peculiar, cada grão com sua própria palha. Esse grupo tem muitas variedades, entre as quais as mais primitivas; seu valor comercial é reduzido e sua importância reside na oferta de características para as atividades de melhoramento.

6) *Cerácea* – Nas variedades desse grupo o amido encerra maior proporção de amilopectina que em outras variedades, ou quase só amilopectina. Essa diferença de composição confere um aspecto ceroso às variedades desse grupo.

7) *Sacarata* – Conhecidas por milho doce apresentam um alto teor de açúcares, com predominância de sacarose. Os grãos secos tão translúcidos, enrugados e vítreos; por causa do teor em açúcares são altamente suscetíveis ao ataque de insetos e de microrganismos. Por isso, devem ser utilizados logo após a colheita.

Ciclo vegetativo

O ciclo vegetativo do milho, período de desenvolvimento da planta, inicia com o plantio, termina na colheita e compreende as fases de germinação e emergência, desenvolvimento vegetativo, florescimento, frutificação e maturação, que os especialistas limitam detalhadamente. O ciclo é variável e depende do clima, de características genéticas, da fertilidade do solo e de outros fatores. Os cultivares se classificam como de ciclo curto, médio e longo.

Entre os primeiros, denominados precoces, há variedades que polinizam um mês após o plantio e podem ser colhidos em 90 dias. Elas são cultivadas em zonas temperadas, de verão curto e dias longos.

Os segundos, ou intermediários, são cultivados em zonas subtropicais ou tropicais.

Os últimos, ou tardios, de ciclo vegetativo de dez ou mais meses, são cultivados em zonas equatoriais úmidas.

No Brasil as culturas produzem entre 110 e 180 dias.

Clima e solo

O milho é uma planta tropical que precisa de calor e umidade para desenvolver e produzir, mas graças à sua importância na alimentação e na nutrição, sua cultura tem se estendido fora da área tropical. Ela é concentrada em uma faixa geográfica de ampla variação climática, entre 58° de latitude norte, na Rússia e Canadá, e 40° de latitude sul, na Argentina. Também vegeta em altitudes até 3600 m, nos Andes e abaixo do nível do mar, na região do mar Cáspio.

O clima e o solo são fatores decisivos para o sucesso da lavoura desde a semeadura. Temperatura do ar e umidade do solo regem germinação, emergência, crescimento, floração, frutificação e colheita. As propriedades do solo são tão importantes quanto a disponibilidade de nutrientes e de água. Elas influem na aeração e na suscetibilidade à erosão. Textura, estrutura, profundidade do solo, porosidade e topografia afetam a cultura. As propriedades físicas estão relacionadas com a drenagem, necessária porque o milho não suporta terrenos encharcados.

Cultivares

As variedades plantadas são escolhidas entre as que apresentam as melhores características para a finalidade de uso, ressaltando as de alta produtividade e adaptação às condições locais de cultivo. Os cultivares podem ser variedades sintéticas ou híbridas.

As primeiras apresentam estabilidade genética, que permite o aproveitamento das sementes para novos plantios e estabilidade de produção que permite o cultivo em áreas extensas, mesmo sob ampla variação de condições. Os híbridos, obtidos por meio de cruzamentos controlados, normalmente são mais produtivos, mas não permitem o aproveitamento das sementes para plantio sem riscos para o rendimento agrícola, pois são sujeitos a segregação.

O plantio é feito por semeadura após um adequado preparo do solo. Este deve ser protegido por técnicas de conservação eficientes, porque o sucesso agrícola depende muito da proteção contra a erosão.

O plantio direto na palha é uma prática eficiente nas lavouras comerciais.

A lavoura de milho exige fertilizações e correções de solo, para manter e aumentar a fertilidade.

Tratos culturais

São operações agrícolas que visam a proteger a cultura depois de sua emergência, criando condições para seu desenvolvimento com sanidade adequada e garantir a produtividade.

- *Plantas daninhas* – A cultura deve ser protegida da concorrência das ervas daninhas, ou plantas invasoras, que causam prejuízos à plantação econômica. A eliminação das plantas estranhas é feita por capinas manuais, com máquinas ou pelo uso de herbicidas e o número de tratamentos varia de acordo com a planta invasora e com a intensidade da invasão.
- *Pragas* – O combate às pragas é prática fundamental para os resultados da lavoura. Elas se constituem principalmente de insetos.

A lavoura de milho é infestada por um grande número de espécies de insetos, mas apenas algumas têm importância econômica. Os maiores prejuízos, em geral, ocorrem na fase inicial do desenvolvimento, nas plantas jovens, pequenas e com poucas folhas.

As pragas do milho se agrupam em pragas das raízes, do colmo, das folhas e das espigas.

As *raízes* são atacadas por cupins subterrâneos e pelo percevejo castanho, que causa retardamento das plantas.

Os *colmos* são atacados por lagartas (fase jovem de mariposas) e compreendem a broca da cana-de-açúcar, a lagarta-rosca e a lagarta-elasmo.

As *folhas* são atacadas pela lagarta do cartucho (lagarta militar ou lagarta dos milharais) que ataca preferentemente as folhas terminais, pelo curuquerê dos capinzais e pelo pulgão do milho, que é um afídeo. Todos prejudicam o desenvolvimento das plantas ou destroem-nas.

As formigas cortadeiras também são praga importante, pois podem destruir toda a cultura quando no início do desenvolvimento das plantinhas.

As *espigas* são atacadas pela lagarta das espigas, que corta os estilo estigmas e causa redução da polinização, prejudicada pela destruição dos grãos leitosos e pelo favorecimento à penetração de umidade e microrganismos, responsáveis por apodrecimento e fermentação. Esse prejuízo é mais marcante nas culturas de milho doce, cujas espigas, quando danificadas, são penalizadas no momento da compra.

As pragas são combatidas por meios biológicos e pelo uso de defensivos químicos. Seu efeito pode ser reduzido com práticas culturais adequadas, tais como escolha do local, época de plantio, inspeção contínua e outras, recomendadas para a lavoura.

- *Doenças* – O combate às doenças também é prática fundamental para os resultados da lavoura. As principais doenças são de origem microbiana, destacando-se a podridão das sementes, morte das sementeiras ("seedlings"), podridões do colmo, helmintosporiose, ferrugem, míldio, carvão e podridões da espiga, todos de origem fúngica.

Seu combate é feito por meio de medidas profiláticas, de defensivos, de cultivares resistentes e com práticas culturais.

Colheita

A colheita é feita após o completo desenvolvimento da planta, que é avaliado tendo em vista sua destinação; pode ser feita pelo teor de umidade dos grãos, pela idade e grau de maturação da lavoura. Fatores adversos como chuvas, presença de gorgulhos e traças influem na determinação do ponto da colheita. Esta, que influi sobremaneira na qualidade da matéria-prima, pode ser feita manual ou mecanicamente.

A colheita mecânica é feita por máquinas de diversos tipos, mas exige cultivares e topografia favoráveis, que o plantio tenha sido feito mecanicamente e outras peculiaridades, para que o rendimento seja adequado. Quando as colhedoras incluem a debulha os grãos devem estar com umidade adequada, não inferior a 13%, para evitar sua quebra.

4.2.2 O MILHO COMO MATÉRIA-PRIMA

Pelo volume e pelo valor da produção agrícola, o milho é um dos cereais de maior expressão econômica nas Américas, ultrapassado apenas pelo arroz e pelo trigo. Seu uso é muito amplo. A planta serve para alimentação de animais, ou para o preparo de rações, incluindo folhas, colmos, grãos e sabugos. Ainda verde é usada para silagem. Os grãos são matéria-prima de larga aplicação industrial devido à facilidade de conservação, de tratamento e de armazenamento e à diversidade dos produtos que são obtidos pela industrialização. A indústria utiliza grãos vermelhos, amarelos e brancos.

Alguns produtos são obtidos por manufatura simples, como fubá, canjica e farinha, mas são exigidos processos industriais mais complexos para a obtenção de amido, dextrina e glicose.

Os colmos do milho sacarino, ricos em sacarose (12 a 13%), são considerados como potencialmente utilizáveis para a produção de etanol, ou para outras indústrias de fermentação.

Antes de ser enviado à industrialização o milho passa por um pré-processamento, que o condiciona como matéria-prima. Essa atividade consta do beneficiamento e secagem.

Pelo beneficiamento o milho é descascado, separado de terra, das palhas, sementes de ervas daninhas e de outras plantas cultivadas, ramos, folhas, pedras, metais e outras impurezas. Se o milho está em espigas estas são selecionadas e os grãos debulhados. Afora a seleção das espigas o beneficiamento do milho é totalmente feito em máquinas, exceção feita às pequenas propriedades, nas quais a limpeza é feita manualmente.

A secagem é uma operação fundamental porque influencia a conservação. Na operação de limpeza, ou beneficiamento, uma parte da umidade é eliminada, favorecendo a secagem.

Qualidade da matéria-prima

Como matéria-prima deve conter no máximo 15% de umidade, ser limpo e isento de contaminação ou infestação.

O máximo de impurezas que se considera admissível no milho ao ser recebido da indústria é de 1%, mas não é o que ocorre comumente. O exame da matéria-prima na recepção revela a percentagem de impurezas, usada para o cálculo do deságio para o pagamento ao fornecedor.

Maduro e seco o milho é facilmente conservado, desde que as condições de armazenamento sejam adequadas. Em muitas fazendas e sítios, o milho é conservado em espigas, em paióis ou tulhas, e debulhado no momento da utilização, seja para alimentação, seja para a fabricação de fubá, farinha ou canjica. Embora nem sempre sejam considerados, há necessidade de cuidados especiais de armazenamento, para evitar o ataque de roedores e outros predadores. Nas fábricas de produtos de milho é comum armazená-lo em sacos, ou debulhado, a granel, em silos de capacidade e de material de construção variados de acordo com a capacidade da fábrica.

A composição de matéria-prima limpa, ventilada, purificada e nas condições de umidade para ser armazenada varia dentro de limites de pequena amplitude. As variações são consequência das diferenças entre cultivares, condições de cultivo e grau de secagem.

A Tabela 4.2 exemplifica dados de composição, médios, mínimos e máximos, para uma dada amostra; amostras de outras procedências certamente apresentarão outras variações, mas não extremamente diferentes.

Tabela 4.2 Composição de grãos de milho, em g/100 g

Elementos	Máxima	Mínima	Média
Umidade	16,09	9,16	11,70
Extrativos não nitrogenados *	70,57	59,03	65,27
Lipídeos	9,20	3,11	5,83
Proteína Bruta	15,12	5,82	9,78
Matérias celulósicas	8,50	1,58	4,50
Cinza	4,09	1,33	2,69

*   Amido e outros componentes solúveis em água; nos milhos doces essa fração pode apresentar de 5 a 19% de açúcares.

Do ponto de vista do processamento industrial os grãos de milho são constituí-dos de endosperma, comercialmente conhecido por canjica e de farelo. Suas proporções variam de acordo com o cultivar, com o estádio da maturação e com o tipo e intensidade do processamento. De forma geral considera-se a obtenção de 57 a 70% de canjica e de 30 a 43% de farelo. Este encerra a película, o embrião e pedaços do endosperma, cuja presença é responsável pela variação das proporções de farelo e de canjica. O farelo é rico em lipídeos; seu teor em matéria-graxa varia de 9 a 13%, dependendo da proporção de embrião, constituinte do grão que contém a maior parte da matéria-graxa do milho. O germe encerra aproximadamente 30% de óleo, ou seja, cerca de 70% do teor do grão inteiro.

Industrialmente o amido é o componente mais importante. De forma geral, é constituído por 20% de amilose e 80% de amilopectina. Essa proporção é variável e uma característica genética dos cultivares, específica, que pode ser alterada. No milho ceroso, obtido por seleção genética a proporção amilopectina pode ser muito maior, próxima de 100%.

Conservação da matéria-prima

A conservação garante a qualidade; ela é fundamental, porque a produção do cereal é restrita a um curto período e o abastecimento das indústrias deve ser feito o ano todo.

Os cuidados com sua conservação têm de ser os melhores, quanto mais nume-rosos forem os agentes naturais que contribuam para a deterioração dos grãos ou para a sua proliferação. O clima exerce influência marcante; clima quente e úmido contribui para a multiplicação de insetos e de microrganismos.

A conservação visa a controlar as condições sanitárias e ambientais, sobretudo umidade e temperatura. Isso significa que, se forem submetidos a condições controla-das de calor, umidade, iluminação e ventilação, os grãos podem ser conservados por tempo quase ilimitado.

O trabalho de conservação inicia com a colheita. O milho deve ser colhido em tempo seco, em época oportuna e transportado imediatamente para galpões cobertos ou paióis, onde a secagem termina e não há mais risco de tornar a umedecer. A absorção de umidade favorece o crescimento de microrganismos e a infestação de parasitos. Em qualquer que seja o armazém, tulha, paiol ou silo, o milho não pode ser conservado úmido. Para perfeita conservação é necessário estar seco e rigorosamente limpo, isto é, peneirado, ventilado, passado por separadores magnéticos e, em alguns casos, classi-ficado. Se as condições sanitárias não forem observadas e se não houver controle das condições climáticas, a composição do milho pode sofrer grandes alterações.

Armazenados com mais de 15% de umidade, máximo admissível, os grãos emboloram com a germinação dos esporos e adquirem cor, cheiro e sabor estranhos, indicativos de deterioração, que prejudicam sua qualidade ou passam ao produto manufaturado.

O controle de umidade e de calor evita a contaminação. Não é recomendado o uso de fungicidas capazes de destruir os esporos em grãos destinados à alimentação e à industrialização, porque normalmente são residuais.

A existência dos insetos também é influenciada pelas condições de calor e umidade. Eles se multiplicam muito rapidamente em condições propícias e sua eliminação é difícil. A infestação também depende das condições de limpeza e de armazenamento iniciais. Quanto mais precárias, maior é a infestação; quanto menores os cuidados com a umidade e com o calor, mais fácil é a destruição dos grãos e menor o tempo de conservação.

Nos armazéns o combate aos insetos é feito com materiais que os expulsam, como fumo, artemísia, sálvia e outros, ou com substâncias venenosas, específicas.

O gás sulfuroso mata as larvas e os insetos adultos, porém, não afeta os ovos. O sulfeto de carbono e o clorofórmio exercem combate positivo em ambientes hermeticamente fechados onde não penetram novos insetos adultos. As fosfinas são usadas com bons resultados. Esses agentes químicos não prejudicam o uso para alimentação e industrialização, porque se volatilizam pela exposição ao ar, não deixam resíduos, ou não permanecem em níveis que causem riscos ao consumidor.

Outra maneira de combater a contaminação e a infestação é a dessecação intensa. O sol é um elemento importante; sua ação é suficiente para garantir secagem conveniente para o armazenamento. O milho muito úmido, com 20 a 24% de umidade exige secagem artificial. A matéria-prima em espiga ou debulhada fica livre de insetos pelo aquecimento. A secagem deve ser forte, mas não em temperatura muito alta; comumente é feita entre 40 e 60 °C.

A matéria-prima debulhada é armazenada em:

1) Silos subterrâneos ou elevados – de alvenaria, de chapas metálicas, de madeira ou outro material –, hermeticamente fechados, impregnados com um dos venenos citados. Os grãos são armazenados secos e a umidade é controlada, colocando-se no interior uma certa quantidade de óxido de cálcio recém-calcinado, antes de fechar hermeticamente.

2) Silos com movimentação de carga e ventilação conjugada. A movimentação é feita quando é detectada elevação de temperatura que acontece quando os grãos ficam úmidos. A movimentação e a ventilação secam o milho e expulsam os insetos escondidos.

3) Silos de carga estática, providos de ventilação natural ou forçada. Esses silos são aéreos, verticais, cilíndricos, de altura variável, providos internamente de bandejas perfuradas e de um ventilador central que funciona como chaminé.

4) Silos compartimentados com movimentação da carga, descarga e ventilação mecânicas e perfeitamente controladas em cada célula. Nestes silos todas as operações são mecânicas e controláveis: limpeza prévia, carga, ventilação, dessecação por ar quente e posterior resfriamento à temperatura ambiente, regulagem de altura da carga em cada célula, descarga e outras operações.

4.2.3 ABASTECIMENTO DA INDÚSTRIA

A safra de grãos tem um período curto, mas as fábricas trabalham o ano todo com matéria-prima que recebem de diferentes fornecedores e que devem tê-la armazenado em condições adequadas para entregá-la continuamente às fábricas dentro das exigências de qualidade descritas.

As indústrias devem ter armazenamento que não permita sua alteração e deterioração e que esteja apto a propiciar encaminhamento dos grãos às seções de manufatura de forma contínua, uniforme e regular.

A produção exige continuidade da operação para melhor desempenho industrial e barateamento dos custos. O trabalho industrial e a qualidade dos produtos dependem, fundamentalmente, do sistema de armazenamento do produtor, do fornecedor e da própria indústria. Ao chegar à fábrica, por melhor que tenha sido o preparo no local da produção, é comum os grãos estarem acompanhados de impurezas, contaminados, infestados e com umidade irregular entre as partidas. Dessa forma é necessário submetê-los a limpeza e secagem antes de estocá-los ou enviá-los ao processamento.

O sistema de armazenagem deve ser escolhido entre os descritos, de acordo com a capacidade de produção. Indústrias de grande capacidade, de elevado investimento arcam com o ônus de grandes armazéns; em instalações menores eles serão compatíveis com os equipamentos e necessidades diárias.

Normalmente a indústria mantém um estoque vultoso, não só para garantir a uniformidade da operação industrial, como para aproveitar os preços da matéria-prima.

Tanto o fornecimento da matéria-prima à indústria como a alimentação da fábrica, devem ser planejados, para não faltar e não sobrar. Em uma fábrica de média e grande capacidade a armazenagem deve corresponder a 15 dias de processamento, ao menos.

BIBLIOGRAFIA

FRANCELLI, A. L.; LIMA, U. A. *Milho:* pré-processamento e transformação agroindustrial. São Paulo: Secretaria da Indústria, Ciência e Tecnologia, s.d. 112 p.

GODOY, J. M. *Fecularia e amidonaria.* São Paulo: Graphicars, 1940.

POMERANZ, Y. *Modern cereal science and technology*. Pullmann: VCH, 1987.

JACOBS, M.B. *The chemistry and technology of food and food products*. 2 ed. New York: Interscience, 1951. 3 v.

VAN'DEMDER, A. G. F. et al. *Armazenamento de gêneros e produtos alimentícios*. São Paulo: Secretaria de Indústria, Comércio, Ciência e Tecnologia. Série Tecnologia Agroindustrial, s.d. 402 p.

4.3 AMIDO E FÉCULA

Urgel de Almeida Lima

O amido e a fécula são matérias-primas para obtenção de muitos produtos. A fécula de mandioca é conhecida também por polvilho.

Após a extração dos vegetais o amido e a fécula são denominados de amidos naturais. Nessa forma têm uma larga aplicação, mas seus limites de utilização podem ser ampliados para maior uso industrial pela sua transformação em amidos modificados ou derivados, por meio de tratamentos que mudam suas características físicas e químicas.

Amido, ou fécula, é um produto das plantas que se forma pela fotossíntese e se deposita nos cloroplastos, de onde é translocado para os órgãos de reserva, em que se deposita sob a forma de grânulos, de forma e dimensões características para cada espécie (Fig. 4.5). Os de batata são muito grandes e os de arroz são muito pequenos. A morfologia e as dimensões são elementos diferenciadores que permitem a identificação dos componentes em mistura de amidos de diferentes vegetais.

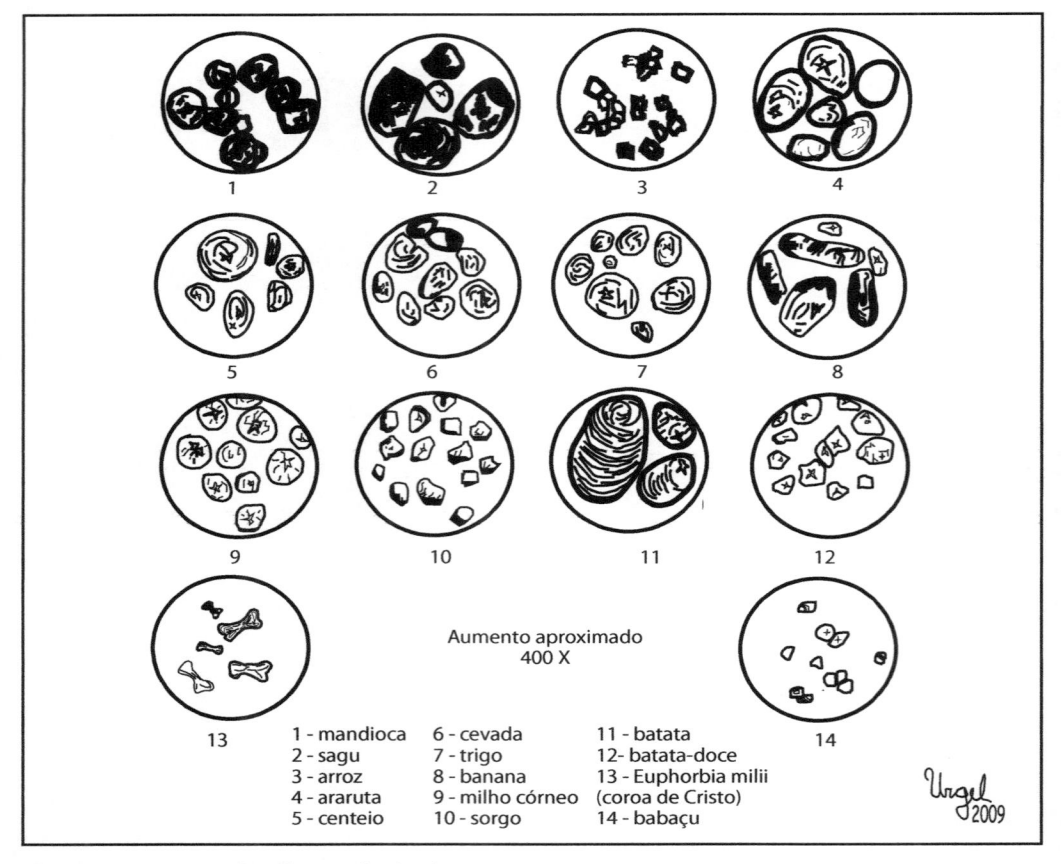

Aumento aproximado
400 X

1 - mandioca   6 - cevada   11 - batata
2 - sagu   7 - trigo   12- batata-doce
3 - arroz   8 - banana   13 - Euphorbia milii
4 - araruta   9 - milho córneo   (coroa de Cristo)
5 - centeio   10 - sorgo   14 - babaçu

Figura 4.5   Grânulos de amido de diversos vegetais

4.3.1 CONSTITUIÇÃO QUÍMICA

O amido é considerado como mistura de dois polímeros de alfaglicose, a amilose e a amilopectina.

A amilose que acusa alto peso molecular (3 000 a 34 000) é um polímero linear formado de 200 a 2 000 unidades de alfaglicose, em que os monômeros se unem por ligação o-glicosídica alfa 1,4. A linearidade da amilose propicia a formação de película rígida por fenômeno de associação molecular denominado de retrogradação. O polímero tem afinidade com o iodo e com moléculas hidrófilas e hidrófobas, substâncias de cadeia longa como álcoois e ácidos graxos, e forma um complexo helicoidal ao redor de suas moléculas (Fig. 4.6a). Com o iodo forma complexo de cor azul intensa que caracteriza os amidos que contêm amilose.

A amilopectina, de peso molecular mais elevado do que o da amilose, é um polímero ramificado com encadeamento de monômeros por ligações o-glicosídicas alfa 1,4 e alfa 1,6, podendo ocorrer ligações alfa 1,3 (Fig. 4.6b). Cada ramo da cadeia de amilopectina encerra de 20 a 30 anéis de alfaglicose.

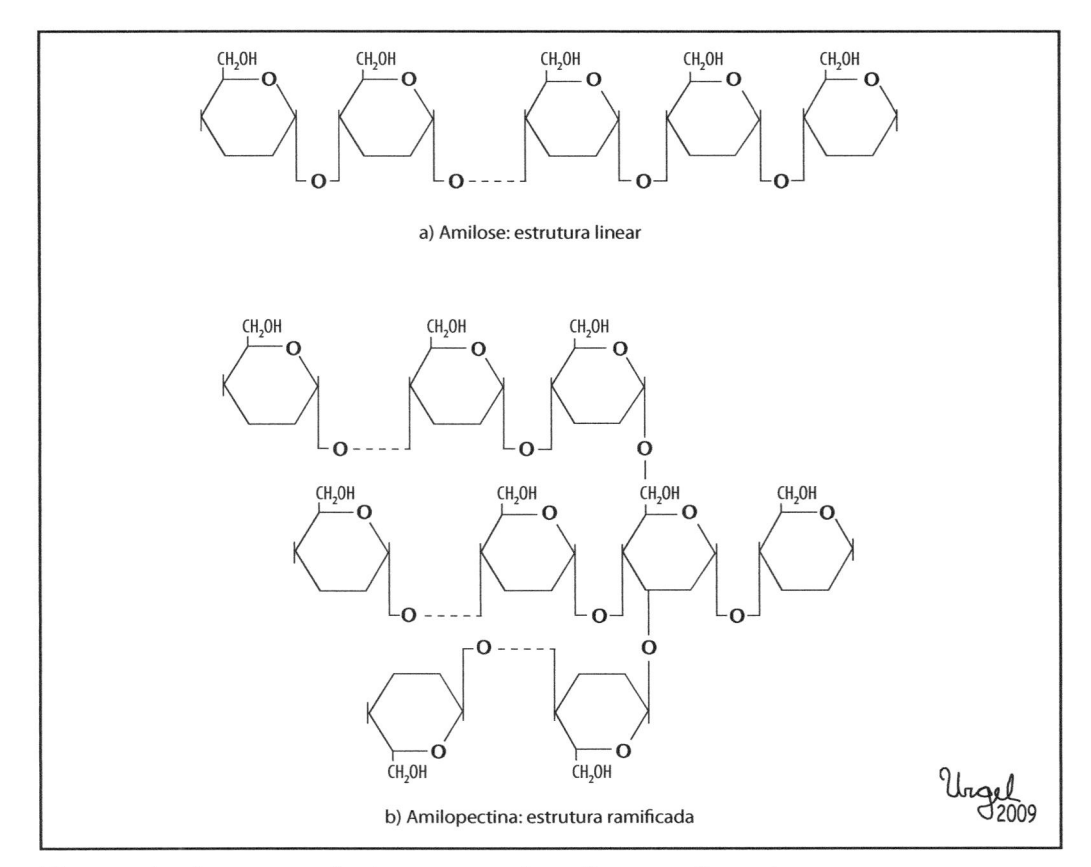

a) Amilose: estrutura linear

b) Amilopectina: estrutura ramificada

Figura 4.6 Representação de estruturas de amilose e amilopectina

Os dois polímeros componentes do amido podem ser separados por tratamento com butanol, ou por aquecimento a 150 °C em autoclave na presença de sulfato de magnésio a 13% e resfriamento. A amilopectina não retrograda e não forma complexo com iodo, mas em sua presença se colore de vermelho-escuro.

A proporção de amilose e amilopectina nos amidos pode ser alterada geneticamente. Grãos cerosos contêm pouco ou nenhuma amilose, mas há variedades de milho com 55, 60 e até 70% de amilose.

4.3.2 PROPRIEDADES FÍSICO-QUÍMICAS

O amido é muito branco, insípido e insolúvel em água fria; entretanto tem a capacidade de absorver água que causa inchamento dos grânulos. Essa absorção decorre de sua estrutura cristalina que depende do arranjo molecular dos componentes do amido. Em água aquecida até próximo de 60 °C os grânulos absorvem até 25 vezes sua massa sem perder a forma. O fenômeno é reversível, pois eliminada a umidade os grânulos voltam à sua dimensão e forma originais. O aquecimento do amido úmido em 5 a 15 °C a mais dessa temperatura modifica-o por alteração de seu arranjo molecular e o transforma em gel de aparência opalescente, translúcida ou transparente e límpida, segundo a concentração em amido. O gel recebe a designação de goma de amido e o fenômeno de transformação é denominado de gelatinização ou gomificação. A velocidade da transformação, a temperatura em que ocorre e a viscosidade do produto são características de cada amido. Com abaixamento da temperatura ou com eliminação de umidade a goma ou gel se torna turvo, opaco e ocorre formação de película ou de pasta rígida pela tendência à reversão cristalina pela retrogradação, às vezes, desejável. A retrogradação explica o endurecimento do pão envelhecido, quando seca por exposição a meio de baixa umidade.

A gomificação despolimeriza o amido e a partir daí as moléculas de seus componentes têm condições de se quebrar em moléculas menores e solúveis.

O tratamento do amido gomificado com álcali e precipitação com etanol produz amido solúvel, que também pode ser obtido por tratamento do material gomificado com ácido, sem necessidade de precipitação com álcool.

O amido é suscetível à hidrólise ácida e enzimática por ação de enzimas fúngicas ou do malte. Pela ação do malte são quebradas as ligações alfa 1,4 com formação de maltose e dextrinas e pela ação de enzimas fúngicas e ácidos a hidrólise é completa e são obtidos maltose e dextrose.

4.3.3 AMIDOS MODIFICADOS

Os amidos modificados são obtidos por tratamentos diversos.

As modificações mais comuns são as provocadas pela fermentação, pela gelatinização (gomificação) e pela alteração estrutural causada por ação de tratamentos químicos.

O polvilho azedo (fécula de mandioca fermentada) cuja data de origem não é conhecida é um exemplo muito conhecido de modificação de amido.

Os amidos modificados por ácido formam gel firme a frio e de baixa viscosidade a quente.

Os amidos pré-gelatinizados são obtidos em secadores de rolos ou em extrusores, por aquecimento e secagem em condições adequadas.

Os amidos oxidados são obtidos por despolimerização ou por rompimento do anel de glicose ao longo da cadeia; apresentam menor viscosidade a frio e maior resistência mecânica e à ação enzimática.

Os amidos fosfatados são obtidos pela inclusão de íon fosfato em sua estrutura. Os amidos intercruzados fosfatados aumentam a resistência a absorção de umidade.

4.3.4 USOS

O amido está perfeita e universalmente ligado à vida do homem, seja na alimentação, na saúde ou na obtenção de produtos das mais diversas utilidades.

Os amidos ditos naturais, ou seja, tal como são obtidos das fontes vegetais, têm uso muito geral, mas seu emprego, como já foi dito, pode ser ampliado mediante sua modificação por tratamentos que alteram suas propriedades físicas e químicas. Os amidos são amplamente usados em todos os setores da vida e envolvem o homem em praticamente todos os setores de seu ambiente: do alimento ao natural à vestimenta, ao papel, aos móveis, às tintas, aos veículos, aos isolamentos, e assim por diante.

Na indústria de alimentos os amidos naturais são usados como espessantes de molhos, em artigos de pastelaria, fabricação de bolos, em caldos diversos, mas não são aconselhados para alimentos a conservar sob ação de frio, por causa da retrogradação.

Em outras atividades são empregados para acabamento de pastas de celulose e de papel, engomagem de fios e tecidos, em mineração para separar de ouro das areias de quartzo, em perfurações de poços de petróleo, em farmácia para produção de comprimidos, na produção de dextrinas para alimentos e adesivos, em acabamento de couros, em explosivos como cordite e outros empregos.

Os amidos naturais de mandioca, milho, batata, arroz ou outra fonte, são usados para a fabricação de dextrinas, glicose anidra, xaropes de glicose e xaropes de alto teor de frutose.

Por hidrólise dos amidos naturais são produzidos xaropes de glicose usados como plastificantes para papel e na indústria de alimentos (balas, geleias, marmeladas, sorvetes, frutas enlatadas e congeladas, purês, cervejaria), na indústria de fermentação (leveduras de panificação e bebidas) e álcool.

Por hidrólise também é obtida a glicose cristalizada usada em fermentação e farmácia.

Os *amidos oxidados* são usados em alimentos de pH 4 ou inferiores e na indústria de papel para tratamento de cobertura, que melhora a qualidade de impressão, resistência e impermeabilização à água. O amido claro e brilhante é usado para engomagem de fibras para alto resistência ao atrito, para impressão e engomagem de fios de misturas sintéticas, nas espumas de raion e nos fios de lã, para aumentar sua resistência. Também é usado na confecção de aerossóis para uso doméstico e nas lavanderias para melhorar a aparências dos tecidos lavados.

As dextrinas do mercado não são substâncias simples, mas mistura complexa. Elas são amidos modificados, que contêm açúcares e outras substâncias que comunicam cor escura, sabor e odor peculiares.

Os *amidos fosfatados* são usados na indústria de alimentos, em mineração, na indústria têxtil e na siderúrgica. Nesta, é usado para ligar os materiais usados na confecção de moldes de fundição de metais e ligas. Na mineração, é usado na separação de minérios, como agente depressor. São usados na engomagem de fios, e na indústria de papel para confecção de toalhas para dar-lhes resistência quando molhadas. Os amidos intercruzados fosfatados aumentam a resistência do papel à absorção, na indústria têxtil para compor tintas usadas nos rolos de estampagem, nas tintas de impressão e pintura, nas pilhas secas como suporte do eletrólito, para pelotização de pó de carvão vegetal, como veículo para defensivos e como trocador catiônico.

Os *modificados por ácidos*, que formam gel firme a frio e de baixa viscosidade a quente, são usados em balas de goma. Além do uso em alimentação são usados em tecelagem e acabamento de fios de tecidos de algodão e misturas de algodão e raion. A fluidez do amido determina o seu uso. Tecidos mais grossos usam amido de menor fluidez. Seu uso em tecidos lavados melhora sua aparência. Também é usado na preparação de papel, na engomagem de fibras, para manter a resistência ao atrito e ao uso para impressão.

Os *amidos pré gelatinizados* são usados na indústria têxtil, de papel, de fundição e em perfuração de poços de petróleo e na indústria de alimentos. Nesta são usados como espessantes e estabilizantes, em alimentos instantâneos, enlatados e congelados.

4.3.5 CONTROLE DE QUALIDADE DA FÉCULA

Os mercados importadores estabelecem exigências para a qualidade, mas no país há muita desuniformidade nos produtos.

A legislação brasileira define amido como o produto amiláceo extraído das partes aéreas comestíveis dos vegetais e fécula o produto das partes subterrâneas comestíveis. Ou então, polvilho é o produto amiláceo extraído da mandioca *Manihot esculenta,* que pode ser doce ou azedo. As características físicas e químicas estabelecidas para a fécula de mandioca são: máximo de 13 g de água/100 g, máximo de acidez corresponde a 1,0 mL de soluto normal de NaOH/100 g, máximo de 0,5 g/100 g de resíduo mineral fixo e o mínimo de 80 g de amido/100 g do produto.

Os importadores são mais exigentes e estipulam padrões de cor, finura, uniformidade, cinza, contaminação com casca e sujeira, pH, e viscosidade a frio e a quente.

Quanto à finura, 99% de uma alíquota devem passar por peneira padrão USA – 140 (abertura de 0,0041 pol.).

A uniformidade de cor é necessária, sendo rejeitados lotes com mais de 10% de amostras diferentes.

As especificações exigem que a fécula tenha odor agradável, livre de caráter ácido, mofado, terroso, rançoso ou estranho.

A umidade deve situar-se entre 10% e 12,5% e o teor de cinza não deve ser maior que 0,2%.

A cor é importante, sendo aceitáveis apenas amidos que se enquadrem nas classificações dos padrões, indicados em um dicionário de cores.

A fécula deve ser isenta de pontinhos escuros e pedaços de cascas, de sujeira e de materiais estranhos, em confronto com amostra padrão.

O pH deve estar compreendido entre 4,5 e 6,5, a viscosidade a frio deve ser baixa e alta a quente, dentro de padrões definidos.

BIBLIOGRAFIA

BRAUTLECHT, C. A. *Starch:* its sources, production and uses. New York: Reinhold Publishing, 1953, 408 p.

CAMARA, G. M. S. et al. *Mandioca* – Produção, pré-processamento e transformação agroindustrial. São Paulo: Secretaria da Indústria, Comércio, Ciência e Tecnologia. Série Agroindustrial n. 4, s.d. 80 p.

FANCELLI, A.L.; LIMA, U. de A. *Milho:* produção, pré-processamento e transformação agroindustrial. São Paulo. Secretaria da Indústria, Comércio, Ciência e Tecnologia. Série Agroindustrial n. 5, s.d. 112 p.

GODOY, J. M. *Fecularia e amidonaria.* 2. ed. São Paulo: Graphicars, 1940, 288 p.

LIMA, U. A. Amido. In: INGLEZ de SOUSA, J. S. (Coord.). *Enciclopédia agrícola brasileira.* São Paulo: Edusp, v. 1, p. 163-169, 1995.

RADLEY, J. A. *Starch and its derivatives.* 3 ed. London: Chapman & Hall, 1958. 2v.

WHISTLER,R.L; PASCHALL, E.F. *Starch: Chemistry and Technology.* New York: Academic Press, 1975, v. 2, 718 p.

4.4 TRIGO

Raul Dantas d'Arce

Urgel de Almeida Lima

Não se conhecem os ancestrais do trigo, cuja região de origem é tida como o Sudoeste da Ásia, em local entre a Síria e o Iraque, área montanhosa, árida, com grandes variações de temperatura e de pequena precipitação pluvial. A história de seu cultivo atinge 6 000 anos a.C., ou mais. Sua introdução no Egito, onde era cultivado em plantações irrigadas, teria ocorrido 4 000 anos a.C. A moagem dos grãos era conhecida na Caldeia, no Egito e na Palestina, desde 2 000 anos a.C., feita nas casas, nos palácios e nas prisões, em moinhos primitivos de pedra. Nessa época, o trigo teria passado para a Europa a partir do Sul da Rússia.

As Américas o conheceram com os primeiros descobridores e exploradores. Admite-se que foi trazido para o Brasil por Martim Afonso de Souza, ao mesmo tempo em que as primeiras mudas de cana-de-açúcar e dai expandiu-se para outras capitanias, em regiões onde se localizam Pernambuco, Goiás, Alagoas, Bahia e Rio de Janeiro. A introdução no Sul do país ocorreu em 1737, mas a triticultura só veio a ser significativa no Rio Grande do Sul a partir de 1862, pela sua implantação por imigrantes italianos.

Ao longo de sua expansão pelo mundo, tornando-se a maior lavoura de cereal do globo, o trigo sofreu adaptações à grande variedade de solos e climas, permitindo o aparecimento de numerosas variedades. A área de plantio é tão ampla que, a cada mês, há colheita de trigo em algum país. Sua adaptação foi maior nas zonas temperadas, o que explica sua ampla disseminação pelo hemisfério norte e sua boa capacidade de produção nas áreas temperadas do hemisfério sul. Os climas mais adequados se localizam entre as latitudes de 30° S e 55° N. Entretanto, há cultivos até 45° S (Argentina e Austrália) e 67° N (Finlândia).

4.4.1 PLANTA

O trigo (*Triticum vulgare*) é uma planta monocotiledônea da família *Gramineae*, à qual pertencem as muitas espécies cultivadas e industrializadas modernamente. A mais antiga, provavelmente originária do Sudeste asiático, é a *Triticum aestivum*.

Das variedades cultivadas, algumas são importantes para a indústria e outras para as atividades de hibridação e melhoramento.

A planta se origina de uma semente que germina, perfilha e forma uma touceira de vários colmos herbáceos, cada um deles produtivo. O sistema radicular é fasciculado e explora um cubo de terra de dimensão variável, de acordo com as propriedades físicas do solo. A inflorescência é uma espiga (Fig. 4.7) e os frutos são cariopses que se dispõem em espiguetas alternas, ao longo de uma ráquis. Cada espigueta tem três flores, das quais uma é estéril (Fig. 4.8).

Grão de trigo

Os grãos são cariopses, formados de epicarpo, endocarpo e embrião. Sua morfologia varia de acordo com a espécie e com a variedade cultivada. De forma geral, podem ser descritos como tendo um perfil ovoide alongado, com 5 mm a 8 mm no eixo longitudinal e 2,5 mm a 4,5 mm no transversal. Numa face, dita dorsal, ostentam uma superfície convexa e lisa e na outra, ventral, achatada ou ligeiramente côncava, apresentam um sulco longitudinal em toda a extensão, com profundidade variável segundo a espécie e variedade. No ápice dos grãos há uma mecha de pelos ou barba (Fig. 4.9).

O epicarpo é formado de quatro camadas: epiderme, hipoderme, uma camada de células transversais e outra de células tubulares. As primeiras camadas não apresentam espaços intercelulares e são fortemente aderidos ao grão. As duas mais profundas apresentam espaços intercelulares permeáveis à água, influem na variação de umidade e podem permitir o crescimento de fungos.

O endocarpo, ou endosperma é constituído por uma camada externa de aleurona formada de células pobres ou isentas de amido e da parte interna formada de grãos de amido aglutinados em matriz proteica. A camada de aleurona faz parte do farelo após a moagem do trigo.

O embrião ou germe é constituído da radícula e da plúmula. O escutelo é a ligação do embrião com o endosperma (Fig. 4.9).

Ciclo vegetativo

O ciclo vegetativo apresenta períodos que podem ser definidos como da semeadura à emergência, do brotamento ao perfilhamento, do perfilhamento ao espigamento e do espigamento à maturação. Outros preferem os períodos como de emergência, perfilhamento, elongação, emborrachamento, espigamento e floração, e amadurecimento.

A amplitude desses períodos não é rígida e precisa; varia com o tipo de trigo, se de inverno ou de primavera, com o fotoperíodo e com as condições de temperatura e disponibilidade de água.

O fotoperíodo é a duração da insolação média anual, as condições hídricas se relacionam com a precipitação pluvial e com a disponibilidade de água no solo e as condições térmicas são as temperaturas médias de inverno e do período de primavera.

Em países dos hemisférios norte e sul, tradicionalmente triticultores, em que a planta é cultivada em latitudes superiores a 30°, os cultivares são classificados em trigos de inverno e de primavera.

Os trigos de inverno crescem em ambientes de temperaturas baixas e umidade relativa elevada, amadurecem mais lentamente e dão altos rendimentos agrícolas, mas o teor de proteína é mais baixo. Eles são semeados no outono, no período mais frio, em locais onde não haja excessivo congelamento do solo. Os grãos germinam no outono e crescem lentamente até a primavera. Os trigos de primavera são semeados na primavera e colhidos no fim do verão. São mais ricos em proteína.

Essa classificação não se aplica ao Brasil, onde o trigo é plantado como opção de cultura de inverno, em rotação com a soja e geralmente em lavouras de sequeiro. O clima em latitudes ao redor de 20° sul é menos úmido e o frio menos rigoroso.

Cada fase do desenvolvimento da planta, ou seja, o crescimento, o desenvolvimento da folha, o perfilhamento, o espigamento e a floração, ocorre melhor em condições específicas de temperatura, umidade e insolação. Em muitos casos, a altitude compensa a temperatura desfavorável.

Algumas exigências para o desenvolvimento do trigo estão diretamente relacionadas com o trigo e a qualidade do solo, especificamente as condições físicas e a fertilidade. Dessa forma, o solo pode favorecer a cultura em regiões pouco adequadas quanto ao clima, mas pode impedi-la, mesmo em clima conveniente.

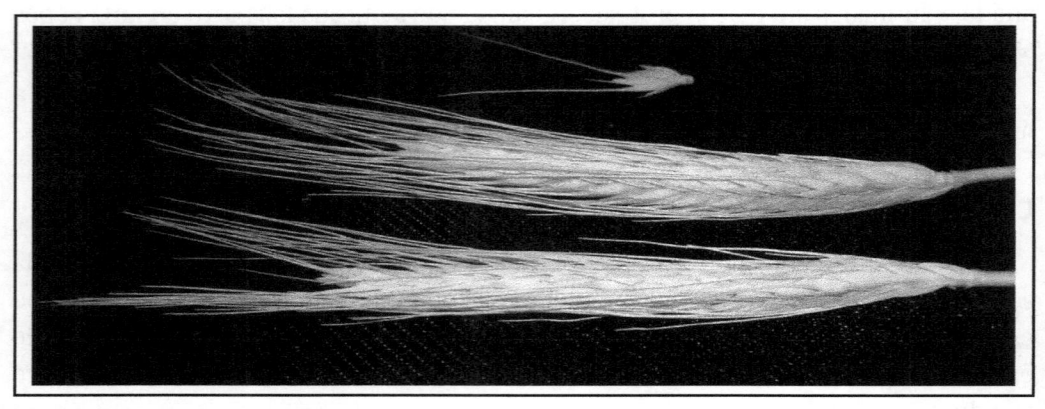

Figura 4.7   Espiga e espigueta

A topografia e a altitude também exercem influência decisiva. Clima conveniente, mas solo arenoso e topografia muito declivosa, não oferecem condições favoráveis à exploração tritícola. Se o terreno é menos fértil, mas apresenta boas propriedades físicas e topografia própria para mecanização, a correção da fertilidade torna possível a produção do trigo. São contraindicados solos encharcados, muito arenosos e pouco profundos.

No Brasil, o trigo vem sendo cultivado há algumas décadas, do Rio Grande do Sul até Minas Gerais e Mato Grosso do Sul. Há várias estações experimentais, em diferentes estados, que realizam estudos sobre a cultura, variedades, hibridação e pesquisas sobre adubação, doenças, pragas e clima. Com esses trabalhos buscam-se as melhores condições para a cultura no País, sem os insucessos que ocorrem por causa de geadas precoces, seca, excesso de chuva e incidências de moléstias.

No estado de São Paulo, o trigo é produzido principalmente na região sudoeste, fronteira com o Estado do Paraná, mas é também cultivado em outras áreas. O estado do Paraná é dividido em diversas zonas edafo-climáticas adequadas para o cultivo do trigo, algumas adequadas para o plantio em sequeiro e irrigado, outras para plantio somente irrigado e outras em várzeas. Os cultivares recomendados provêm de estações experimentais do Instituto Agronômico de Campinas e outros do OCEPAR (Organização das Cooperativas do Estado do Paraná).

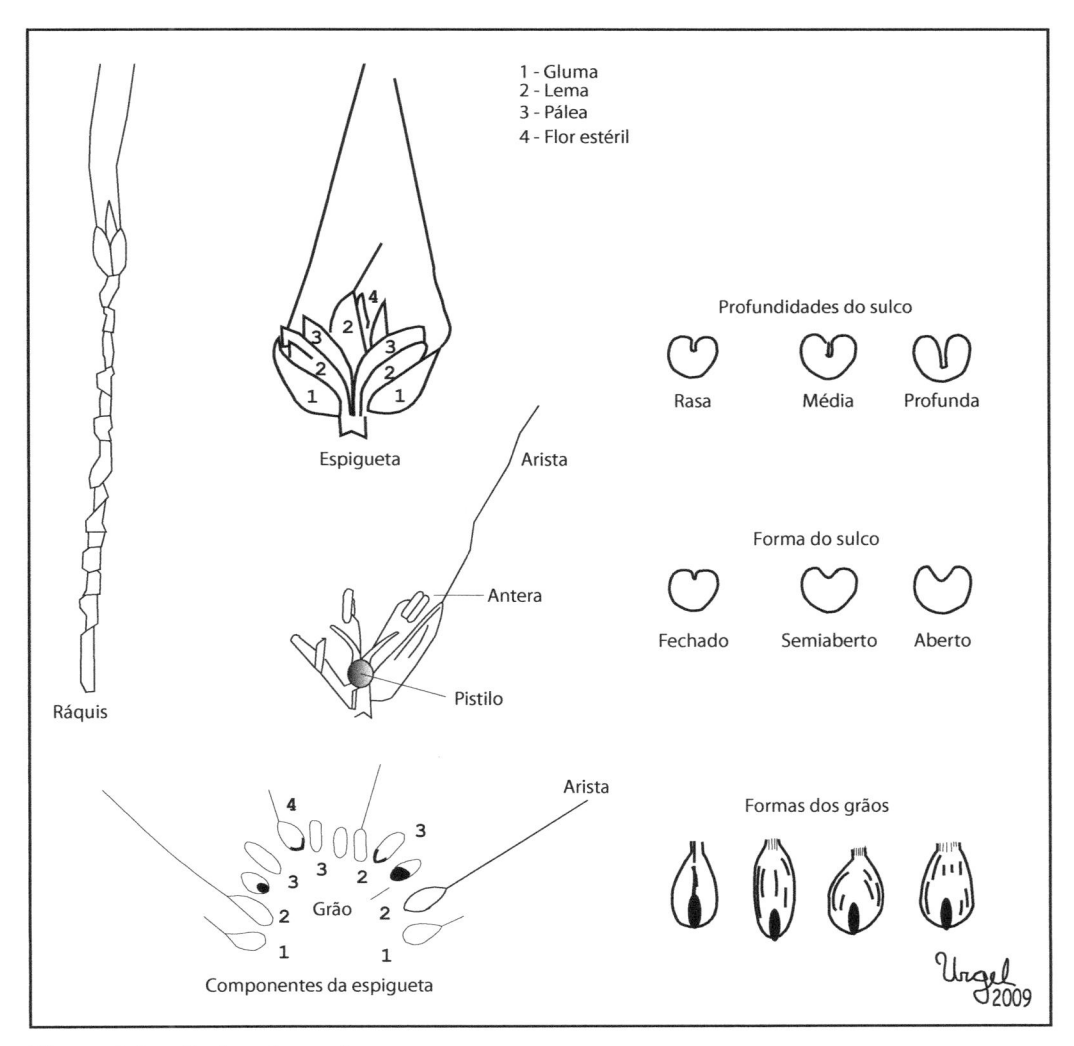

Figura 4.8 Espigueta e grãos

Plantas daninhas

O trigo sofre com a competição das ervas daninhas, sobretudo no início de seu desenvolvimento. Por isso é necessário eliminá-las, desde o início. A eliminação tardia pode causar perdas irreversíveis. A eliminação malfeita por meio de herbicidas pode também causar danos, tais como enrugamento e amarelecimento das folhas, queima de ponteiros, bifurcação de espigas, enrolamento, torções, alongamento e encurtamento dos colmos.

São várias as plantas invasoras; até certas espécies que, em lavoura própria e independente são culturas econômicas, são consideradas daninhas. O centeio, a cevada e a aveia que nascem em meio ao trigo são invasores e devem ser eliminados. A bibliografia lista e agrupa as principais ervas daninhas e os herbicidas recomendados.

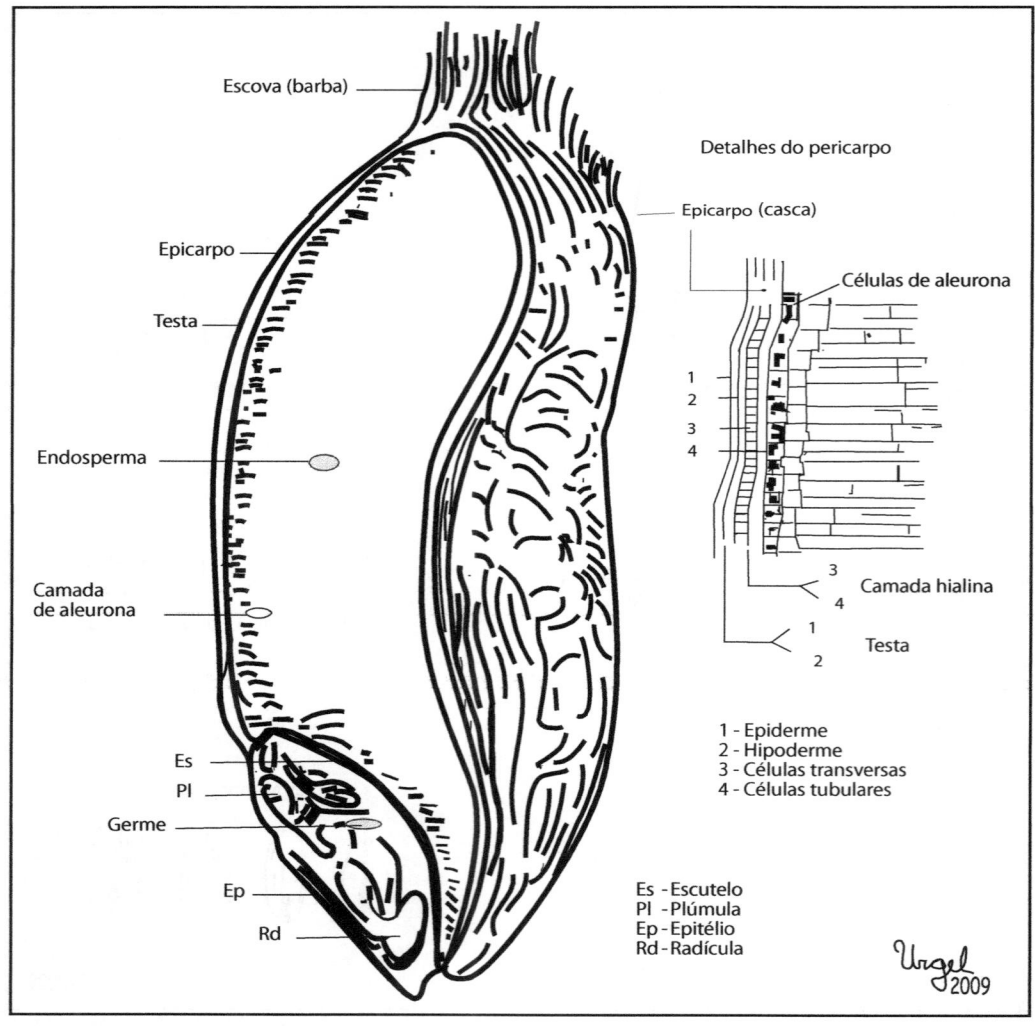

Figura 4.9   Grão de trigo

Pragas

As pragas que atacam o trigo se dividem em insetos que atacam a parte aérea e a parte radicular ou, segundo outro agrupamento, em pragas que atacam o trigo no campo e após a colheita, nos locais de armazenamento. Normalmente são as mesmas pragas que atacam outras gramíneas.

No campo, a parte aérea é atacada por coleópteros, diversos tripes, por pulgões e por larvas de lepidópteros. A lagarta militar, a broca de cana-de-açúcar, a lagarta do colmo do milho são as mariposas mais importantes.

O sistema radicular é atacado pelo coleóptero conhecido por capitão, muito difundido porque é hospede de diversas gramíneas das pradarias, campos e pastagens.

O trigo armazenado é comumente infestado por coleópteros e mariposas. Dessas pragas, principalmente duas, causam o ataque primário, isto é, atacam os grãos inteiros; são o gorgulho do milho (coleóptero) e a traça dos cereais (lepidóptero). Outras duas são consideradas secundárias, pois atacam os grãos já danificados. Uma é o gorgulho castanho da farinha (coleóptero), que infesta os grãos já atacados pelo gorgulho do milho e prefere comer grãos quebrados e a farinha; a outra é a traça cinzenta (lepidóptero), que prefere a farinha e os grãos bem danificados. O combate é o uso de fumigantes.

Doenças

As doenças que geram muitos prejuízos são causadas por vírus, bactérias ou fungos. Estes são vários e agem no solo ou na parte aérea.

Os fungos do solo causam a podridão da semente, o mal do pé e a podridão comum. Normalmente são dos gêneros *Helminthosporium* e *Fusarium* e sofrem a influência da temperatura, da umidade e do pH do solo.

Os que agem na parte aérea são, principalmente, três fungos da família *Uredinaceae,* do gênero *Puccinia*, que provocam três tipos de ferrugem, a linear, a do solo e das folhas. O oídio ou míldio (*Erysiphe sp.*) ocorre principalmente em climas temperados e age independentemente ou integrado com outros agentes etiológicos. O melhor combate é o uso de variedades resistentes, mas há tratamento químico que inibe a germinação dos esporos e formação de hifas.

Outros fungos causam as manchas foliares, a mancha marrom e a giberela. A giberela é o corpo de frutificação, forma sexuada perfeita de um *Fusarium.* O controle é feito por rotação de cultura, enterrío de restos de cultura, pelo tratamento das sementes e por controle químico. O brusone, que vem causando prejuízos, tem como agente causal o fungo *Pericularia oryzae.*

As moléstias chamadas bacterioses, são causadas por várias espécies de bactérias.

As doenças de origem virótica são causadas por algumas dezenas de vírus diferentes. O controle mais efetivo é feito pelo uso de variedades resistentes e pela eliminação de hospedeiros, muitos numerosos, alguns dos quais são o arroz, a cevada, o triticale e o milho. A sua propagação é feita por diversos agentes, entre os quais pulgões alados e ápteros.

Seleções genéticas

Além da resistência às moléstias, as seleções genéticas visam à arquitetura da planta, na qual são alterados a estatura, o tamanho da folha, seu ângulo de inserção, a bainha, o tamanho da espiga e da arista. Essas modificações procuram uniformizar o comprimento dos colmos e aumentar a iluminação e a área de fotossíntese. Como consequência, facilitam o trabalho de mecanização e melhoram o rendimento agrícola.

A indução a floração, a estabilização de comportamento, a resistência à debulha e a tolerância aos íons Al e Mn, também são características procuradas.

A debulha, como referida, é a queda natural dos grãos, que pode ser prejudicial, pois acarreta perdas na colheita e no transporte. O Al e o Mn ocorrem em teores elevados nos solos brasileiros e influem negativamente na produtividade. As correções com calcário reduzem esse problema na profundidade arável, mas não em camadas mais profundas do solo, onde as raízes vão encontrar o alumínio e o manganês, e dificuldade para o crescimento.

4.4.2 TRIGO COMO MATÉRIA-PRIMA

O trigo é usado na forma natural para alimentação animal e humana. Seu valor nutritivo é parecido com o do milho e melhor que o da cevada. Industrialmente, é usado para o preparo de bebidas alcoólicas, etanol, glutamato monossódico, para a obtenção de amido e colas, mas sua maior importância é como matéria-prima para a indústria moageira.

A composição centesimal do grão de trigo varia de acordo com a espécie, a variedade, o tipo e fatores ligados à sua produção agrícola. O teor de proteína apresenta maior amplitude de variação, refletindo sobre o teor de amido. De modo geral, pode ser admitida como 7 a 18% de proteína bruta, 60 a 68% de amido, 8 a 18% de umidade, 1,5 a 2% de extrato etéreo, 1,5 a 2% de minerais e 2 a 2,5% de celulose. Em sua maioria, os trigos usados industrialmente encerram de 8 a 12% de proteína. No trigo, a proteína é calculada pela percentagem de nitrogênio multiplicada pelo fator 5,7.

O valor do trigo como matéria-prima é definido pela qualidade, mas esta é relativa, porque depende da finalidade de uso dos grãos, dos produtos que serão obtidos e de quem vai avaliar. Se a avaliação é feita no campo de produção a classificação é dada pelo rendimento agrícola, ou seja, peso e volume produzidos. A avaliação pela dureza dos grãos considera seis categorias nos Estados Unidos e três no Brasil. A lavagem do glúten, o grau de infestação e o teste de moagem são outras formas de classificar.

As características desejadas para a classificação variam de acordo com quatro grupos de interesses: do produtor, dos moinhos, dos exportadores ou importadores, e dos consumidores.

Produtores

Os produtores estão voltados para as variedades, para o rendimento agrícola ou produtividade, que são dependentes do clima, do solo e da resistência a doenças e pragas. Os testes de volume e de peso têm grande importância. Nas mesmas condições ambientais algumas variedades produzem mais que outras. A cor e a dureza são elementos fundamentais; grãos duros e escuros são adequados para a fabricação de pão, mas os amarelos nem sempre o são.

Moinhos

Para os moinhos as características físicas e químicas norteiam a avaliação.

Quanto às características físicas o moleiro exige boa qualidade de moagem, boa aparência, trigo que permita boa armazenagem, boa quebra e o máximo rendimento na moagem.

A qualidade de moagem é medida pelo rendimento em farinha e limpeza, sendo desejada a produção de 84% de endosperma, 2% de germe e 14% de farelo. Boa aparência é a do trigo com cor normal e brilhante, livre de doenças, de fungos, de bactérias e de odor de terra; sem grãos danificados por quebra, por roedores ou por efeito de superaquecimento na secagem; limpo de sujidades de qualquer tipo e adequado para estocagem.

A análise física das sementes é muito importante para a determinação da proporção de materiais estranhos ao trigo, tais como impurezas metálicas, cascas, sujidades, fezes, palhas e gravetos. O material não trigo pode ser fácil de separar (outros tipos de sementes, terra, areia, pedras, folhas, gravetos e metal) e difícil de separar (grãos danificados e quebrados de trigo, sementes de centeio, cevada, plantas daninhas), que prejudicam a qualidade da farinha.

As características químicas, muito importantes para os moinhos, estão ligadas aos teores variáveis de amido e proteína como indicado pela composição centesimal do trigo. A exigência das proporções desses componentes varia com o uso do trigo. Com maior proporção de amido e menor de proteína, o trigo é indicado para bolos e com o máximo de proteína é indicado para macarrões ou para correção de outros, por mistura.

Exportadores e importadores

Os importadores exigem características de acordo com suas necessidades.

Os países exportadores são os que produzem e suprem suas próprias necessidades e atendem à demanda externa. Os produtores, também importadores, não produzem suficientemente para sua demanda e suprem suas necessidades comprando; os importadores apenas compram. Cada um define a qualidade de acordo com suas necessidades. Os exportadores definem seus padrões e os importadores exigem qualidade segundo o mercado consumidor de seus produtos.

Nos países autossuficientes em produção e grandes exportadores há uma grande variedade de produtos que dependem de vários tipos de grãos. Nesses países, são plantados dezenas de cultivares diferentes, com características próprias, para atender as necessidades do mercado consumidor.

Consumidor

Para o consumidor a qualidade do trigo está diretamente relacionada aos produtos que vai obter e é dependente do teor de proteína. Como ele exige boa aparência e palatabilidade, deve conhecer um pouco sobre a forma de produção do trigo e da farinha, para obter o máximo resultado desejado. O padeiro deseja trigo adequado para a produção de bolos, pães e produtos de confeitaria e o fabricante de macarrão deseja grãos que produzam farinha apropriada para a produção de massas.

Fatores que afetam a qualidade do trigo

As condições e as técnicas de cultivo influem na qualidade dos grãos como matéria-prima para a moagem. Elas são responsáveis pela produção e pelas características do grão que determinam a qualidade. Entretanto, a qualidade é afetada pelos cuidados que antecedem, presidem e pospõem a colheita.

O desenvolvimento da planta depende do clima, do solo, da variedade cultivada e do seu manejo, que influem no rendimento agrícola e no teor de proteína do grão.

As condições de clima afetam a germinação, o crescimento da planta e a qualidade do grão. Os níveis de temperatura e de umidade são importantes durante o período de amadurecimento. As sementes demoram a ser formadas e nesse período as condições ambientais (ar e solo) exercem influência na translação dos elementos químicos. O estádio de amadurecimento determina o momento da colheita e influi na qualidade. O endosperma leitoso, muito úmido, quebra facilmente. O excesso de umidade afeta a cor e predispõe à germinação. Esta, mesmo de forma incipiente, também afeta a cor. As qualidades físicas das sementes dependem do crescimento e da maturação. As químicas, que respondem pela dureza dos grãos, dependem do solo e do clima. A inter-relação entre os componentes químicos é tão importante quanto a sua presença no grão, porque determina a adaptabilidade final do trigo.

Armazenamento

Após a colheita o trigo é estocado na propriedade do produtor e daí vai para os terminais e para os moinhos. O controle da umidade é importante, porque o teor de água afeta a atividade respiratória. Como o grão tem vitalidade, o aumento da umidade aumenta o quociente respiratório e a temperatura, altera a cor, provoca a quebra de grãos e até germinação.

O armazenamento deve manter a atividade vital com respiração lenta. Ele é responsável pela conservação da qualidade ou por alterações que causam mudanças nos carboidratos, nas proteínas, nos lipídeos e nas vitaminas, aparecimento de odores estranhos, alterações de cor e das propriedades de panificação. O trigo armazenado deve estar protegido da umidade, de roedores e dos insetos.

O ataque de pragas, ou seja, de insetos, denominado de infestação, favorece a penetração de fungos e a umidade facilita o seu desenvolvimento, além dos outros inconvenientes já mencionados.

Há pragas primárias e secundárias, de acordo com sua forma de alimentação. As primeiras atacam grãos inteiros e sadios, depositam seus ovos à superfície ou nos orifícios; esses ovos eclodem e suas larvas cavam galerias no endosperma. Outros se alimentam do embrião. As pragas secundárias não atacam os grãos inteiros, porque não perfuram o tegumento; elas se alimentam de partículas de endosperma ou do pó que resulta do ataque das pragas primárias e, ainda, de fungos que crescem em grãos com umidade elevada.

A maioria dos insetos ataca o endosperma e depois o embrião. Eles causam prejuízos pela perda de peso, perda de nutrientes, perda do poder germinativo e, ao final, a desvalorização dos grãos. Os grãos são classificados em tipos, para cada um deles sendo tolerado um certo grau de infestação, que influi no preço de mercado pelo percentual de grãos carunchados ou danificados, sem contar a presença de mofos.

As impurezas dos grãos armazenados colaboram para a infestação, que é diretamente proporcional ao grau de impurezas ocorrentes.

As pragas consomem os grãos como alimento e deixam várias impurezas, representadas pela presença de ovos, pupas, adultos, excrementos e exoesqueletos que passam às farinhas.

O controle da umidade dos grãos armazenados e da temperatura ambiente contribui para a redução das infestações. Em umidade de 9% não há condição de proliferação, mas em ambientes de 75% de umidade relativa e temperatura de 24° C, os grãos com umidade de equilíbrio ao redor de 14% favorecem o crescimento de insetos.

Contaminações

Denomina-se de contaminação o crescimento de fungos nos grãos. Os representantes mais importantes nas contaminações dos grãos armazenados são os *Aspergillus* e *Penicillium.* Entre os primeiros contam-se: *A. flavus, A. Ochraceus, A. glaucus, A. restrictus* e *A. candidus,* produtores de toxinas, como aflatoxinas e ocratoxinas. Alguns fungos considerados de campo, como *Fusarium,* podem contaminar os grãos armazenados e produzir toxinas. Entre eles o *F. tricinctum,* que causa aleucía e o *F. rosem,* produtor de zearalenona. Algumas das várias espécies de *Penicillium* são produtoras de toxinas, tais como o *P. toxicarium,* que invade sobretudo o arroz e produz citreoviridina.

A temperatura e a umidade relativa afetam a contaminação com microrganismos. Eles crescem em diferentes tensões de oxigênio, à temperatura de 50 °C e umidade relativa de 65%, e causam danos a 25 °C em meio de 85% de umidade relativa.

Classificação

Os grãos são classificados de acordo com as características de quebra na moagem e com o teor de proteína.

Pela textura são classificados em vítreos e farináceos. Os vítreos são duros como uma unha ou chifre e os farináceos são quebradiços como giz e apresentam menor densidade que os vítreos.

Segundo o teor de proteína são classificados em duríssimos, duros, médios e moles. Os trigos duríssimos são produzidos na Argélia e na Índia, os duros no Canadá (Manitoba e vermelho de primavera), os médios na Rússia, nos Estados Unidos, na Austrália (vermelhos de inverno) e os moles na Europa, na Austrália e nas Américas (vermelhos de inverno e de primavera). O teor de proteína não determina a qualidade de moagem e sim a de panificação.

Ricos ou pobres em proteínas, são também chamados de fortes ou de fracos, classificação mais atinente à capacidade da farinha e de elongação da massa, importante característica de panificação, responsável pelo volume, pela textura e pela qualidade de conservação do produto panificado. Há trigos duros que não oferecem boas características de expansão.

A força do trigo está relacionada à força da rede de glúten e a dureza com o teor de proteína.

Um trigo com alta força de glúten não tem, necessariamente, alto teor de proteínas, pois há outros fatores que interferem na força do glúten, tais como teor de amido, de umidade e outros.

Trigos fortes são produzidos no Canadá, em países da antiga União Soviética e nos Estados Unidos. Trigos médios são cultivados nos Estados Unidos, na Itália e em alguns países da Europa, e trigos fracos no Noroeste da Europa, na Austrália e nos Estados Unidos. Os trigos brasileiros, em geral, são moles e fracos. As classificações, por vezes confundem o leitor ou o estudante, pois sua significação varia de acordo com as diferentes regiões. Em alguns países da Europa, todos os trigos usados no preparo de pão são denominados moles e só os trigos muito duros recebem o nome de duros. Nos Estados Unidos forte (hard) é usado para os trigos próprios para panificação e moles ou brandos (soft), os empregados para a confecção de bolos, biscoitos e tortas. Durum é o termo reservado para os trigos destinados às massas alimentícias.

A matéria-prima que chega à indústria pode ser constituída de grãos vítreos, farináceos ou de mistura em proporções diversas.

No Brasil devem ser considerados como matéria-prima, dois tipos de grãos: o nacional e o importado.

O trigo nacional consta de grãos procedentes de diferentes variedades, produzidas economicamente em regiões de diferentes condições de solo e clima e, por isso, suas características são variáveis.

O trigo importado, normalmente oriundo de países temperados, é de inverno ou de primavera. Os grandes exportadores de trigo são o Canadá, Estados Unidos, Argentina e Austrália. O Brasil importa principalmente do Canadá e da Argentina.

Nos Estados Unidos há uma classificação em seis classes de trigo, cada uma dividida em subclasses, e estas em cinco graus numéricos:

1) Hard Red Spring – Vermelho duro de primavera (3 subclasses).
2) Durum – Trigo duro (3 subclasses).
3) Hard Red Winter – Vermelho duro de inverno (3 subclasses).
4) Soft Red Winter – vermelho brando de inverno (2 subclasses).
5) Common White – branco comum (3 subclasses).
6) White Club – "Club T", trigo branco, compacto.

Nos Estados Unidos essas classes de trigo que encerram teores diferentes de proteínas, são destinadas ao preparo de farinhas para diferentes usos:

Hard Red Spring – Com 12 a 18% de proteínas, para misturar com trigos mais fracos, para produzir farinha de panificação;

Durum – Com 10 a 16,5% de proteínas, para pão de trigo integral e pão francês e macarrão;

Hard Red Winter – Com 9 a 15% de proteínas, para pães brancos e roscas diversas;

Soft Red Winter – Com 8,5 a 11,5% de proteínas, para "waffles", "muffins", pães de minuto, farinha para todo uso;

White – Com 5 a 10,5% de proteínas, para macarrões curtos, bolos e pães caseiros, "crackers", massas de tortas e pastéis, "donuts", "cookies", pães de ló e bolos recheados.

O trigo canadense é dos mais comercializados internacionalmente e muito usado como corretivo. Normalmente apresenta grande uniformidade de qualidade porque mais de 90% são originados de trigos vermelhos duros de primavera, cultivados numa estreita faixa territorial de 2° e 3° de latitude, em Alberta, Manitoba e Saskatchewan.

No mercado internacional é oferecido sob sete classes:

1) Canada Western Red Spring Wheat, com 13,5% de proteína, duro, para panificação, com alta qualidade de moagem.

2) Canada Prairie Spring, com 11,5% de proteína, de médio para brando, para pão francês e pão ázimo.

3) Canada Western Red Winter Wheat, com 11,5% de proteína, trigo duro para pão de francês pão ázimo, pães forneados com muito vapor e certos tipos de macarrões curtos.

4) Canada Utility Wheat, com 12,5% de proteína, trigo duro para pão francês e pão de forma.

5) Canada Western Soft White Spring Wheat, com 10,5% de proteína para biscoitos, confeitaria, pão ázimo, macarrões curtos e pães forneados com muito vapor.

6) Canada Western Amber Durum Wheat, com 13,5% de proteína, muito duros, para produção de semolina para massas alimentícias.

7) Canada Eastern Amber Durum Wheat, com 9,5% de proteína, para "cookies", bolos e confeitaria.

O trigo australiano, produzido em climas variados, áridos ou úmidos em épocas próximas do inverno, normalmente é constituído de grãos brancos de casca fina e lisa, farináceos e de baixo teor de proteína. Os grãos são brancos e oferecem bom rendimento de moagem, e produção de farinha muito branca, de fermentação rápida e bom crescimento da massa. Os tipos comercializados são: Victorian, New South Wales, Western Australian e Eastern Australian.

Os trigos argentinos são produzidos em uma faixa de latitudes de mais de 10° e por isso apresentam diversas características, segundo as zonas de produção. Nas zonas menos chuvosas e mais frias são produzidos trigos fortes, ricos em glúten, vítreos, que podem ser usados como corretivos para trigos mais brandos. Alguns são semelhantes aos Hard Red Winter norte-americanos ou Hard Spring canadenses. Esses trigos pertencem a diversas variedades e são comercializados como tipos Baruso e Rosafé. São usados em misturas e são muito bons em panificação. Os trigos mais fracos são comercializados como Baril, produzidos nas zonas úmidas do litoral. Embora com menor teor de glúten, mais farináceos, conduzem à obtenção de farinhas que permitem bom crescimento da massa.

Controle de qualidade

O controle de qualidade envolve testes de composição, características de sanidade, presença de impurezas, métodos de conversão em produtos industrializados de qualidade uniforme, com padrões específicos, e métodos de avaliação das alterações da matéria-prima durante o armazenamento. Os métodos analíticos e os equipamentos têm evoluído, mas há métodos práticos que não devem ser desprezados porque têm grande valor indicativo e, muitas vezes, dispensam métodos analíticos de laboratório, laboriosos e caros. Retirar um punhado de grãos de um saco permite sentir a temperatura e avaliar se o trigo foi superaquecido. Pelo exame visual percebem-se as impurezas, material não trigo, manchas e diferenças de cor. Cheirando a amostra percebem-se odores estranhos de bolor, terra e outros. Mastigando se avalia a dureza e até o glúten.

Os exames físicos são os de classificação, de dureza do endosperma, peso, densidade, avaliação de infestação e lavagem do glúten.

A maciez e a dureza são características de quebra; os duros se fragmentam ao longo do limite das células do endosperma, enquanto o endosperma dos trigos moles quebra por inteiro.

A dureza pode significar dureza física, a maneira como o trigo mói e ainda o trabalho ou energia necessária para moer. Nem sempre é adequada para diferenciar cultivares.

As medidas de dureza são feitas para diferenciar grãos brandos e fortes e são usadas na comercialização e na classificação. Elas são afetadas pela umidade, pela temperatura e pela dureza intrínseca. Os métodos sugerem como parâmetros o tempo de moagem, o tamanho médio das partículas e a refletância do trigo moído.

O peso é um teste físico importante na comercialização e para avaliar a qualidade. Ele é influenciado pela umidade, pelo umedecimento e secagem posterior, pelo tamanho e pela forma do grão. Esse teste se refere à massa por umidade de volume; no Brasil é expresso em kg/hL. Pelos padrões americanos bons grãos devem apresentar entre 75 kg e 80 kg por hL. Peso inferior indica menos qualidade; 55 kg a 60 kg/hL é um mau resultado para o teste.

A qualidade do cereal é avaliada pela análise física das sementes (cor, aparência, grãos quebrados, densidade), pelo teste de peso e pela composição centesimal. Essa forma de avaliação não é completa, mas apresenta facilidade de comparação.

A produção de farinha é a forma de industrialização mais importante, tendo-se em vista duas indústrias, a de moagem e a de transformação da farinha em pães, biscoitos e massas alimentícias.

Os testes de moagem variam de acordo com a maneira de moer e com o equipamento usado, motivo pelo qual, como já foi dito, é necessário fixar parâmetros, para permitir comparação. Os testes de moagem preparam a farinha para a avaliação química e de suas propriedades físicas.

A qualidade afeta as duas indústrias. As características do grão influem na operação de moagem e no seu rendimento e refletem no teste de moagem. A composição química influi nos produtos que serão obtidos. Cada produto de industrialização da farinha exige características particulares, de tal maneira que um trigo adequado para produzir farinha de panificação não é indicado para fazer produtos de confeitaria ou macarrões. Os limites da qualidade de moagem podem variar com as características genéticas, mas em uma dada variedade, podem ser afetados pelas condições de crescimento, práticas culturais e tratamentos durante e depois da colheita.

As novas variedades, além desses testes, são submetidas a ensaios de panificação, que variam de acordo com a maneira de levedar e de desenvolver os testes. Os métodos de panificação, manuais ou mecanizados influem nos resultados. Devem ser feitos vários ensaios sobre o trigo e a farinha, para permitir comparação e interpretação. A avaliação da qualidade tem sempre um quê de imponderável, que é mais do que a análise física e química.

Os testes químicos determinam a umidade e o teor de proteína e cinza.

Qualidade do trigo

A legislação brasileira não estabelece critérios para a determinação da qualidade dos grãos de trigo, de modo que o técnico deve buscar na literatura as informações que lhe permitam diferenciar as características de cada produto, de cada partida para comprar ou para usar nos trabalhos de melhoramento.

Para uso industrial sua qualidade é definida por meio de exames práticos e pela determinação de composição centesimal e de características físicas por métodos físicos que incluem os reológicos. Modernamente, por exames bioquímicos é possível estabelecer diferenças entre variedades que tornam mais seguras as atividades de seleção ou hibridação. Entre eles as análise por eletroforese das proteínas, sobretudo gliadinas e gluteninas, e os testes de reação da cadeia de polimerase.

Entre os métodos físicos destacam-se:

Peso do hectolitro

É uma unidade (kg/hL) imprecisa, mas usada internacionalmente na comercialização; na realidade é o peso específico aparente, pois se trata de medir um volume de grãos em recipientes e pesá-lo. A determinação do peso específico real implica na medição indireta do volume real dos grãos, por uso de material inerte que ocupe os espaços vazios entre eles no recipiente de medição e sua determinação de volume posterior. Também possui característica de imprecisão, que não justifica seu uso na prática.

O uso consagrado da determinação de kg/hL traz consigo uma série de informações práticas sobre as características do trigo. Entre elas, uma indicação de ocorrências desfavoráveis na lavoura ou a presença de impurezas e até de sua natureza. Para um mesmo cultivar, diferenças significativas no peso por hectolitro podem indicar diferenças importantes de qualidade, o que não é absolutamente seguro quando se comparam cultivares diferentes.

Essa medida é afetada pelos fatores que influem na qualidade do grão.

A Tabela 4.3 indica uma classificação de grãos pelo peso específico aparente.

Tabela 4.3   Classificação dos grãos de trigo pelo peso específico

Classificação	kg/hL	Classificação	kg/hL
Extraleve	60 a 64	Pesado	> 76 a 80
Muito leve	> 64 a 68	Muito pesado	> 80 a 83
Leve	> 68 a 71	Extrapesado	Acima de 83
Médio	> 71 a 76		

Fonte: Adaptado de WILLIAMS et al. (1988).

Peso por mil grãos

Essa medida é usual e varia de acordo com as dimensões dos grãos; obviamente os grandes pesam mais que os pequenos. Eles se desenvolvem mais por efeito dos tratos com a lavoura e das condições climáticas em que umidade, fotoperíodo e temperatura têm um papel destacado.

Para a moagem essa medida é importante, para evitar que os grãos de diferentes tamanhos não sejam misturados, o que pode causar dificuldades e prejuízos no momento da obtenção da farinha.

Tamanho diferente influi na absorção de água, no gasto de energia para a moagem e na separação dos produtos. Ao serem encaminhados aos moinhos é desejável que tenham tamanho uniforme; a moagem é facilitada, há melhor aproveitamento do trigo e vantagens econômicas. O peso de mil grãos permite classificar o trigo e, ao mesmo tempo, dar uma ideia de tamanho (Tab. 4.4), embora não haja referência às suas dimensões.

Tabela 4.4   Classificação do trigo pelo peso de mil grãos

Classificação	Massa de mil grãos em g	Classificação	Massa de mil grãos em g
Muito pequeno	de 15 a 25	Grande	> 46 a 54
Pequeno	> 25 a 35	Muito grande	Acima de 54
Médio	> 35 a 45		

Fonte: Adaptado de WILLIAMS et al. (1988).

Dureza dos grãos

Nessa classificação a dureza considera-se a resistência dos grãos à quebra. Normalmente são classificados como duros (hard) e brandos (soft), caracteristícas que se associam com as características de vítreo e de farináceo, adquiridas durante a maturação, mas afetadas pela época de cultivo, pela umidade e pela composição do solo.

A qualidade vítrea é dependente de alta riqueza do solo em nitrogênio e de alta temperatura, mas nem sempre pode ser confundida com a dureza. O estado vítreo depende do índice de refração da luz, influenciado por ligações do tipo de pontes de hidrogênio, que conferem translucidez, e a dureza é consequência das fortes ligações moleculares dos componentes.

A textura é o arranjo de proteínas e amido e seu grau de interação molecular, que confere dureza ou maciez ao grão. Textura é, pois, um termo adequado para designar os graus de dureza do trigo.

A Tabela 4.5 indica a classificação de textura pelo índice de tamanho de partículas (PSI – particle size index), pelo índice de refletância ao infravermelho (NIR – near infrared reflectance spectroscopy) e "barley pearler" (BP – "Barley pearl" refere-se ao grão de cevada descascada).

Tabela 4.5   Classificação de textura segundo os testes de tamanho de partículas (PSI), pelo índice de refletância ao infravermelho (NIR) e "barley pearler" (BP)

Textura do grão	PSI %	NIR %	BP %
Extraduro	< ou = a 8	< ou = a 28	< ou = 29
Muito duro	>9 a 13	>28 a 39	>29 a 40
Duro	>13 a 18	>39 a 48	>40 a 50
Semiduro	>18 a 22	>48 a 56	>50 a 60
Semibrando	>22 a 27	>56 a 64	>50 a 60
Brando	>27 a 32	>6ª a 72	>60 a 70
Muito brando	>32 a 36	>72 a 78	Acima de 70
Extrabrando	Acima de 36	Acima de 78	-

Fonte: Adaptado de WILLIAMS et al. (1988).

A dureza é uma característica de qualidade muito importante para os moleiros, assim como as dimensões dos grãos.

BIBLIOGRAFIA

ASSOCIATION OF OFFICIAL AGRICULTURAL CHEMISTS. *Official and tentative methods of analysis.* 11. ed. Washington: AOAC, 1971.

DARIO, G. J. A. *Instruções sumárias para a cultura do trigo no Estado de São Paulo.* Piracicaba: Esalq/USP, 1988, 70 p .

DEXTER, J. E.; PRESTON, K. R.; KILBORN, R. H. Milling and Baking qualities of Some Canadian Wheat Classes Alone and in Blends with Brazilian Wheat Under Brazilian Processing Conditions. Can. Inst. Food Sei. Technol. J., 1987. v. 20, n. 1. p 42-49.

FRATTINI, J. de A.; ALMEIDA, T. de C. *Trigo.* Campinas: Coordenação de Assistência Técnica Integral – CATI, 1971, 73 p.

KALCKMANN, R. E. et al. Regiões de trigo no Brasil. Min. Agr. *Série Informação Agrícola. Estudos técnicos* n. 28, 1965, 104 p.

MATARAZZO, S/A IND. REUNIDAS *Revisão tecnológica.* São Paulo: Assessoria de Pesquisa e Desenvolvimento, s.d. v. 1.

MATZ, S. A. *The chemistry and technology of cereals*: food and feed. Westport: AVI, 1959, 732 p.

MATZ, S. A. *Cereal science*. Westport: AVI, 1969. 241 p.

OSORIO, E. *Trigo no Brasil*. São Paulo: Fundação Cargill, 1982. 2 v.

POMERANZ, Y. *Modern cereal science and technology*. Pullman: vhc. 1987. 486 p.

POMERANZ, Y.; SCHELLENBERGER, J. A. Bread Science and Technology. Westport: AVI, 1971, 262 p.

SACHEEREN, P. L. *Instruções para utilização de descritores de trigo (Triticum sp.) e triticale (Triticosecale sp.).* Passo Fundo: Centro Nacional de Pesquisa de Trigo – Embrapa, 1984, 32 p.

4.5 FARINHA DE TRIGO

Urgel de Almeida Lima

Por uma definição simplista, farinha de trigo é o grão moído. Seu uso é tão antigo quanto o do grão inteiro. A princípio ela era obtida pela quebra entre duas pedras, operação que deu nascimento aos moinhos de pedra, evoluídos ao longo dos séculos. De atividade feminina, de escravos e de presos, a produção de farinha de trigo se transformou em indústria complexa, poderosa e fundamental na vida moderna.

A farinha é o principal constituinte dos produtos de panificação, de confeitaria, de bolos e massas alimentícias. Sua qualidade depende da qualidade do grão, da moagem e da extração.

4.5.1 OBTENÇÃO DA FARINHA

A farinha é basicamente o endosperma moído. A operação é difícil, porque o epicarpo é fortemente aderido ao endosperma, característica das cariopses. Além da forte aderência, há o sulco longitudinal do grão, aumentando a complexidade da moagem, que é feita em várias operações sucessivas.

Durante a moagem, o grão, constituído de epicarpo, endosperma e germe, é quebrado e reduzido a grânulos muito pequenos, menores a cada vez que são passados pelos moinhos. O trigo é inicialmente submetido ao que se denomina de quebras ou rupturas (na indústria é comum o termo rotura) e, em seguida, a reduções. Cada uma das operações é uma moagem acompanhada de separação da farinha, de grãos quebrados e de farelo, em peneiras vibratórias horizontais. Todas as operações visam a reduzir o endosperma a partículas pequenas e a soma de todas as operações procura obter o máximo de rendimento em farinha.

A matéria-prima deve ser a de melhor qualidade, entendendo-se qualidade como sua composição, estado de sanidade e limpeza a mais perfeita. O trigo que chega aos moinhos já é parcialmente limpo e classificado. Ao ser encaminhado aos silos através de uma série de operações de descarregamento e de transporte, de novo, é separado de impurezas metálicas, terra e sujidades de diversos tipos.

No trajeto dos silos de armazenamento para a moagem, o trigo passa por uma seção de mistura, para padronizar os grãos em relação ao teor de proteínas que se deseja obter na farinha, e por mais uma série de etapas de limpeza em equipamentos apropriados. Daí em diante, é umidificado convenientemente, para facilitar a separação do endosperma e submetido à moagem propriamente dita. Ela é realizada em uma série de numerosos moinhos, constituídos de dois cilindros, raiados e lisos, conforme a etapa. Concomitantemente, são feitas peneiragens em peneiras vibratórias ("plansifters") para separar a farinha das partículas grosseiras que seguem para nova moagem, e do farelo. Paralelamente, mas após as peneiragens, são realizadas operações de purificação, em equipamentos purificadores ("sassores"), constituídos de peneiras e ventiladores, para separar partículas maiores de endosperma das partículas muito finas e de farelo. A Figura 4.10 representa um fluxograma da obtenção da farinha, desde a colheita da farinha e a Figura 4.11 esquematiza as operações de recepção do trigo, moagem e separação do farelo, os tipos de farinhas e os níveis de extração. A Figura 4.12 esquematiza as operações de rotura e redução e a Figura 4.13 detalha a separação dos diversos produtos nos plansífteres e sassores, a partir da primeira rotura até as linhas de ensacamento.

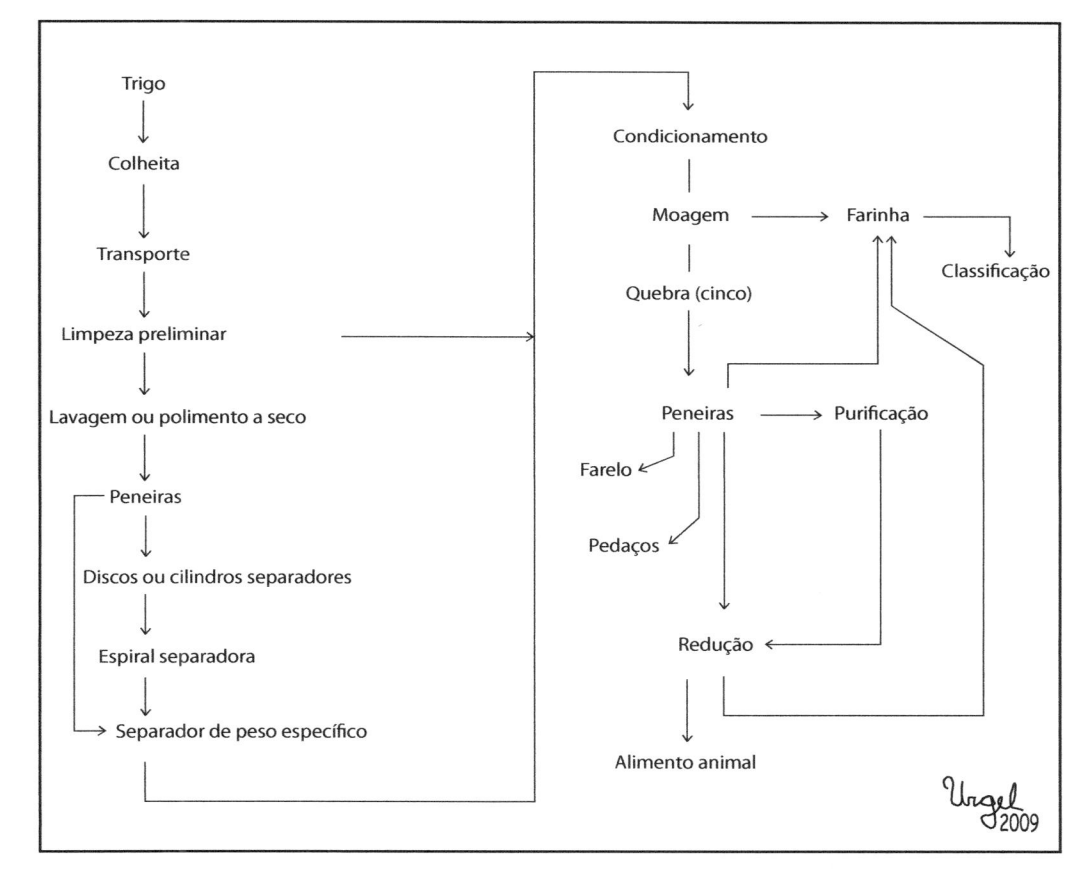

Figura 4.10 Fluxograma da obtenção da farinha, desde a colheita do trigo

4.5.2 TIPOS DE FARINHA

Pela composição o trigo fornece 78% de farinha e 22% de farelo, constituído de casca e germe.

A moagem é feita em etapas, para separar o endosperma do farelo. Obtida em uma única operação, a farinha conteria a matéria-graxa do embrião, não se apresentaria como material solto e pulverulento e seria facilmente deteriorável.

A quantidade de farinha obtida pela moagem é denominada de extração, a qual determina o tipo. O rendimento de cada operação depende da dureza ou da maciez do trigo, ou seja, do teor de proteínas do grão. Quanto menor a extração menor o teor de proteína e, consequentemente, maior o teor de amido.

As farinhas de baixa extração são as sêmolas ou farinhas especiais e a farinha de máxima extração é denominada de farinha integral, também de inteira, ou de 100% de extração.

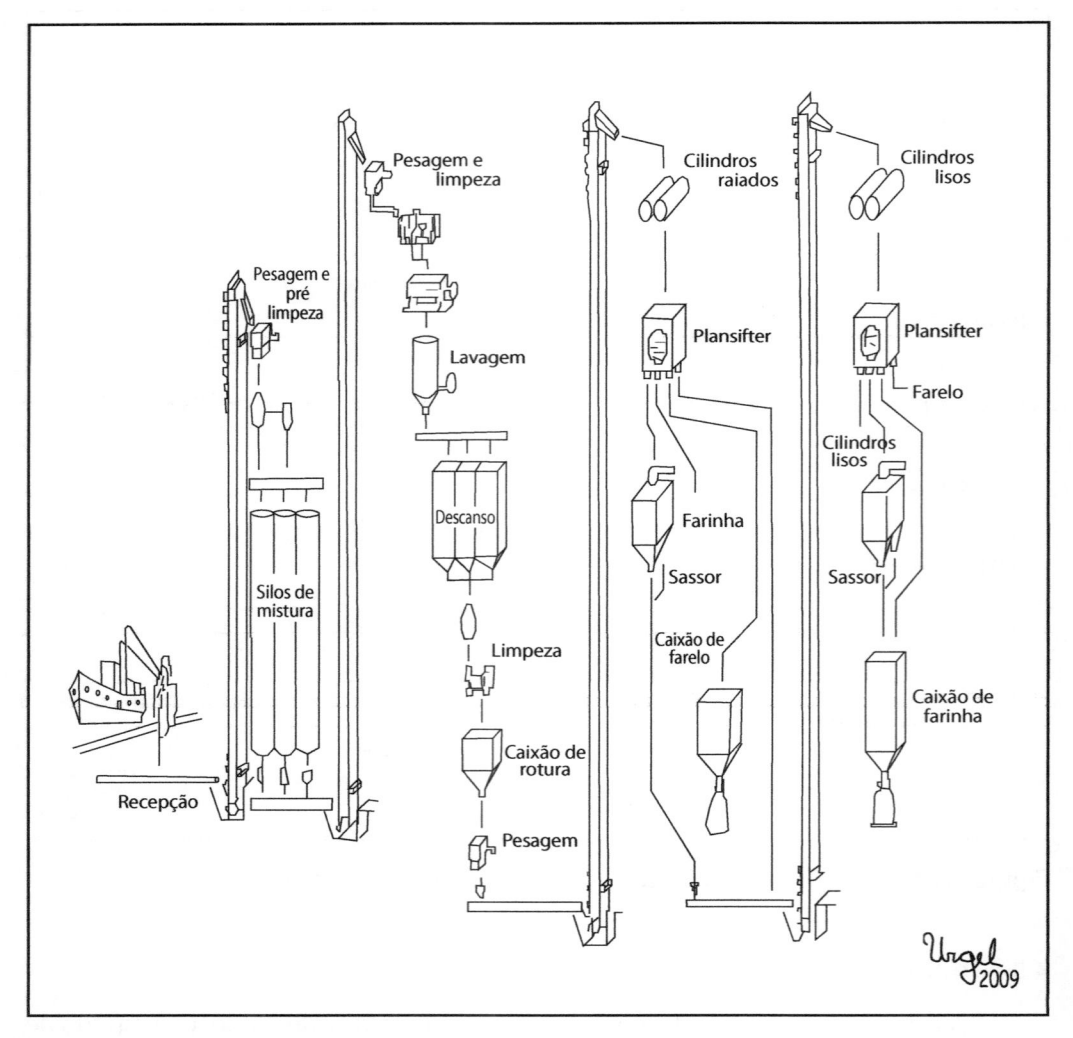

Figura 4.11   Da recepção do trigo à obtenção da farinha

No Brasil, a atividade de moinhos foi sempre controlada, pois o país é um grande importador de trigo e considerou-se sempre necessário proteger seu comércio e o gasto de divisas. Nos países exportadores, há a possibilidade para o comércio de farinhas de baixa extração e o estabelecimento de muitos tipos padronizados, o que permite a obtenção de massas, pães, biscoitos e produtos de confeitaria de muitos tipos diferentes.

Internacionalmente, há várias classificações, mas as mais divulgadas são a das chamadas patentes e a que enquadra as farinhas em tipos, designando-os por um ou mais zeros.

De acordo com essas classificações a literatura fornece denominações de:

- *Farinha de extrato* – Obtida com extração de 30%, pela moagem de sêmola, com mínimo teor de proteínas e elevado teor de amido, é usada para produtos especiais.

- *Farinha de pão branco* – Obtida com extração de 65% no máximo, conhecida também por farinha 000, é usada para pães brancos, biscoitos e massas.

- *Farinha escura para pão branco* – Obtida com extração de até 75% recebe também a designação de farinha 00.

- *Farinhas inferiores* – Obtidas com extração de 75 a 85% são usadas para pães integrais, de centeio e rações animais.

- *Trigo triturado* – Farinha integral, que usa a totalidade do grão, perfeitamente limpo, usada para obtenção dos denominados pães de Graham. Também chamada de farinha integral de Graham, pode ser grossa, média e fina.

Pela classificação internacional originada da Hungria, as farinhas são classificadas em quatros zeros (0000), três zeros ou triplo zero (000), dois zeros ou duplo zero (00) e meio zero (1/2 0).

Austrália, Canadá, Estados Unidos, Inglaterra e outros países usam diversas classificações, mas as melhores são as das farinhas patentes, produzidas de acordo com o esquema das operações de rotura e redução (Fig. 4.12). Esses tipos puderam ser criados depois do aperfeiçoamento dos sassores, seguido da patente do processo de refino da farinha, que levou à denominação de farinhas patentes.

As farinhas patentes se classificam em longas, médias, curtas, de primeira e selecionada. A longa se caracteriza pela obtenção de 95% de farinha direta e um valor

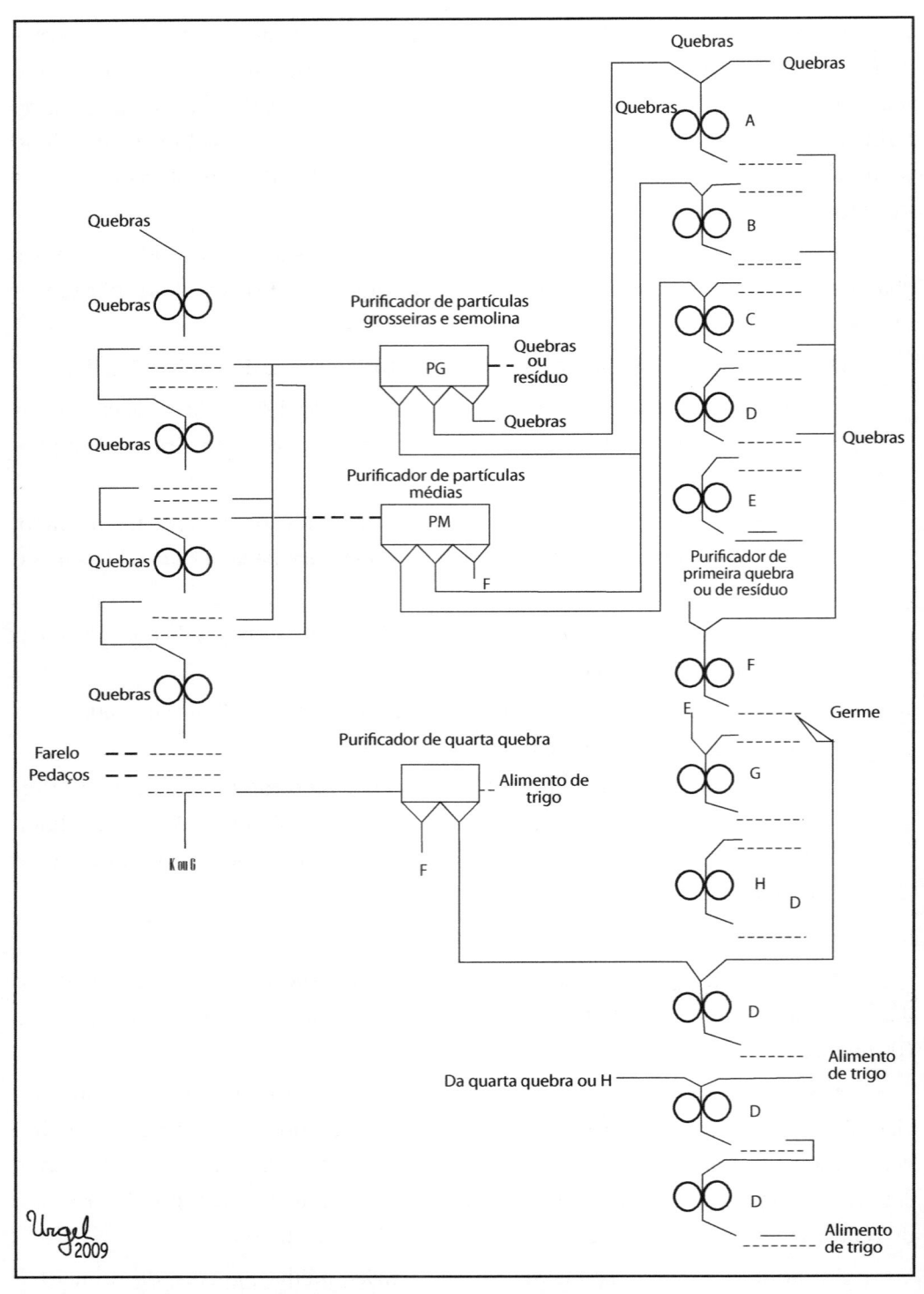

Figura 4.12 Esquema das operações de rotura e redução

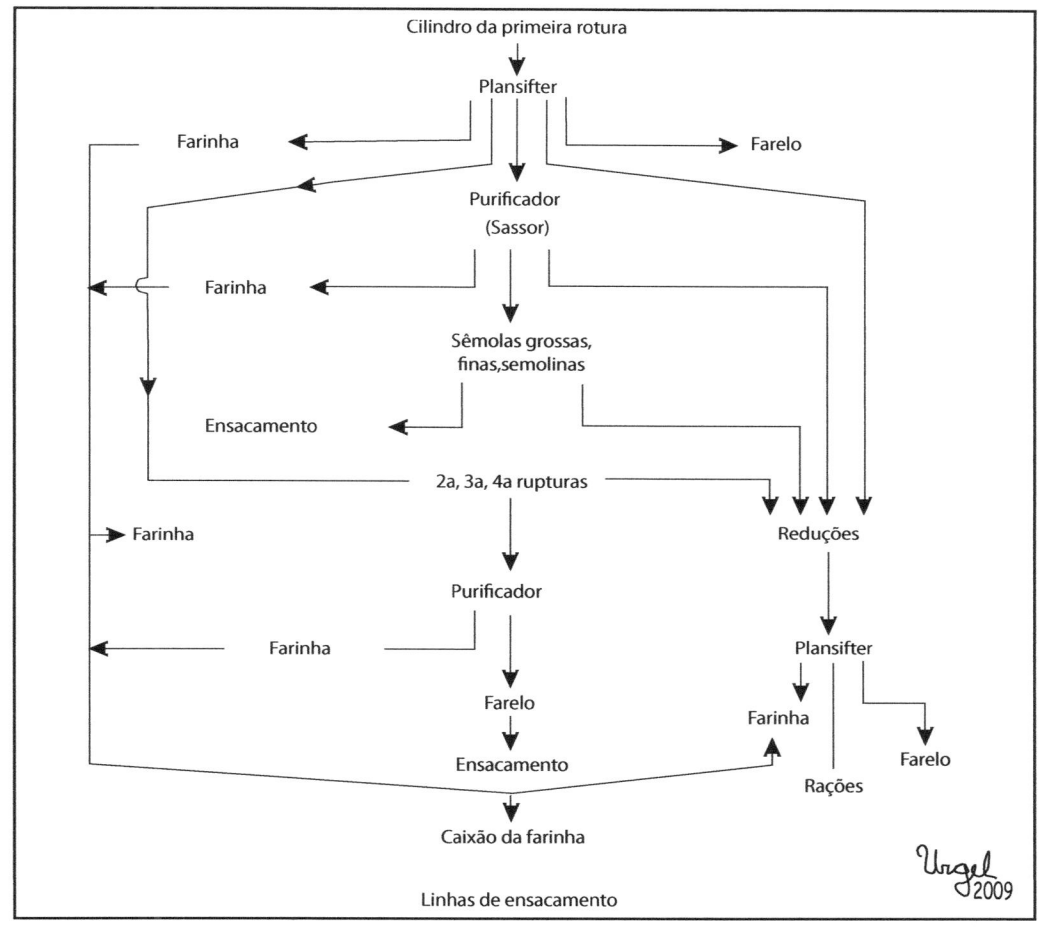

Figura 4.13 Detalhe da separação dos diversos produtos nos plansífteres e sassores, a partir da primeira rotura até as linhas de ensacamento

constante de 5% de segunda, incluindo resíduos e farelos. As demais patentes variam de 90% de extração até 40%. A Figura 4.14 esquematiza o processo.

As farinhas patentes se classificam em longas, médias, curtas, de primeira e selecionada. A longa se caracteriza pela obtenção de 95% de farinha direta e um valor constante de 5% de segunda, incluindo resíduos e farelos. As demais patentes variam de 90% de extração até 40%. A Figura 4.14 esquematiza o processo.

A obtenção das melhores farinhas diminui o rendimento da extração e aumenta a produção das denominadas farinhas claras, que, no entanto, são mais escuras do que as patentes. O teor de cinzas varia de acordo com a qualidade; as farinhas claras contêm mais cinzas do que as patentes.

No Brasil, as farinhas são classificadas em farinha integral, (95% de extração), farinha comum (80% de extração), farinha especial (70% de extração) e sêmolas.

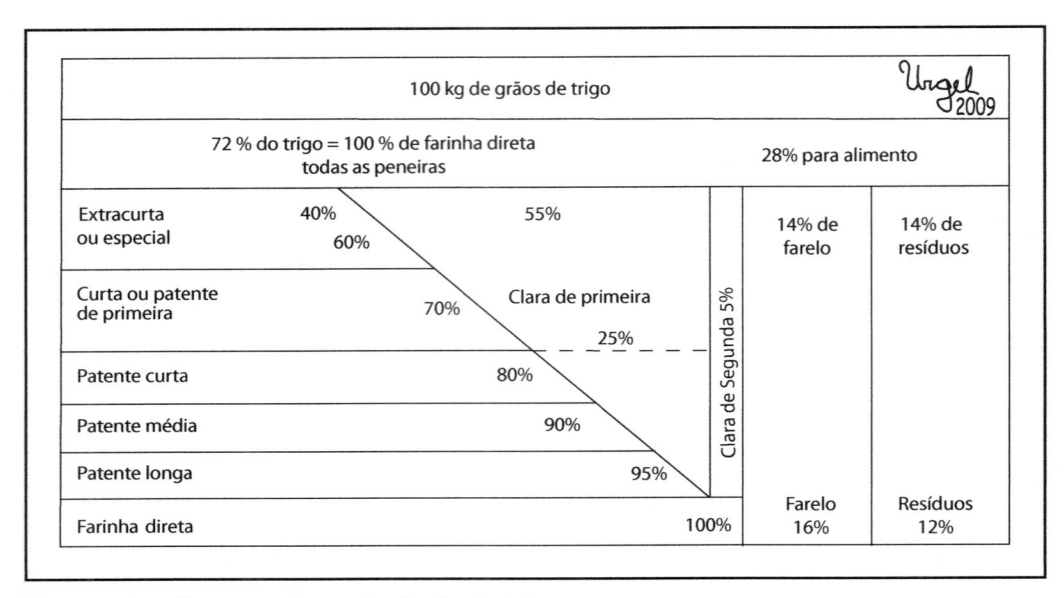

Figura 4.14 Esquema da produção das farinhas patentes

As sêmolas são obtidas com 80% de extração, retiradas nos sassores com granulometria para passar nas peneiras 20 e serem retidas nas peneiras 40. As semolinas são obtidas como as sêmolas, com granulometria para passar nas peneiras 40 e serem retidas nas peneiras 60. Com armazenagem prolongada, as sêmolas e semolinas podem se fragmentar mais e diminuírem a granulometria original.

As farinhas devem ser muito brancas e podem ser classificadas pelo grau de alvura. Na indústria e no comércio, a classificação pela brancura é feita pelos métodos conhecidos por Pekar e Lovibond. O Pekar, que evidencia a cor das farinhas é feito em placas de madeira, nas quais se espalham montinhos de farinha umedecidos, comprimindo-os com uma lâmina de vidro transparente e deixando secar.

Farinha de glúten

Denomina-se de farinha de glúten, ao produto obtido dos grãos de trigo, com mínima percentagem de amido. Uma farinha de granulometria grossa é submetida a lavagem para a eliminação do amido e depois submetida a processos de centrifugação ou filtragem, para a eliminação de água, e posterior secagem. As farinhas de granulação fina não são adequadas porque formam massa consistente e elástica, que libera o amido mais dificilmente.

A farinha de glúten, empregada na produção de alimentos glutinizados e pão de glúten deve conter máximos de 10% de umidade e 8% de amido e apresenta-se como um pó grosseiro de cor escura, de cheiro e sabor característicos.

4.5.3 COMPOSIÇÃO DA FARINHA

Os principais componentes são a umidade, as proteínas, o amido e as cinzas.

No Brasil, geralmente as farinhas de panificação encerram de 11 a 12% de proteína, menos do que isso, até 7,5% para bolos e produtos de confeitaria e teores mais elevados, até 16%, para massas alimentícias. Os trigos brasileiros são pobres em proteína (moles) e, portanto, dão formação a farinhas moles. A mistura com grãos importados, de maior teor de proteínas confere a qualidade necessária às farinhas, para as diferentes formas de utilização.

A proteína do trigo é normalmente conhecida por glúten. Ele é o elemento responsável pela estrutura do pão. Sendo insolúvel em água, o glúten tem a propriedade de formar massa capaz de expandir e fazer crescer os pães, bolos e biscoitos. Ele é constituído de algumas proteínas, das quais 5 a 15% são solúveis e as restantes insolúveis. O glúten é formado principalmente de gliadina (80%) e de glutenina (20%). A gliadina confere elasticidade e a glutenina a força. As proteínas insolúveis possuem a propriedade de absorver e formar uma massa elástica que se desenvolve durante o amassamento. O glúten é elástico e alonga-se pela ação de gases retidos pela massa e expandidos pela ação do calor. Após o alongamento o calor provoca a secagem da proteína, que se mantém estável como a estrutura de uma construção.

As farinhas, como os grãos, são classificadas em duríssimas, duras e moles, de acordo com o teor de proteínas. As duríssimas, com mais de 15% de proteína são empregadas na fabricação de macarrões; as duras com 9 a 15% de proteína, usadas na preparação de pães e as de menos 9%, até 7,5%, são as farinhas moles, usadas em confeitaria, para biscoitos e bolos. As farinhas brasileiras não atingem esses limites, Normalmente há apenas um tipo de farinha, para todos os usos, com 11% de proteína, em média. As diferenças entre elas decorrem da extração ou das misturas.

O teor de amido das farinhas varia de acordo com a percentagem de proteína e o de minerais varia de acordo com a extração. Quanto maior a extração maior o teor de cinzas.

Além desses componentes há a umidade, que não pode ultrapassar 15%. Acima desse limite, a umidade facilita a deterioração.

As farinhas contêm enzimas, constituintes naturais do endosperma, que lhes conferem uma força diastásica importante para a panificação.

A farinha de trigo é panificável porque contém glúten. Milho, arroz, soja, batata e mandioca não possuem glutenina e gliadina e por isso não formam o pão, mas podem ser usados como material complementar, que adiciona amido e não proteínas. As farinhas de raspas de mandioca foram usadas no Brasil, por muitos anos, misturadas à de trigo, sobretudo durante o período de guerra de 1939 a 1945. A adição de misturas aumenta o teor de carboidratos, e prejudica o desenvolvimento do pão; ele fica mais compacto, de pouca granulação e quando sai do forno amolece e perde o valor comercial. Além disso, há a dificuldade de conciliar as diferenças das temperaturas de gelatinização do amido e de expansão entre as farinhas. A farinha de centeio, de 42% de extração, panifica.

Foi usual, por muitos anos, armazenar a farinha de trigo por algum tempo antes de utilizá-la, para ocorrer um amadurecimento, tido como regulador do poder diastásico e responsável por melhor cor do pão. Embora a exigência de amadurecimento não seja tida como necessária, muitos panificadores aconselham não usar farinha imediatamente após sua obtenção, mais deixá-la armazenada por 15 dias, pelo menos. Se for usada imediatamente, deve-se reduzir 2% a água na mistura, usar mais 0,5% de fermento prensado, aumentar a percentagem de sal, reduzir a permanência nos tabuleiros e misturar com farinha mais velha.

Atualmente, faz-se adição de aditivos químicos para melhorar a cor do pão. Além de tornarem o miolo mais branco os aditivos conferem cor mais uniforme e melhoram a conservação. Alguns autores consideram que a cor muito branca é artificial, além de os alvejadores deixarem resíduos na farinha. Entre os aditivos, os bromatos clareavam a farinha e melhoravam o crescimento, mas estão proibidos no Brasil.

4.5.4 QUALIDADE DA FARINHA COMO MATÉRIA-PRIMA

A qualidade se mede de acordo com a finalidade do uso e depende do tipo de trigo e da moagem, com destaque para a extração. Quanto menor a extração melhor é a qualidade da farinha e mais cara, ao contrário das de maior extração, que são mais baratas, mas mais escuras.

O trigo finamente triturado contém todos os componentes do grão, é escuro, contém farelo e embrião. Do ponto de vista alimentar é melhor do que as farinhas, mas sua conservação deixa a desejar, pois os lipídios do germe tendem a rançar.

Se o trigo é duro e macio o endosperma fragmenta-se em grânulos, se é mole o endosperma pulveriza-se. A qualidade obtida, além de características físicas, como a cor mede-se pelo teor e pela qualidade do glúten.

A farinha de boa qualidade deve ser forte, ter cor creme, quase branca, suportar o período de tabuleiros, ter alta absorção e ser uniforme, para produzir pão sempre da mesma qualidade.

A farinha de trigo possui uma propriedade, conhecida por absorção, que se define pela quantidade de água que ela pode absorver e reter. A absorção é uma consequência da sua composição e influi na panificação. Para o panificador essa propriedade tem significação, pois quanto mais alta maior o rendimento em pães.

As farinhas duras apresentam maior absorção, dão mais volume ao pão, resistem mais à fermentação, formam miolo firme e têm valor nutricional maior.

O armazenamento influi na qualidade. A armazenagem em sacos é feita pelo empilhamento separado por páletes de madeira e deve propiciar ventilação ao redor da pilha. Os armazéns devem ser claros, ventilados e manter temperatura constante. A armazenagem a 21 °C é conveniente, mas é inviável nas regiões equatoriais e tropicais porque é muito onerosa.

A farinha não pode conter mais do que 15% de umidade, odores estranhos, como a terra e bolor, sujidades e impurezas de qualquer tipo, carunchos e mistura com farinhas de outras procedências que não o grão de trigo. As farinhas mistas, quando autorizadas, são comercializadas com essa denominação, identificando o tipo de mistura e suas percentagens.

A legislação não se refere à qualidade tecnológica do trigo, mas, autoriza a comercialização no Brasil, de cinco tipos de farinhas, classificadas como: farinha integral, farinha especial, farinha comum, sêmola e semolina.

A farinha integral é considerada a obtida pela moagem de cereal limpo, com extração máxima de 95% e máximo de 1,75% de cinza. Farinha especial é a obtida pela moagem de trigo limpo, desgerminado, com extração máxima de 20% e máximo de 0,45% de cinza. Farinha comum é a obtida pela moagem de trigo limpo, desgerminado, com extração máxima de 78%, ou 58% após a separação da farinha especial, com no máximo 0,85% de cinza.

A Tabela 4.6 indica os parâmetros que caracterizam os tipos de farinha descritos.

Tabela 4.6 Características das farinhas comercializadas no Brasil

Farinha de trigo	Umidade máxima em g/100 g	Acidez máxima: mL NaOH 0,1N/100g	Cinza em base seca: máximo, em g/100g	Glúten seco: mínimo, em g/100g
Especial de primeira	14	2,0	0,45	6,0
Comum ou de segunda	14	3,0	0,85	8,0
Integral	14	4,0	1,75	8,0
Sêmola	14	2,0	0,45	8,0
Semolina	14	2,0	0,45	8,0

Fonte: Resolução 12/78 da CNNPA.

BIBLIOGRAFIA

ARAUJO, A. F. *Manual de panificação*. Rio de Janeiro: Standard Brands of Brazil Inc., 1955, 243 p.

BRAUTLECHT, C. A. *Starch, its sources and uses.* New York: Reinhold Publishing Co. 1953, 408 p.

CIACCO, C. F.; CHANGS, Y. K. *Tecnologia de massas alimentícias*. São Paulo: Secretaria de Indústria Comércio Ciência e Tecnologia – Série Tecnologia Agroindustrial n. 5, s.d. 400 p.

DEXTER, J. E.; PRESTON, K. R.; KILBORN, R. H. Milling and qualities of some Canadian wheat classes alone and in blends with Brazilian wheat under Brazilian processing conditions. *Can. Inst. Food Sci. Technol. J.* 1987, v. 20, n.1, p 42-49.

EL DASH, A. A. *Fundamentos da tecnologia de panificação*. São Paulo: Secretaria de Indústria Comércio Ciência e Tecnologia – Série Tecnologia Agroindustrial n. 5, s.d. 400 p.

EL DASH, A. A. *Fundamentos da tecnologia de moagem*. São Paulo: Secretaria de Indústria Comércio Ciência e Tecnologia – Série Tecnologia Agroindustrial n. 6, 1981.

JACOBS, M. B. *The chemistry and technology of food and food products*. 2. ed. New York: Interscience, 1951, 3v.

MATARAZZO, S/A Ind. Reunidas. *Revisão tecnológica*. São Paulo: Assessoria de Pesquisa e Desenvolvimento. s.d. v.1.

MATZ, S. A. *Bakery technology and engineering*. 2. ed. Westport: AVI, 1972. 598 p.

MATZ, S. A. *Cereal science*. Westport: AVI, 1969. 241 p.

POMERANZ, Y. *Modern cereal science and technology*. Pullman, VHC. 1987. 486p.

POMERANZ, Y.; SCHELLENBERGER, J.A. *Bread science and technology*. Westport; AVI, 1971, 262 p.

4.6 CEVADA

Urgel de Almeida Lima

A cevada é o quarto cereal mais colhido do mundo; é conhecida há milênios, provavelmente antes do trigo, e usada por povos primitivos para consumo como alimento humano. Sua origem está na Mesopotâmia e dali migrou para a Ásia, o Norte da África e a Europa.

O aumento paulatino do consumo do trigo a substituiu na alimentação humana e a cevada passou a ser destinada ao arraçoamento de animais e à fabricação da cerveja. Com ela se prepara o malte, rico em enzimas responsáveis pela sacarificação do amido do grão, que assim se torna suscetível à fermentação alcoólica.

A cevada é usada também para a obtenção de bebidas destiladas, como o uísque escocês (*whisky*).

Inicialmente, toda cerveja e todo *whisky* eram produzidos com cevada maltada e posteriormente com malte mais grão de cevada apenas. A tecnologia evoluiu e, para produzir cerveja, além da cevada são usadas outras matérias-primas amiláceas, denominadas de adjuntos, como milho, arroz e outros cereais. Há estudos para usar mandioca e xaropes de maltose de alta concentração, obtidos principalmente na indústria de milho. Também, o uso de frutas, como banana.

Malte significa o produto obtido por germinação da cevada, mas é comum designar de malte os cereais germinados nas mesmas condições da cevada, e daí malte de milho e malte de trigo, por exemplo.

Pela legislação, malte é denominação privativa da cevada germinada em condições especiais de umidade, temperatura e calor, podendo somar-se a luz aos fatores que afetam sua obtenção.

O malte de cevada é o mais apropriado porque produz mais enzimas e de maior força diastásica. Ainda é imprescindível para a obtenção da cerveja.

Dentre os vários tipos de cevada explorados pelo homem a cevada cervejeira é a única produzida comercialmente no Brasil. Atualmente representa importante opção como cultura de inverno na região Sul e também no cerrado do Brasil Central, em cultivo irrigado.

A cevada cervejeira (*Hordeum vulgare ssp. vulgare*) é cultura de inverno incluída nos sistemas de produção de grãos em algumas regiões do Rio Grande do Sul, em Santa Catarina e no Paraná.

O aumento da produção nacional vem contribuindo para diminuir a dependência de importações.

4.6.1 PLANTA

A cevada pertence à família *Gramineae* e ao gênero *Hordeum*. A espécie cultivada é *Hordeum sativum* (Bland, 1971), classificada por outros como *H. distichon* L.(cultivares de duas séries de espiguetas) e *Hordeum vulgare* (cultivares com até seis fileiras).

Seu ciclo vegetativo varia de 100 a 140 dias, de acordo com os cultivares usados.

O rendimento agrícola, comumente confundido com produtividade, no Brasil varia de 1 000 a 1 500 kg/ha. Entretanto, há informações de produção de até 2 400 kg/ha. O ciclo vegetativo varia de 100 a 140 dias, em média.

A planta origina-se de uma semente que germina, perfilha e forma uma touceira de vários colmos herbáceos, cada um produtivo. Eles são eretos, de 0,6 a 1,0 m de altura e apresentam folhas grandes, largas e de coloração verde-escura.

O sistema radicular fasciculado explora amplo cubo de terra de dimensão variada de acordo com o cultivar, propriedades físicas do solo e espaçamento.

A inflorescência é uma espiga que encerra duas ou seis fileiras de espiguetas, que possuem flores estéreis e férteis (Fig. 4.15). As espiguetas, em número de três, estão dispostas alternadamente sobre uma ráquis com uma única flor fértil. As espiguetas são revestidas de glumas resistentes e aguçadas e as glumelas das flores férteis têm aristas longas. Os frutos são cariopses com ambas as extremidades agudas como um losango (Fig. 4.16), morfologia diferente do trigo e do arroz.

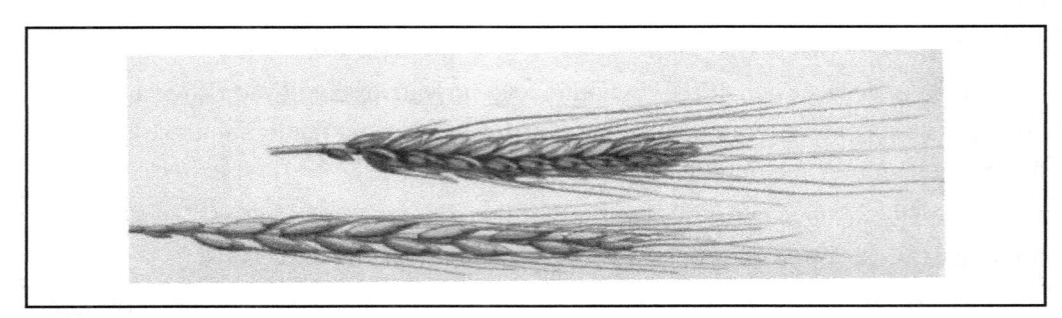

Figura 4.15 Espigas de cevada

As espigas com duas fileiras produzem grãos maiores, mais uniformes, ricos em amido, enquanto os grãos das de seis fileiras são menores, desuniformes, com mais cascas, menos ricos em amido, porém, mais ricos em proteínas e em enzimas. Na indústria cervejeira a maior quantidade de cascas favorece a produção de mais meio filtrante na mosturação e as proteínas liberam mais aminoácidos que favorecem a fermentação.

A escolha da variedade depende das exigências da cervejaria.

4.6.2 SOLO

A cevada não se desenvolve bem em solos ácidos; é exigente em relação ao nitrogênio e ao fósforo, mas não reage à fertilização com potássio. Ela se adapta bem a solos profundos, bem drenados, de textura média e bem estruturados; devem-se evitar solos ácidos, arenosos e mal drenados. A adubação que deve ser precedida de análise da terra deve ser cautelosa em relação à aplicação de nitrogênio quando as sementes forem destinadas à produção de malte; o teor de proteína do grão, para esse uso não pode ser superior a 12% e o nitrogênio afeta a composição proteica da semente.

4.6.3 CLIMA

O clima frio é o mais adequado e, no Brasil, esse é um cereal de inverno, mas há lavouras de outono; ele exige boa luminosidade e pluviosidade moderada. Seu cultivo concentra-se na região Sul, mas o país ainda o importa grande parte em seu estado natural assim como sob a forma de malte.

As sementes germinam em temperaturas baixas, como 6 °C, mas a temperatura ótima para a produção varia de 24 a 26 °C.

4.6.4 PLANTIO

A época da semeadura varia de acordo com a região. Em algumas regiões, a instalação da cultura é feita de março a abril e, em outras, como no estado do Rio Grande do Sul, é recomendada a partir do meio de maio até julho. Pelo método tradicional as sementes são plantadas em sulcos, à distância de 20 cm entre cada um, com 40 a 50 sementes por metro linear. A densidade de semeadura varia de 100 a 150 kg de sementes por hectare.

4.6.5 CULTIVARES

Há grande número de cultivares recomendados, alguns adequados para industrialização e outros para alimentação humana, para hibridação e melhoramento. Os destinados à indústria em geral são híbridos cuja vida útil é limitada a certo período, ao fim do qual devem ser substituídos.

Há sempre novas variedades produzidas por estações experimentais de Instituições especializadas, visando ao melhor rendimento ou produtividade, a resistência a pragas, doenças e à degenerescência natural. Os melhoristas estimam a vida útil de um cultivar híbrido entre três e dez anos.

4.6.6 CUIDADOS FITOSSANITÁRIOS

O cuidados com a planta envolvem a eliminação de plantas daninhas, pragas e doenças, por meio de tratos culturais com máquinas, uso de herbicidas, inseticidas e fungicidas. O bom resultado agrícola depende desses tratamentos indispensáveis nessa cultura.

4.6.7 COLHEITA

É feita de agosto a setembro, de preferência em dias secos, nas primeiras horas da manhã e com os grãos no ponto de colheita, ou seja, com 13 a 15% de umidade, ponto em que o grão não marca quando pressionado com a unha.

4.6.8 CEVADA COMO MATÉRIA-PRIMA

O fruto gerado na flor fértil é uma cariopse (Figs. 4.16 e 4.17), constituída por epicarpo, endosperma e embrião, é de morfologia variável de acordo com a variedade. Entretanto, pode ser descrito como um grão alongado, duplamente apiculado, como um losango, de 5 a 8 mm no eixo longitudinal, de 2,5 a 4,5 mm no eixo transversal e massa média de 35 mg. A face dorsal é convexa e lisa e a ventral é achatada ou ligeiramente côncava com um sulco longitudinal de comprimento e profundidade variável.

O cereal é colhido quando o grau de umidade dos grãos está ao redor de 14%, em colheita manual ou mecânica, com colheitadoras como as usadas para trigo.

Após a colheita, o grão deve ser submetido à secagem para manter a umidade uniforme entre 13 e 14%, condição que permite sua conservação prolongada.

A secagem é feita ao ar ou em secadores mecânicos, mas a temperatura não pode ser muito alta. Em geral, o ar é injetado a 54-56 °C, mas não deve aquecer o grão a mais de 52 °C, para não matar os embriões.

Depois do batimento das espigas a gluma das flores continua protegendo o grão, ao contrário de outros cereais, como trigo e centeio. Como no trigo as glumas formam mecha designada por barba.

O epicarpo tem origem nas paredes do ovário e a testa mais o tégmen, que fazem parte de muitas espécies botânicas, degeneram quando da formação da cariopse.

O endosperma é formado internamente por grãos de amido aglutinados em matriz protéica envoltos externamente por camada de células de aleurona, pobre ou isenta de amido.

O embrião é formado por radícula e plúmula e está preso ao endosperma pelo escutelo, mas dele separado por uma camada de células planas e vazias. O escutelo segrega enzimas que agem sobre o endosperma, hidrolisam o amido e decompõem as proteínas, fornecendo os açúcares e aminoácidos, respectivamente, para a germinação e desenvolvimento do embrião.

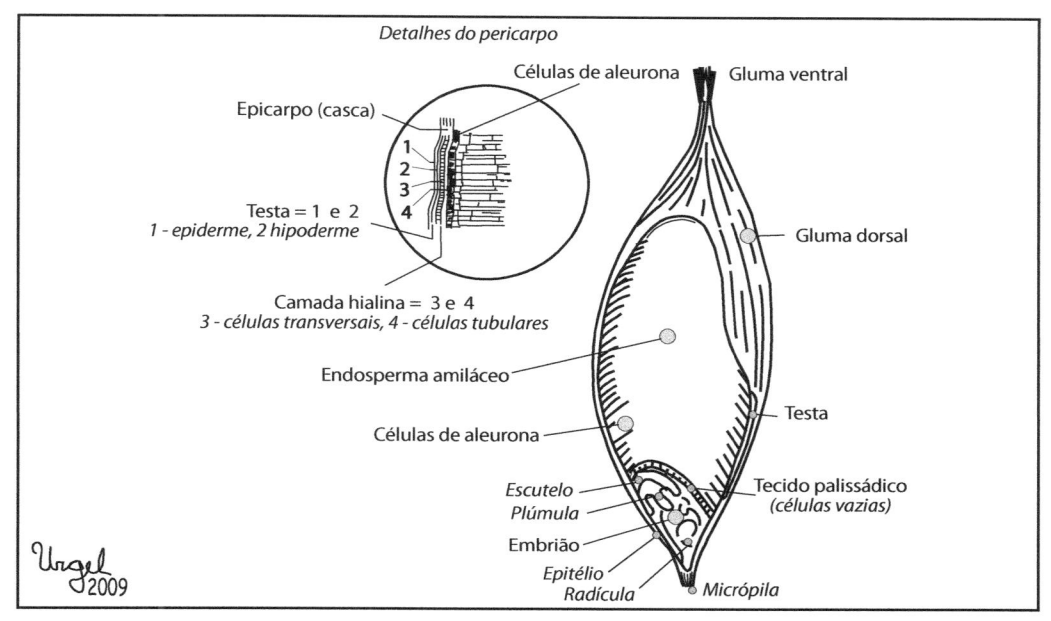

Figura 4.16 Grão de cevada em corte longitudinal

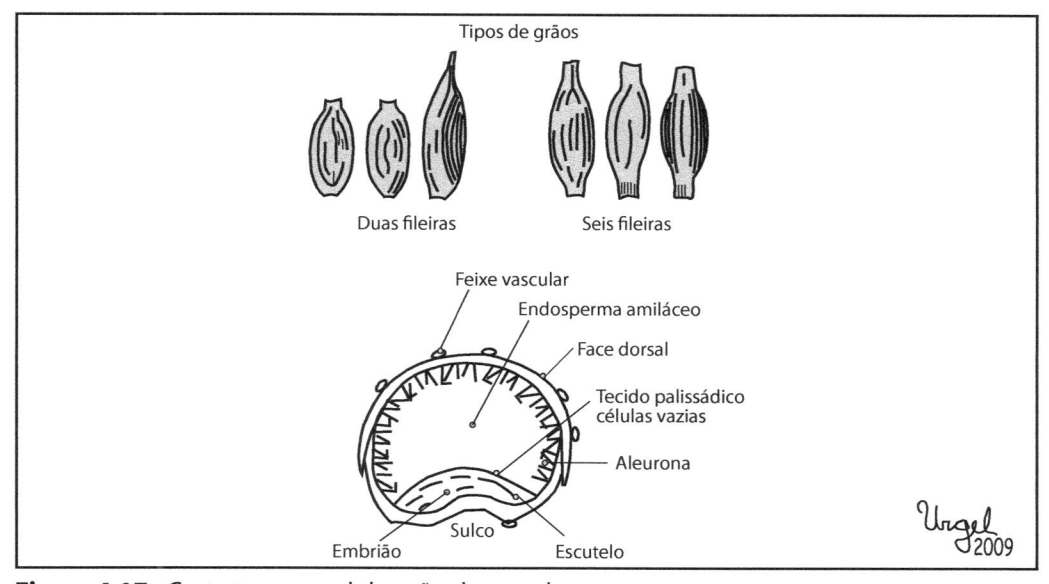

Figura 4.17 Corte transversal do grão de cevada

4.6.9 QUALIDADE DA MATÉRIA-PRIMA

Para uso industrial, a cevada deve ostentar qualidades físicas, químicas e organolépticas adequadas, suscetíveis de serem avaliadas a olho nu, pelo tato, olfato e procedimentos laboratoriais.

Ao natural, o bom material é identificado por grãos cheios, brilhantes, de cor amarelada, sem manchas e de odor típico. Também pelo aspecto, grãos de cor esmaecida, mal desenvolvidos, chochos, portadores de manchas e odores estranhos como os de bolor, terra ou outro atípico, indicam matéria-prima de má qualidade.

Por métodos laboratoriais, a qualidade é atestada pelos teores de umidade, de proteína, de amido, de impurezas diversas, pela massa por hectolitro de grãos, pelo aspecto vítreo ou não do endosperma e pelo poder germinativo. Para ser considerada boa a matéria-prima deve pesar de 65 a 75 kg/hL, conter no máximo 3% de impurezas, ter poder germinativo mínimo de 96%, mínimo de 77,5 a 81% de extrato nos grãos de duas fileiras e de 77,5% nos de seis fileiras. O extrato é definido como o teor de materiais solúveis obtidos quando da preparação do mosto para a fermentação.

As impurezas são barbantes, cascas, terra, pedaços de palha, grãos chochos, pedaços de sacos, sementes diversas de pequenas e grandes dimensões, grãos estranhos, pedras, resíduos metálicos.

O teor de proteína varia de 9 a 12%, ou mais, conforme a variedade. As variedades de teor entre 9 e 11% são aconselhadas para preparação de malte para cervejas claras e os de 12% ou mais, para a obtenção de malte para cervejas escuras. Teor mais alto de proteína resulta em menor teor de extrato.

O grão de cevada destinado à indústria cervejeira precisa apresentar uma série de características, entre as quais, cor e cheiro de palha, germinação mínima de 95%, percentagem de grãos classe 1 acima de 85% e teor de proteína não excedendo 12%.

A quantidade de proteína na cevada é inferior à do trigo e sua qualidade é diferente. Lavada com água, a massa de cevada encerra pouco ou nenhum glúten; do líquido de lavagem deposita material amiláceo e material proteico insolúvel (caseína) enquanto o líquido claro sobrenadante encerra pequena quantidade de albumina coagulável pelo calor e de caseína precipitável pelo ácido acético. Se o depósito amiláceo for digerido com água amoniacal será obtida uma solução de proteína da qual um precipitado volumoso se forma com ácido acético.

Nos países temperados e frios é recomendado secar o cereal a 12% de umidade, armazenar a 25 °C por duas semanas e depois resfriar a 15 °C.

A cevada a maltar deve, tanto quanto possível, ser conservada ao redor de 15 °C, armazenada de modo a não danificar o embrião que é vivo, e germinar para produzir o malte.

Os grãos a serem maltados devem ser armazenados em condições que não permitam seu umedecimento e aumento de temperatura. Acima de 15 °C os grãos são facilmente infestados e, depois de perfurados, favorecem o crescimento de fungos. Os insetos e microrganismos facilitam o aumento da umidade e, consequentemente, a elevação da temperatura. Os silos devem ser providos de dispositivos de controle de temperatura, como a circulação de ar internamente.

Entre as pragas são importantes traças e gorgulhos e dentre os microrganismos os mais importantes são os fungos filamentosos, entre os quais os produtores de aflatoxina, *Aspergillus fumigatus,* cujos esporos causam distúrbios pulmonares e o *Claviceps purpúrea*, produtor de ergotamina, muito tóxica.

O armazenamento é feito em sacos ou a granel, dependendo da capacidade da maltearia. Em sacos, é feito o empilhamento sobre páletes de madeira, com espaço entre as pilhas, para evitar o umedecimento.

A granel, quando em pequenas quantidades, é armazenado em celeiros, com revolvimento frequente para evitar o umedecimento, aquecimento e suas consequências.

Em grandes volumes são usados silos de grande capacidade, de carga móvel ou não, com dispositivos de aeração para manter a umidade e o aquecimento dentro dos padrões recomendados. A cevada armazenada exige mais cuidados do que os dispensados a outros cereais, porque sua industrialização eficiente demanda alto poder germinativo, que depende de controle constante das condições de conservação.

As variedades para indústria cervejeira são as que têm, no mínimo, 1,8 mm de diâmetro; os menores são destinados à indústria de panificação.

A Tabela 4.7 indica a composição de semente e da do cereal moído e a Tabela 4.8 indica o conteúdo de proteína de algumas variedades de cevada de experimentos em três anos em alguns municípios do estado de São Paulo: Itapeva (2001), Itaí e Itatinga (2002) e Paranapanema, Manduri e Aguai (2003), respectivamente.

Tabela 4.7   Composição da semente de cevada e do cereal moído

Sementes	Cevada
Farinha	70,05
Cascas	18,75
Umidade	11,2
	100,0
Farinha	
Amido	67,18
Matéria fibrosa (glúten, amido e lignina)	7,29
Gomas	4,62
Glúten	3,52
Albumina	1,15
Fosfato de cálcio com albumina	0,24
Umidade	9,37
Perdas	1,49
	100,00

Fonte: EINHOF, L. GMELIN'S HANDB. D. CHEMIE, ii. 1344.

Tabela 4.8   Teor de proteína em cevada em três anos e três regiões no estado de São Paulo

Cultivar	Ano		
	2001	2002	2003
Teor de proteína em %			
Embrapa 43	11,9	15,3	13,1
Embrapa129	11,6	14,8	13,3
Embrapa128	11,1	15,2	14,1
Embrapa127	12,0	13,9	13,9
BR 2	11,7	15,7	13,8
BR 180	10,0	13,7	10,3
BR 195	–	14,9	12,7

Fonte: EMBRAPA.

BIBLIOGRAFIA

COOK, A. K. *Barley and malt*: biology, biochemistry, technology. New York: Academic Press, 1962. 740 p.

D'ARCY, C. J.; BURNETT, P. A. *Barley yellow dwar:. 40 years of progress*. St. Paul: Academic Press, 1995, 374 p.

MINELLA, E. *Cevada cervejeira: característcas e desempenho agronômico das cultivares indicadas para a região Sul.* Embrapa. Circular Técnica Online, n. 4, dez. 2001.

SHEWRY, P.R. *Barley:* genetics, biochemistry, molecular biology and biotechnology. Bristol: C.A.B. International, 1992, 610 p.

TOLEDO, F. F. Cevada. In: INGLEZ DE SOUSA, J. S. (Coord.). *Enciclopédia agrícola brasileira*. São Paulo: Edusp, 1998. v. 2, p. 284-285.

URION, E.; ROULEAU, H. *Bière et malt*. Nancy: École de Brasserie, s.d. p. 139 p.

4.7 MALTE

Urgel de Almeida Lima

Todos os grãos (trigo, milho, sorgo) quando germinam, liberam enzimas que causam transformações no grão, principalmente no material amiláceo, que se converte em açúcares e dextrinas.

Por definição, o malte é o grão de cevada germinado sob condições especiais de umidade, temperatura e agitação, que garantem o máximo de produção de enzimas capazes de hidrolisar o amido da semente e obter o melhor desempenho da operação. Ele é usado como matéria-prima para indústrias farmacêutica, química, de alimentos e de bebidas alcoólicas fermentadas e destiladas.

Quando se usa outro cereal germinado para a hidrólise do amido de grãos destinados à produção de bebidas alcoólicas, ou etanol, costuma-se designá-lo por malte, seguido da indicação do cereal. Malte de milho, por exemplo.

Entretanto, a citação de malte, em todos os países, faz entender que é o produto obtido com a germinação de cevada.

A germinação do embrião dos cereais causa a liberação de várias enzimas que atuam de maneira distinta sobre o endosperma. Há as que estimulam o crescimento da radícula e da plúmula e o crescimento e a emergência da plantinha.

Duas enzimas hidrolisam o amido e o desdobram em açúcares que fornecem a energia necessária ao embrião para respiração e crescimento e para formar nova planta.

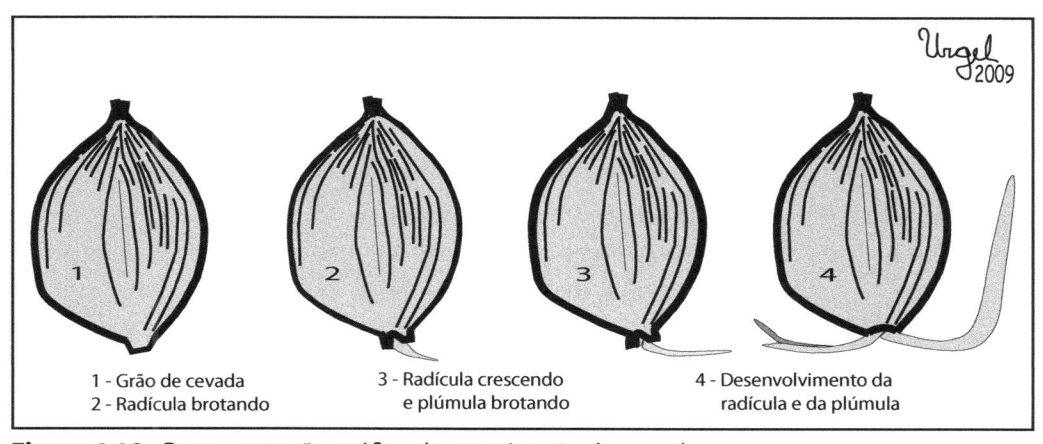

1 - Grão de cevada
2 - Radícula brotando

3 - Radícula crescendo
e plúmula brotando

4 - Desenvolvimento da
radícula e da plúmula

Figura 4.18 Representação gráfica da germinação da cevada

4.7.1 USOS DO MALTE

Para uso industrial, o processo de desenvolvimento do embrião é interrompido, morrem a plântula e a radícula, mas ficam no endosperma os açúcares desdobrados e as enzimas ativas. As sementes germinadas, colocadas em condições especiais, liberam as enzimas que continuam a desdobrar o amido do próprio grão, de outros grãos não germinados, incluindo a cevada e outros materiais amiláceos e feculentos destinados à industrialização em fábricas de cerveja, de xaropes de maltose ou de glicose, de fermentado acético, destilarias de uísque e de etanol. O malte é produto imprescindível para a fabricação de cerveja, mas tem ampla aplicação industrial, como mostra a Tabela 4.9.

4.7.2 OBTENÇÃO DO MALTE

Sua preparação envolve três operações distintas: maceração, germinação e secagem.

Maceração

Os cereais com umidade de 12 a 14% estão secos e nessa condição se conservam inalterados por longos períodos.

A maceração é a operação de seu umedecimento sob condições controladas, executada pela imersão dos grãos de cevada em água.

A água em temperatura controlada umedece e incha os grânulos de amido, solubiliza sais minerais, vence a dormência do germe (embrião) e favorece a ação das enzimas amilolíticas. A operação pode tardar alguns dias; é executada com renovação de água e a velocidade do umedecimento dos grãos depende da variedade, do tamanho das sementes, das condições em que se desenvolveu e da temperatura.

A cevada é colocada em tanques, recoberta com água e é comum fazer insuflação de ar que faz agitação, favorece a dissolução de oxigênio, contribui para lavar os grãos e colabora para o desenvolvimento do embrião. A bibliografia recomenda o uso de água potável a 15 °C e desaconselha o emprego de água dura. Após 12 a 24 horas a água é drenada, os grãos ficam expostos em repouso por algum tempo e é feita a renovação da água. Inicia-se uma nova etapa, que é repetida até que as sementes acusem ao redor de 42% de umidade. Com essa manipulação é comum aparecerem pequena raízes. A água atravessa a casca e as camadas de revestimento, penetra no grão pela micrópila e ativa o embrião. Com o rompimento da dormência o germe passa a exigir mais oxigênio que é fornecido pelo maior arejamento no tanque de maceração. A alternância da drenagem, do descanso e da renovação da água favorece a oxigenação. Sua falta ou insuficiência pode causar o consumo dos açúcares pelo embrião ou mesmo fermentação com liberação de dióxido de carbono.

Germinação

A germinação inicia pela quebra da dormência do germe pelo umedecimento. Seu quociente respiratório aumenta e estimula a atividade das enzimas que despertam o embrião de sua condição de latência e causam seu brotamento. Este ocorre pela ação conjunta de agentes denominados comumente de diastases e que compreendem um conjunto de hormônios e enzimas: citase, amilases, proteases e giberelinas.

A citase quebra as membranas que envolvem o endosperma, torna-as permeáveis à água e a solutos. Sua atividade se inicia próxima ao embrião e progride em direção à extremidade oposta, envolvendo todo o grão.

As amilases transformam o amido em maltose, glicose e dextrinas; as duas primeiras são fontes de energia e as dextrinas não fermentam. As proteases (enzimas proteolíticas) desdobram as proteínas que aglomeram o amido nas células do endosperma e acumulam na camada de aleurona. Por ação das proteases são formados albumoses, peptonas, polipeptídeos e, ao final, aminoácidos.

Tabela 4.9   Usos da cevada e do malte

Material	Utilização
Cevada	Para preparo de farinhas para confeitaria, alimentos dietéticos, panificação e obtenção de amido. Para o preparo do malte.
Cevadilha	Grãos separados na triagem antes da obtenção do malte, empregados para arraçoamento animal.
Malte	Indústria cervejeira – produção de cerveja. Indústria de transformação dos amidos – obtenção de maltose, glicose, dextrinas e bebidas alcoólicas destiladas (genebra, gim, uísque). Indústria farmacêutica e química – obtenção de alimentos dietéticos (farinhas, alimentos maltados), complemento dietético, álcool para uso farmacêutico, em cosméticos e perfumaria. Agente sacarificante – obtenção de meios de cultura usados em trabalhos microbiológicos. Indústria têxtil – obtenção de gomas, preparação de removedores de manchas. Indústrias alimentares – preparo de farinhas, panificação, confeitaria. Subproduto – radículas, germe, bagaço. Contém mais vitaminas do que a cevada, entre as quais se contam aneurina, riboflavina, ácido nicotínico, piridoxina, ácido pantotênico e biotina. Encerra amilase, proteinase, peptidase, citase e fitase.

As giberelinas produzidas pelo embrião estimulam a simplificação da aleurona e fazem iniciar a germinação. O ácido giberélico, produto de plantas inferiores e de fungos filamentosos se assemelha às giberelinas secretadas pelo embrião. Em alguns casos o acido giberélico é adicionado à cevada durante a maltagem com vantagens e desvantagens, como pode ser visto na Tabela 4.10.

Tabela 4.10 Influência da adição de 0,25 mg de ácido giberélico/kg⁻¹ de cevada, antes
e durante a germinação

Vantagens
Auxilia a quebra da dormência Aumenta o extrato de malte em 1 a 3% Reduz o tempo de maceração em dois a três dias Possibilita maltar cevadas de qualidade inferior, sobretudo com técnicas de abrasão Aumenta o volume do malte verde
Desvantagens
Pode contribuir para aumentar as perdas durante a maltagem porque aumenta o quociente respiratório e causa maior crescimento das radicelas Aumenta o grau de hidrólise e produz quantidades excessivas de N solúvel Intensifica a cor, o que prejudica a qualidade dos maltes claros

Fonte: Adaptado de HOUGH, 1990.

Secagem

O grão germinado úmido, denominado de malte verde, que contém as enzimas pode ser usado imediatamente após moagem, porém sua conservação é restrita. Para evitar deterioração e ampliar seu uso sem inativar as enzimas, o malte é submetido a secagem em condições especiais sob as quais além da perda de umidade pode sofrer torração em diferentes intensidades, que contribui para obtenção de cor e de aroma.

O malte seco pode ser conservado por longos períodos, em silos ou ensacados ao abrigo de umidade e preservado do ataque de pragas e de contaminação microbiana.

A secagem do malte permite a conservação do embrião, das radicelas e plúmulas que se originaram durante a germinação, mas porque não têm função nas operações de industrialização são eliminados antes do armazenamento e comumente são usados para alimentação animal.

Após a secagem, o malte é armazenado e será utilizado depois de quatro a seis semanas para que haja perfeito equilíbrio na distribuição da umidade no lote de grãos.

4.7.3 MATÉRIA-PRIMA

Para a obtenção do malte a matéria-prima deve ter ótima qualidade. Em primeiro lugar os grãos de cevada devem ser limpos de qualquer impureza antes da germinação, depois devem ser classificados. Essas operações são executadas com o uso de trilhas, eliminadores da barba, ventiladores, polidores, aspiradores, ciclones, filtros de poeira, eletroímãs, peneiras e calibradores.

A classificação separa os grãos grandes, de mais de 2,4 mm, os médios, entre dois e 2,4 mm e os menores que 2,0 mm. Estes, comumente denominados de cevadilha, são habitualmente usados para alimentação animal. Na maltearia a cevada é movimentada por meio de correias transportadoras, parafusos sem fim e transportadores pneumáticos por aspiração ou sopro.

Qualidade do malte como matéria-prima

É avaliada por um conjunto de características físicas, sensoriais e laboratoriais, que norteiam sua utilização industrial. Aspecto, odor, regularidade da germinação, umidade, teor de extrato, poder diastásico e teor de proteína são objeto de apreciação para estimar a qualidade.

Um malte para cervejaria, por exemplo, tem sua qualidade avaliada pela quantidade e qualidade do extrato, por sua vez dependente do teor de enzimas presentes e não da composição original da cevada. Prepara-se um mosto e analisa-se sua aparência, a velocidade de sacarificação, o poder diastásico e a velocidade de filtração.

O crescimento da plúmula e a característica vítrea são examinados para estimar o grau de modificação do grão; a concentração de açúcares determinada por extração com água fria mede a modificação.

A análise da qualidade completa-se pela determinação do extrato e pela cor; o rendimento em extrato depende da umidade.

Outras avaliações são feitas quanto ao sabor, quebra pela fervura, pH, total de sólidos solúveis orgânicos, teor de açúcares, nitrogênio solúvel permanente, nitrogênio formol, massa de 1 000 grãos ou kg/hL, teste de peneiragem, viabilidade do endosperma para avaliar a atividade proteolítica. Mais raramente são medidas a acidez total e a viscosidade.

A dureza causada pela torração se localiza no centro ou na periferia do endosperma, ao contrário da devida à germinação, que começa na extremidade.

O comprimento da gêmula é medido diretamente e relacionado com o do endospermas em 0 a ¼ do seu comprimento, ¼ a ½, ½ a ¾ e ¾ a 1,0 (igual ao endosperma) e maior do que o endosperma (extralongo). A medição é feita após retirar as cascas depois de ferver 100 grãos de malte até a translucidez das cascas, em solução de sulfato de cobre a 2%.

A dureza e a característica farinácea são determinadas em farinógrafo nos endospermas classificados pelo tamanho da gêmula.

O grau de submersão em água ou em mistura de tetracloreto de carbono e benzeno em densidades definidas entre 1,0 e 1,2 e 0,95 e 1,0, é outro teste para a qualidade, medida pela densidade dos grãos de cevada (1,25) e do malte, entre 0,95 e 1,0. De 100 grãos mergulhados, são separados os que flutuam permitindo obter a percentagem de submersão.

O teste de germinação mede a regularidade, determinada como regular entre 70 e 80% e irregular abaixo de 70%.

Por teste de mosturação o odor do malte é classificado como normal ou atípico, a velocidade de filtração em normal (até uma hora) ou lenta (mais do que uma hora) e a aparência em brilhante, ligeiramente opalescente, opalescente e turva.

A atividade diastásica na hidrólise do amido, principalmente pela ação da ß-amilase indica a capacidade de formação de maltose, mas não indica a velocidade da sacarificação, que é avaliada pela reação de redução do licor de Fehling.

Para avaliar a qualidade do malte há outros testes como poder de dextrinização, liquefação e cor do malte caramelizado. No malte para cervejaria, também a quantidade de extrato possível de obter e seu teor de nitrogênio solúvel, a atividade enzimática do malte, a fermentescibilidade e a cor.

Conhecer o teor de glucanas, a viscosidade e a dureza do malte, o teor de aminoácidos no extrato e a relação entre nitrogênio total e solúvel são elementos para avaliar a qualidade que influem na fermentação.

BIBLIOGRAFIA

DE CLERCK, J. *A textbook of brewing.* London: Chapman and Hall, 1950. v. 2.

HOUGH, J. S. *Biotecnologia de la cerveza y de la malta.* Zaragoza: Acríbia, 1990, 194 p.

LIMA, U. A. Malte. In: PEIXOTO, A.M. (Coord.). *Enciclopédia agrícola brasileira.* São Paulo: Edusp, I-M, 2002. v. 4, p. 359-366.

MATZ, S. M. *Bakery Technology and Engineering.* 2. ed. Westport: AVI, 1972, 598 p.

SECRETARIA DE INDÚSTRIA E COMÉRCIO DO PARANÁ. *Programa estadual de industrialização da cevada.* Curitiba: Coordenadoria do Desenvolvimento Industrial e Comercial, 1976, 63 p.

URION, E.; ROULEAU, H. *Bière et malt.* Nancy: École de Brasserie, s.d. 139 p.

4.8 BAGAÇO DE MALTE DE CEVADA

Solange Inês Mussatto Dragone

Inês Conceição Roberto

O processo de produção de cerveja gera vários resíduos sólidos e líquidos. Neles se incluem a levedura, a terra diatomácea, o bagaço de malte, o sedimento das dornas ("trub"), o efluente líquido, o lodo (das estações de tratamento de águas e de efluentes), os óleos (lubrificante, hidráulico e combustível), os resíduos do envase (pasta celulósica, garrafas quebradas, latas, tampas metálicas, plástico e papelão) e os gases (CO, CO_2, NOx, SOx, hidrocarbonetos), entre outros. Ao todo, cerca de 60 tipos de resíduos advêm da fabricação de cerveja. Dentre estes, o bagaço de malte (proveniente do malte de cevada) é considerado o principal resíduo da indústria cervejeira, pois corresponde a cerca de 85% do total de resíduos obtidos. Na verdade, o bagaço não deveria ser considerado como resíduo, mas sim como um subproduto do processo cervejeiro, porque ele é normalmente vendido pelas cervejarias, para fazendeiros ou empresas que fabricam ração para animais.

Esse subproduto é gerado em grandes quantidades durante o ano todo, tanto pelas pequenas como pelas grandes cervejarias. Estima-se que para cada 100 kg de malte de cevada empregado no processo de fabricação de cerveja, são obtidos 125 a 130 kg de bagaço de malte na forma úmida (aproximadamente 80% de umidade). Tal relação corresponde a uma geração de cerca de 20 kg de bagaço para cada 100 litros de cerveja produzida. Segundo dados do Sindicerv (Sindicato Nacional da Indústria da Cerveja), o Brasil é o quinto maior produtor mundial de cerveja, com produção de 8,5 bilhões de litros/ano, ficando atrás apenas da China, dos Estados Unidos, da Alemanha e da Rússia (Fig. 4.19).

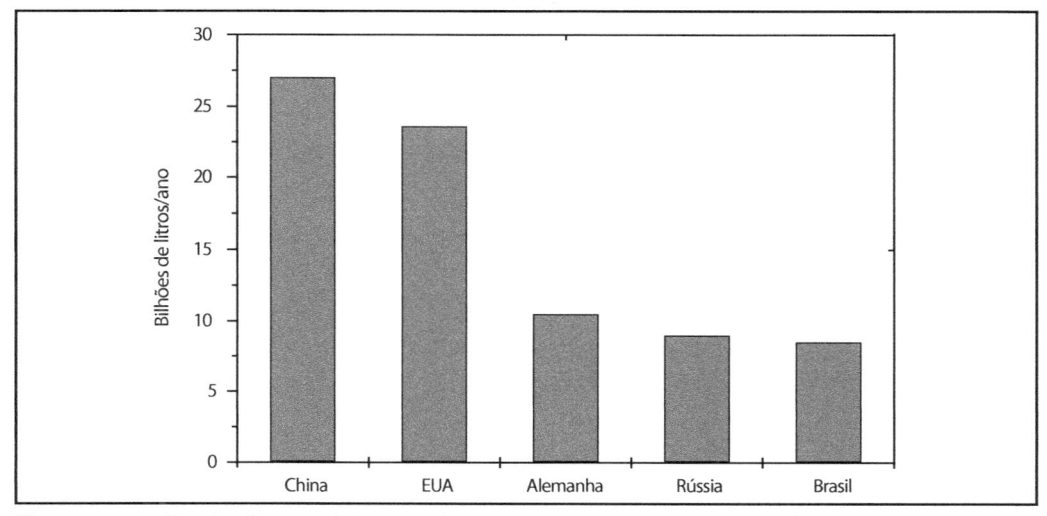

Figura 4.19 Produção anual de cerveja nos cinco maiores países produtores

Somente no Brasil, portanto, é gerada aproximadamente 1,7 milhão de tonelada de bagaço de malte/ano, principalmente na região Sudeste, onde se concentra a maioria das fábricas de cerveja do País. Nessa região, em dados atuais, são produzidos anualmente 46 milhões de hectolitros de cerveja o que corresponde a 57,5% da produção total do país. Quanto às outras regiões, na região Nordeste fabricam-se 17,3% da produção, ou seja, 13,88 milhões de hectolitros/ano, na região Sul esses valores correspondem a 14,8% e 11,8 milhões de hectolitros, respectivamente, enquanto na região Centro-Oeste correspondem a 7,5% e 5,97 milhões de hectolitros e na região Norte a 2,9% e 2,35 milhões de hectolitros. Com base nesses dados, a quantidade de bagaço de malte gerada anualmente nas diferentes regiões do Brasil foi estimada conforme apresentado na Figura 20, em mil toneladas/ano.

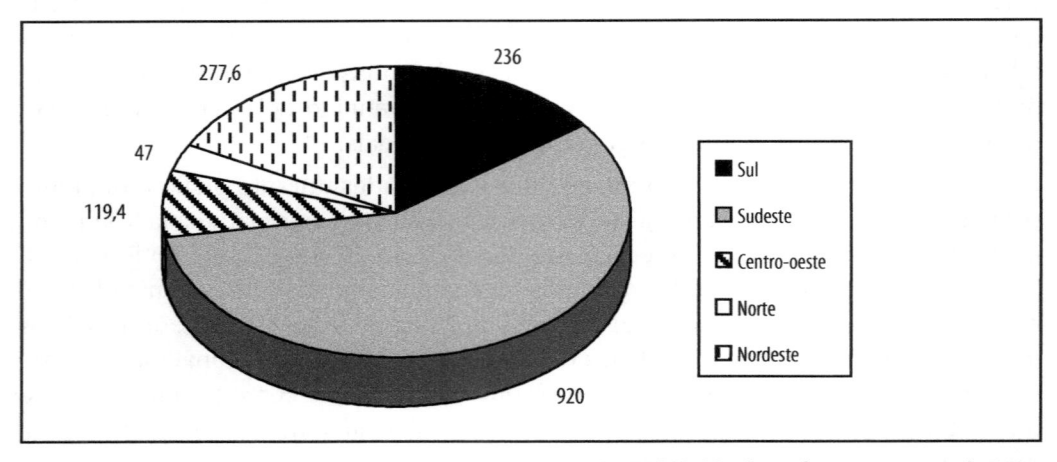

Fonte: SINDICERV. Dados referentes ao ano de 2004.

Figura 4.20 Estimativa da produção anual de bagaço de malte em mil toneladas/ano nas diferentes regiões do território brasileiro

4.8.1 OBTENÇÃO

O mosto cervejeiro é uma solução de açúcares obtida a partir dos componentes do endosperma (basicamente amido) do grão de cevada maltada. Para a elaboração do mosto cervejeiro, o malte de cevada é primeiramente moído para que a casca seja rompida e deixe a porção interna do grão mais livre para a ação das enzimas ativadas na maltagem. Posteriormente, o malte moído é misturado com água em uma tina de mostura, e a mistura é aquecida lentamente de 37 °C a 78 °C, visando a ativar suas enzimas. Durante esse estágio, o amido do malte é convertido a açúcares fermentescíveis (principalmente maltose e maltotriose) e não fermentescíveis (dextrinas), e as proteínas são parcialmente degradadas a polipeptídios e aminoácidos. Ao término desse processo de conversão enzimática (mosturação) é produzida uma mistura líquida açucarada denominada mosto, que será a base para a futura cerveja. Ao fim da mosturação uma fração insolúvel é também obtida, que consiste basicamente da casca do grão de cevada maltada. Tal fração é denominada bagaço de malte. Resíduos de lúpulo ou de outros cereais (tais como milho, arroz, aveia ou trigo) utilizados como adjuntos, podem também ser encontrados nessa fração, dependendo do processo cervejeiro utilizado. A aparência de uma partícula de bagaço de malte está apresentada na Figura 4.21.

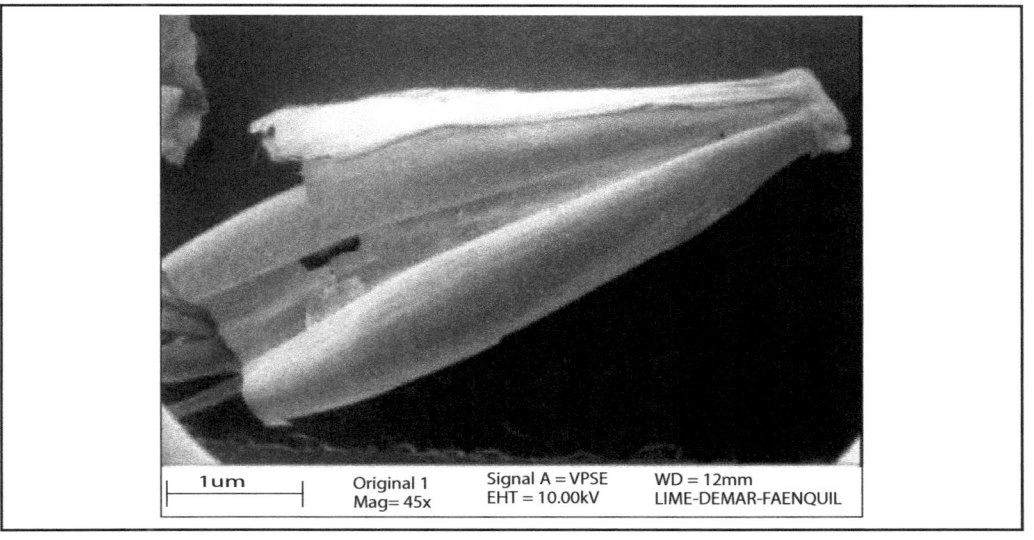

| 1um | Original 1 Mag= 45x | Signal A = VPSE EHT = 10.00kV | WD = 12mm LIME-DEMAR-FAENQUIL |

Figura 4.21 Aparência de uma partícula de bagaço de malte por Microscopia Eletrônica de Varredura (MEV). Ampliação de 45 vezes.

4.8.2 CARACTERÍSTICAS

O bagaço de malte é um material lignocelulósico rico em proteínas e fibras (celulose + hemicelulose + lignina), frações que correspondem a cerca de 15 e 70% (p/p) de sua composição, respectivamente. Tais frações encontram-se concentradas no bagaço de malte, pois grande parte do amido do grão de cevada é removida durante a mosturação. Dentre as fibras, hemicelulose e lignina encontram-se presentes em proporções similares (cerca de 28% p/p) e a celulose em menor proporção (aproximadamente 17% p/p). A hemicelulose é formada principalmente pelos polissacarídeos xilana e arabinana, presentes em relação de aproximadamente 2:1. Apesar do elevado conteúdo de arabinana no bagaço de malte, xilana e glicana são os principais polissacarídeos presentes neste material.

Além de proteínas e fibras o bagaço de malte também contêm extrativos e cinzas, constituintes presentes em menores proporções. A fração correspondente aos extrativos inclui uma série de compostos, tais como ceras, gorduras, gomas, amidos, alcaloides, resinas, óleos essenciais e vários outros constituintes citoplasmáticos. As cinzas são formadas por minerais, vitaminas e oligoelementos.

A Tabela 4.11 apresenta a composição química (em % base seca) do bagaço de malte obtido a partir de um processo cervejeiro empregando 100% malte de cevada (sem adição de outros cereais como adjuntos e sem a presença de lúpulo residual). No entanto, a composição química do bagaço de malte pode sofrer pequenas variações de acordo com o tipo de cevada empregada no processo cervejeiro, a época da sua colheita, as condições de maltagem e de mosturação.

A composição química do bagaço de malte também pode ser influenciada pela quantidade e tipo dos adjuntos adicionados no processo. Normalmente, na etapa de elaboração do mosto cervejeiro, algumas cervejarias incorporam adjuntos como arroz ou milho em substituição ao malte, para reduzir os custos do processo, ou ainda, em virtude do tipo de cerveja que se quer produzir.

Tabela 4.11 Composição química do bagaço de malte

Componentes	(% p/p)
Celulose (glicana)	16,8
Hemicelulose	28,4
Xilana	19,9
Arabinana	8,5
Lignina total	27,8
Lignina Klason	23,0
Lignina solúvel em meio ácido	4,8
Grupos acetil	1,3
Proteínas	15,2
Extrativos	5,8
Cinzas	4,6

Vários minerais estão presentes no bagaço de malte e dentre estes, silício, fósforo e cálcio são os mais abundantes (Tab. 4.12). Na realidade, a quantidade de silício no bagaço de malte é muita elevada, porque grande parte dos minerais que entram em sua composição, se encontra sob a forma de silicatos e se localiza na superfície externa do bagaço. A Figura 4.22, obtida por microscopia eletrônica de varredura mostra uma partícula de bagaço de malte em que se nota a presença de numerosos pontos brilhantes na superfície do material e que correspondem a silicatos.

As vitaminas presentes no malte de cevada são parcialmente solubilizadas durante a elaboração do mosto cervejeiro, no entanto, o bagaço ainda contém várias vitaminas as quais incluem, em μg: biotina (0,1), colina (1 800), ácido fólico (0,2), niacina (44), ácido pantotênico (8,5), riboflavina (1,5), tiamina (0,7) e piridoxina (0,7). Os aminoácidos encontrados no bagaço de malte incluem leucina, valina, alanina, serina, glicina, tirosina, lisina, prolina, treonina, arginina, cistina, histidina, isoleucina, metionina, fenilalanina, triptofano, ácido glutâmico e ácido aspártico.

Tabela 4.12 Minerais presentes no bagaço de malte

Minerais	(mg/kg)
Silício	10 740,0
Fósforo	5 186,0
Cálcio	3 515,0
Enxofre	1 980,0
Magnésio	1 958,0
Sódio	309,3
Potássio	258,1
Ferro	193,4
Zinco	178,0
Manganês	51,4
Alumínio	36,0
Cobre	18,0
Bário	13,6
Estrôncio	12,7
Cromo	5,9

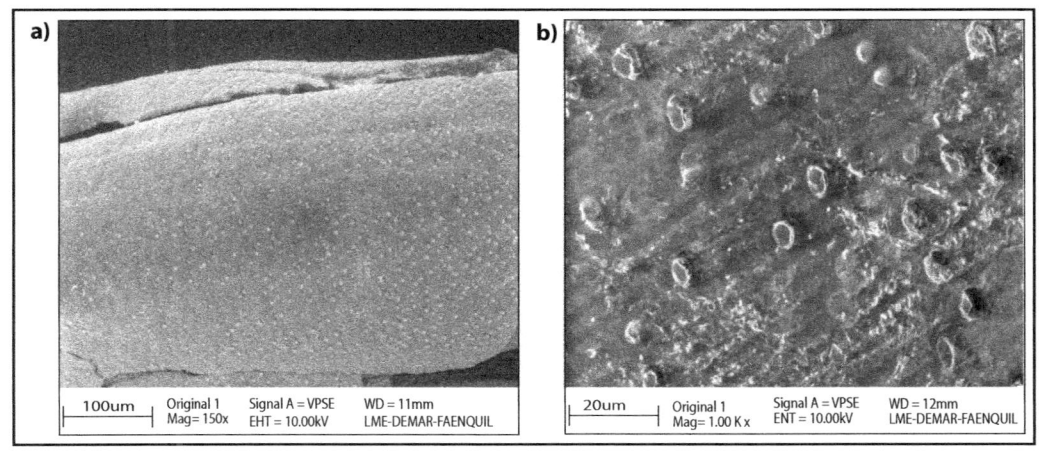

Figura 4.22 Microscopia eletrônica de varredura de uma partícula de bagaço de malte. Ampliação: (a) 150 vezes; (b) 1 000 vezes

4.8.3 MÉTODOS DE PRESERVAÇÃO

O bagaço de malte obtido nas cervejarias apresenta teor de umidade elevado, correspondente a mais de 70% de seu peso. Além disso, apresenta açúcares residuais provenientes do mosto cervejeiro. Tal combinação, água mais açúcares, proporciona condições favoráveis para o desenvolvimento de microrganismos. Por esse motivo o bagaço de malte se deteriora muito rapidamente (em dois a três dias), principalmente quando armazenado em temperatura ambiente. Fungos e leveduras são os principais responsáveis pela sua degradação em condições de aerobiose. Dentre esses microrganismos foram identificadas espécies dos gêneros *Aspergillus, Fusarium, Mucor, Penicillium e Rhizopus.*

A elevada quantidade de água no bagaço de malte úmido, além de facilitar o desenvolvimento de microrganismos acarreta outros problemas, tais como dificuldade no transporte a longa distância e no seu armazenamento. Tais dificuldades limitam sua utilização a determinadas distâncias das indústrias. Nos Estados Unidos da América, pesquisadores acreditam que seu uso é econômico até um raio de aproximadamente 100 km das indústrias.

Vários métodos têm sido testados visando a prolongar o tempo de armazenamento do bagaço de malte. O resfriamento é um método inadequado, pois causa alterações na composição e requer um grande espaço físico para armazenamento. A adição de sal comum (NaCl) é a prática adotada na maioria das fazendas que o adquirem e com a qual os fazendeiros conseguem armazená-lo em boas condições por até duas semanas. A adição de ácidos diluídos (láctico, acético, fórmico ou benzoico) e o armazenamento em contêineres de plástico é uma alternativa capaz de prolongar o período de estocagem do bagaço de malte para até três meses. Períodos de preservação mais longos podem ser obtidos pela secagem, mas alguns cuidados devem ser tomados para se obter bons resultados. A temperatura de secagem, por exemplo, deve ser mantida abaixo de 60 °C, uma vez que em temperaturas superiores são liberados odores desagradáveis e o material corre o risco de ser tostado ou queimado, o que causa modificações em sua composição química e produção de fumaça (problemas de poluição). A secagem do bagaço de malte é também interessante, pois causa grande redução de volume do material, facilitando o transporte e diminuindo os custos de estocagem e espaço físico necessário para seu armazenamento.

4.8.4 APLICAÇÕES POTENCIAIS

O elevado teor de proteínas e fibras na composição química do bagaço de malte possibilita seu uso em diversos setores industriais, os quais abrangem as indústrias de alimentos, energia e de processos biotecnológicos, entre outros. Um resumo das principais aplicações do bagaço de malte está apresentado na Figura 4.23.

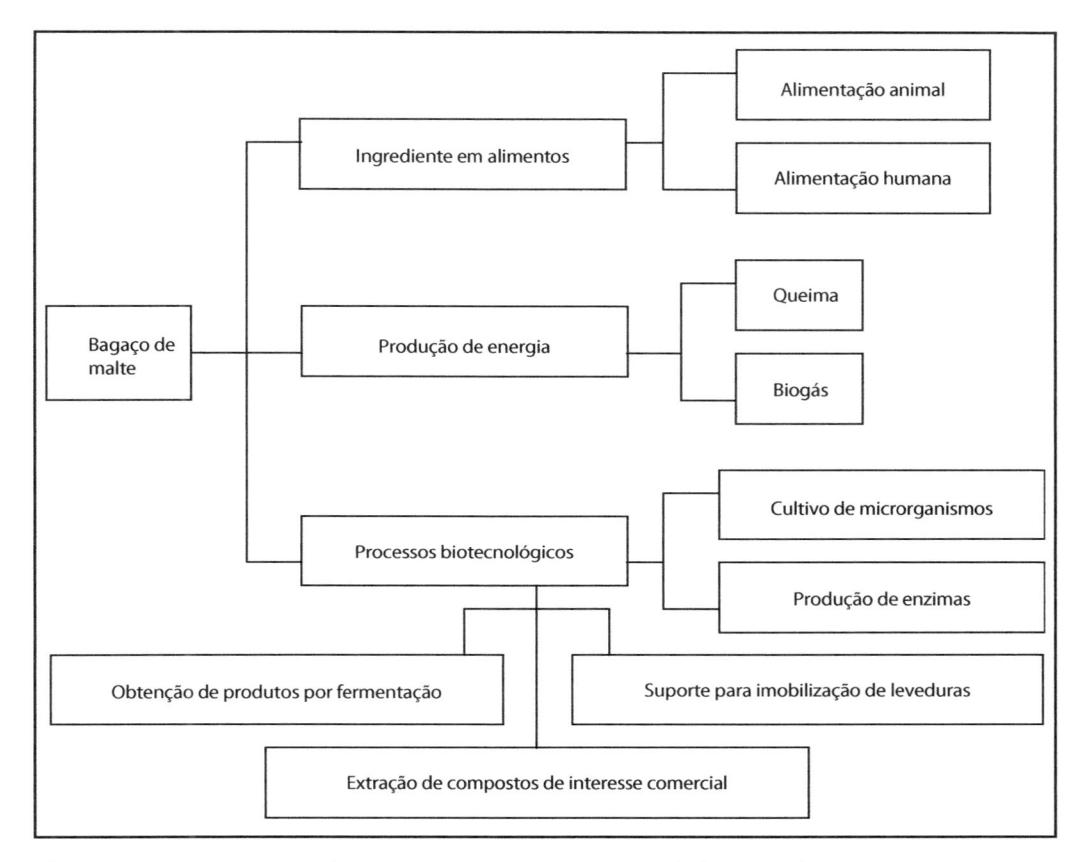

Figura 4.23 Potenciais aplicações para aproveitamento do bagaço de malte

Ingrediente em alimentos

A utilização do bagaço de malte na alimentação de animais é atualmente sua principal aplicação, pois constitui uma alternativa fácil e rápida para seu consumo sem causar problemas de poluição ambiental. Além disso, o bagaço representa um excelente complemento para a alimentação dos animais (principalmente ruminantes) devido ao seu elevado teor de proteínas e fibras, e por proporcionar aumento na produção de leite e ganho de peso dos animais, sem interferir em sua fertilidade.

No Japão, cerca de um milhão de toneladas de bagaço de malte é produzida por ano, das quais aproximadamente 95% são usados para alimentação animal enquanto que os 5% restantes são despejados no ambiente, causando problemas de poluição. No Brasil, o bagaço de malte tem sido amplamente utilizado na composição da dieta do gado leiteiro. Somente a Ambev (Companhia de Bebidas das Américas) gera bagaço de malte em quantidade suficiente para alimentar 720 mil cabeças de gado por ano, ou seja, um rebanho capaz de produzir o equivalente a, pelo menos, 3 milhões de litros de leite por dia. A empresa, em parceria com entidades de pesquisa e/ou de fomento agropecuário, vem desenvolvendo ainda outras aplicações, como, por exemplo, a utilização do bagaço de malte como única fonte de alimentação na piscicultura (tambaquis e curimatãs). Alguns estudos encontrados na literatura relatam ainda o uso do bagaço de malte na alimentação de outros animais, tais como frangos, porcos e hamsters.

Devido ao seu relativo baixo custo e elevado valor nutricional (rico em proteínas e fibras), o bagaço de malte tem sido considerado também como suplemento nutricional para a alimentação humana, adicionado na composição de pães, biscoitos e petiscos. No entanto, na forma em que é produzido nas cervejarias, o bagaço de malte apresenta uma granulometria grosseira para adição direta em alimentos, devendo primeiramente ser processado para fornecer farinhas. Algumas propriedades da farinha de bagaço de malte em alimentos estão apresentadas na Tabela 4.13.

A incorporação do bagaço de malte em alimentos deve ser feita com devidos cuidados, por causa de suas características e propriedades. Por exemplo, as proteínas do bagaço de malte úmido apresentam coloração marrom clara, o que permite sua adição somente na formulação de produtos que não são brancos, como bolos, pães e alguns "cookies". Além disso, ele só pode ser adicionado em alimentos em pequenas quantidades (5 a 15%), pois quando adicionado em grandes quantidades provoca alteração no sabor, no aroma e nas propriedades físicas do produto final, como por exemplo, na cor e na textura.

Tabela 4.13 Propriedades da farinha de bagaço de malte em alimentos

1	Fácil de misturar
2	Valor calórico correspondente a cerca da metade do valor da farinha da maioria dos cereais
3	Elevada capacidade de absorção de água
4	Presença de vários minerais (Ca, P, Fe, Cu, Zn e Mg)
5	Baixa capacidade de absorção de gordura
6	Coloração marrom claro, sabor suave e aroma de levemente torrado
7	Elevado conteúdo de fibras e proteínas

Várias vantagens têm sido observadas com a adição do bagaço de malte em alimentos. De acordo com alguns estudos, a adição de 10% na composição de pães aumentou o teor de proteínas e aminoácidos essenciais em 50% e 10%, respectivamente, e o conteúdo de fibras dobrou quando comparado com pães tradicionais formulados sem a adição desse material. Além disto, os pães com adição de bagaço de malte ficaram cerca de 7% menos calóricos que os pães tradicionais. Outra importante vantagem relacionada com sua adição em alimentos é que sua ingestão promove benefícios para saúde, associados com o aumento do peso fecal e mais rapidez no trânsito intestinal, com consequente alívio da prisão de ventre e prevenção da diarreia. Para alguns autores ocorre diminuição nos níveis de lipídeos totais e colesterol no plasma sanguíneo de pessoas que ingerem alimentos contendo bagaço de malte.

Produção de energia

O bagaço de malte pode ser empregado para produção de energia, tanto por combustão direta, como por fermentação para produção de biogás (uma mistura de 60-70% metano, dióxido de carbono e pequenas proporções de hidrogênio, nitrogênio e monóxido de carbono). Para a combustão direta é necessária uma pré-secagem do material até que atinja um teor de umidade inferior a 55%, mas devem ser tomados cuidados especiais para evitar riscos quanto à emissão de gases (SO_2, NOx) e poeira, que podem ocorrer durante esse processo e causar problemas de poluição ambiental. A produção de biogás é um processo realizado em duas etapas: na primeira, o material é hidrolisado com solução de NaOH a quente (70 °C) ou pela ação de enzimas; a segunda etapa consiste na fermentação do caldo produzido, por microrganismos acidogênicos, os quais convertem as macromoléculas complexas em compostos ácidos voláteis (acetato, propionato e butirato) e, posteriormente, bactérias metanogênicas convertem esses ácidos voláteis em metano.

Essas duas formas de produção de energia a partir do bagaço de malte (combustão direta e produção de biogás) têm sido consideradas como possibilidades potenciais de usar esse subproduto nas próprias cervejarias com vantagens do ponto de vista econômico. A produção de biogás parece ser um procedimento mais adequado para obter a energia térmica necessária para a cervejaria, enquanto o calor gerado pela combustão direta do bagaço supriria parcialmente a demanda de energia.

A bioconversão do bagaço de malte em gases (dióxido de carbono, metano e hidrogênio) poderá vir a ser uma boa forma de se produzir energia causando poucos efeitos desfavoráveis para o ambiente.

Processos biotecnológicos

O bagaço de malte pode ser utilizado como substrato para cultivo de vários microrganismos, incluindo bactérias (*Streptomyces* e *Bacillus*) e fungos filamentosos (*Pleurotus, Agrocybe, Lentinus, Aspergillus* e *Trichoderma*), com sucesso por causa de sua umidade e riqueza em proteínas e, além disso, porque propriedades físicas, tais como o tamanho de partícula, densidade específica, porosidade e capacidade de retenção de água também favorecem o desenvolvimento dessas espécies microbianas sobre ele.

Em vários casos, microrganismos são cultivados nesse material visando à produção de enzimas. Na maioria dos casos estudados, o bagaço de malte foi considerado fonte adequada de nitrogênio e energia para produção de enzimas pelos microrganismos, porém, em alguns casos, foi necessária a adição de uma fonte adicional de nitrogênio, como peptona, por exemplo. A Tabela 4.14 relaciona várias enzimas produzidas por microrganismos cultivados em bagaço de malte.

Tabela 4.14 Produção de enzimas por microrganismos cultivados em bagaço de malte

Microrganismo	Enzimas
Streptomyces (isoladas no cerrado brasileiro)	Xilanases
Streptomyces avermitilis	Xilanases e feruloil esterases
Bacillus subtilis	Alfa-amilases
Bacillus licheniformis	Alfa-amilases
Aspergillus oryzae	Alfa-amilases
Aspergillus awamori	Xilanases e proteases
Trichoderma reesei	Celulases

O bagaço de malte pode também ser eficientemente empregado como suporte para imobilização de leveduras. No processo de produção de cerveja, por exemplo, tem sido utilizado para imobilização da levedura cervejeira (*Sacharomyces uvarum*) apresentando vantagens quando comparado com outros materiais normalmente empregados como suporte. Tais vantagens são tanto do ponto de vista econômico como de simplicidade de preparação. O bagaço de malte tem sido também utilizado como suporte para imobilização de células de *Kluyveromyces marxianus*, para produção de pectinase.

Devido à composição química rica em carboidratos e compostos fenólicos, o bagaço de malte pode ser também empregado para obtenção de vários compostos de elevado valor comercial, tais como oligossacarídeos, açúcares (glicose, xilose, arabinose, manose e galactose), ácidos fenólicos (ferúlico, *p*-cumárico, *p*-hidroxibenzóico, siríngico, vanílico, entre outros) e vanilina, por exemplo. Todos esses compostos podem ser obtidos por extração direta a partir do bagaço de malte por meio de algum processo de hidrólise. Dentre as metodologias mais empregadas para hidrólise de materiais lig-nocelulósicos incluem-se o uso de enzimas (hidrólise enzimática), soluções de ácidos diluídos (hidrólise ácida) ou soluções alcalinas (hidrólise alcalina).

Os compostos extraídos do bagaço de malte podem ser purificados e utilizados nas indústrias de alimentos ou de cosméticos, ou então podem ser utilizados como substrato para produção de outros compostos de elevado valor comercial por fermentação. Alguns estudos já demonstraram a possibilidade de produção de etanol, ácido láctico, xilitol e arabitol, por meio da fermentação de hidrolisados produzidos a partir do bagaço de malte. Outros compostos de valor comercial, tais como ácido cítrico e vanilina também poderiam ser obtidos por fermentação destes hidrolisados, o que amplia ainda mais as possibilida-des de aproveitamento deste subproduto cervejeiro.

Outras aplicações

Há uma série de outras possíveis aplicações para o bagaço de malte. Uma delas é a produção de polpa celulósica, que pode ser obtida pela reação do material com uma solução alcalina (na maioria das vezes NaOH) ou pela ação de microrganismos. A polpa celulósica pode ser utilizada para a produção de papel, metilcelulose, glicose ou até mesmo etanol (por fermentação do licor contendo glicose, obtido por hidrólise da polpa celulósica).

O bagaço de malte pode também ser empregado como um eficiente adsorvente para diferentes finalidades: a) Na forma natural (sem nenhum tipo de pré-tratamento) para remoção do corante ácido alaranjado 7, que é normalmente utilizado nas indústrias têxtil e papeleira, mas cuja presença em efluentes causa sérios problemas ambientais; b) Na forma pirolisada, o bagaço pode ser empregado para remoção de compostos orgânicos voláteis em resíduos gasosos; c) Quando pré-tratado com solução de NaOH adsorve eficientemente os íons cádmio, chumbo e cromo de soluções aquosas.

A produção de carvão com o bagaço de malte é outra possibilidade de aproveitamento desse material. No processamento, o bagaço precisa ser secado e carbonizado em uma atmosfera baixa em oxigênio. O carvão produzido apresenta elevado poder calorífico (27 MJ/kg) maior do que o do carvão produzido a partir de madeira (25,5 MJ/kg).

O baixo teor de cinzas e elevada proporção de fibras fazem do bagaço de malte um material adequado para uso em materiais de construção, como por exemplo, para a fabricação de tijolos, nos quais sua adição aumenta a porosidade e melhora as características de secagem, sem influenciar na cor e nem comprometer a qualidade do tijolo produzido.

4.8.5 PERSPECTIVAS FUTURAS

A utilização adequada dos resíduos gerados em um processo industrial além de trazer benefícios para a empresa e para o meio ambiente pode proporcionar a geração de mais empregos. Por estes motivos, cada dia é maior o número de empresas que visam a aproveitar de forma adequada e rentável os resíduos obtidos em seus processos industriais.

Com relação à indústria cervejeira, as maiores empresas mundiais deste setor já desenvolvem vários projetos para reaproveitamento dos resíduos obtidos no processo de elaboração de cerveja, porém, o aproveitamento do bagaço de malte é ainda limitado, mas seu potencial como matéria-prima apresenta perspectivas de aumento de seu consumo, para obtenção de compostos de elevado valor comercial, tais como açúcares, edulcorantes, ácidos orgânicos, enzimas, aminoácidos, entre outros e para incorporação do bagaço de malte em alimentos industrializados, devido à presença de proteínas e fibras em sua composição.

BIBLIOGRAFIA

ALMEIDA, C.; BRÁNYIK, T.; Moradas-Ferreira, P.; Teixeira, J. Continuous production of pectinase by immobilized yeast cells on spent grains. *Journal of Bioscience and Bioengineering*, v. 96, p. 513-518, 2003.

BARTOLOMÉ, B.; Gómez-Cordovés, C.; Sancho, A. I.; Díez, N.; Ferreira, P.; Soliveri, J.; Copa-Patiño, J. L. Growth and release of hydroxycinnamic acids from brewer´s spent grain by *Streptomyces avermitilis* CECT 3339. *Enzyme and Microbial Technology*, v. 32, p. 140-144, 2003.

BELIBASAKIS, N. G.; TSIRGOGIANNI, D. Effects of wet brewers grains on milk yield, milk composition and blood components of dairy cows in hot weather. *Animal Feed Science and Technology*, v. 57, p. 175-181, 1996.

BOGAR, B.; Szakacs, G.; Tengerdy, R. P.; Linden, J. C.; Pandey, A. Production of α-Amylase with *Aspergillus oryzae* on spent brewing grain by solid substrate fermentation. *Applied Biochemistry and Biotechnology*, v. 102/103, p. 453-461, 2002.

BRÁNYIK, T.; Vicente, A.; Oliveira, R.; Teixeira, J. Physicochemical surface properties of brewing yeast influencing their immobilization onto spent grains in a continuous reactor. *Biotechnology and Bioengineering*, v. 88, p. 84-93, 2004.

CABRAL FILHO, S. L. S. *Avaliação do resíduo de cervejaria em dietas de ruminantes através de técnicas nucleares e correlatas*. 1999. 68 f. Dissertação de mestrado, Centro de Energia Nuclear na Agricultura, Universidade de São Paulo, Piracicaba, 1999, 68 p.

HUIGE, N. J. Brewery by-products and effluents. In: W. A. Hardwick (Ed.). *Handbook of Brewing*. New York: Marcel Dekker, 1994. p. 501-550.

LOW, K.S.; LEE, C. K.; LOW, C. H. Sorption of chromium (VI) by spent grain under batch conditions. *Journal of Applied Polymer Science*, v. 82, 2001, p. 2128-2134.

MEYER-PITTROFF, R. Utilization of spent brewer's grain for energy production. *Brauwelt*, v. 128, p. 1156-1158, 1988.

MIRANDA, M. Z., GROSSMANN, M. V. E., NABESHIMA, E. H. Utilization of brewers' spent grain for the production of snacks with fiber. 1. Physicochemical characteristics. *Brazilian Archives of Biology and Technology*, v. 37, p. 483-493, 1994.

MUSSATTO, S. I., ROBERTO, I. C. Acid hydrolysis and fermentation of brewers' spent grain to produce xylitol. *Journal of the Science of Food and Agriculture, in press*, 2005.

MUSSATTO, S. I.; ROBERTO, I. C. Chemical characterization and liberation of pentose sugars from brewer's spent grain. *Journal of Chemical Technology and Biotechnology, in press*, 2005.

MUSSATTO, S. I.; DRAGONE; G., ROBERTO, I. C. Brewers' spent grain: generation, characteristics and potential applications. *Journal of Cereal Science, in press*, 2005.

OKAMOTO, H. et al. Thermal-catalytic conversion of high moisture spent grains to a gaseous fuel. *MBAA Technical Quarterly*, v. 36, p. 239-241, 1999.

ÖZTURK, S. et al. H. Effects of brewers' spent grain on the quality and dietary fibre content of cookies. *Journal of the Institute of Brewing*, v. 108, 2002, p. 23-27.

REINOLD, M. R. *Manual prático de cervejaria*. São Paulo: Aden Editora, 1997, 214 p.

RUSS, W.; MÖRTEL, H.; MEYER-PITTROFF, R. Application of spent grains to increase porosity in bricks. *Construction and Building Materials*, v. 19, p. 117-126, 2005.

SILVA, J. P. et al. Adsorption of acid orange 7 dye in aqueous solutions by spent brewery grains. *Separation and Purification Technology*, v. 40, p. 309-315, 2004.

TOWNSLEY, P. M. Preparation of commercial products from brewer´s waste grain and trub. *MBAA Technical Quarterly*, v. 16, p. 130-134, 1979.

Capítulo 5

MATÉRIAS-PRIMAS SACARINAS

- - - - - - - - - - - - -

São denominadas de plantas sacarinas as que encerram alto teor de sacarose em sua composição centesimal, como palmáceas e várias gramíneas tais como o sorgo e o milho sacarinos, de curto ciclo vegetativo, e a cana-de-açúcar, planta sacarina por excelência, anual, de ciclo mais longo que as precedentes.

Sacarose é um dissacarídeo, carboidrato de forma geral $C_{12}H_{22}O_{11}$, composto por uma molécula de glicose e uma de frutose. Por ação da luz, em presença de água, de minerais e da clorofila, o dióxido de carbono da atmosfera é transformado em carboidratos.

A sacarose é formada nas folhas por ação das enzimas sintetase de sacarose, e sintetase de sacarose e fosfato. Sua migração para os órgãos de reserva e sua utilização para as atividades fisiológicas da planta, como a respiração, crescimento, síntese de proteínas e de lipídeos são realizadas por reações presididas por outras enzimas, as invertases. Por ação das invertases a molécula de sacarose é desdobrada em uma molécula de glicose e outra de frutose.

A sacarose é encontrada em raízes, caules e frutos. Ela está presente em grandes proporções na beterraba, na cana-de-açúcar, no sorgo, e em palmáceas. As matérias-primas sacarinas são empregadas para a extração do açúcar, ou para a produção de energia, considerando-se como energéticos, além do próprio açúcar, o álcool e o material celulósico que sobra na industrialização, ou seja, o bagaço, no caso da cana-de-açúcar.

Durante a vigência do Proálcool –, Programa Nacional do Álcool –, instalado no Brasil em 1975 para estimular a produção de combustível líquido alternativo, o sorgo e o milho sacarinos, plantas que reservam sacarose em seus colmos, também ganharam evidência como potenciais matérias-primas energéticas.

Embora já existam muitas informações sobre esse tipo de sorgo, ele ainda não teve grande expansão em termos de exploração agrícola econômica. Sobre o milho sacarino há muito o que estudar.

Industrialmente os únicos vegetais que merecem atenção como base de exploração para produção de açúcar são a beterraba e a cana-de-açúcar e, no Brasil, apenas a cana-de-açúcar, embora já tenha sido estudada a possibilidade do plantio da beterraba no Sul.

5.1 BETERRABA AÇUCAREIRA

Urgel de Almeida Lima

A cana-de-açúcar por muitos séculos foi a matéria-prima dominante na produção industrial de açúcar, mas encontrou competidora no século XVIII. Em 1747, na Alemanha (Prússia), Andréas Margraaf descobriu um açúcar cristalizável nas raízes de beterraba e o identificou como sacarose. Em 1796, Franz Karl Achard, alemão, filho de refugiado francês, desenvolveu um processo industrial para extraí-lo. Há autores que afirmam que Achard foi discípulo de Margraaf, mas sua tecnologia foi desenvolvida praticamente 50 anos depois da identificação da sacarose na beterraba.

Passaram aproximadamente 150 anos dessa descoberta até a cultura da beterraba ser implantada em países da Europa e nos Estados Unidos.

As primeiras raízes estudadas procediam de planta selvagem ou autóctone, com baixo teor de sacarose, melhorada ao longo dos anos. À medida que as seleções levaram à produção de mais toneladas por hectare, maior resistência a doenças e menor quantidade de cinza, o teor de sacarose foi aumentando. Pela bibliografia foram atingidos de 13 a 15% e posteriormente obtidas variedades com até 26-27% de açúcar. As seleções iniciais partiram da seleção de sementes.

A indústria do açúcar de beterraba nasceu na Alemanha e daí passou para França, Bélgica e Flandres. Napoleão foi o grande incentivador de seu cultivo na França no século XVIII para contornar os prejuízos causados pelo bloqueio inglês à importação de açúcar. As primeiras fábricas francesas se instalaram em 1812, prosperaram em 1815 e a partir de 1825, começaram a ser publicados tratados sobre a extração da sacarose, como o de Dubrunfaut intitulado "Traité de fabriquer le sucre de betteraves". A importância comercial da beterraba se fixou a partir do século XIX.

Os maiores produtores são Ucrânia, Rússia, Estados Unidos da América, França, Polônia e Alemanha.

No Brasil houve ensaios para seu cultivo no Sul, mas essa prática não prosperou. Embora não seja cultura econômica no país é proveitoso conhecer algo sobre a planta.

A safra de beterraba é mais curta que a de cana-de-açúcar; a purificação de seu caldo é mais difícil que o de cana; a defecação de caldo de gramíneas é mais fácil do que a de tuberosas.

A beterraba não oferece resíduo celulósico combustível e a industrialização de seu açúcar depende do uso de combustíveis diversos para energia motora e calorífica.

Um hectare de cana produz mais sacarose que um hectare de beterraba com custo menor, porque a mão de obra é mais barata.

5.1.1 PLANTA

É uma dicotiledônea da família *Chenopodiaceae* do gênero *Beta*. Há muitas variedades de *Beta vulgaris* divididas entre autóctones ou selvagens e várias cultivadas, entre as quais variedades amarelas (forragem), vermelhas ou hortícolas (de mesa) e brancas ou açucareiras, destinadas à obtenção do açúcar. O volume e o peso das açucareiras são maiores do que das forrageiras.

A beterraba açucareira, variedade *Beta saccharifera* ou *Beta altíssima*, segundo Dubourg, também citada como *Beta vulgaris*, "Saccharifera Alefeld variety", é uma planta bianual caracterizada por produzir raiz tuberosa grande, resistente, pesada, cônica, pivotante e branca (Fig. 5.1).

No primeiro ano produz raízes com um a dois quilogramas e acumula reservas que atingem 15 a 20% de sacarose. Se não forem colhidas, ou se forem replantadas, dão origem ao segundo ano da cultura, durante o qual os nutrientes das raízes são consumidos para alimentar a planta que gera flores e sementes.

As folhas encerram pouco açúcar e servem para alimentação animal. São largas, tenras, não muito longas e presas à raiz por um colo curto no qual acumula material não sacarose.

As variedades atuais que encerram até 17 a 20% de sacarose são decorrentes de melhoramento das primeiras trabalhadas por Achard, as quais, cuja origem não parece estar perfeitamente determinada, possuíam 7% do açúcar.

A sacarose formada nas folhas se acumula na raiz em células protegidas por uma membrana resistente, mas semipermeável; sua maior concentração é encontrada na região central e em direção à ponta. O teor de sacarose varia, de acordo com a variedade cultivada, com o clima, com a qualidade e preparo do solo e com o estádio de maturação.

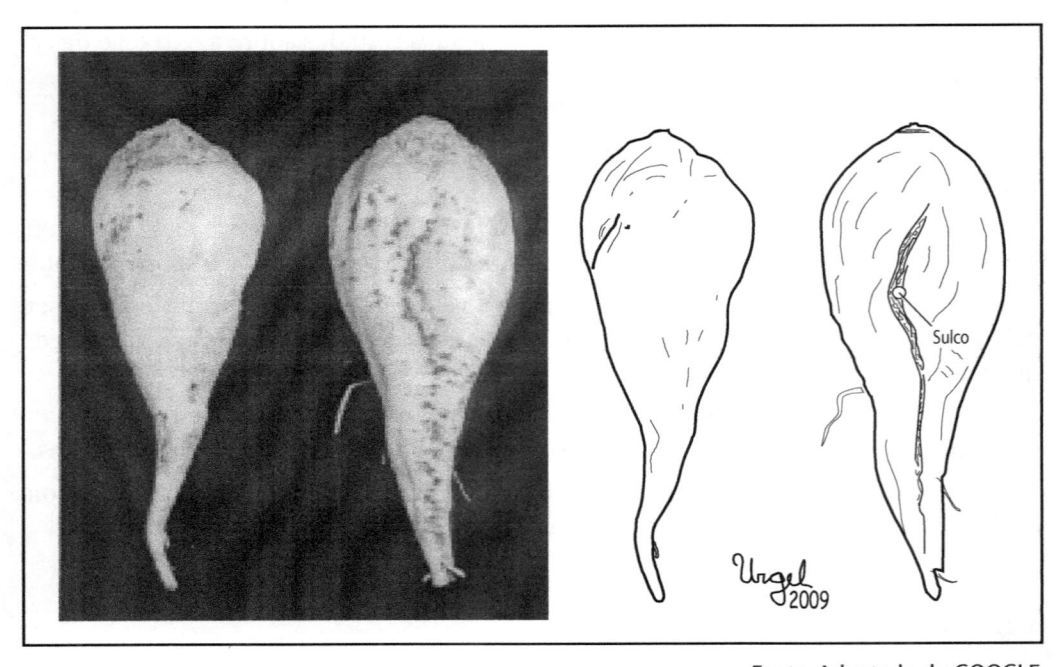

Fonte: Adaptado do GOOGLE.

Figura 5.1   Beterraba açucareira

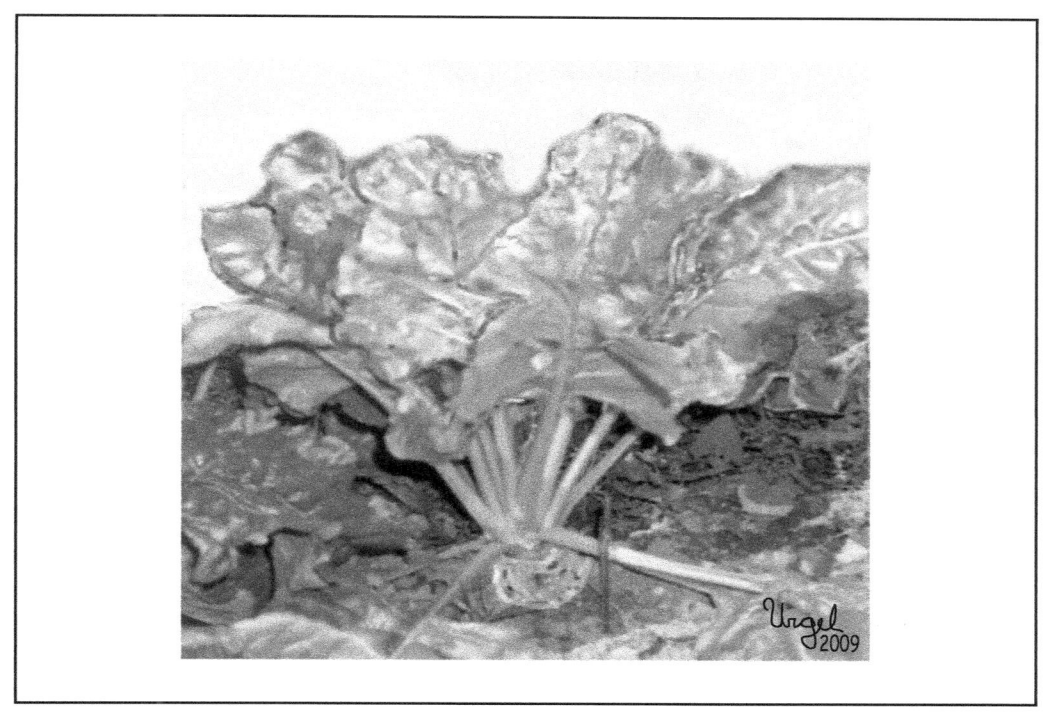

Figura 5.2   Beterraba açucareira (original do autor)

A beterraba é semeada antes do inverno, na proporção de 80 000 a 100 000 plantas por hectare. As raízes têm formato cônico, apresentam sulcos longitudinais espiralados e são revestidas por raízes fasciculadas que exploram grande cubo de terra.

As beterrabas cultivadas para produção de açúcar têm menor rendimento agrícola, mas são mais ricas em sacarose. De acordo com a bibliografia o suco apresenta densidade média de 1,09 a 1,1, correspondendo aproximadamente a 21,5 e 23,5 °Brix, respectivamente.

A produção agrícola varia de 30 a 35 t/ha, porém há referência à produtividade de até 60 t/ha de raízes apropriadas para destilarias.

5.1.2 CLIMA

Ela se adapta a amplas condições de clima, mas é cultivada principalmente entre 30 e 60 graus de latitude norte, na Rússia, na Alemanha, na França, nos Países Baixos e nos Estados Unidos.

As melhores condições de crescimento se verificam entre 18 e 26 °C durante dias ensolarados, seguidos de noites em temperaturas de 5 a 10 °C.

5.1.3   SOLOS

A beterraba se adapta a vários tipos de solo, de arenosos aos ricos em matéria orgânica e calcária. A reação mais adequada é a de neutralidade ou ligeiramente alcalina, pH 7 a 7,5.

5.1.4   PLANTAÇÃO E CULTIVO

Nos climas temperados a beterraba é plantada na primavera; é comum o cultivo pelo método convencional, mas o plantio direto tem sido empregado com sucesso sob cuidados especiais. O ciclo vegetativo é de aproximadamente 100 dias, mas pode variar, dependendo de fatores meteorológicos.

No hemisfério norte a plantação é feita em março-abril por semeadura em linha de aproximadamente 100 000 grãos por hectare à profundidade de 1,5 a 4 cm.

Os grãos comerciais são obtidos com pequenas beterrabas retiradas no raleio nas linhas de plantio, armazenadas e replantadas em março-abril; nas estações de multiplicação é comum serem obtidas até duas toneladas de grãos por hectare.

As beterrabas rebrotam e emitem hastes onde ocorre florescimento com flores apétalas, que não se autofecundam porque os estames amadurecem antes do pistilo; por esse motivo faz-se necessária a existência de muitas plantas e flores diferentes para garantir a fecundação. Os trabalhos de melhoramento dependem disso.

Os grãos são formados nas flores apétalas como glomérulos com mais de um embrião o que leva à geração de mais de uma plantinha por grão e à necessidade de raleio, ou seja, a eliminação do excesso.

5.1.5   GERMINAÇÃO E CRESCIMENTO

Os grãos formados por duas a sete "amêndoas" reunidas em glomérulo brotam e geram várias plântulas cujos cotilédones emergem e formam um hipocótilo epígeo que une os cotilédones à raiz hipógea. O ótimo seria que a plantação fosse feita apenas com grãos monogermes. Após a germinação as folhas crescem até a colheita da raiz ou até o crescimento ser paralisado por forte congelamento.

As folhas que nascem após os cotilédones aflorarem se multiplicam vigorosamente e, em junho, quando as plantas geradas estão adequadamente desenvolvidas é feito um raleio, para deixar espaço de 30-40 cm entre elas e evitar que o crescimento intenso das folhas reduza a exposição ao sol e contribua para diminuir o rendimento agrícola.

A raiz se aprofunda no solo e seu desenvolvimento diametral é reduzido enquanto suas folhas crescem. Em agosto a relação raiz/folha é de 0,5, mas nos meses seguintes as folhas reduzem seu crescimento, a relação raiz/folha aumenta e atinge a fase em que as raízes crescem e acumulam sacarose na proporção aproximada de 7 g por semana. Os períodos podem variar ligeiramente por efeito de condições meteorológicas.

5.1.6 COLHEITA

Nos climas temperados a beterraba é colhida para a produção de açúcar ao fim do primeiro ciclo, no outono, após período vegetativo médio de 100 dias, que pode se estender de acordo com as condições meteorológicas.

A colheita inicia em fim de setembro e prossegue em outubro, quando há redução da luminosidade e do desenvolvimento da planta, e aumento da reserva de sacarose. As folhas amarelecem e determinam o fim da primeira vegetação, coincidentemente com o momento adequado para a extração da sacarose.

As raízes são arrancadas manual ou mecanicamente e estocadas para a industrialização durante um período que representa perto de 50% do período da safra industrial.

Depois de arrancadas as raízes, o feixe de folhas é eliminado e o colo cortado. Este contém pouca sacarose e é rico em material não sacarose que prejudicará a obtenção industrial do açúcar. Na raiz industrial assim obtida são identificados a cicatriz foliar, o hipocótilo liso e a raiz propriamente dita.

As folhas cortadas são deixadas no campo como fertilizante ou usadas como forragem.

As raízes armazenadas e replantadas na primavera, ou as plantas que resistiram ao inverno rebrotam na primavera, florescem e produzem sementes no verão e no outono. Se a raiz é conservada no inverno para replantio, na primavera seguinte inicia-se o segundo ano do cultivo, em que é emitido um longo talo florífero que gera os grãos. A beterraba consome sua sacarose de reserva.

Em regiões de inverno muito rigoroso as raízes não sobrevivem.

5.1.7 TRANSPORTE PARA A USINA E ESTOCAGEM

As raízes industriais colhidas são amontoadas no campo e depois conduzidas a um lugar de distribuição, carregamento e transporte para a usina, onde são descarregadas para armazenamento a céu aberto ou em canais de aprovisionamento da indústria, convergentes para um setor de lavagem.

No campo ficam amontoadas e no pátio da usina também podem ser armazenadas dessa forma. Durante o armazenamento as raízes continuam a respirar, pois estão vivas, e é conveniente que haja circulação de ar entre elas. A sua falta causa aquecimento que favorece a deterioração ou fermentação. De uma forma ou de outra, há perda de açúcar no armazenamento.

Da estocagem, as raízes são enviadas para a fabricação por meio de canais, conduzidas por água que se encarrega de lavá-las.

5.1.8   PRAGA E DOENÇAS

Os nematoides causam sérios prejuízos à cultura.

As doenças, em geral, são fúngicas caracterizadas por míldio, mancha de folhas, podridão da coroa e da raiz, mas há doenças viróticas.

5.1.9   COMPOSIÇÃO

Pela bibliografia as raízes para produção de açúcar normalmente contêm de 15 a 18% de sacarose, 78 a 80% de umidade, 1 a 1,5% de matérias nitrogenadas e 0,7 a 0,9% de cinza, pentoses e ácidos orgânicos. Por outras citações contêm de 4 a 5% de material celulósico e 18 a 20% de sacarose, o maior componente. Os açúcares redutores glicose e frutose representam 0,1% nas raízes perfeitas e quando esse teor for mais elevado indica ocorrência de deterioração no armazenamento.

A rafinose normalmente está presente em teor de 0,02%; é uma triose não redutora que ao hidrolisar dá formação a uma molécula de sacarose e uma de galactose.

Há referência à produção de beterrabas apropriadas para destilarias, evidenciando variedades menos ricas em sacarose, normalmente com 9 a 12% e outras que contêm de 12 a 14% de açúcar. Tanto uma como outra classe de raízes produz de 90 a 94% de suco com 82 a 85% de água, 1,5 a 1,8% de materiais nitrogenados e de 0,8 a 1,4% de minerais, com predominância de sais de potássio (30%) e de fósforo (50%).

As raízes em adequado estádio de maturação, e em bom estado fitossanitário, contêm mínimas quantidades de glicose e de rafinose.

Nas cinzas, destaca-se a presença de potássio, fósforo, cálcio, magnésio e sódio. As raízes das variedades açucareiras contêm 3,5 a 4,0% de cinzas e 1,0 a 1,4% de nitrogenados e as forrageiras contêm ao redor de 18,5% de cinzas e 2,8% de nitrogenados.

Os componentes nitrogenados solúveis são aminoácidos e amidas aminadas.

As folhas contêm até 2% de betaína sob forma de sal ou anidrido estável.

A composição centesimal de raízes de beterraba açucareira está ilustrada na Tabela 5.1.

5.1.10   USOS DA BETERRABA AÇUCAREIRA

Seu emprego comum é para a obtenção de açúcar de consumo direto e recentemente está incluída como planta energética para produção de etanol.

Após se definir internacionalmente a necessidade de produzir energia com matérias-primas renováveis e etanol como combustível líquido alternativo, foi instalada na Inglaterra, próximo de Norfolk, uma destilaria para produzir 70 milhões de litros de etanol, com 110 000 toneladas de beterraba.

No Reino Unido uma safra pode se estender por até 150 dias.

Tabela 5.1   Composição centesimal de raiz de beterraba açucareira

Componente	Mínimo	Máximo	Média
Umidade	78	82	80,5
Matéria seca	17	21	19,5
Cinza	0,9	1,25	1,13
Fibra e celulose	1,52	2,2	1,90
Matéria graxa	0,28	0,47	0,30
Açúcares	12,5	16,7	14,5
Material nitrogenado	1,11	2,6	1,32
Nitrogênio	0,178	0,41	0,26

Fonte: HORSIN-DÉON, 1900.

5.1.11   TECNOLOGIA DE OBTENÇÃO DO AÇÚCAR DE BETERRABA

A principal diferença na obtenção do açúcar de beterraba em comparação com a do açúcar de cana-de-açúcar reside na extração do suco da beterraba para industrializar. Inicialmente era feita por raladura das raízes e prensagem do material ralado, técnica substituída com sucesso pelos métodos de difusão.

As raízes são arrancadas no momento de maturação completa, transportadas para a usina, armazenadas e lavadas.

A lavagem das beterrabas é essencial para a eliminação de impurezas e faz parte de uma série de operações que constam da retirada de terra, de pedras, reciclagem das águas lamacentas e de um enxágue com água limpa.

Depois de limpas, as raízes são conduzidas para um setor de corte onde são esfatiadas e daí para os difusores que removem a sacarose e formam o suco que é levado para as operações sequenciais de purificação, concentração, cristalização, centrifugação e secagem, operações que obedecem ao mesmo esquema da obtenção do açúcar de cana.

BIBLIOGRAFIA

DUBOURG, J. *Sucrerie de betteraves*. Paris: J. B. Baillière et Fils, 1952, 384 p.

HORSIN-DÉON, P. *Traité theorique et pratique de la fabrication du sucre de betterave*. Paris: E. Bernard, 1900, 2 v.

PALACIO LLAMES, H. *Fabricación del alcohol*. Barcelona: Salvat, 1956, 735 p.

QUILLARD, Ch. La sucrerie de betteraves. Paris: J. B. Baillière et Fils, 1932, 522 p.

5.2   CANA-DE-AÇÚCAR

Urgel de Almeida Lima

A cana-de-açúcar, planta sacarina por excelência, anual, explorada há séculos como fonte industrial da sacarose, é importante no Brasil desde 1532, quando Martim Afonso de Souza trouxe as primeiras mudas da ilha da Madeira.

Os países colonialistas a usavam como matéria-prima nos países da Oceania e na América do Sul. Quando da invasão holandesa no Nordeste a indústria canavieira se desenvolveu muito e o País passou a ser o maior produtor e exportador, principalmente para a Europa. A cana-de-açúcar parece ter se originado no sudeste da Ásia, entre as regiões de Assam e Bengala, onde se encontram gramíneas autóctones, cujos gêneros parecem ser seus ancestrais. A hipótese da origem nessa área tem apoio linguístico e etnográfico. Na antiguidade, Gaura (Gauda, Goor ou Gur) era o nome de Bengala e Gur sua Capital; Gur significa cidade do açúcar, onde, provavelmente tenha se originada a fabricação de açúcar.

A cana era muito difundida na Índia, mas segundo a bibliografia não há muitos documentos históricos sobre o assunto.

Os caminhos da expansão da cana se dirigiram para o Ocidente e para o Oriente. No caminhamento para o Ocidente foi para o Irã e Arábia. Os árabes a teriam levado para a China e Egito. No século IV alcançou o Sri Lanka (Ceilão). Do Cairo passou para todo o Norte da África até o Marrocos, para a Sicília e daí para o sul da Espanha e as ilhas oceânicas da Madeira, Açores e Canárias. Com Colombo veio para as Antilhas e com Martim Afonso de Souza, em 1532, para o Brasil.

Fala-se de um engenho montado no Brasil em 1516, mas os registros mais aceitos são os que indicam Martim Afonso de Souza como o verdadeiro introdutor da cana no Brasil em 1532, tendo feito construir o primeiro engenho da colônia, na capitania de São Vicente. O engenho denominado de São Jorge, e conhecido por São Jorge dos Erasmos, deixou ruínas que estão sob a guarda da Universidade de São Paulo em Santos.

Depois disso, outros engenhos foram construídos, primeiro na capitania de Pernambuco em 1537. Daí em diante a cana-de-açúcar se desenvolveu principalmente no Nordeste, onde, em 1640, sob o domínio dos holandeses, a produção se elevou de tal maneira que o Brasil passou a ser o maior exportador. Essa posição foi perdida após a expulsão dos invasores e passou para Java, outra possessão holandesa.

Em 1534 tínhamos um engenho, em 1557 tínhamos 12, em 1560 60 e em 1822 458. Em 1877 surgiu a primeira usina de açúcar em moldes modernos, na cidade de Porto Feliz no Estado de São Paulo.

5.2.1 PLANTA

A cana-de-açúcar é uma gramínea perene pertencente ao gênero *Saccharum*, própria de climas tropicais e subtropicais. Há várias espécies do gênero Saccharum (*S. officinarum*, *S. spontaneum*, *S. robustum*), mas as canas cultivadas a partir do primeiro quartel do século XX são variedades híbridas. Nelas se procura aliar a rusticidade de algumas espécies, como *S. spontaneum*, às boas qualidades das variedades nobres derivadas de *S. officinarum*. A *S. spontaneum* parece ser a única ainda existente em estado silvestre, no Sudeste da Ásia.

A planta é constituída de rizoma, colmo e folhas. A multiplicação comercial é agâmica, por meio de pedaços de colmo que contêm as gemas, responsáveis pela multiplicação. Essas partes com duas ou três gemas são denominadas comumente de tolete, rolete, rebolo, olhadura, ponta e outras.

O tolete plantado emite raízes a partir das gemas. A gema intumesce, vem o primeiro broto, esgota as reservas do tolete e adquire vida própria. À custa das raízes, começa a retirar os nutrientes do solo. Novos brotos laterais aparecem e, em pouco tempo forma-se a touceira ou conjunto de brotos. A parte aérea é constituída pelos colmos (Fig. 5.3) e a subterrânea é formada pelo rizoma (Fig. 5.4).

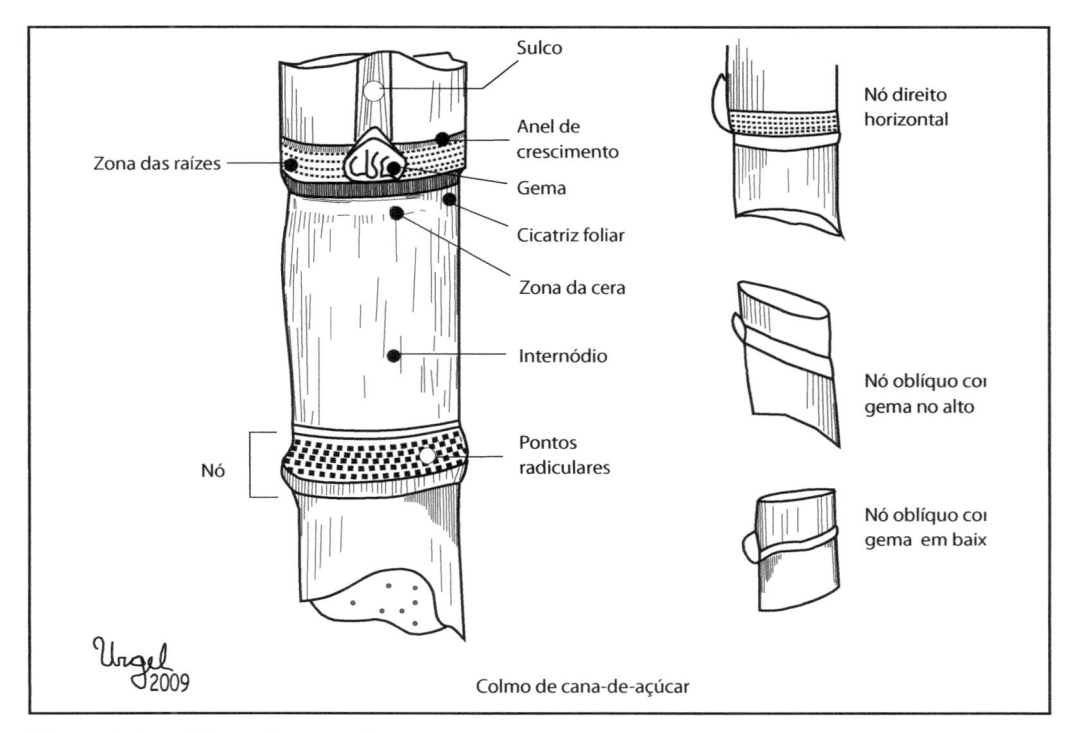

Figura 5.3 Colmo da cana-de-açucar

O rizoma é um colmo subterrâneo modificado e, como tal, apresenta gomos; os internódios são curtos, muito fibrosos e suas gemas são envolvidas por uma camada coriácea, resistente. Os gomos velhos são escuros e os novos são brancos; emitem brotos que, ao sair da terra, limitam o crescimento do rizoma. Ele é o depósito de reservas alimentares e podem durar muitos anos, comunicando perenidade à planta.

O rizoma é provido de raízes finas, que garantem a alimentação da parte aérea. São fibrosas, laterais, nascem da zona das raízes e ramificam-se em todas as direções, explorando um grande cubo de terra, variável para cada espécie, variedade, tipo de solo e condições de umidade. Suas funções, como de qualquer outra raiz, são de fixar a planta e absorver água e nutrientes (Fig. 5.4).

O caule é a parte aérea da planta; é um colmo que sustenta as folhas e flores, formado de gomos (internódios) separados por nós, onde se situam as gemas.

Na realidade os internódios são articulações que sustentam as folhas e flores e que, quando maduros, contêm a reserva da substância elaborada. Na parte inferior são limitados pelo anel de crescimento e na parte superior pela inserção das folhas e zona das raízes (Fig. 5.3).

A forma do internódio e seu comprimento são variáveis, característicos de variedades e auxiliares de classificação, mas são influenciados pelas condições do

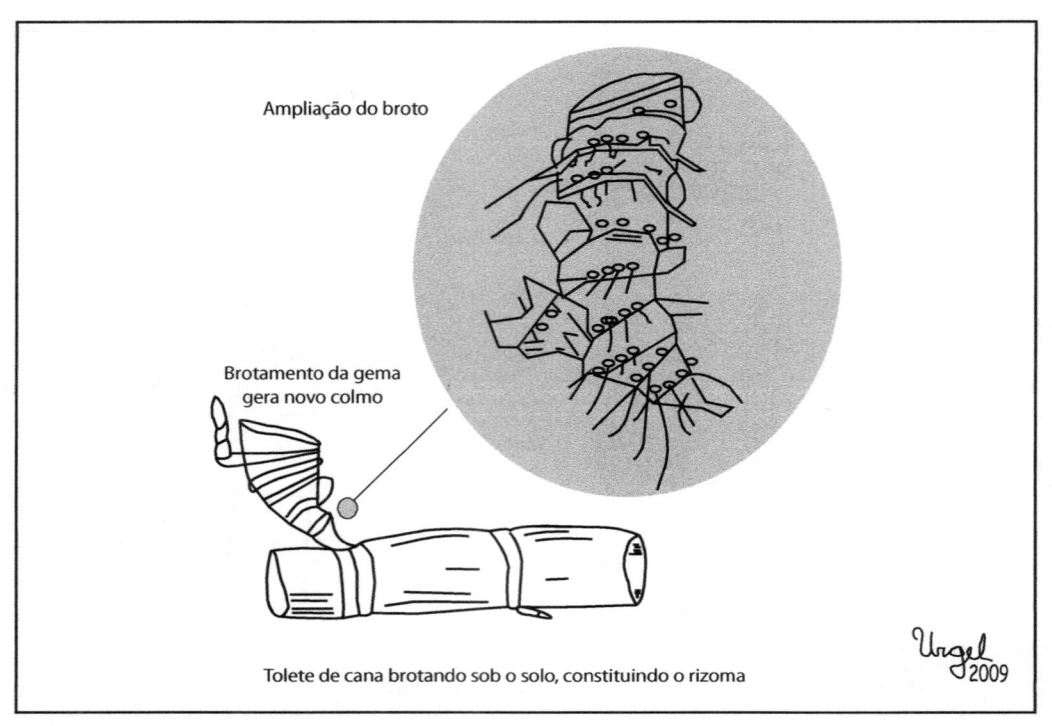

Ampliação do broto

Brotamento da gema gera novo colmo

Tolete de cana brotando sob o solo, constituindo o rizoma

Urgel 2009

Figura 5.4 Rizoma da cana-de-açúcar

meio ambiente e de cultivo. Em igualdade de condições os gomos são classificados em curtos, médios e longos. Quanto à posição são verticais, oblíquos, curvos e em zig-zag. Os verticais e oblíquos são cilíndricos, bicôncavos, biconvexos, cônicos direitos e invertidos. Os em zig-zag são côncavo-convexos em lados alternos, e os curvos têm a côncavo convexidade voltada para o mesmo lado.

A cor dos internódios, o sulco da gema e a presença de cera também são características diferenciais de variedades.

Os nós limitam os internódios; são fibrosos, duros, apresentam a zona das raízes, o anel de crescimento, a cicatriz foliar e possuem forma e estrutura diferente dos internódios.

As gemas são os elementos responsáveis pela reprodução agâmica. Sua disposição, forma, dimensão, escamas, ponto de inserção e poro germinativo são elementos importantes para a taxonomia.

As folhas são constituídas da bainha e do limbo. A bainha é como um pecíolo modificado que se origina na cicatriz foliar; ela é amplexicaule, glabra internamente e pilosa na face externa, com espinhos extremamente irritantes, conhecidos comumente por juçá. A bainha, que é característica de diferenciação varietal pode soltar-se mais ou menos facilmente com o envelhecimento, propiciando ou não a queda da folha e o descobrimento do colmo. A lígula é uma formação córnea na junção da bainha com o limbo, que favorece a aderência da folha ao colmo.

O limbo é a folha propriamente dita, com nervura central bem definida e profunda. O limbo tem um ângulo de inserção, característico para cada variedade. Ele é o elemento responsável pela respiração, transpiração e fotossíntese (assimilação clorofiliana).

Variedades

Por muitos anos, os canaviais foram plantados com canas das espécies mais nobres, ricas em sacarose e macias, por causa de menor teor de fibra. A maior parte das culturas era de variedades de *Saccharum officinarum*, que preenchiam as características descritas, mas eram altamente suscetíveis a doenças que foram se disseminando.

A partir de meados da década de 1920 os canaviais passaram a ser constituídos por variedades híbridas, obtidas por cruzamentos entre espécies, espécies e variedades e entre variedades, identificadas por um grupamento de letras seguido de números. As letras significam a estação experimental em que foram obtidas e os números indicam o ano, o número da sementeira (*seedling*), ou ambos. As variedades obtidas por processo controlado de hibridação possuem características agronômicas e industriais especiais ou superiores, mas normalmente ao longo dos anos de cultivação vão perdendo essas características, o que é percebido pela diminuição do rendimento agrícola, da resistência a doenças, perda da qualidade das soqueiras, enfim pela diminuição da produtividade. Por essa razão, essas variedades cultivadas, ou cultivares, têm existência limitada dentro de períodos variáveis e há exigência da produção continuada de outras, para substituição e manutenção das características agronômicas e industriais do canavial; elas são constantemente produzidas em estações experimentais oficiais, ou estações particulares ligadas às organizações industriais.

A obtenção de novas variedades é extremamente trabalhosa porque envolve o cruzamento de milhões de flores em regiões climáticas propícias, plantio das sementes obtidas, supervisão de seu brotamento e crescimento, e finalmente a análise detalhada do desempenho agronômico e industrial de cada nova planta, antes de se recomendar seu plantio em larga escala.

As variedades cultivadas hoje no Brasil são originadas de estações experimentais do Instituto Agronômico de Campinas e do Centro de Tecnologia Canavieira de Piracicaba.

5.2.2   PRAGAS

As pragas mais importantes da cana-de-açúcar são as brocas do colmo e dos brotos (elasmos), a cigarrinha da raiz, o percevejo castanho, as cigarrinhas das folhas, o pulgão do mosaico, alguns cupins subterrâneos, coccídeos do colmo e besouros do solo. A broca do colmo afeta os canaviais em geral, em todos os estados em que a cana é cultivada.

A cigarrinha das raízes é importante praga no Nordeste do Brasil. No Estado de São Paulo merecem atenção o percevejo castanho e o pulgão transmissor do mosaico.

De todas as pragas a broca do colmo é a mais importante. O combate mais efetivo, dos ovos ao estado pupal, é feito por inimigos naturais. Os ovos são parasitados por larvas de micro-himenópteros e as lagartas por larvas de dípteros, conhecidos por mosca do Amazonas, mosca sul-americana e mosca cubana. As duas primeiras são nativas da América, das Antilhas e da Argentina. A mosca cubana foi introduzida no Brasil em 1948-1949, trazida diretamente de Cuba.

A importância das pragas decorre da grandeza das perdas que ocasionam no ambiente em que ocorrem; pragas que em uma região ocasionam grandes perdas podem não ter significado econômico em outras. Com base nesse conceito podem se classificar em: pragas de importância atual, de importância potencial e de importância secundária.

As primeiras são as de incidência constante, que afeta as variedades em cultivo, e com severidade, que afeta a produção.

As segundas são as que surgem esporadicamente, mas com um forte efeito, atingindo algumas variedades em cultivo.

As últimas, como o nome sugere, não provocam perdas de grande significação, ainda que sejam amplamente disseminadas no mundo canavieiro.

5.2.3 DOENÇAS

As doenças podem ser causadas por vírus, bactérias e fungos. As causadas por vírus (mosaico, raquitismo ou enfezamento de soqueiras, "chlorotic streak") são transmitidas por afídeos (pulgões) e pelas ferramentas de corte.

A escaldadura, as estrias "vermelhas" e a podridão do topo são produzidas por bactérias do gênero Xanthomonas. A escaldadura (*Xanthomonas albilineans*) causa a morte das touceiras ou crescimento de forma anormal, com grande redução na produção. Nas formas graves de ataque o agente das estrias vermelhas (*X. rubrilineans*) pode invadir o broto terminal (palmito), matá-lo e causar brotação lateral.

As doenças causadas por fungos são várias se destacando o carvão, causado por *Ustilago scitamineae*, Sidow; caracteriza-se por provocar a produção de colmos muito finos e pouco desenvolvidos entre cana normais, que terminam por um apêndice chamado de chicote, por causa de sua aparência; o chicote tem cor escura, quase preta, e aspecto pulverulento devido à quantidade de esporos formados. Quando ele se abre, escapa grande quantidade de esporos, como um pó, que se espalha e se dissemina por muitos quilômetros, em longas distâncias, pelos ventos e chuvas (Fig. 5.5). As canas cultivadas geralmente são suscetíveis.

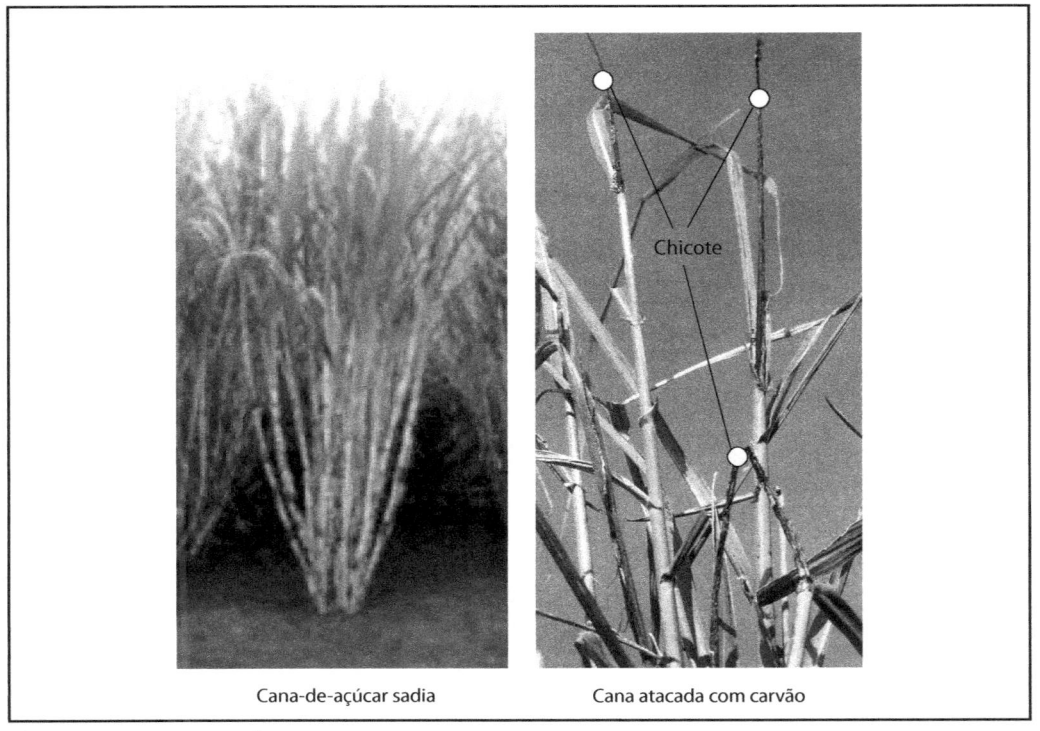

| Cana-de-açúcar sadia | Cana atacada com carvão |

Figura 5.5   Cana sadia e com carvão

Outras doenças de fungos são as podridões denominadas de vermelha, abacaxi e de Fusarium, as "manchas" ocular, anular e parda, o "iliau", o "pokkah boeng" (topo deformado) e estrias pardas.

O controle das doenças causadas por fungos é preventivo, por meio da eliminação cuidadosa das touceiras doentes ou contaminadas, pelo exame fitossanitário constante e pela manutenção de viveiros livres da doença, para fornecimento de mudas aconselhadas para a região, perfeitamente sadias.

5.2.4 CANA COMO MATÉRIA-PRIMA

A cana inteira apresenta a composição centesimal expressa na Tabela 5.2.

Tabela 5.2 Composição da cana-de-açúcar madura, normal e sadia em g/100 g

Componentes	Média	Mínima	Máxima
Água	74,5	65,0	75,0
Açúcares totais	14,0	12,0	18,0
Sacarose	12,5	11,0	18,0
Glicose	0,9	0,2	1,0
Frutose	0,6	0,0	0,6
Fibras	10,0	8,0	14,0
Celulose	5,5		
Lignina	2,0		
Pentosana (xilana)	2,0		
Goma da cana (arabana)	0,5		
Cinzas	0,5	0,4	0,8
SiO_2	0,25		
K_2O	0,12		
P_2O_5	0,07		
CaO	0,02		
SO_3	0,02		
Na_2O	0,01		
MgO	0,01		
Cl	Traços		
Fe_2O_3	Traços		
Matérias nitrogenadas	0,4	0,3	0,6

Continua

Continuação

Aminoácidos como ácido aspártico	0,2		
Albuminoides	0,12		
Amidas como asparagina	0,07		
Ácido nítrico	0,01		
Amoníaco	Traços		
Corpos xânticos	Traços		
Gorduras e ceras	0,20	0,15	0,25
Substâncias pécticas, gomas, mucilagens	0,20	0,15	0,25
Ácidos combinados em málico, succínico e outros	0,12	0,10	0,15
Ácidos livres em málico, succínico e outros	0,08	0,06	0,10
Matérias corantes não dosadas: Clorofila, antocianina, sacaretina Stenwald, polifenóis ou substâncias cromógenas			

Fonte: *LEME & BORGES (1965).*

Pela composição da cana-de-açúcar torna-se fácil explicar muitos fenômenos que, com frequência, influem na extração do açúcar e nas operações industriais, como a clarificação do caldo e a cristalização da sacarose, por exemplo.

Para o trabalho industrial leva-se mais em consideração a composição tecnológica da cana, considerando-a como constituída de fibra e caldo. Sob esse ponto de vista, a fibra é definida como a matéria seca da cana insolúvel em água, e o caldo como a água e os sólidos nela dissolvidos (Tabela 5.3).

Tabela 5.3   Composição tecnológica da cana-de-açúcar madura, normal e sadia em g/100g

Cana inteira:	Fibra	8 a 14	
	Caldo	86 a 92	
No caldo:	Água	75 a 82	
	Sólidos em solução	18 a 25	
Nos sólidos:	Açúcares totais	15,5 a 23,5	
	Sacarose	14,5 a 22	
	Glicose	0,3 a 1,1	
	Frutose	0,0 a 0,7	
	Não açúcares	1,5 a 2,5	Matérias nitrogenadas, aminoácidos, sais minerais, substâncias pécticas, gomas e mucilagens, ácidos livres, matérias corantes, gorduras e ceras

Fonte: *LEME & BORGES.*

Como matéria-prima a cana deve conter o máximo de sacarose, que para a produção industrial é o elemento mais importante. Para a produção de açúcar interessa o açúcar cristalizável. Para a indústria de bebida destilada, ou para a fabricação de etanol, o máximo de sacarose garante o maior rendimento.

A maior riqueza em sacarose é conseguida com a plena maturação.

Qualidade da matéria-prima

A qualidade da cana como matéria-prima é medida pelo seu teor em sacarose e pelo seu estado fitossanitário, que influi na riqueza em açúcar. O teor de sacarose depende da maturação e das condições de conservação dos colmos.

A cana-de-açúcar era tradicionalmente comercializada pelo peso dos colmos, não importando a riqueza em sacarose. Presentemente o pagamento da cana é feito pelo conteúdo de sacarose no momento da recepção da matéria-prima na usina. Para isso, os veículos são pesados e, em seguida, de imediato, são feitas análises químicas de amostras tiradas diretamente de sua carga.

Fatores que afetam a qualidade da cana

A maturação é fator de relevância na cana como matéria-prima para a indústria canavieira.

A cana verde apresenta baixo rendimento agrícola, tem caldo pobre em sacarose e rico em açúcares redutores. Com a cana madura é o contrário.

A maturação é influenciada pela umidade e pela temperatura do solo, pelas suas características químicas e físicas, pelas condições climáticas reinantes e pela variedade da cana.

Os componentes não sacarose influem nas operações industriais. Os açúcares redutores afetam a cristalização em proporção direta com o seu teor, a falta de fósforo afeta a clarificação e a presença de gomas influi na separação dos cristais por centrifugação.

A umidade e a temperatura do solo são os principais fatores. Com elevada umidade e calor no solo a cana vegeta intensamente, não armazena açúcar e não amadurece; o açúcar formado é consumido na vegetação. Para a sua reserva é necessário um período de repouso, que exige baixa temperatura e carência de água.

A variação das condições climáticas altera as condições de umidade e temperatura do solo e, por consequência, proporciona maturação mais rápida ou maturação mais lenta. Com isso influi no início dos períodos de safra e nos rendimentos da lavoura e da indústria.

Os tratos culturais, tais como capinas, adubação, irrigação e drenagem agem sobre a umidade e temperatura do solo e, portanto, sobre a maturação. Da mesma forma agem os solos porosos, os solos argilosos e os muito ricos em matéria orgânica.

O florescimento da cana é um fenômeno natural e o seu comportamento em relação à sua composição depende da variedade considerada. Em algumas variedades, a maturação coincide com o florescimento e, em outras, ela ocorre depois, acusando aumento no teor de sacarose após o aparecimento do pendão floral. Assim sendo, não se pode generalizar que a ocorrência do florescimento causa a inversão e o decréscimo da riqueza sacarina.

Fenômenos comuns ou acidentais podem provocar a inversão e o empobrecimento em sacarose; chuvas após o florescimento, por exemplo, podem causar brotações e o decréscimo da riqueza em sacarose.

A queima da cana é uma operação generalizada em várias regiões do globo, para eliminar as folhas, ou a palha, como se diz na prática. No Brasil, há tentativas para impedi-la, incluindo a promulgação de leis que a proíbem. Entretanto, a queima da cana antes do corte vem sendo realizada porque facilita e aumenta o rendimento do corte manual, facilita o corte mecânico, o carregamento e o transporte. No Brasil, a queima é feita antes do corte, para facilitá-lo; em outros países, é feita após o corte mecânico, para facilitar o transporte. A colheita da cana crua em toletes, por via mecanizada elimina a queima, mas não é ainda totalmente usada. O uso de máquinas para colheita exige terrenos adequados, com pequena declividade e inclinação uniforme.

As alterações nos constituintes da cana por ação do fogo dependem da variedade, do manejo da cana após a queima e das condições climáticas reinantes. De forma geral, o caldo das canas queimadas tem composição menos estável que o das canas não queimadas. O calor e as chuvas aumentam a instabilidade do caldo das canas queimadas, dependente da variedade considerada.

Nas canas queimadas e cortadas em seguida, a percentagem de sólidos solúveis no caldo (Brix) tende a aumentar; nas queimadas e deixadas em pé até o momento de moagem, o Brix do caldo tende a diminuir.

Os fatores que afetam o Brix afetam também o teor de sacarose (Pol). A queima sempre acarreta perda de Pol, maior nas canas deixadas em pé após a ação do fogo.

Generalizando, as canas queimadas perdem açúcar cristalizável e a perda é condicionada à variedade, grau de maturação, condições climáticas e tempo decorrido entre a queima e a moagem. Por isso, as canas que sofrem ação do fogo devem ser cortadas e moídas imediatamente; com essa providência os prejuízos são muito reduzidos.

Após o corte, as canas sofrem alterações, proporcionalmente ao tempo que decorre entre a colheita e a moagem. A intensidade da alteração depende da variedade, do modo de conservar, em abrigo ou não, das condições climáticas reinantes e de outros fatores. As alterações são mínimas até a morte das células; após, a decomposição ocorre rapidamente. Nas condições brasileiras o máximo de espera recomendável do corte à moagem é de três dias.

As canas geadas sofrem alterações, porque o frio intenso mata as células; em consequência ocorre queda do teor de sacarose pela sua inversão e aumento de açúcares redutores.

As canas caídas, deitadas por ação de fatores diversos, como canas mais longas e pesadas pelo maior crescimento, fortes ventos e chuvas, sofrem alterações de composição, com reflexo na riqueza em sacarose. Amadurecimento mais lento e enraizamento de gomos deitados influem na composição.

Nas canas passadas, ou seja, deixadas no campo sem cortar após a maturação, o teor de sacarose diminui. Algumas variedades, deixadas de um ano para outro e que não sofrem brotações, podem ser usadas normalmente na safra seguinte. Elas perdem sacarose no período de vegetação que ocorre por elevação da umidade e da temperatura na época de chuvas, mas amadurecem novamente no período frio subsequente. São as chamadas canas "bis", aproveitadas eventualmente, por causa de fatores adversos que não permitiram seu corte na época adequada.

A incidência de doenças e a infestação de pragas afetam a qualidade da matéria-prima, não só por redução do teor de sacarose, como também pela redução da estatura, prejuízo na fotossíntese e destruição das fibras, entre outros.

5.2.5 MATURAÇÃO DA CANA

Por suas características intrínsecas as variedades são precoces, médias ou tardias com relação à época de maturação, independentemente dos fatores que afetam a cultura. Os planos de colheita devem levar isso em consideração, para os melhores rendimentos agrícolas e industriais.

Há várias maneiras para se determinar a maturação da cana-de-açúcar, tais como a aparência e a idade do canavial, pelo refratômetro de campo e por análises químicas.

A aparência e a idade se restringem às propriedades que exploram a fabricação de pequenas quantidades de aguardente, de rapadura ou de açúcar mascavo. Embora o canavial mude de aspecto com a maturação, o método é falho, porque são muitos os fatores que afetam a aparência. A maturação pela idade leva em consideração o ciclo vegetativo e as características de precocidade ou não. Como essas características também são afetadas pelos diversos fatores que influem na vegetação, a determinação da maturação pela idade também é falha, obsoleta e não usada pelas indústrias de grande porte.

O uso de refratômetro de campo é um método simples, fácil, barato e cômodo. A maneira de usar difere de uma para outra região canavieira, mas em linhas gerais consta da medição do índice de refração do caldo dos entrenós do terço superior dos colmos. Tomam-se pelo menos dez amostras de canas sadias, em pé, de cada talhão (área plantada, delimitada por carreadores) desprezando-se as das bordaduras, que sofrem influência direta da iluminação, da poeira, e de outros fatores, não tendo a mesma uniformidade das do meio da cultura.

O índice de refração é proporcional aos sólidos em solução num líquido; nas soluções aquosas puras de sacarose ele varia de acordo com o teor do açúcar. Os refratômetros de campo medem o índice de refração, mas a leitura é fornecida em uma escala em graus Brix, que representam percentagem de sacarose em soluções aquosas puras do açúcar. A temperatura afeta a leitura do índice de refração.

No caldo de cana há vários sólidos em solução, dos quais a maior parte se compõe de sacarose e cujo teor aumenta com a progressão da maturação. A leitura no refratômetro fornece, pois, dados em graus Brix, que não significam percentagem de sacarose, mas percentagem de sólidos em solução no caldo, ou percentagem de matéria seca, da qual a sacarose é o constituinte predominante. Há uma relação entre matéria seca e sacarose, que se determina comparando um grande número de resultados. Os sólidos não açúcares variam pouco, o teor de açúcares redutores diminui com a maturação e o de sacarose aumenta.

O índice de refração é um meio adequado para a avaliação da maturação, que deve ser complementada com análises de laboratório. Para a avaliação de campo o canavial é considerado maduro, com grande probabilidade de certeza, quando a média das leituras for 18 ou superior.

As análises químicas são os meios precisos e seguros de avaliar a maturação. O refratômetro é um elemento auxiliar.

Pela análise química são determinados o Brix, a polarização (Pol), a pureza e os açúcares redutores.

No laboratório, em geral os graus Brix são medidos por meio de areômetros, com correção de temperatura.

A Pol mede a sacarose aparente por meio de polarímetro. O desvio da luz polarizada indica sacarose aparente, porque o caldo possui também glicose e frutose, que desviam a luz polarizada, cada um num sentido. O erro de leitura na prática é desprezado porque o teor de redutores no caldo de cana madura é mínimo. Há uma compensação porque a glicose desvia o plano de luz polarizada para a direita em menor intensidade com que a frutose o desvia para a esquerda. Acrescente-se que esta ocorre em menor proporção nas canas bem maduras ou deixa de existir. O teor de sacarose real é encontrado por método de dupla polarização, pelo qual se determina a polarização do caldo após inversão, para obter o teor real de sacarose.

A pureza, ou quociente de pureza, obtida por cálculo, significa a percentagem de Pol nos graus Brix encontrados, ou seja, na matéria seca.

A pureza real é a percentagem de sacarose real nos sólidos totais determinados por dessecação do caldo.

Os açúcares redutores referem-se principalmente a glicose e levulose, capazes de reduzir o cobre contido em licores cúprico-alcalinos.

A maturação da cana é avaliada pela interpretação dos resultados analíticos. Há várias interpretações e, por uma delas, a cana é considerada madura quando apresentar no máximo 1% de redutores, no mínimo 15,3 de Pol e mínimo de 85 de pureza. No início da safra admitem-se o mínimo de 18 Brix, 14,4 de Pol, 80 de pureza e o máximo de 1,5% de redutores.

BIBLIOGRAFIA

ALMEIDA, J. R. *Indústria do açúcar*. Piracicaba: Esalq/USP. Apostila de aulas, 1952. 157 p.

CÂMARA, G. M. S. Cana-de-açúcar. In: INGLEZ DE SOUSA, J. S. (Coord.). *Enciclopédia agrícola brasileira*. São Paulo: Edusp, 1998. v.2 p. 111-120.

CUNHA BAYMA, A. *Tecnologia do açúcar*. Rio de Janeiro: IAA, 1974. 2v.

DEERR, N. *The history of sugar*. Londres: Chapman & Hall, 1950. 2v.

GEERLIGS, H. C. P. *The world's cane sugar industry*: past and present. Manchester: Norman Rodger, 1912. 399 p.

LEME, J. (Jr.); BORGES, J. M. *Açúcar de cana*. Viçosa: Imprensa Universitária. UREMG, 1965. 328 p.

LIPPMAN, E. O. *História do açúcar*. Rio de Janeiro: Instituto do Açúcar e do Álcool. Trad. R. Coutinho, 1942. 2v.

MALAVOLTA, E. et al. *Cultura e adubação da cana-de-açúcar*. São Paulo: Instituto Brasileiro de Potassa, 1964, 368 p.

PARANHOS, S. B. *Cana-de-açúcar; cultura e utilização*. Campinas: Fundação Cargill, 1984. 2v.

Capítulo 6

MATÉRIAS-PRIMAS OLEAGINOSAS

- - - - - - - - - - - - -

São vegetais que encerram elevada proporção de óleo na constituição de algum de seus órgãos, o que os tornam matéria-prima potencial ou possibilita sua utilização industrial econômica para a extração do óleo.

No Brasil há muitas espécies autóctones que produzem matéria graxa, mas poucas são utilizadas economicamente para a extração de óleo. Os motivos são: dificuldade de exploração racional por causa de falta de estudos agronômicos adequados, ocorrência nativa com densidade insuficiente ou em meio a outras plantas, difícil colheita, colheita por catação de frutos e dificuldade de extração do material graxo. Dentre estas podem ser citadas: babaçu, buriti, castanha-do-pará e sapucaia (Fig. 6.1).

De castanha-do-pará, ainda explorada principalmente como produtora do fruto seco para exportação, já existem castanhais cultivados racionalmente plantados, com mudas enxertadas, de menor porte e com ciclo de produção correspondente a quase 50% do das castanheiras nativas.

O coco e o dendê (palma) são cultivados em escala comercial com significação econômica.

A seringueira, objeto de intensos estudos agronômicos para o desenvolvimento e expansão da produção de látex, poder vir a ser uma fonte importante de óleo se suas sementes forem usadas.

De modo geral, entretanto, as oleaginosas de maior importância econômica são plantas anuais, cultivadas em largas extensões territoriais, que permitem bons rendimentos agrícolas em curto período. De modo geral elas permitem a rotação com outras culturas econômicas, como o trigo e o milho, com grandes vantagens para o produto e para as próprias culturas. As mais importantes são leguminosas, em cujas raízes podem viver bactérias nitrificantes em simbiose, do gênero Azotobacter.

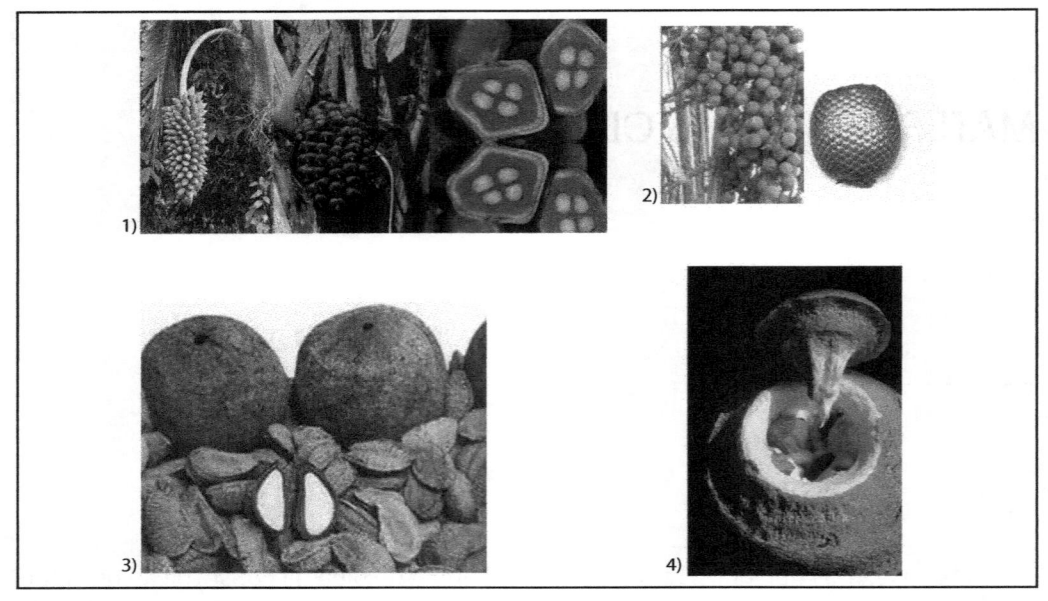

Fonte: GOOGLE.

Figura 6.1   1) Babaçu, 2) buriti, 3) castanha-do-pará e 4) sapucaia

As gorduras são energéticas, cada grama gera 9 calorias, encerram ácidos graxos essenciais ao metabolismo animal e representam uma importante parcela da dieta alimentar.

Há tendência para se aconselhar a redução do consumo per capita de gorduras, para evitar problemas de saúde, mas o consumo tende a aumentar por causa do crescimento demográfico e por causa dos programas desenvolvidos para as populações carentes de alimentação.

Por séculos, o homem consumiu principalmente gorduras animais em sua dieta, mas o desenvolvimento da agricultura levou à redução de seu uso. É mais fácil e mais econômico obtê-las de vegetais do que de animais. Estes, terrestres ou marinhos, são uma fonte mais limitada, porque é mais difícil aumentá-la numericamente. Na agricultura, os métodos de melhoramento e as técnicas agrícolas conduziram à obtenção de vegetais mais ricos em óleo, mais resistentes a doenças e pragas, mais precoces e de maior rendimento agrícola. Adicionalmente, os modernos métodos de cultivo, que se aprimoram continuamente, conduzem a maior produtividade. Consequentemente, a produção de matérias gordurosas por unidade de área é superior e mais rápida do que a de animais. A maioria dos estudos de nutrição descreve a superioridade dos efeitos nutricionais e de saúde dos óleos sobre as gorduras animais e recomenda o seu consumo, aumentando a importância das matérias-primas oleaginosas. Entretanto, há autores que afirmam que não se pode prescindir das gorduras animais.

6.1 GORDURAS

Urgel de Almeida Lima

Elas são encontradas nos tecidos animais e vegetais. Untuosas ao tato, são sólidas, semissólidas ou líquidas à temperatura ambiente. A consistência das gorduras é dependente da temperatura e por decorrência, do clima. O abaixamento da temperatura solidifica os óleos e o aquecimento liquefaz as sólidas. Normalmente, são denominadas de óleo as gorduras que se mantem líquidas a 20 °C. Em classificação antiga, as gorduras sólidas são denominadas de graxas.

Quimicamente, as gorduras são glicerídeos, ésteres produzidos pela combinação de ácidos graxos com os radicais básicos da glicerina. Comumente são triglicerídeos e integram o grupo de lipídeos, juntamente com os cerilídeos e os lipoides.

Os cerilídeos também são ésteres de ácidos graxos com álcoois monovalentes.

Os lipoides são substâncias que encerram ésteres de ácidos graxos e outros grupos de substâncias em adição aos álcoois e ácidos graxos, fosfatídeos (lecitina e lecitídeos) e esterídeos (fitosterol e zoosterol).

As gorduras são matéria-prima para obtenção de glicerina, ácidos graxos, sabões, sabonetes, velas, tintas e lubrificação. As tintas preparadas com óleos vegetais são hoje menos usadas, substituídas pelas tintas e esmaltes sintéticos.

Outros usos dos óleos são para o preparo de alimentos, como maionese e margarina, para condimentação, fritura e para conservação.

6.1.1 OCORRÊNCIA

Elas ocorrem em animais e vegetais (fanerógamas e criptógamas) e em microrganismos, unicelulares ou não. Elas são uma fonte considerável de energia e importante material de reserva, sobretudo nas fanerógamas.

Nos vegetais, as gorduras são encontradas em diversos órgãos, porém, os de reprodução é que encerram maior quantidade.

Nas sementes o óleo é material de reserva, utilizado na germinação e no começo da vida da nova planta. Ele se localiza nos tecidos ao redor do embrião e nas células do endosperma. Nos tubérculos e bulbos em que ocorre, também é material de reserva. Nas sementes com endosperma há amido, proteína e óleo, além de sais minerais e outros componentes. Nos cereais que possuem endosperma predomina o amido, e o óleo se acumula, em sua maior parte, no embrião e tecidos que o cercam.

Nas leguminosas são os cotilédones que encerram óleo, proteína, amido e os demais constituintes.

O teor de óleo varia de acordo com a espécie. Nos frutos, como dendê o material gorduroso é encontrado no mesocarpo e no endocarpo e no coco, no albúmem.

Em outros frutos o óleo é encontrado no endosperma.

Em bulbos, como no alho, é encontrado disperso nas células dos tecidos.

Nas folhas, inicialmente é um material leitoso que se separa, mais tarde, em gotículas. O óleo é um constituinte celular, junto com substâncias cromógenas, resinas e outros. Aparentemente, o óleo não se forma nas folhas e migra para as sementes e frutos, mas é formado nestes.

6.1.2 RIQUEZA EM ÓLEO DAS MATÉRIAS-PRIMAS VEGETAIS

O teor de óleo varia entre os gêneros e espécies, entre limites amplos, diferentes de acordo com os órgãos das plantas.

Tabela 6.1 Riqueza em óleo de algumas oleaginosas

Algodão	15 a 20%	Milho (embrião)	50 a 53%
Amendoim	43 a 46%	Oiticica	50 a 62%
Babaçu	63 a 70%	Oliva	25 a 60%
Coco	30 a 40%	Palma (dendê) polpa	46 a 66%
Copra	63 a 70%	Palma (dendê) semente	43 a 49%
Gergelim	50 a 57%	Pecã	60 a 70%
Girassol	22 a 32%	Rícino (mamona)	46 a 65%
Linhaça	35 a 38%	Soja	14 a 18%
Milho (grão)	4 a 5%	Castanha-do-pará	60 a 70%

Fonte: ALMEIDA e RIBEIRO.

Há várias teorias sobre a síntese das gorduras. Nas folhas, parece derivarem da atividade fotossintética, enquanto nos frutos, formam-se diferentemente. Segundo alguns autores, resultam da transformação de açúcares ou do amido. Sementes jovens são ricas em amido e açúcares, que desaparecem com o amadurecimento, dando lugar aos lipídeos.

À medida que os frutos amadurecem há decréscimo do teor de glicose e amido e aumento do teor de óleo nas sementes.

As Tabelas 6.2 e 6.3 ilustram a redução do teor de carboidratos nas sementes à medida que os frutos amadurecem ao mesmo tempo em que há aumento no teor de gordura. A Tabela 6.2 ilustra as variações citadas em diferentes dias de colheita de frutos de aveleira e de amendoeira e a Tabela 6.3 as variações em quatro fases de desenvolvimento da mamona.

Tabela 6.2 Variação do teor de óleo em frutos novos
e maduros de aveleira e amendoeira

Época de colheita	Percentagem de			
	Óleo	Glicose	Sacarose	Amido
Frutos de aveleira				
6 de julho	3	7,6	0	21,8
1 de agosto	16	2,4	0,5	14,5
15 de agosto	42	0	0,6	3,2
1 de setembro	59	0	0,8	2,6
4 de outubro	62	0	1,6	2,6
Frutos de amendoeira				
9 de junho	2	6	6,7	21,6
4 de julho	10	4,2	4,9	14,1
1 de agosto	37	0	2,8	6,2
1 de setembro	44	0	2,6	5,4
4 de outubro	46	0	2,5	5,3

Fonte: ALMEIDA, citando SABLON.

Tabela 6.3 Variação do teor de óleo em sementes de mamona em quatro
fases de desenvolvimento

Composição	Fases de desenvolvimento na matéria seca			
	Primeira	Segunda	Terceira	Quarta
Glicose	11.09	0.34	0.04	0.00
Frutose	12.87	0.96	0.73	0.00
Sacarose	10.95	1.19	1.08	0.55
Amido e Dextrinas	4.11	0.00	0.00	0.00
Pentoses	8.94	7.34	7.91	12.07
Gorduras	10.83	24.81	42.22	60.61

Fonte: ALMEIDA, citando SALOMÃO PEREIRA.

6.1.3 ÁCIDOS GRAXOS

As sementes encerram mais ácidos graxos quando verdes; à medida que amadurecem, eles diminuem, como se vê pela Tabela 6.4.

As condições de cultivo e variações climáticas influem no teor de ácidos graxos.

Aparentemente, os ácidos graxos saturados são precursores dos não saturados;
à medida que a semente se enriquece de óleo, o teor de insaturação, medido pelo
índice de iodo, sofre elevação. Entretanto, em algumas sementes, essa variação não é
verificada, como se verifica na Tabela 6.5, em colza e cânhamo.

A gordura se distribui uniformemente no endosperma, mas no momento da germinação ela se separa sob a forma de gotículas, em suspensão no citoplasma. Possivelmente, ela se transforma em carboidratos durante a germinação porque não há evidência da sua utilização como gordura.

Tabela 6.4   Variação do teor de ácidos graxos com a maturação das sementes

Órgão do vegetal	Percentagem de ácidos graxos livres		
	Brassica rapa	Brassica napus	Camelina sativa
Sementes imaturas	0,133	2,137	2,070
Sementes imaturas conservadas na casca partida	0,074	0,138	-
Sementes meio maduras	0,036	0,032	0,324
Sementes do ano anterior, bem maduras	0,087	0,870	0,313

Fonte: ALMEIDA.

Tabela 6.5   Variação do teor de óleo e dos índices de acidez, de iodo e de saponificação, com a maturação

Data	Estádios de desenvolvimento	Índices			
		Óleo%	Acidez	Iodo	Saponificação
Linho					
05/7	Florescimento	2,3	15,4	120,6	38,0
18/7	Sementes tenras,verdes	11,0	3,6	151,0	185,7
03/8	Sementes imaturas	32,5	4,0	168,0	188,7
25/8	Sementes maduras	35,0	5,6	175,0	186,8
Colza					
07/7	Sementes claras, tenras	10,0	74,3	-	210,3
25/7	Sementes verdes, opacas	37,5	16,0	99,8	213,3
08/8	Sementes imaturas	48,3	13,8	95,3	-
23/8	Sementes maduras	49,9	9,4	97,5	202,8
Cânhamo					
17/8	Dois meses após florescimento	15,3	5,8	152,1	222,7
28/8	Sementes imaturas	27,0	2,5	155,0	222,7
13/9	Sementes maduras	33,5	2,7	154,0	229,0

Fonte: ALMEIDA.

Durante a germinação o teor de ácidos graxos livres aumenta, mas a glicerina não é facilmente identificada. A Tabela 6.6 demonstra a variação do teor de óleo e de índice de acidez em sementes de girassol em germinação. Todas as gorduras encerram ácidos graxos livres, quer sejam recém-extraídas quer sejam conservadas; nem sempre estão ligados ao ranço, mas seu teor pode revelar qualidade da matéria-prima, pois varia com danos mecânicos, ataque de insetos e imaturidade das sementes.

A composição química das gorduras é influenciada pelas condições de clima, sugerindo que plantas e animais se adaptam às condições ambientais. As plantas tropicais, de forma geral encerram alta percentagem de ácidos graxos saturados, inversamente ao que ocorre com as plantas de clima temperado e frio, que contem óleo com insaturação mais elevada. O índice de iodo das plantas tropicais é normalmente baixo, enquanto o das plantas de clima frio com frequência é alto. Ivanow, citado por Almeida, formulou regras a esse respeito, citadas a seguir.

O teor de ácidos graxos livres aumenta com o desenvolvimento da germinação, identificável pela elevação do índice de acidez. O teor de gordura diminui com a progressão da germinação, assim como o índice de iodo, como está ilustrado na Tabela 6.6, em cotilédones de sementes de girassol.

1) As oleaginosas com ácidos graxos, com duas e três duplas ligações, são relativamente mais sensíveis às variações de clima do que as plantas cuja gordura apresenta uma única dupla ligação.

2) Os climas quentes favorecem a formação de ácido oleico nos lipídeos, enquanto os frios favorecem a formação de ácido linolênico.

3) A variabilidade do índice de iodo depende do clima, sobretudo nas gorduras com maiores níveis de ácidos insaturados com 2 e 3 duplas ligações.

Modernamente a insaturação dos óleos é determinada por técnicas cromatográficas.

Algumas famílias vegetais contêm material lipídico com predominância de certos ácidos graxos, como o láurico nas palmáceas e o erúcico nas crucíferas, mas, aparentemente, a similaridade de composição se limita a tribos e gêneros.

Tabela 6.6   Variação da composição dos cotilédones de sementes de girassol em germinação

	Semente*	Dias após a germinação das semente				
		3,5	5	7	10	14
Extrato etéreo%	54,1	52,6	49,2	36,0	16,8	8,7
Ácidos livres% **	0,008	0,009	0,009	2,3	13,8	33,5
Índice de acidez **	1,6	1,7	1,5	4,6	27,5	66,9
Índice de saponificação **	189,3	190,9	192,1	184,3	196,1	204,2
Índice de iodo **	125,5	126,4	124,5	125,8	120,1	11,7
Ácidos insolúveis% **	95,4	96,0	95,7	93,6	87,6	84,8
Ácidos solúveis **	0,005	0,005	0,007	0,005	0,008	4,5

*   não germinada
** no extrato etéreo

Fonte: Adaptado de ALMEIDA.

Nas latas de óleo ou em produtos vegetais obtidos com óleos vegetais, como as margarinas, é comum ler-se: não contém colesterol, um chamado propagandístico, porque gorduras vegetais não contêm esse esterídeo, mas outros, agrupados entre fitosteróis. O colesterol é esterídeo do grupo dos zoosteróis, encontrados nas gorduras animais.

Os fitosteróis representam de 0,1 a 0,3% dos lipídeos vegetais e os zoosteróis, de 0,2 a 1,0% das matérias graxas animais. Eles se diferenciam pela composição química e também por características físicas, como tamanho e forma de cristais. A Tabela 6.7 apresenta os teores de esterídeos de gorduras animais e vegetais.

Tabela 6.7   Teor de esterídeos em lipídeos vegetais e animais

Lipídeos	Cerilídeos%
Vegetais	
Algodão	1,60
Amendoim	0,25
Cacau (manteiga)	0,20
Coco	0,08
Gergelim	0,60
Milho	1,20
Azeitona (oliva)	0,13
Soja	0,75
Trigo (germe)	3,65
Mamona (rícino)*	0,50
Animais	
Bacalhau (fígado)	7,60
Banha	0,12
Sebo de boi	0,08
Sebo de carneiro	0,10

*   não comestível

Fonte: Adaptado de ALMEIDA.

6.1.4 SUBSTÂNCIAS ACOMPANHANTES DAS GORDURAS

Os óleos são extraídos com porções variáveis de substâncias que não são gorduras, mas que fazem parte do albúmen ou do endosperma vegetal. Algumas são removidas nos processos de refinação por arrastamento mecânico, diretamente ou após precipitação dos coloides. As substâncias lipossolúveis permanecem, mas de modo geral, não afetam profundamente a qualidade do óleo porque são quimicamente inertes; não apresentam odor ou sabor forte ou não alteram muito a cor. Se sua presença não é desejável, é prejudicial. A cor verde das clorofilas é aceita no óleo de oliva, porém é indesejável no óleo de soja. Algumas substâncias podem, em mínimas proporções, prejudicar a qualidade e outras como vitaminas e lecitinas, contribuir para a boa qualidade. Essas substâncias estão apresentadas, resumidamente, na Tabela 6.8.

Tabela 6.8 Substâncias acompanhantes das gorduras

LIPOIDES
Fosfatídeos (fosfolipídios ou fosfolipinas)
Lecitinas – 0,25 a 2,0% nas fanerógamas (sementes embriões) e nas criptógamas. Quanto mais alto o teor de proteínas, maior o teor de lecitinas.
Galactolipídeos:
Esterídeos (esteróis ou esterinas).
Fitosteróis – Iso-colesterol (saturado), Sitosterol (uma ligação dupla),Sitosterol (2 ligações duplas), Ergosterol (2 ligações duplas – centeio).
Zoosteróis – Colesterol.
CAROTENOIDES (lipocromos) – 0,1 a 0,7%, confere característica amarelo-avermelhada ao óleo. Alfa e beta caroteno, lipoceno, xantofila, antocianinas, antoxantinas, clorofilas (desejável no óleo de oliva, indesejável no de soja).
CERILÍDEOS (ceras) – função protetora do vegetal contra entrada de agentes externos, transpiração excessiva, perda de água por evaporação e contra a ação da luz muito intensa.
ÓLEOS ESSENCIAIS – produtos aromáticos de secreção ou excreção.
RESINAS (afins dos óleos essenciais) – óleo resina, pez (traços de óleos essenciais), resinas propriamente ditas (sem vestígios de óleos essenciais).
PENTOHEXANAS – por hidrólise produzem pentoses e hexoses – produto de proteção vegetal.
Gomas – complexos resultantes da união de anidridos (arabanas, xilanas, galactanas) com ácidos (urônico), enzimas (oxidase) e substâncias minerais (K, Ca, Mg).
Mucilagens – ésteres complexos de polissacarídeos, parecem gomas.
Substâncias pécticas (de reserva) – protopectina, pectina, ácido péctico.
PROTÍDEOS (substâncias protéicas ou albuminoides) – compreendem aminoácidos naturais e substâncias nitrogenadas (peptídeos e proteídeos, capazes de fornecer aminoácidos por hidrólise – albuminas, globulinas, glutelinas, gliadina (prolaminas).
VITAMINAS lipossolúveis – A (óleo de dendê), D (óleo de coco, hortaliças, ausente nos cereais), E (germes de trigo e centeio, algodão e oliva) e K (vegetais verdes).

6.1.5 OLEAGINOSAS DE EXPRESSÃO ECONÔMICA NO BRASIL

Os primeiros óleos vegetais de importância no Brasil foram de mamona, de alto valor lubrificante, produzido em considerável volume no período da guerra de 1939/45 e os óleos de algodão e de amendoim para fins alimentares.

A produção de óleo de algodão decorreu da existência de sementes excedentes da lavoura e o de amendoim, como uma alternativa da produção agrícola.

Coco e dendê (palma) têm também valor econômico significativo.

Posteriormente, a soja veio a ocupar o primeiro lugar entre as oleaginosas, dando ao Brasil uma posição de destaque no comércio internacional.

O germe de milho, subproduto da industrialização do cereal, o girassol e a canola são matérias-primas de respeitável importância.

BIBLIOGRAFIA

ALMEIDA, J. R. *Elaiotecnia*. Piracicaba: Jornal de Piracicaba, 1950. 453 p.

FONSECA, E. T. *Óleos vegetais brasileiro*s, 5 ed. Rio de Janeiro: 1927. 341 p.

6.2 ALGODÃO

Urgel de Almeida Lima

O uso das fibras de algodão antecede a era cristã em milhares de anos, como demonstram os vestígios de fios e de tecidos encontrados no México, no Paquistão e no Peru, com idades avaliadas em 5 000, 3 000 e 2 000 anos respectivamente. Quando Colombo e Cabral aportaram em terras americanas encontraram índios usando algodão.

O encontro de vestígios de tecidos em diferentes locais, com data de milênios, torna incerto o local de origem do algodoeiro e conduz às denominações de algodões americanos e asiáticos às variedades cultivadas.

A expansão dos algodões asiáticos teria ocorrido da Índia para a Coreia e China e da Índia para o Ocidente, pelas ilhas do Mediterrâneo, Norte da África e Sul da Europa. Os tecidos teriam sido divulgados pelos fenícios e cartagineses. Na Espanha teria sido introduzido pelos árabes, o que explica os termos alcoton, algodón, cotone, coton e cotton. A indústria cotonífera veio do Oriente por Turquia, Veneza, Milão e Inglaterra. Esta, tradicional produtora de lã, começou a industrializar algodão no século XIX pela Revolução Industrial, importando-o dos Estados Unidos. Este país, que já era o maior produtor mundial, sofreu grandes prejuízos na cultura do algodoeiro com a guerra civil, mas a Inglaterra estimulou sua plantação em outros países, incluindo o Brasil, fornecendo sementes dos bons cultivares americanos, máquinas de beneficiamento, de enfardamento, e propiciando orientação técnica.

Nessa época, em meados do século, famílias americanas do Sul emigraram para o Brasil e se estabeleceram no interior de São Paulo, na região de Santa Bárbara D'Oeste, no local onde hoje se situa a cidade de Americana, e se dedicaram ao plantio de algodão. Em 1870 o Estado de São Paulo tornou-se um exportador do produto e responsável por 20% das exportações brasileiras.

Após a Guerra de Secessão os Estados Unidos voltaram a dominar o mercado internacional. Depois da guerra e da forte geada de 1918, que dizimou os cafezais, a cotonicultura voltou a ter grande expressão econômica no Estado de São Paulo. Posteriormente, o algodão voltou a perder espaço para o café, mas a crise mundial de 1929 trouxe-o de volta como produto agrícola de primeira linha. A Secretaria da Agricultura do Estado e o Instituto Agronômico de Campinas tiveram papel decisivo nessa expansão.

A importância do algodão se destaca pelo seu cultivo em 70 países e se baseia na elevada qualidade da fibra, tida como a mais importante fibra têxtil natural, possuidora de características ímpares para fiação e tecelagem, superiores às das fibras sintéticas. Estas têm vantagens de durabilidade, maior facilidade de lavagem, secagem rápida, não precisarem ser passadas, terem maior comprimento, resistência e finura, mas não apresentam as mesmas características de conforto do algodão. Daí, as misturas de fibras sintéticas com o algodão, para associar suas qualidades.

Em valores absolutos, o Brasil é um dos seis maiores produtores, mas o rendimento por área é dos menores, ao redor de 300 kg/ha. As duas maiores regiões produtoras são a setentrional, que inclui as regiões Norte e Nordeste, e o Centro-Sul do País. Nas regiões Norte e Nordeste o algodão é o seridó, semiperene, arbóreo e de pequena produtividade; na região Sul as variedades são anuais, de porte baixo, porém de alto rendimento agrícola. A média nacional é baixa.

A grande produção de algodão deixa um grande volume de caroços, cujo destino é a produção de óleo comestível.

6.2.1 PLANTA

O algodoeiro é uma dicotiledônea da família das malváceas, gênero *Gossypium*. As espécies *Gossypium arboreum L.* e *Gossypium herbaceum L.*, representam de 6 a 8% da produção mundial e são cultivadas na Ásia e África. A espécie *Gossypium hirsutum L.* originária da América Central representa 80% da produção e a *Gossypium barbadense L.*, autóctone da América do Sul, contribui com 10 a 12% da produção.

O *Gossypium hirsutum L.*, variedade *latifolium* é a espécie plantada em São Paulo, Paraná, Mato Grosso do Sul, Goiás e Minas Gerais. A planta possui um sistema radicular formado por uma raiz pivotante, que cresce mais rapidamente que a parte aérea, atinge até 2 m de profundidade e ramifica-se lateralmente até 3 m de diâmetro. Esse desenvolvimento garante a fixação e a exploração de um grande cubo de terra. O caule é formado por uma haste principal que se desenvolve a partir de uma gema apical e forma ramos laterais produtivos. Quando adulto é semilenhoso e suberificado. As variedades paulistas atingem 1,5-1,8 m e não devem ser mais altas para facilitar a colheita mecânica e também a manual.

As folhas são cordiformes, de limbo piloso com 3 a 5 lobos, e se dispõem nas hastes de forma espiralada.

As flores são completas e protegidas com 3 brácteas. O ovário é superior e contém 3, 4 ou 5 lóculos, cada um com 6 a 10 óvulos.

Os frutos são denominados maçãs quando verdes e capulhos quando maduros e secos; são cápsulas coriáceas de deiscência longitudinal pelos lóbulos. O número de lóculos e de sementes varia de acordo com o ovário do qual derivam. As sementes, em número de seis a dez, são revestidas de pelos curtos (linter – 6 e 7) e de pelos longos (fibras).

A denominação de sementes é reservada para as que provêm de plantas selecionadas e melhoradas, e se destinam à reprodução ou ao plantio. Caroço é a denominação tecnológica das sementes e se refere à matéria-prima para a obtenção de óleo.

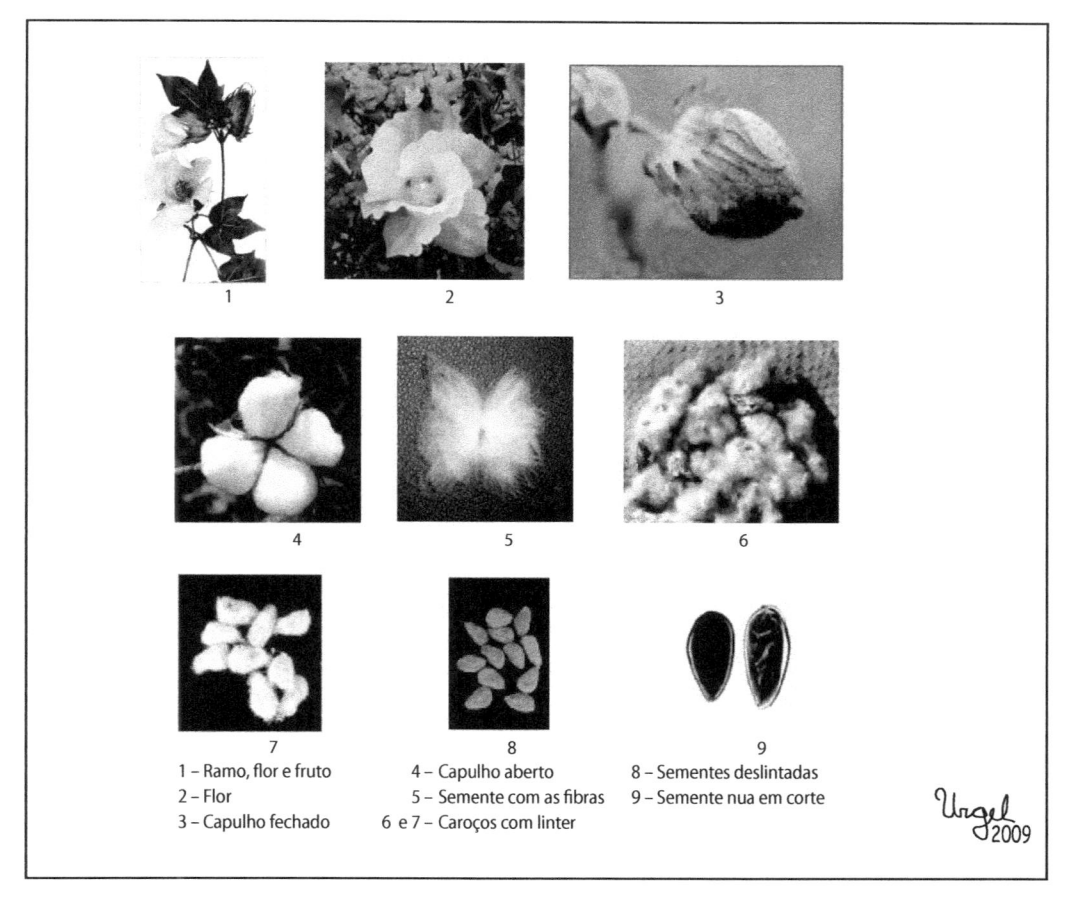

1 – Ramo, flor e fruto
2 – Flor
3 – Capulho fechado
4 – Capulho aberto
5 – Semente com as fibras
6 e 7 – Caroços com linter
8 – Sementes deslintadas
9 – Semente nua em corte

Fonte: GOOGLE e fotos originais do autor.

Figura 6.2   Flor, fruto e sementes de algodão

As sementes (caroços) medem 6 mm de largura e 10 mm de comprimento, são piriformes e constituídas de uma epiderme de células esclerificadas que envolve o tegumento parenquimatoso, escuro, duro e impermeável, comumente designado por casca. A epiderme das sementes de algumas espécies é recoberta de linter e de outras é glabra. O linter e as fibras (Fig. 6.2) são células epidermais modificadas.

A casca recobre os dois cotilédones ricos em óleo; não há endosperma, porque ele é consumido durante a formação do embrião.

As fibras são células da epiderme que se modificam; uma parte se modifica antes da antese e outra depois. As modificações ocorrem à medida que o fruto e a semente amadurecem. Quando o fruto está maduro eles contem uma cutícula, diversas camadas celulósicas e de fibrilas helicoidais e, no centro, um lúmen. O comprimento da fibra determina sua qualidade e seu valor comercial.

O algodoeiro é planta de climas tropicais e subtropicais de baixa pluviosidade, mas os melhoramentos genéticos conduziram à obtenção de variedades aptas ao cultivo em latitudes de 42° N (Ucrânia) e 30° S (Argentina e África do Sul).

As melhores condições de cultivo são encontradas nas regiões com temperaturas médias acima de 20 °C, com 180 a 200 dias livres de geada, com pluviosidade entre 500 e 1 500 mm e muita insolação.

O algodão produz em vários tipos de solo, mas os mais recomendados são os profundos, bem drenados, de boa porosidade, não excessivamente argilosos nem muito arenosos, férteis, de média acidez, com pH ao redor de 5, 2, e de topografia plana, ou que facilite a mecanização.

A planta é sensível à concorrência de outras, motivo porque o mato deve ser controlado. Dependendo da extensão da plantação o controle é manual ou mecânico; os herbicidas também são usados.

As pragas e doenças causam prejuízos, sérios e totais em certas regiões. Entre as pragas se destacam a broca da raiz, nematoides, pulgões, tripes, percevejos, ácaros, coleópteros e lagartas de folhas, flores e maçãs

As doenças podem ser causadas por fungos, bactérias e vírus, como o tombamento, a fusariose, diversas manchas e mosaicos.

6.2.2 ALGODÃO COMO MATÉRIA-PRIMA

A principal matéria-prima é a fibra, mas considerada como oleaginosa o ponto de interesse é o caroço, ou seja, a semente do algodão após beneficiamento, cujo destino é a indústria de óleo e não a semeadura. Os caroços podem ser constituídos de sementes nuas ou de sementes recobertas de linter.

No comércio internacional os caroços se agrupam nas seguintes classes:

- *Upland* – Algodões americanos originários de *Gossypium hirsutum*, com alto teor de óleo, recobertos de linter, que necessitam de descorticamento antes da industrialização.

- *Sea Island* – Algodões de *Gossypium barbadense*, de sementes nuas (*black seed*), de fácil laminação sem descorticamento.

- Egito – Algodões de *Gossypium barbadense*, de sementes nuas e ricas em óleo; há técnicas de extração pelas quais não são descorticadas, mas simplesmente trituradas, aquecidas e submetidas a prensagem. Esse tipo e o *Upland* são os que encerram teor de óleo mais elevado.

- Índias – Algodões de *Gossypium herbaceum*, de sementes pequenas com linter fortemente aderido, o que dificulta as operações de extração de óleo.

- Ásia menor – Ou algodões russos, também ricos de linter e com menores teores de óleos que os demais.

Os caroços das variedades cultivadas no Brasil encerram 12%, aproximadamente de linter. Os demais componentes são 20% de caroço, 62% de amêndoa e 6% de impurezas diversas. O linter é constituído de fibras curtas, de 3 a 12 mm, originadas pelo crescimento das células epidermais após a formação das fibras. O linter, composto de celulose, pentose, resinas, lipídeos e minerais, é removido das sementes por máquinas denominadas deslintadoras e usado na preparação de algodão hidrófilo, celulose, ataduras, estofamentos, pólvora, plástico e para outros fins.

A casca é constituída de celulose, pentosanas e lignina.

De maneira geral, os caroços enviados à indústria encerram 6 a 12% de umidade, 3 a 4% de cinzas, 16 a 26% de proteínas, 24 a 31% de carboidratos, 14 a 25% de óleo e 14 a 21% de fibras. O teor de óleo nas amêndoas varia de 30 a 40%. O algodão encerra também pequena porção de resina (0,4 a 1,2%), conhecida como gossipol, substância fenólica, tóxica, corante, que tinge o óleo de coloração vermelha. O gossipol combina com proteínas e forma um complexo não assimilável pelos animais, motivo pelo qual se recomenda que as tortas de extração do óleo sejam usadas como fertilizante.

As sementes devem apresentar bom estado de sanidade, isto é, estarem livres de fungos, de carunchos e de deterioração. Também, devem estar livres de impurezas de diferentes tipos, tais como terra aderente, fragmentos metálicos, pedras, pedaços de paus, ramos, folhas, insetos e outras, detectados pela análise física. Esta completa os exames de qualidade de matéria-prima, que incluem teores de umidade, de óleo e de proteína, rendimento de polpa e índice de acidez do óleo.

A indústria limita a 12 a 13% o teor de umidade e a 2,5% a acidez máxima do óleo das sementes. O teor de ácidos graxos livres no óleo de algodão sofre a influência do teor de umidade dos caroços.

BIBLIOGRAFIA

ABRAHÃO, J. T. M.; REGITANO-d'ARCE, M. A. B.; FONSECA, H. *Algodão*: produção, pré-processamento e transformação agroindustrial. São Paulo: Secretaria da Indústria, Comércio, Ciência e Tecnologia do Estado de São Paulo, s.d. 96 p.

ALMEIDA, J. R. de. *Elaiotecnia*. Piracicaba: Jornal de Piracicaba, 1950. 453 p.

6.3 AMENDOIM

Urgel de Almeida Lima

O amendoim é originário da América do Sul, do Peru e do Brasil, de onde expandiu pelos demais países na América, para a África e Ásia. Os portugueses o levaram para a África e os espanhóis para os outros países do continente americano, para a Espanha e Ásia.

O amendoim é muito importante para a alimentação humana e animal. A alimentação humana é feita diretamente com as sementes, com o óleo e seus produtos e com a manteiga de amendoim. As tortas e farelos subprodutos da extração do óleo, são adequados para a alimentação animal.

Na Ásia o amendoim é produzido destacadamente na Índia e na China; esta produz mais do que a Índia, porém com menor rendimento por hectare. O maior produtor de amendoim são os Estados Unidos da América, com o maior rendimento agrícola entre todos os países. O Brasil produz pouco em comparação com outros países, porém o rendimento por hectare é satisfatório, situado entre os mais altos, e o País ocupa uma posição destacada entre os produtores, com significativa exportação de farelos e de óleo. O amendoim, que já teve maior importância no cenário agrícola e industrial; foi superado pela soja, mas ocupa boa parcela do mercado nacional e internacional.

6.3.1 PLANTA

O amendoim é planta anual, dicotiledônea, herbácea da família *Leguminoseœ*, subfamília *Papilionaceœ*, gênero *Arachis*, adequada aos climas tropicais, subtropicais e temperados quentes. Das diversas variedades a *Arachis hypogea* é a única cultivada; seu ciclo vegetativo é de aproximadamente 120 dias a contar do plantio.

Seu sistema radicular é constituído por uma raiz principal pivotante e de raízes laterais com 30 a 60 cm de comprimento. Como leguminosa vive simbioticamente com bactérias fixadoras de nitrogênio, as quais formam nódulos nas raízes.

A parte aérea é herbácea, de ramos eretos ou prostrados, que sustentam folhas alternas, compostas e as inflorescências. Estas são racemos de 2 a 6 flores completas, de 2 tipos: as que se autofecundam sem abertura da corola (cleistogâmica), próxima do solo e as maiores, superiores, que se autofecundam após a abertura das corolas (chasmogâmicas). As flores próximas das extremidades geralmente não chegam a frutificar.

Os frutos são vagens que se formam após o florescimento, por um fenômeno denominado geocarpia. Após a fecundação, o receptáculo floral se alonga para formar um órgão de 1 a 2 mm de diâmetro e até 20 cm de comprimento, o ginóforo, que envolve e protege o ovário. O ginóforo, que apresenta geotropismo positivo, se move para baixo e penetra no solo, onde o ovário se desenvolve e forma uma vagem com 3 a 5 sementes. Nem todas as flores fecundam e nem todos os ginóforos se desenvolvem, sobretudo nas variedades eretas, porque não chegam a tocar o solo. É por causa da geocarpia, que uma luxuriante cultura de amendoim não mostra os seus frutos; eles estão enterrados e serão colhidos após a maturação. Ver Figuras 6.3 e 6.4.

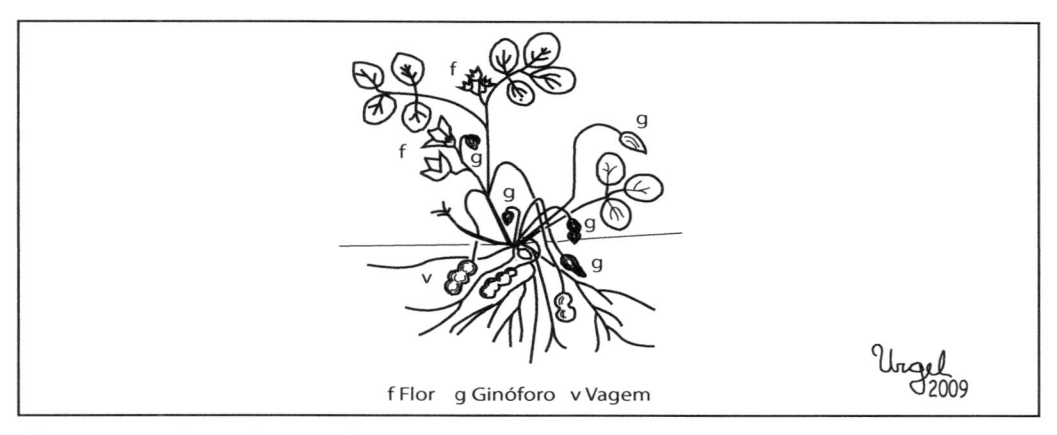

f Flor g Ginóforo v Vagem

Figura 6.3 Planta de amendoim

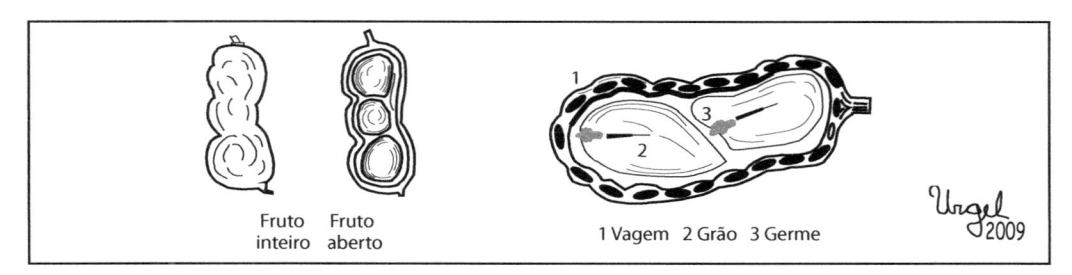

Fruto inteiro Fruto aberto 1 Vagem 2 Grão 3 Germe

Figura 6.4 Fruto de amendoim e corte longitudinal

As vagens são indeiscentes, com estrangulamentos e protuberâncias correspondentes às sementes internas, têm casca lenhosa, suberificada, cor bege ou amarelo-claro e medem de 1 a 1,5 cm de diâmetro e 5 a 6 cm de comprimento. Elas encerram de 2 a 5 sementes; mais comumente duas e raramente uma única. As sementes são ovoides, alongadas, achatadas no ponto de contato de uma com outra no interior da vagem e terminada em ponta do outro lado. Elas são formadas por dois cotilédones de cor clara, ricos em óleos, que envolvem o embrião e são recobertos por um tegumento fino, rosado, vermelho ou amarelado. Não há endosperma, porque ele é consumido quando da formação da semente.

A planta é suscetível ao ataque de fungos e bactérias, que causam doenças como murcha, ferrugem e podridão. Também é prejudicada com ataque de afídeos transmissores de moléstias, de formigas cortadeiras, ácaros, lagartas, percevejos, tripes, gafanhotos e outros.

As ervas daninhas competem com o amendoim e causam redução do seu crescimento e consequentemente do rendimento agrícola. O combate às plantas invasoras é feito pelas capinas manuais, mecânicas e pelo uso de defensivos.

6.3.2 CLIMA E SOLO

O amendoim se adaptou a várias latitudes, de $40°$ N a $35°$ S, mas precisa de muita luz e calor. O clima influi na duração do ciclo vegetativo.

A planta se desenvolve bem em diversos tipos de solos, porém os mais adequados são arenosos. A textura arenosa favorece a penetração dos ginóforos, mas torna os solos fortemente sujeitos a erosão o que faz com que a cultura do amendoim tenha de seguir planos de conservação bem feitos.

6.3.3 VARIEDADES

São muitas as variedades cultivadas, com características apropriadas à região de plantio, adaptadas ao clima, resistentes a doenças e de boa produtividade. Elas diferem entre si pelo ciclo vegetativo, pelo comprimento e diâmetro das vagens, espessura do epicarpo, percentagem da casca, número de sementes por vagem, espaço ocupado no seu interior, cor do tegumento, teor de óleo e rendimento agrícola.

O plantio é feito em duas épocas, das águas e das secas, mas a primeira favorece maior rendimento.

6.3.4 COLHEITA

A colheita é feita pelo arrancamento manual ou mecânico das plantas, quando as sementes estão completamente desenvolvidas e a maturação apresente uniformidade. Esse ponto coincide com o amarelecimento das folhas e mudança de cor do tegumento das sementes; ele começa a adquirir a cor característica da variedade, a oferecer menor resistência ao atrito e desprender dos cotilédones com certa facilidade.

Quando é feito o arrancamento há ainda uma pequena proporção de vagens não completamente maduras, porque a uniformidade de maturação não ocorre por motivos fisiológicos. A colheita nesse estádio não causa grandes perdas, porque diminui o desprendimento de vagens no esforço de tração das plantas no ato do arrancamento. As vagens perfeitamente maduras se soltam mais facilmente das ramas, do que as verdes.

Os pés colhidos devem ser submetidos a secagem para propiciar melhor separação das vagens e ramas. A operação, que se completa em alguns dias, é feita em terreiros ou em secadoras mecânicas especiais; as vagens ainda não totalmente maduras completam seu ciclo biológico presas à planta.

Quando a secagem é natural por exposição ao sol em terreiros, deve ser conduzida de maneira que o material possa ser abrigado da umidade da noite ou de precipitações eventuais.

A exposição à umidade ou a chuvas ocasionais, não só prejudica a secagem como cria condições adequadas para o crescimento de microrganismos, sobretudo de fungos, cujos esporos ou pequenas hifas acompanham as vagens arrancadas. O solo aderido, a umidade e a temperatura facilitam seu crescimento e sua penetração nas vagens e a contaminação das sementes.

O amendoim é normalmente contaminado por fungos produtores de toxinas, que comprometem a qualidade das sementes. Dentre eles o *Aspergillus flavus*, produtor de aflatoxinas, de efeitos prejudiciais bem conhecidos.

Com a colheita mecânica há arrancamento completo e maior rendimento em vagens, mas também maior proporção de frutos não maduros o que evidencia a necessidade da secagem.

Depois de convenientemente secas, as ramas são batidas e as vagens separadas. A conservação do amendoim em suas cascas é melhor do que debulhado e armazenado seco em prédios apropriados, ao abrigo da luz, de umidade e insetos.

As ramas podem ser usadas para forragem e as raízes que ficam devem voltar ao solo, porque carregam os nódulos de bactérias fixadoras de nitrogênio. Com a colheita mecânica grande parte das raízes é cortada e fica no solo.

O rendimento agrícola, avaliado pela colheita, varia entre os diferentes cultivares, mas podem-se considerar como boas, produções de 1 500 a 2 000 kg de amendoim em casca por ha, com 60 a 65% de sementes limpas. Em São Paulo e no Paraná há registros de melhores resultados agrícolas

6.3.5 AMENDOIM COMO MATÉRIA-PRIMA

As sementes constituem a matéria-prima oleaginosa. Após a colheita, as vagens não constituem matéria-prima adequada, ainda que suas condições de umidade estejam entre 9 e 12%. Normalmente, elas estão carregadas de impurezas de diferentes tipos, tais como terra aderida, paus, pedaços de cascas e de ramas, folhas, impurezas metálicas, pedras, insetos, sementes diferentes e muitas outras. Para melhorar a qualidade e as condições de conservação, o amendoim deve passar por um beneficiamento ou pré-processamento em peneiras, ventiladores e classificadores, antes de ser encaminhado para ensacamento, para tulhas ou armazéns.

O armazenamento é importante para a manutenção das características do grão como semente e da qualidade do óleo extraído na indústria. A conservação é feita a granel, ensacado ou debulhado. As cascas constituem uma proteção natural contra alterações que ocorrem principalmente no óleo. A rancificação e a elevação do teor de ácidos graxos livres são duas dessas alterações.

Quando ensacado, as pilhas não devem ser muito altas para evitar esmagamento. Nas indústrias, é vantajoso conservar na vagem, embora o espaço ocupado seja muito maior que o exigido para amendoim debulhado. Na casca, em condições de temperatura e umidade adequadas, conserva-se inalterado por vários meses.

Os grãos debulhados são mais suscetíveis ao ataque de insetos e o óleo perde em qualidade. A conservação dos grãos debulhados exige maior rigor, porque as alterações ocorrem mais facilmente. Além do estado de sanidade e de limpeza, o teor de umidade deve ser bem controlado, para evitar que os grãos se quebrem e soltem os cotilédones e para reduzir o risco das alterações químicas a que está sujeito o óleo. No local de armazenamento, além das condições intrínsecas do grão, é preciso estar atento ao controle ambiental da umidade relativa.

A umidade exerce influência marcante na conservação, pois tem ação importante no metabolismo da semente, que é um elemento vivo. A redução ou o controle da umidade reduz o metabolismo e atividade de enzimas e inibe o crescimento de fungos. No armazenamento, é necessário também evitar a presença de insetos. As pragas do amendoim armazenado não são específicas, mas são principalmente traças, mariposas e besourinhos, cujas larvas são responsáveis pelos prejuízos físicos no grão que, em consequência, acarretam alterações na qualidade do óleo. Nos focos de ataque há aumento de umidade e prejuízos complementares pelo crescimento de microrganismos.

Os locais de armazenamento devem ser periodicamente expurgados.

Composição centesimal

Os grãos variam em sua composição centesimal. Os teores de proteína e de óleo devem ser analisados, assim como o índice de acidez do óleo. Os cotilédones com aproximadamente 7% de umidade, encerram 52% de óleo, 22% de substâncias nitrogenadas, 17% de extrativos não nitrogenados e 2% de minerais. As variedades diferem em relação aos teores dos componentes, por influência de fatores como secagem, maturação, clima, solo, tratos culturais e pelas suas características intrínsecas.

No exame da matéria-prima são importantes as análises física e química.

Armazenamento

O armazenamento é, em grande parte, o responsável pela qualidade do óleo obtido na indústria e também das qualidades do amendoim como semente. Pode ser ensacado, mas de preferência a granel.

Como matéria-prima industrial o amendoim deve ser conservado na vagem. Quando na casca e armazenado em condições adequadas, mantém muito bem sua qualidade por meses. Os grãos debulhados são mais suscetíveis ao ataque de insetos e o óleo obtido é inferior.

A umidade exerce influência marcante. As vagens não devem conter mais de 10% e os grãos 9%.

O controle da temperatura e da umidade relativa do ambiente é importante para a conservação e para evitar o crescimento de fungos que são responsáveis pela formação de toxinas.

A temperatura deve ser mantida na faixa de 25 °C a 35 °C e a umidade relativa (UR) ao redor de 80%. Com esta UR os grãos apresentam ao redor de 10% de umidade. Nas mesmas condições de temperatura, mas a 90% de UR, a umidade sobe para 18% e os fungos crescem rapidamente.

O armazenamento deve reunir condições para evitar a infestação e para realizar a proteção.

Os insetos que atacam o amendoim durante o armazenamento não são específicos e é necessário controlar sua proliferação não só pelo prejuizo que causam, como porque nos furos há aumento de umidade que favorecem as alterações químicas já citadas e a contaminação microbiana.

Os armazéns devem ser desinfetados pelo polvilhamento de substâncias tóxicas adequadas, ou pelo uso de fumigantes aplicados periodicamente, se o armazenamento for prolongado. Quando os amendoins são armazenados ensacados, as pilhas não podem ser muito altas para evitar o esmagamento das vagens.

BIBLIOGRAFIA

ALMEIDA, J. R. de. *Elaiotecnia*. Piracicaba: Jornal de Piracicaba. 1950, 453 p.

CÂMARA, G. M. de S. *Amendoim*: produção, pré-processamento e transformação agroindustrial. Série Extensão Agroindustrial. São Paulo: Secretaria da Indústria, Comércio, Ciência e Tecnologia, s.d. 83 p.

CORTESÃO, M. *Culturas tropicais*: plantas oleaginosas. II v. Lisboa: Livraria Clássica, 1957. 299 p.

6.4 SOJA

Marisa Aparecida Bismara Regitano d'Arce

Urgel de Almeida Lima

A soja, *Glycine max (L.)* Merrill, é uma leguminosa anual, rica em proteínas e óleo, que se originou no leste Asiático. Há relatos de seu cultivo durante a dinastia Shang (1500-1207 a.C) no nordeste da China. Foi levada à Europa no século XV como curiosidade de Jardim Botânico.

No Brasil, a primeira referência data de 1882, D'Utra (Jornal da Agricultura). Na década de 1960 foi introduzida no Rio Grande do Sul, em sucessão ao trigo. Os principais produtores mundiais são os Estados Unidos da América, China, Brasil e Argentina. Ela teria tido origem na China, de onde se expandiu. Presume-se que era usada 5 000 anos antes de Cristo, mas as referências mais antigas não ultrapassam 3 000 anos a.C. Sua importância para a alimentação aumentou e solidificou-se após sua domesticação, que teria ocorrido por volta do século XI a.C. As áreas de plantio foram aumentadas, criando o intercâmbio entre os povos orientais. Ela expandiu-se para a Coreia e Japão, mas manteve-se limitada ao Oriente até o século XIV, quando foi levada para países do Ocidente. Entretanto, sua expansão para o Ocidente foi lenta, do século XIV ao XIX. A primeira citação americana parece datar de 1804 quando seu plantio foi aconselhado na Pensilvânia, como planta forrageira e como promissora produtora de grãos. Nos Estados Unidos os primeiros resultados econômicos satisfatórios começaram por volta de 1930. Durante a guerra de 1939/1945 a soja serviu largamente como alimento da população alemã.

No Brasil, a soja foi introduzida em 1982 na Bahia, sem sucesso; o Instituto Agronômico de Campinas começou a cultivá-la em 1892, mas os bons resultados práticos só ocorreram depois da imigração Japonesa, de 1908 a 1923.

O Rio Grande do Sul foi o estado que mais desenvolveu a cultura da soja depois de 1914, e em 1949 fez uma exportação de 18 000 t, a primeira do país; o Paraná começou a produzir em 1954. O grande impulso dessa cultura ocorreu de 1960 a 1970, contando já, com muitos estudos realizados por diversas estações experimentais. Em 1954 a produção brasileira representava 0,5% da produção mundial, mas elevou-se para 16% em 1976, estimulada pelo valor comercial do produto no mercado internacional e pelos rendimentos agrícolas, concorrendo nos mesmos níveis de outros países grandes produtores.

A expansão da soja no Ocidente se deveu, em grande parte, às pesquisas agrícolas, industriais, econômicas e de nutrição feitas nos Estados Unidos. Determinando o alto valor nutricional da soja, da qual decorre a sua maior importância como matéria-prima, as pesquisas em todos os níveis de conhecimento agrícola e a possibilidade da mecanização integral do plantio à colheita, permitiram a obtenção de resultados agrícolas superiores aos dos países de origem e à grande expansão de que a soja goza atualmente.

Os Estados Unidos têm a maior produção, secundados pelo Brasil e pela China que disputam o segundo lugar. O Brasil é o maior produtor do hemisfério sul e tem uma situação privilegiada no mercado de exportação, pois comercializa na época de menor oferta. Futuramente outros países deverão concorrer, como a Argentina, que está iniciando plantios em maior escala, e que ofertará seu produto na mesma época.

Na Europa, a Romênia é o maior produtor. No Brasil os grandes produtores são os estados do Rio Grande do Sul, Santa Catarina, São Paulo, Mato Grosso, Goiás e Paraná.

A importância das exportações é grande porque o produto em grão, o óleo e o farelo são grandes captadores de divisas.

6.4.1 PLANTA

A soja é herbácea, anual, de clima temperado, mas adapta-se às condições tropicais e subtropicais em nosso país.

O sistema radicular é caracterizado por uma raiz pivotante principal, que ramifica muito com raízes secundárias horizontais de 40 a 70 cm, que depois penetram no solo até 1,8 m ou mais. Raízes terciárias e quaternárias somam-se ao conjunto, tornando difícil identificar a raiz principal. A maioria das raízes se mantêm em uma profundidade de 10 a 15 cm, exigindo tratos culturais cuidadosos para evitar danos no sistema radicular superficial.

Como leguminosa, o sistema radicular permite a associação simbiótica de bactérias fixadoras de nitrogênio do gênero *Rhizobium*. Estas vivem à custa dos carboidratos e dos ácidos orgânicos fornecidos pelas raízes, assimilam o nitrogênio da atmosfera, fixam-no e cedem-no à planta hospedeira. Os compostos nitrogenados favorecem o desenvolvimento do vegetal com vigor e bom rendimento agrícola; os restos culturais beneficiam o solo.

O caule é herbáceo ou parcialmente lenhoso, com altura entre 0,3 m e 1,8 m. As variedades cultivadas no Brasil são quase todas pubescentes nas folhas, caules, sépalas e vagens, comunicando-lhes cor branca, cinza ou castanha, de acordo com a densidade da pubescência. O caule tem origem no eixo embrionário; a porção superior termina no epicótilo com primórdios foliares e a inferior é o hipocótilo, entre a radícula e os cotilédones.

A partir da germinação distinguem-se três tipos de folhas; as cotiledonares, as unifoliadas e as trifoliadas.

As primeiras são os próprios cotilédones que, ao emergir do solo, tornam-se verdes e aptas à atividade fotossintética. Elas fornecem nutrientes e energia à nova planta em germinação e crescimento e depois amarelecem, secam e caem. As unifoliadas normalmente são duas, surgem da plúmula e são as primeiras folhas, propriamente ditas, clorofiladas e que ladeiam a gema terminal. As trifoliadas são as folhas definidas, que formam a cobertura foliar da planta e são responsáveis pela atividade fotossintética do vegetal durante todo o seu ciclo vegetativo e reprodutivo. Quando a planta amadurece tornam-se amarelas e caem ao final do processo de maturação.

As flores são inflorescências em forma de racemos, com inserção axilar ou terminal. As axilares têm origem nas gemas floríferas no ponto de inserção dos pecíolos das folhas e hastes principal e laterais. O número de flores é muito superior ao de vagens que chegam à maturação. A coloração das pétalas é característica de cultivar. A cor do hipocótilo se associa à coloração das flores. Flores brancas, hipocótilo verde, flores roxas hipocótilo roxo. Pela estrutura das flores a soja é sujeita a autofecundação; os cruzamentos naturais representam 1% aproximadamente e ocorrem mais por causa dos insetos.

As ramificações laterais se inserem de diferentes maneiras de acordo com os cultivares, como na Figura 6.5.

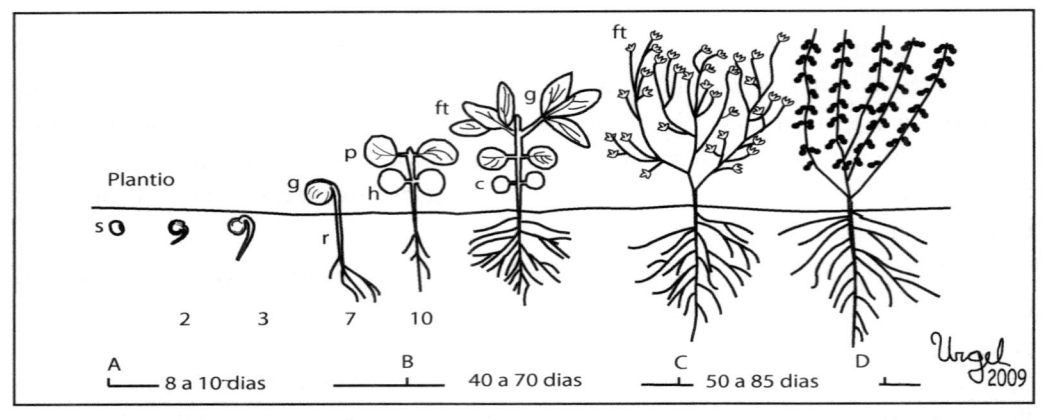

Fonte: Adaptado de diversas publicações.

Figura 6.5   Ciclo vegetativo da soja e ramificações laterais

Os frutos são legumes (vagens), como os de todas as leguminosas, pubescentes, de cor variável de acordo com o cultivar e com a densidade dos pelos. Elas medem de 2 a 7 cm de comprimento; são 2 a 20 por inflorescência e podem contar com até 400 por planta. O número de sementes varia de 1 a 5, mas geralmente é de 2 a 3. O número de vagens é menor, porque há uma perda muito grande. Pela literatura, a perda de 75% das flores não acarreta perda econômica para a lavoura.

As sementes constituem a matéria-prima oleaginosa. Elas são globosas, ovaladas, achatadas, de superfície lisa e apresentam cores variadas: verde, castanha, amarela e preta. As amarelas grandes são as preferidas, por causa do maior teor em óleo, cozimento mais fácil e melhor cor da farinha. Suas dimensões variam, mas os tipos comerciais apresentam 12 a 20 g/100 sementes. Dentro de um mesmo cultivar o tamanho das sementes varia segundo o local de produção, época da semeadura, densidade de plantio, fertilidade do solo, área foliar e condições climáticas, sobretudo na época da maturação.

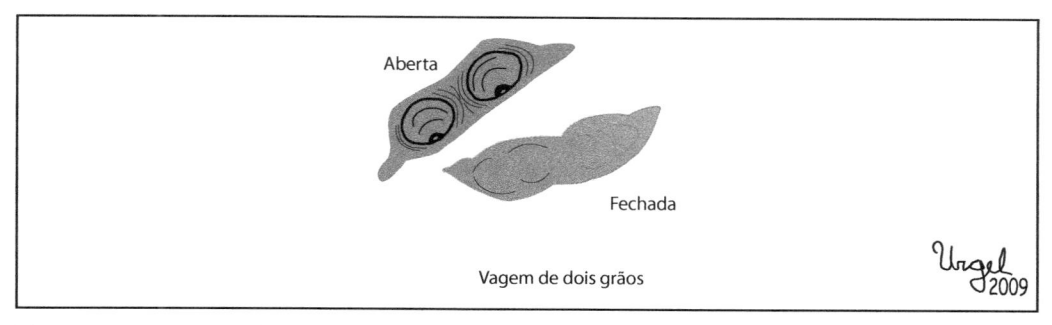

Figura 6.6 Vagem de soja

As verdes apresentam hilo não saliente, linear ou ovalado, com 3 a 4 mm de comprimento, preto, castanho, camurça ou da cor do tegumento. O hilo é uma característica importante na identificação dos cultivares.

As sementes maduras não encerram endosperma, mas tegumento e embrião. O endosperma é consumido durante o desenvolvimento dos cotilédones após a maturação; resta uma fina camada de aleurona e de células comprimidas entre o tegumento e os cotilédones, como vestígios do endosperma. O tegumento é delicado, mas protege o embrião de agentes externos; se for danificado, prejudica a germinação. O embrião é composto pelos dois cotilédones, que acumulam as substâncias de reserva, e pelo eixo do embrião, formado pela plúmula (broto rudimentar), com gema apical e duas folhas primárias, pelo hipocótilo (caule rudimentar) e pela radícula.

A composição centesimal da semente varia de acordo com o cultivar e com os fatores que contribuíram para a formação da semente. O teor de óleo é menor quando o teor de proteína é maior e vice-versa. As condições de clima durante a frutificação são fundamentais para a composição; a elevação da temperatura no início da frutificação causa aumento do teor de óleo no grão.

A soja, como planta de reprodução sexuada, apresenta um ciclo vegetativo e um ciclo de reprodução.

No primeiro, a planta desenvolve-se vegetativamente e sofre a influência de fatores externos, tais como as variações climáticas, os ataques de insetos, injúrias por aparelhos e máquinas durante os tratos culturais, aplicações de praguicidas e herbicidas. Elas se recuperam e na produção final há benefícios que são maiores quando se conhecem os estádios de desenvolvimento e o momento de executar as atividades de cultivo. O agricultor necessita de um conhecimento seguro para melhorar os rendimentos agrícola e econômico. Se as condições de umidade, temperatura, condições do solo forem favoráveis, se não houver ataque de microrganismos, a germinação se dá rapidamente. As sementes germinam quando atingem 50% de umidade. A radícula inicia o processo em dois dias, rompendo o tegumento através da micrópila. Ela cresce, começa a ramificar-se e surgem os pelos absorventes. As raízes crescem continuamente durante o ciclo vegetativo. Concomitantemente com o desenvolvimento da raiz, o hipocótilo começa a se desenvolver em alça e arrasta os cotilédones em direção à superfície do solo.

Ao romper o solo os cotilédones se abrem e expõem a plúmula à luz solar; emergentes, eles se tornam verdes e capazes de exercer a atividade fotossintética e são capazes de nutrir a planta por duas semanas, ao fim das quais estão esgotados e caem. Nesse estádio as folhas unifoliadas já se formaram e começam as ramificações e a formação das folhas trifoliadas, definitivas, que serão as responsáveis pela assimilação clorofiliana durante toda a vida autotrófica da planta.

Os nódulos se formam nas raízes nas primeiras semanas após a germinação; sua formação é estimulada pela inoculação do solo ou das sementes no momento do plantio.

As hastes e o caule propriamente dito se originam da gema apical e as ramificações das gemas axilares.

O desenvolvimento vegetativo continua até a formação dos frutos. Com o amadurecimento das sementes começa o ciclo reprodutivo. A maturidade fisiológica ocorre aos 40-70 dias após a frutificação, com as sementes apresentando 28 a 30% de umidade.

6.4.2 CULTIVARES

Como em qualquer outra matéria-prima vegetal, os cultivares devem apresentar alto rendimento e alta produtividade agrícola e encerrar o máximo de elementos para os quais será destinada sua industrialização, isto é, alto teor de óleo ou de proteína. Também devem apresentar alta rusticidade, elevada resistência ou capacidade de se aclimatar a condições de solo e clima da região, vegetar em altas ou baixas latitudes, resistir aos nematoides do solo, ter tolerância ao alumínio livre, apresentar maturação uniforme e vagens indeiscentes. A planta deve apresentar porte ereto, ramificações não rasteiras, resistência ao acamamento, boa altura das primeiras vagens em relação ao solo, características desejáveis e importantes para a colheita mecânica. Grãos de coloração amarela, de alta qualidade fisiológica e de alta capacidade de conservação, são características adicionais procuradas.

As estações experimentais de instituições de pesquisas como o Instituto Agronômico de Campinas e a Empresa Brasileira de Pesquisa Agropecuária – Embrapa, se dedicam continuamente ao melhoramento e à busca de cultivares com as melhores características para as diferentes regiões do país.

O ciclo de vegetação dos cultivares varia de acordo com a latitude em que são plantadas e com a época da semeadura. Um cultivar tardio plantado no Rio Grande do Sul pode ser médio no Estado de São Paulo e ainda mostrar variação se plantado em outubro ou novembro. Nos Estados Unidos os cultivares são classificados em 12 grupos, de 00 a X, mas no Brasil são apenas considerados tardios, médios e precoces, como segue: precoce, com ciclo de 125 dias, semiprecoces com ciclo de 126 a 137 dias, médios ou semitardios os de 138 a 150 dias e tardios os de ciclo superior a 150 dias.

Ao longo do tempo os cultivares são substituídos por novos, constituídos por variedades novas ou melhoradas.

6.4.3 CLIMA E SOLO

A soja é originária de clima temperado. A temperatura exerce influência em seus ciclos vitais e seu desenvolvimento se dá adequadamente dentro de faixas térmicas convenientes. Considera-se como faixa térmica adequada o intervalo de 600 °C a 2 400 °C, determinada pela soma diária das temperaturas médias acima de 15 °C, durante o ciclo vegetativo. Se de outubro a fevereiro (150 dias) a variedade for submetida a variações de temperatura acima de 15 °C, o produto da variação por 150 determina a faixa térmica. Para exemplificar, se a temperatura média diária for 22 °C, o produto de 7 °C diários por 150 dias do período do ciclo será 1 050 °C, dentro, portanto, da faixa térmica adequada. Entretanto, quando a temperatura média do mês mais quente for inferior a 20 °C a região não é fundamental.

Durante a emergência das plântulas, as temperaturas médias de 25 a 30 °C favorecem a formação dos nódulos bacterianos. Abaixo de 20 °C há atraso na emergência, no desenvolvimento vegetativo, problemas de atividade fotossintética e de nutrição, porque há prejuízo na fixação do nitrogênio. Acima de 30 °C pode ocorrer redução na emergência, menor formação de nódulos e de atividade clorofiliana. Esses efeitos se fazem sentir mais fortemente quando a temperatura média se eleva a mais de 35 °C e coincide com deficiência hídrica.

No ciclo reprodutivo (florescimento, frutificação e maturação) a temperatura ótima é de 25 °C. O excesso hídrico prejudica a qualidade; elevando a temperatura acelera o florescimento e sua precocidade, que se ocorrer antes do perfeito desenvolvimento vegetativo, diminui a produção e a qualidade. O balanço hídrico é fundamental; o excesso ou a falta d'água afeta as etapas dos ciclos. Entretanto, por causa do poderoso sistema radicular a soja resiste a curtos períodos de estiagem. A disponibilidade de água é crítica na emergência e depende muito do tipo de solo. Também é crítica a escassez de água por ocasião do florescimento e da frutificação.

Outro fator fundamental no cultivo da soja é a luminosidade, pois a planta é sensível ao fotoperíodo, que influi na fotossíntese, no crescimento da haste principal e das ramificações. O nível de açúcares sintetizado é afetado e pode causar o aborto e a queda de flores ou das vagens. A soja é induzida a florescer com dias mais curtos, em um momento em que o fotoperíodo é menor do que um curto valor crítico. À medida que a latitude se afasta do equador aumenta a defasagem luminosa entre dias e noites, com o aumento dos períodos escuros. A obtenção de cultivares menos sensíveis ao fotoperíodo é vantajosa porque pode haver a ampliação de sua utilização. Exemplificando, um cultivar que em São Paulo produz normalmente, poderá não florescer no Rio Grande do Sul e ter vegetação indefinida. Contrariamente, um do Rio Grande do Sul poderá florescer precocemente em São Paulo e produzir pouco.

Solo

O solo é o suporte da planta e o substrato mineral e orgânico. Os nutrientes e a reação do solo, associados à luminosidade, temperatura, ar, água e fixação mecânica, garantem a boa produção econômica.

A topografia afeta a mecanização e o escoamento da produção. As áreas relativamente planas são as mais recomendadas, sobretudo para as culturas de grande extensão. As declividades de mais de 12% limitam a mecanização, exigem trabalhos de conservação contra a erosão e reduzem a área a ser plantada. As propriedades físicas são relevantes. Não há impedimentos para o uso de solos argilosos ou arenosos. Nos argilosos pode ocorrer excesso de argilas dispersas que promovem a formação de crostas em caso de carência de água, que dificultam ou impedem a emergência dos cotilédones, desenvolvimento de plúmula, difusão do oxigênio e, no todo, a germinação. A presença de cálcio atenua o problema. A compactação excessiva influi negativamente no desenvolvimento do sistema radicular e na nodulação. Os solos argilosos têm boa capacidade de campo, mas têm maior capacidade de retenção de água. Contrariamente, os solos arenosos são bem arejados, mas possuem menor capacidade de campo; os solos arenosos de drenagem muito rápida devem ser evitados.

Um solo ótimo é o que apresenta porosidade bem distribuída entre os macroporos e os microporos, os primeiros relacionados com a aeração e os segundos com a disponibilidade de água. A aeração é importante porque a soja não tolera encharcamento, sobretudo nos momentos de germinação e do desenvolvimento inicial da planta. A disponibilidade de oxigênio afeta a formação dos nódulos. Como a disponibilidade de água é crítica no florescimento e na frutificação, o excesso de drenagem pode ser tão prejudicial quanto o encharcamento.

Quanto às propriedades químicas, as exigências em nutrientes minerais variam de acordo com a produção de matéria seca. Os cultivares tardios, de porte mais alto, produzem mais matéria seca que os precoces. As maiores exigências em macronutrientes são de nitrogênio, fósforo e potássio, mas são também necessários cálcio, magnésio e enxofre. Entre os micronutrientes necessários figuram principalmente cloro, ferro, boro, manganês, cobre, zinco e molibdênio.

No Estado de São Paulo a maioria dos solos é adequada, mas os latossóis roxos, a terra roxa estruturada e os latossóis vermelho-amarelo e vermelho-escuro são considerados os melhores para a soja. As principais limitações são devidas à fertilidade (acidez e baixa disponibilidade de fósforo) e topografia, problemas que podem ser contornados.

6.4.4 TÉCNICAS CULTURAIS

A soja pode ser cultivada por plantio direto e por preparo convencional. A queima de restos de cultura não é aconselhável. Importante é a rotação com o trigo e o milho, que melhora significativamente o aproveitamento agrícola. A soja é exigente, necessita de nutrição mineral e adubação, mas aproveita bem os fertilizantes.

Entre os tratos culturais são importantes o controle de plantas invasoras, de pragas e de doenças.

As invasoras são controladas por rotação de culturas e por cultivação manual, mecânica e por herbicidas. A eliminação total não é possível, mas é necessário reduzir a concorrência de plantas estranhas à cultura para diminuir o prejuízo causado pela competição.

As várias pragas causam maiores ou menores prejuízos de acordo com a intensidade da infestação.

As pragas mais importantes no Brasil são: lagarta da soja, broca das axilas e diversos percevejos. Entre as pragas de interesse secundário estão: broca do colo, lagarta rosca, lagarta falsa "medideira", vaquinha, burrinho e outras.

As doenças também são várias e combatidas por meio de variedades resistentes e por combate direto. Elas são viróticas, fúngicas ou bacterianas. Mosaico comum, mancha de café, queima do broto e mosaico amarelo.

São viróticas: crestamento, pústula e fogo selvagem.

São fúngicas: mancha púrpura, mancha olho-de-rã, antracnose e podridão preta.

São de origem bacteriana: míldio e queima da haste.

6.4.5 COLHEITA

A colheita é uma operação das mais relevantes para a qualidade da soja. Não só o ponto de maturação, como os cuidados na colheita são fundamentais.

O momento mais adequado para a colheita é quando os grãos apresentam o máximo de produção de matéria seca, coincidente com a maturação fisiológica. Nesse ponto os grãos apresentam de 26 a 40% de umidade.

Para a colheita manual não há inconvenientes. Entretanto, para plantações muito extensas a colheita só é viável economicamente por meio de colhedoras mecanizadas, que executam bem o trabalho com grãos contendo de 13 a 16% de umidade. Maior umidade leva a injúrias no produto. Menos do que 13% e mais do que 18% oferecem riscos de injúrias nos grãos, mas os produtores preferem 13%, ou menos, porque não há necessidade de secagem posterior.

Para realizar a colheita nesse ponto a soja continua no campo após a maturação fisiológica, para perder umidade. Os riscos e a diferença de qualidade são compensados pela maior facilidade de colheita e menos injúrias aos grãos. A qualidade pode sofrer por conta do excesso de secagem, por chuvas após forte estiagem e estiagem forte após excesso de chuvas, fatores que afetam a qualidade do grão e de seu componente oleaginoso.

Há produtos químicos dessecantes que podem ser usados depois da maturação fisiológica, mas sua utilização exige controles rigorosos porque podem prejudicar a qualidade, se não forem empregados na época certa. Aplicados antes da maturação fisiológica podem causar redução da produção e prejudicar o poder germinativo. Os cuidados devem ser maiores em plantações de centenas ou de milhares de hectares, em que o ponto de maturação deve ser bem determinado.

A colheita e a secagem posterior são operações que influem na conservação do grão de soja e na sua qualidade como matéria-prima.

Após a colheita manual a soja é submetida a uma batedura com varas para debulhar as vagens e, em seguida, à separação dos grãos. Na colheita mecânica as máquinas cortam a planta, debulham as vagens, separam a palha e limpam as sementes. Em qualquer dos dois casos a soja ainda não pode ser considerada como matéria-prima, porque encerra muitas impurezas e sujidades que devem ser eliminadas.

Durante a colheita ocorrem perdas de grãos; há perdas anteriores ocasionadas por deiscência natural das vagens, pelo retardamento da colheita, por ramos perdidos no campo, pelo acamamento das plantas, pelas máquinas, por causa de plantas de altura insuficiente para serem apanhadas, por causa da inserção de ramos a menos de 13 cm do solo e pelo excesso de ramificações. Também há perdas por expulsão nos ventiladores, nas peneiras, no transbordo, no ensacamento, no transporte a granel e em outros manuseios. As perdas, que variam entre 10 a 12%, podem ser reduzidas a 7%, com os devidos cuidados.

6.4.6 O GRÃO

O grão (Fig. 6.7) apresenta 9% de cascas, 90% de cotilédone e 2% de hipocótilo, e sua composição pode ser observada na Tabela 6.9.

Tabela 6.9   Composição do grão de soja

Composição	Proteína	Óleo	Cinza	Carboidratos
Semente	40,3	21,0	4,9	33,9
Cotilédone	42,8	22,8	5,0	29,4
Casca	8,8	1,0	4,3	85,9
Hipocótilo	40,8	11,4	4,4	43,4

Fonte: SHALUNKE,1992.

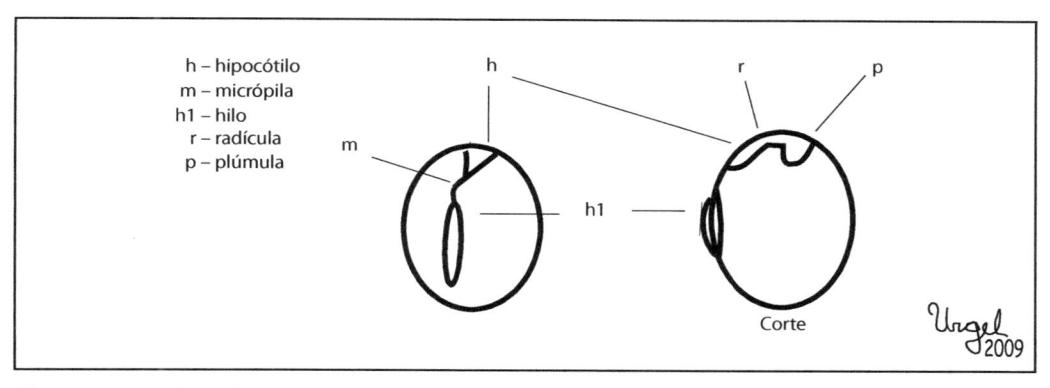

Figura 6.7   Grão de soja

O grão possui muito pouco amido e muitos açúcares: 5% de sacarose, 1,1% de rafinose e 3,8% de estaquiose, além de 4% de celulose e 15% de hemicelulose.

A rafinose e a estaquiose são reconhecidos fatores de flatulência e responsáveis pela intolerância à soja exibida por certos indivíduos. Esses açúcares são galactosídeos de sacarose contendo uma e duas moléculas de galactose respectivamente. Como o sistema digestivo humano não contém a enzima α-galactosidase esses compostos não são digeridos e podem sofrer fermentação microbiana anaeróbica, que resulta e produção de gás, ou seja, flatulência (AUGUSTIN; KLEI. In: MATHEWS, 1989, p. 189).

A soja também apresenta alguns compostos antinutricionais, característicos das leguminosas, tais como inibidores de proteases (tripsina e quimotripsina), fitohemaglutininas (lectinas), ácido fítico (hexafosfato éster de inositol ou um ciclitol) que, quando hidrolisado pela α-galactosidase produz galactose e pode provocar flatulência, saponinas, compostos fenólicos, fator biocigênico, isoflavonoides (fator estrogênico) e antivitaminas.

6.4.7   QUALIDADE DO GRÃO APÓS A COLHEITA

A colheita está sujeita a perdas e o grão à influência de diversos fatores depois de colhido.

Perdas durante a colheita

O emprego das colhedoras mecanizadas combinadas veio solucionar o problema da colheita de grãos em grande escala. Entretanto, é importante observar que o produtor, após cobrir todas as despesas com mão de obra, aquisição de sementes, fertilizantes, defensivos e equipamentos, pode perder no campo, com a colheita mecânica, 50% do lucro líquido.

No caso da soja, 10% ou mais dos grãos podem permanecer no solo após a colheita, em decorrência da falta de regulagem e velocidade incorreta da colhedora.

Há problemas também, com o porte da planta. Assim, para variedades de soja precoce, que produzem vagens a pouca altura do solo, as colhedoras devem ser equipadas com barra de corte especial, e que nem sempre é empregada segundo observações de técnicos no setor.

Perda física ou *quebra* ocorre quando o produto sofre perda de peso pelos danos causados, principalmente por ataque de insetos. Outros agentes como roedores e pássaros apresentam, regra geral, menos prejuízos quanto à perda de peso.

Perda de qualidade é a que ocorre quando as qualidades intrínsecas, essenciais do produto, são alteradas, principalmente pela ação de fungos, que causam fermentações, modificações organolépticas (alterações do gosto e cheiro natural do produto) e redução do valor nutritivo dos grãos. As contaminações por matérias estranhas e outros danos que afetam a qualidade da matéria-prima para a agroindústria estão incluídas entre as perdas de qualidade.

Deve-se considerar, igualmente, que o ataque de insetos afeta também a qualidade dos grãos, pois favorece a contaminação com fungos, em virtude das perfurações que permitem a penetração desses microrganismos. O envoltório externo ou casca dos grãos constitui uma barreira natural ao ataque de fungos que, acelerando o processo deteriorante e produzindo grãos ardidos e mofados, reduz consideravelmente o peso dos grãos.

Fatores adversos

Umidade – Se for mantida em nível suficientemente baixo, o grão pode ser armazenado por muitos anos com pequena deterioração, mesmo sob condições que poderiam ser consideradas desfavoráveis. A atividade lipolítica acelerada pode causar alta acidez e cor de difícil refino em óleos de grãos com dano de armazenamento por umidade excessiva. Quanto mais alta a umidade do grão maior é a atividade hidrolítica. Os ácidos graxos liberados tenderão a ter seu teor aumentado gradativamente. A atividade da lipase aumenta com a umidade e a temperatura do grão.

Numa experiência, grãos de soja colhidos no momento ótimo foram armazenados em duas condições de umidade e de tempo, uma a 12% por seis meses e outra a 15% por três meses. Os grãos armazenados a 15% de umidade, ao final de três meses apresentaram teor de acidez três vezes mais alto do que o inicial, enquanto os armazenados a 12% de umidade ao final de seis meses não apresentaram alteração no teor de acidez.

Temperatura – A temperatura é um dos fatores de deterioração dos grãos, pois a soja tem seu metabolismo acelerado por alterações térmicas no ambiente.

Grãos armazenados por 50 dias em meio com 13, 16 e 20% de umidade liberaram calor detectado pela variação das temperaturas de 41 a 48 °C em 13 e 16% de umidade e de 47 a 49 °C em 20% de umidade.

Com temperaturas em ascensão, todo o metabolismo do grão, dos insetos e dos fungos dentro da unidade de armazenagem é afetado, comprometendo a qualidade tecnológica da soja e as propriedades funcionais dos componentes de interesse tecnológico, como a solubilidade das proteínas e a integridade dos ácidos graxos considerados essenciais.

Integridade e qualidade tecnológica

O dano físico ou a perda de integridade das membranas e paredes celulares com perda da compartimentalização dos componentes celulares que envolvem o citoplasma promove a difusão de substrato e enzimas que estavam originalmente compartimentalizados. A liberação ou ativação das enzimas lipolíticas causada por dano inicia o primeiro passo de uma série que transforma os lipídeos endógenos dos tecidos. A composição em ácidos graxos é afetada durante o armazenamento de produtos de soja. Os teores de ácidos graxos insaturados podem ser afetados devido a oxidações e consequentes acúmulos de compostos de *flavor* desagradáveis. A liberação de ácidos graxos pelas lipases permite que as lipoxigenases catalisem a oxidação dos ácidos graxos poli-insaturados a hidroperóxidos. Estes sofrem a ação da hidroperóxido liase, o que resulta na produção, tanto de oxidação voláteis como não voláteis. Grãos de gosto amargo apresentam compostos de oxidação não voláteis.

O armazenamento também pode acarretar perda de lisina disponível e da qualidade proteica, além do aparecimento de *flavors* desagradáveis ou indesejáveis, perda de funcionalidade e crescimento microbiano.

6.4.8 SOJA COMO MATÉRIA-PRIMA

Após a colheita os grãos de soja têm duas destinações principais: serem usadas como sementes ou empregadas na indústria.

Como *semente* eles devem possuir todas as características necessárias para produzir novas plantas com alta produtividade. Para isso, devem apresentar maturação e teor de umidade adequados, não terem danos mecânicos ou injúrias, estar isentos de impurezas e sujidades, terem viabilidade germinativa, não apresentarem contaminação microbiana, infestação de pragas, contaminação com sementes de outras plantas, especialmente de ervas daninhas, ter tamanho adequado, boa aparência, uniformidade e pureza genética desejada. Dentre esses atributos, o vigor e o poder germinativo são relevantes; o vigor é representado pela capacidade de emergir e de desenvolver rapidamente e o poder germinativo é indicado pelo índice de 85% ou mais.

Os lotes comerciais são constituídos de grãos de soja que já passaram por operações de beneficiamento que fazem limpeza e classificação e melhoram as características do conjunto de sementes.

Os diferentes grupos são classificados de acordo com o diâmetro das sementes, as classes se dividem pela coloração e os tipos segundo outros fatores, como grãos avariados, "ardidos", manchados, portadores de materiais estranhos, impurezas, grãos quebrados e com rachaduras.

As sementes obtidas após a colheita e transporte do campo contêm grãos perfeitamente desenvolvidos, grãos quebrados, verdes, ardidos, e danificados por intempéries, pedaços de palha, de vagens, de ramos, sementes de outras plantas, incluindo daninhas e de outras espécies, sujidades, terra aderida, pedras, fragmentos metálicos e outros materiais estranhos.

O beneficiamento é feito em equipamentos de diferentes características, em uma sequência de operações realizadas em máquinas diferentes, especialmente construídas para a separação dos diversos tipos de impurezas. As operações são sequenciais e têm por finalidade obter grãos dentro de especificações de padrões adotados para a comercialização interna e para exportação.

O beneficiamento se completa em duas etapas: a pré-limpeza e a limpeza propriamente dita. Na primeira, antes da secagem, há a separação das impurezas mais grosseiras e, na segunda, após a secagem, os grãos passam por ventiladores, separadores densimétricos, separadores pneumáticos e por classificadores. Os grãos de cores diferentes, ardidos e manchados são separados por catadoras eletrônicas de alta eficiência. Depois, as sementes são enviadas para armazenamento, no qual podem ser conservadas por 7 a 9 meses. O máximo de umidade aconselhado é de 13%.

As condições de armazenamento, temperatura e umidade, afetam o tempo de conservação e a manutenção da qualidade dos grãos.

A matéria-prima destinada à exportação, que é rigorosamente beneficiada, deve ser mantida dentro de padrões exigidos para não prejudicar a comercialização.

Para a *industrialização* o rigor não é o mesmo que o dos padrões de exportação, mas a soja depende de um controle de qualidade para garantir a boa execução das operações e a obtenção de bons produtos. Esse controle é exercido por análises que examinam as condições de limpeza e de uniformidade e determinam a composição química dos lotes a adquirir. O resultado industrial é dependente da qualidade dos grãos. A pureza dos lotes, os teores de óleo e de proteína são fundamentais para o controle da industrialização. As análises físicas e químicas exercem o controle de qualidade. A umidade não deve ser superior a 13%. Como matéria-prima a soja deve apresentar 17 a 20% de lipídeos, 38 a 45% de proteínas, 30 a 35% de carboidratos, que incluem 17% de celulose e hemicelulose e 7% de açúcares, 5% de fibras e 6% de cinzas, em relação à matéria-prima seca.

As análises são feitas em todas as fases da industrialização. Na matéria-prima entregue à indústria são determinados teores de impurezas, umidade, óleo, fibra e o índice de acidez do óleo. Essas análises fornecem os elementos para o pagamento do material adquirido, para a previsão dos resultados industriais e para controlar o processamento.

Todo material recebido, em sacos ou a granel, é analisado. Lotes muito desiguais não devem ser misturados; muito úmidos devem ser secos antes da armazenagem e lotes fora dos padrões normais não devem ser comprados. O controle é muito importante porque a soja é sujeita a muitas variações. Soja madura com umidade superior a 25% sofre alterações no campo por variações climáticas.

Precipitações ocasionais ou frequentes, seguidas de estiagem alteram o teor de umidade e favorecem a deterioração.

Durante o manuseio, os grãos se danificam por causa do atrito e impactos que recebem nas operações de movimentação, carga e descarga. Os danos variam de acordo com a velocidade com que são movimentados. As injúrias aumentam a percentagem do material estranho na matéria-prima, reduzem o valor comercial, aumentam a perda de qualidade e podem alterar os resultados do processamento.

As Tabelas 6.10, 6.11 e 6.12 indicam as classificações e os padrões mínimos de comercialização.

Tabela 6.10 Classificação da soja no Brasil, segundo Resolução 82 do Concex

I – Grupos	Graúda	Média	Miúda	Misturada
Diâmetro dos grãos em 75% do peso	Acima de 7,505 mm	De 6,320 mm a 7,505 mm	De 5,53 mm a 6,32 mm	Não se enquadra nos demais grupos
II – Classes	**Amarela**	**Verde**	**Marrom**	**Preta**	**Mista**
Máximo % de grãos de outra coloração	10%	10%	10%	10%	Especificar composição percentual
III – Tipos	**1**	**2**	**3**	**4**
Grãos				
Odor	Natural	Natural	Natural	Levemente estranho
Conservação	Ótima	Ótima	Boa	Boa
Maturidade e Conservação	Ótima	Boa	Levemente imaturo	Imaturo
Tolerâncias máximas				
Umidade	14%	14%	14%	14%
Grãos quebrados	10%	20%	30%	40%
Grãos avariados	2%	4%	6%	8%, máximo 5% ardidos ou fermentados
Matérias estranhas e/ou impurezas	1%	1,5%	3%	5%
Grãos com rachaduras	15%	–	–	–
Grãos pretos, marrons ou manchados nas classes amarela ou verde	1%	2%	5%	10%

- *Quebrados:* São os grãos lascados, partidos ou fragmentados, que não vazarem em peneira 3,165mm (8/64") de diâmetro.

- *Matérias estranhas e/ou impurezas:* São os grãos ou sementes de outras espécies vegetais; detritos de qualquer natureza que, após a peneiração, fiquem retidos sobre peneira de furos circulares de 3,165mm (8/64") de diâmetro; também assim serão considerados *grãos de soja fermentados,* chochos, enrugados, mal granados e todos os corpos estranhos e/ou impurezas que vazarem em peneira acima descrita. Os grãos inteiros perfeitos que vazarem na aludida peneira deverão ser catados e agregados aos demais grãos perfeitos de amostra.

- *Rachaduras:* São os grãos fendidos, esfolados ou com rachaduras da casca propriamente dita.

- *Avariados:* São considerados os grãos inteiros ou fragmentados, danificados pela intempérie, umidade excessiva e temperatura elevada; os ardidos, que perderam a cor característica pela ação do calor ou pela fermentação; os chochos ou mal granados; os danificados por infestação de insetos.

- *Qualidade:* Será apurada mediante a verificação do teor de umidade, da quantidade de grãos quebrados avariados, matérias estranhas e/ou impurezas, da uniformidade à classe, respeitadas as tolerâncias admitidas na classificação para a determinação dos tipos.

Tabela 6.11 Classificação oficial da soja nos Estados Unidos

Classe	kg/m³	Limites máximos (%) de					
		Umidade	G/p	Grãos danificados		M. estr.	G/m
				Total	D/c		
1	726,0	13,0	10,0	2,0	0,2	1,0	1,0
2	699,0	14,0	20,0	3,0	0,5	2,0	2,0
3	674,0	16,0	30,0	5,0	1,0	3,0	5,0
4	635,0	18,0	40,0	8,0	3,0	5,0	10,0

kg/m³: Densidade aparente em kg/m³
M.Estr. (material estranho): é definido como todo material, inclusive grãos de soja e pedaços de grãos de soja, que passem facilmente por uma peneira de malha 0,8128 mm (0,032") de espessura e perfurações de 3,175 mm (0,125") de diâmetro, e de todo material que permanecer sobre a peneira, concluída a operação de peneiramento, que não seja soja.
G/p (grãos partidos): são os pedaços de grãos que não estão danificados.
D/c: (grãos danificados pelo calor).
G/m (grãos marrons, pretos ou bicolores na soja amarela ou verde).
As amostras que não se enquadram em nenhuma das quatro classes são consideradas como "U.S. Sample Grade".

Tabela 6.12 Padrões mínimos para a comercialização de grãos de soja no mercado interno

Parâmetro – % máxima	Padrão básico
Umidade	14,0
Grãos quebrados	3,0
Impurezas e/ou matérias estranhas	3,0
Grãos avariados	8,0
Grãos esverdeados	10,0

Como matéria-prima industrial

A soja é cultivada como matéria-prima oleaginosa e proteica e movimenta todo o parque industrial no Brasil, dominado por extratores de óleo contínuos e produção de farelo.

A composição triglicerídica e em ácidos graxos do óleo de soja apresenta grandes diferenças em virtude do genótipo e do manejo da cultura. A presença de ácido linolênico no óleo pode chegar a 7-11% de um total de 51% de ácidos graxos poli-insaturados.

Para o emprego tecnológico do óleo é recomendado que sejam evitados procedimentos em altas temperaturas e que sejam empregados antioxidantes naturais ou sintéticos para armazenagem por longo tempo em temperatura ambiente.

A presença de clorofila em grãos de soja pode comprometer a estabilidade oxidativa do óleo final. O processo de refino demanda atenção maior e normalmente os prazos de validade do óleo embalado em frascos de PET no mercado varejista são mais curtos. A clorofila é um pigmento foto sensibilizador e sua presença acarreta perda de qualidade oxidativa do óleo. A clorofila normalmente está presente no grão, mas ocasionalmente são colhidos grãos com teores ainda altos de clorofila em grandes áreas de plantas maduras, gerando perdas industriais ou depreciação do lote de grãos na comercialização. Canola e soja são os óleos mais suscetíveis a este efeito.

A digestibilidade do farelo pode ser aumentada com tratamento térmico que provoca desnaturação ou inativação dos principais fatores antinutricionais de natureza proteica, permitindo sua incorporação em rações animais como ingrediente proteico. A eficiência da tostagem é dada por meio da análise da atividade da enzima urease que, por apresentar mesma resistência térmica dos inibidores de proteases e lectinas da soja e ser de determinação analítica bem mais simples do que as determinações de atividade enzimática comuns, é adotada como procedimento de controle de qualidade industrial. Normalmente, farelos tostados aptos para rações apresentam menos de 0,5 mg de *nitrogênio/g.min* e solubilidade proteica de 20 a 40%.

No processamento industrial do óleo a desodorização produz um resíduo de altíssimo valor comercial para indústrias de suplementos nutricionais e farmacêuticos, que é o destilado da desodorização do óleo de soja (DDOS), comercializado como fonte de fitosteróis, para produção de esteróis e tocoferóis, para vitamina E.

O óleo bruto de soja também é a fonte universal de fosfolipídeos (comercialmente conhecidos como lecitina de soja), devido à alta concentração de gomas (1,1 a 3,2%), para uso como emulsificante, estabilizante, agente dispersante umectante em alimentos, rações, cosméticos e fármacos, por meio da purificação do resíduo da desengomagem.

BIBLIOGRAFIA

ALMEIDA, J. R. de *Elaiotecnia*. Piracicaba: Jornal de Piracicaba, 1950. 453 p.

AMERICAN OIL CHEMISTS SOCIETY. *Official and Tentative Methods*. 4 ed. Champaign: AOCS, 1983. 2v.

ASSOCIATION OF OFFICIAL AGRICULTURAL CHEMISTS. *Official and tentative methods of analysis*. 14 ed. Washington: AOA, s.d.

CÂMARA, G. M. S. et al. *Soja:* pré-processamento e transformação agroindustrial. Série agroindustrial. São Paulo: Secretaria de Indústria, Comércio, Ciência e Tecnologia do Estado de São Paulo, s.d. 99 p.

FONSECA. E. T. *Óleos vegetais brasileiros,* Rio de Janeiro, 5 ed., 1927. 341 p.

MIYASAKA, S.; MEDINA, J. C. *A soja no Brasil*. Campinas: Ital, 1981. 1.062 p.

KADAM, S. S.; SALUNKH, D. K.; KUO, C. Y. Harvesting and storage of legumes. In: MATHEWS, R. H. (ed) *Legumes:* chemistry, technology and human nutrition. New York: Marcel Dekker, 1989. p. 11-14.

6.5 GERGELIM

Urgel de Almeida Lima

Embora o gergelim, ou sésamo, tenha se expandido em uma direção, da Índia para a China e em outra, para a Ásia Menor e Egito, parece ter tido sua origem nas ilhas da Oceania de onde foi levado para a Índia. Do Egito, ele atingiu os países africanos tropicais e hoje é cultivado em todos os continentes.

As sementes de gergelim são consumidas como tal e em produtos de padaria e confeitaria, moídas em forma de pasta com as fibras e o óleo, e usadas industrialmente para a extração do óleo.

6.5.1 PLANTA

O gergelim cultivado pertence às espécies *Sesamun indicum* L. e *Sesamun orientale*, De Candole, ambas da família *Pedaliaceæ*. São plantas dicotiledôneas anuais, herbáceas, que têm de 0,6 a 1,5 m de haste ereta, de secção quadrada. Em cultura bem densa são pouco ramificadas.

As folhas têm pecíolo longo, são opostas, grandes de forma variada. As inferiores são largas e as superiores são estreitas e lanceoladas.

As flores são isoladas e nascem das axilas das folhas superiores; são completas, de ovário superior.

Os frutos são cápsulas deiscentes pelo septo, medem de 20 mm de comprimento, 5 mm de diâmetro e contêm numerosas sementes de 1,5 a 2 mm de comprimento, 1 a 1,5 mm de largura de 0,5 a 1 mm de espessura, de forma ovoide, pontuda na base.

As variedades cultivadas são muitas, mas as estações experimentais continuam trabalhando no sentido de obter melhores características e adaptação ao meio.

Tanto quanto possível, as plantas de uma só haste devem ser eretas, flexíveis, resistentes ao vento, produzir muitas cápsulas, amadurecer uniforme e precocemente e ser resistentes à murcha. As hastes ramificadas devem ter as mesmas características (Fig. 6.8).

A deiscência é um problema para a mecanização porque causa perda de sementes, ou porque a maturação não é uniforme. É preciso selecionar variedades que amadureçam uniformemente da base ao topo, variedades com a mesma época de maturação e, de preferência, procurar variedades não deiscentes.

A colheita é feita quando as folhas e os frutos principiam a amarelecer, momento em que as cápsulas começam a secar. Ela é feita antes da maturação completa, após a qual ocorre deiscência natural das cápsulas, causadoras de perdas e, consequentemente, de redução do rendimento. As hastes colhidas verdes são submetidas à secagem e depois são batidas para separar as sementes. Estas, por sua vez, são secas e passadas por peneiras e ventiladores para eliminar palhas e detritos. A umidade deve estar entre 9 e 13%, para perfeita conservação.

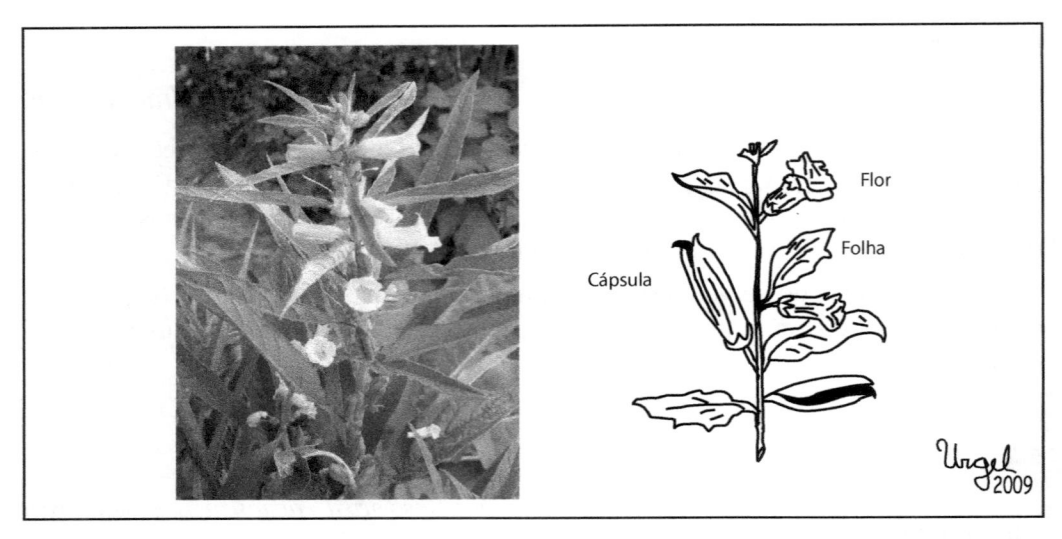

Fonte: GOOGLE e autor

Figura 6.8   Gergelim

6.5.2 SEMENTES

Existem três tipos de sementes de *gergelim:* as de cor branca, marrom e preta, que contêm vitamina A, B^1, B^2, E, niacina, cálcio, fósforo, ferro, fibras e, são ricas em óleo, que encerra entre outros ácidos graxos, 40% dos ácidos linolênico, linoleico e oleico. Os ácidos linolênico e linoleico, são poli-insaturados, e o organismo humano é incapaz de sintetizá-los; são essenciais e indispensáveis no transporte de gorduras saturadas do sangue, causadoras da hipercolesterolemia.

6.5.3 PRAGAS E DOENÇAS

De maneira geral o gergelim resiste bem a pragas e doenças, mas é suscetível à contaminação com fungos, incluindo algumas variedades atacadas pela murcha.

As cercósporas são responsáveis por mancha. *Alternaria, Pseudomonas* e bacilos também podem ser prejudiciais.

Entre as pragas, os afídeos são prejudiciais e as formigas cortadeiras do gênero *Atta* causam prejuízos.

6.5.4 GERGELIM COMO MATÉRIA-PRIMA

A matéria-prima é constituída das sementes diminutas e sua qualidade é muito importante, destacando-se a sanidade e o nível de impurezas. Um teor elevado de impurezas compromete a qualidade e a qualidade do óleo.

De maneira geral pode-se considerar o gergelim como contendo ao redor de 50% de óleo. Sua qualidade depende da uniformidade da maturação. Na comercialização a presença e a quantidade de sementes verdes e de impurezas de qualquer natureza reduz o rendimento. A presença desses elementos não pode ultrapassar um certo limite, para não diminuir o rendimento em óleo e comprometer a qualidade.

BIBLIOGRAFIA

CORTESÃO, M. *Culturas tropicais:* plantas oleaginosas. II v. Lisboa: Livraria Clássica, 1957. 299 p.

6.6 COCO

Urgel de Almeida Lima

Coco é o fruto do coqueiro, *Coccus nucifera,L.,* planta de climas tropicais e subtropicais, da família *Palmaceæ*, encontrada em estado nativo em muitos países. No Brasil é abundante no Nordeste e cultivada em outras regiões. Ela ocorre no Brasil, nas costas da América do Sul, na África, no Sri Lanka, nas ilhas dos Mares do Sul, nas Filipinas, em Java e em outras ilhas do Pacífico.

O coqueiro é importante por causa do volume de produção e porque fornece gordura, leite e o albúmen como produtos de consumo alimentar expressivo e subprodutos derivados do endocarpo e do mesocarpo.

A gordura é comumente chamada de banha, ou de manteiga de coco, porque se apresenta pastosa à temperatura ambiente. Em temperaturas mais elevadas pode ter a forma líquida. Industrialmente, o coco é usado para fabricar sabão, sabonetes, sabões de barba e cosméticos. Na alimentação, é usado em estado puro ou na preparação de margarinas.

6.6.1 PLANTA

O coqueiro é nativo ou cultivado em terrenos baixos da faixa litorânea, arenosos e ricos em cloreto de sódio. A planta é um estipe liso, de crescimento lento, encimado por uma coroa de folhas penadas, que começa a produzir aos 8-10 anos e tem vida média de 60 anos, podendo alcançar 100 anos. Sua produção é contínua, praticamente emitindo uma inflorescência por mês, na qual vingam 5 a 15 frutos. Esse comportamento permite encontrar frutos em todos os estádios de desenvolvimento em uma mesma planta em colheita ao longo do ano. Um coqueiro produz, normalmente, de 100 a 200 cocos.

Os frutos são drupas ovoides de dimensões variadas, mas sempre volumosas e de aspecto triédrico. Quando novos, são moles, redondos e esbranquiçados, e com o desenvolvimento tornam-se fibrosos, coriáceos e adquirem cor esverdeada ou amarelada. Aos 7-8 meses estão completamente desenvolvidos e começa a maturação.

Os cocos apresentam epicarpo, mesocarpo e endocarpo. O epicarpo fino e fibroso, verde ou amarelo nos frutos novos torna-se pardacento, escuro e seco nos completamente maduros. O mesocarpo, ou entrecasca, de espessura variável entre 20 a 40 mm, é formado de fibras também chamadas de cairo; são fibras paralelas em meio a um tecido esponjoso (ganga) conhecido por coferdan. Verdes ou amarelas tornam-se pardas nos frutos maduros e são usadas para confecção de capachos e escovas de forte resistência. O epicarpo e o mesocarpo representam de 55 a 60% do fruto.

O endocarpo, denominado de chereta em algumas regiões, é o revestimento do endosperma e corresponde a 10-11% do fruto. Arredondado ou oval, é duro, muito resistente e apresenta três poros ou ocelos num dos quais se localiza o embrião; os demais abortam.

O endosperma, que constitui 25% do coco, é a semente propriamente dita formada pela amêndoa e protegida por um tegumento fino, de cor escura, raiado e oleaginoso. A amêndoa tem espessura variável de alguns milímetros, é oca e o espaço vazio é ocupado por um líquido conhecido por água de coco, de sabor adocicado e levemente ácido.

No coco verde não há endosperma; o espaço limitado pela chereta está cheio de água. Com o processo de amadurecimento a água vai diminuindo à medida que uma polpa branca se forma e deposita na parte interna do endocarpo. Macia no começo, denominada de creme, doce e levemente ácida, vai endurecendo e se tornando oleosa, a confirmar que o óleo se origina dos açúcares. Nos frutos maduros, o volume interno reduz-se gradualmente e, de incolor, passa a levemente leitoso, até desaparecer totalmente. Os cocos maduros encerram de 4 a 6% de água, mas ela pode secar completamente com armazenamento muito prolongado.

A semente do coco maduro, constituída do endocarpo, do tegumento e do albúmem, é conhecida por noz de coco e amêndoa apenas, de polpa ou miolo de coco.

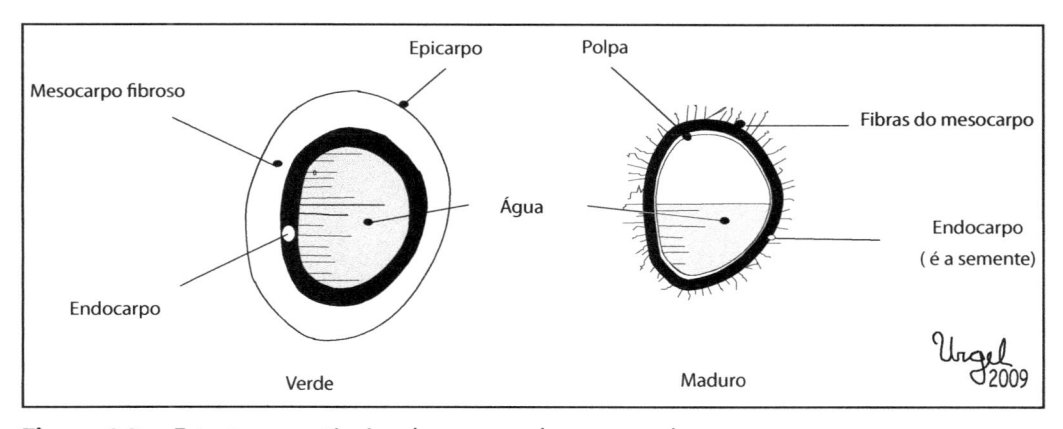

Figura 6.9   Estrutura anatômica de coco verde e um maduro

6.6.2 COCO COMO MATÉRIA-PRIMA

O fruto deve estar completamente maduro e encerrar um pouco d'água. Sem água pode deteriorar e a polpa se torna escura no interior. Industrialmente, os cocos podem ser usados em estado fresco, próximos de locais de produção, ou secos, para exportação.

Em estado fresco são constituídos do pericarpo (epicarpo e mesocarpo), do endocarpo, amêndoa e água. O pericarpo é separado manual ou mecanicamente e usado como combustível, ou para a fabricação de utensílios, geralmente artesanais, como tapetes, capachos, escovas e outros.

O endocarpo é quebrado e a água é perdida ou comercializada. Os endocarpos quebrados são aquecidos em fogo direto, em secadores, ou ao sol, para provocar uma seca parcial de amêndoa, o que favorece sua retirada. As amêndoas com 30 a 40% de óleo e 50% de umidade seguem para a industrialização e as cheretas para a confecção de produtos artesanais ou para serem usadas como combustível.

A polpa fresca é sujeita a deterioração. Para aumentar sua conservação e permitir a exportação é submetida a secagem, pela qual a umidade é reduzida a 5-6% e a concentração de óleo elevada para 60-63%, com extremos de 50 a 70%. A polpa seca, que recebe o nome de copra, tem qualidade de acordo com os métodos de desidratação e os cuidados tomados durante a operação. A secagem malcuidada pode produzir copra escura e cheia de impurezas.

BIBLIOGRAFIA

ALMEIDA, J. R. *Elaiotecnia*. Piracicaba: Jornal de Piracicaba, 1950. 453 p.

6.7 DENDÊ

Urgel de Almeida Lima

O dendezeiro é uma palmeira, *Elaeis guineensis* Jacq., originária da África. O nome dendê derivou das designações *dendem* e *andim*, pelas quais a planta era conhecida pelos africanos de Angola e São Tomé. O dendê foi trazido para o Brasil no período colonial e aqui se aclimatou perfeitamente, a ponto de passar a proliferar espontaneamente; segundo literatura, os urubus contribuíram muito para sua disseminação.

Da África, o dendezeiro também foi levado para as colônias holandesas no século XIX e lá se tornou objeto de cuidadoso trabalho de melhoramento, que resultou na obtenção de variedades de características comerciais definidas, de frutos uniformes e de boa produção.

No Brasil, há interesse pala cultura de dendê e se realizam trabalhos de seleção. Na Bahia, há plantações racionais e boas instalações para a extração de óleo. A plantação é estimulada pelo rendimento agrícola, bem superior ao de várias outras oleaginosas.

Na região amazônica do Brasil, da Venezuela, das Guianas e do Suriname, na Bolívia e no Panamá ocorre uma palmeira de menor porte que a *Elaeis guineensis* Jacq., que produz frutos e óleo semelhantes. É a *Elaeis melanococca* Gaertn, conhecida no Brasil como dendê do Pará, ou caiaué, pelos Índios. Os frutos são drupas de epicarpo avermelhado, mesocarpo carnoso, vermelho-alaranjado, e endocarpo duro, com amêndoas brancas.

Por causa dessa palmeira alguns autores chegaram a admitir que o dendê tivesse sido levado para a África. O contrário parece ser mais verossímil; o dendezeiro se disseminou pelo litoral brasileiro, mas não é encontrado em estado espontâneo no interior. Enquanto isso, a maior população espontânea de *Elaeis guineensis* Jacq. Ocorre no Ocidente africano, na zona litorânea, em locais montanhosos e em pequena escala nos planaltos. A *Elaeis melanococca* Gaertn só é encontrada na ilha da Madeira.

6.7.1 PLANTA

O dendezeiro é planta monocotiledônea da família das palmáceas. Após a germinação tarda 5 a 6 anos para evidenciar o estipe, que cresce até 15 m, ou mais, com 20 a 30 cm de diâmetro. As raízes se desenvolvem até 4 m, mas podem atingir até 10 m de profundidade. As folhas formam uma coroa no topo do estipe, com 20 a 25 folhas de 5 a 7 m de comprimento. Elas são penadas, isto é, possuem uma nervura central à qual se prendem os folíolos de 60 cm a 1 m; na base do pecíolo eles são transformados em espinhos. Aí se forma um revestimento piloso, acinzentado, como um tecido. As folhas pendem e caem quando envelhecem, mas as bainhas com pedaço de pecíolo permanecem aderidas, conferindo ao estipe um aspecto escamoso. Aos 15-20 anos os pecíolos se desprendem e o estipe fica liso. A gema terminal, constituída de tecidos foliares tenros, é conhecida como palmito e consumida como tal.

A planta é monoica e a primeira floração ocorre aos 3 a 5 anos. As inflorescências (Fig. 6.10) são regimes, recobertos por espatas quando são emitidas; as masculinas contêm espigas e as femininas são compostas de espádices. Com o envelhecimento aumenta o número de regimes femininos. Os masculinos nascem algumas semanas antes dos femininos, na proporção de 2 para cada 3 femininos.

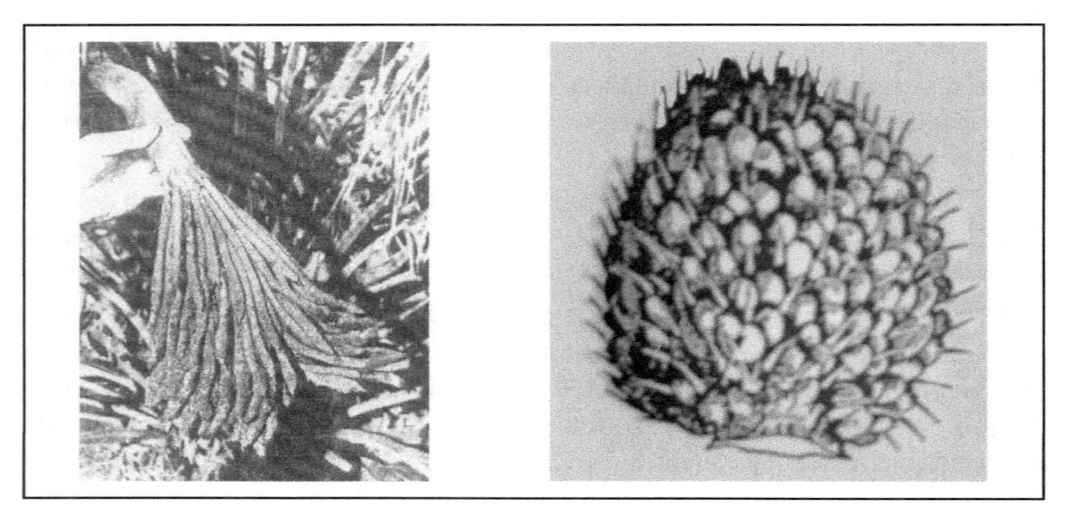

Fonte: CORTESÃO, 1957 e GOOGLE.

Figura 6.10 Inflorescências masculina e feminina

As inflorescências femininas podem contar até 6 000 flores e as masculinas 150 000, com perto de 900 milhões de grãos de pólen. As flores femininas são envolvidas por brácteas lenhosas que protegem os frutos; as masculinas murcham e caem após a fecundação.

A princípio o ovário fecundado é verde. De acordo com a variedade, ao se desenvolver continua verde, torna-se negro ou violáceo até atingir as dimensões do fruto perfeitamente desenvolvido. Nesse estádio o óleo começa a acumular-se no mesocarpo. E aumenta o teor até a maturação, assinalada pela cor vermelho-alaranjado, manchado ou não de preto e verde.

Os frutos são drupas de forma oval, em um número muito grande no regime e fortemente adensado, muito apertado, o que causa amassamento durante o crescimento. Esse amassamento não prejudica os frutos, mas confere-lhes morfologia muito irregular. Suas dimensões variam, mas em geral pode-se considerar 2 a 4 cm no sentido longitudinal e 2 a 2,5 cm no transversal; há variedades com frutos de dimensões maiores. Eles apresentam epicarpo, mesocarpo e endocarpo, ou caroço; muito raramente podem ter 2 ou 3 caroços O dendê consta de um mesocarpo carnoso e fibroso, rico em óleo, revestido por epicarpo firme, porém, muito delicado. O endocarpo é lenhoso e encerra amêndoa branca, de aspecto cartilaginoso. O caroço mostra três poros ou ocelos, num dos quais se aloja o embrião.

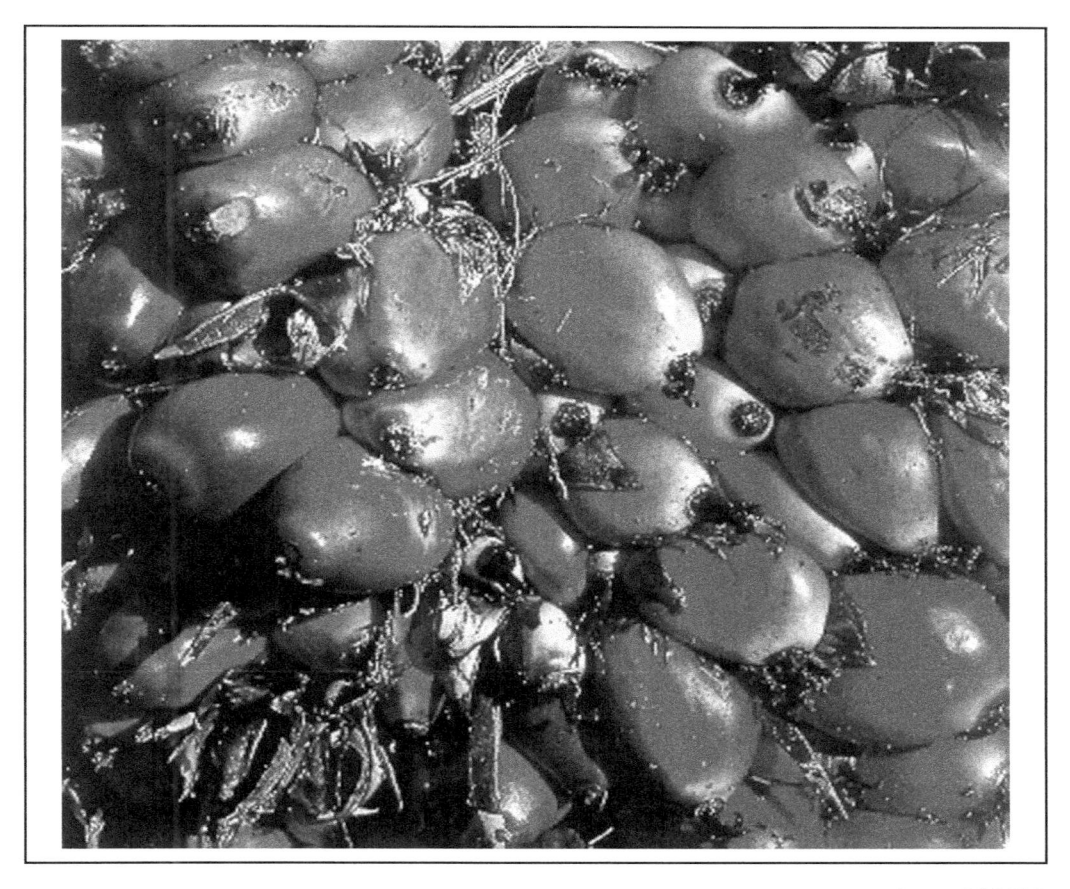

Fonte: GOOGLE.

Figura 6.11   Regime feminino maduro

6.7.2 VARIEDADES

As variedades se diferenciam pela forma e coloração dos frutos, pela espessura do endocarpo e sua resistência.

O polimorfismo dos frutos de dendê influenciou a classificação e a nomenclatura das variedades de *Elaeis guineensis* Jacq.. Diferentes botânicos e taxonomistas organizaram diversas classificações, algumas bem complexas. No Brasil, tecnologicamente, a classificação mais aceita parece ser a que agrupa os frutos levando em consideração o tamanho do endocarpo e a espessura de suas paredes. De acordo com esse critério a classificação admite os tipos seguintes, esquematizados na Tabela 6.13.

Tabela 6.13 Classificação dos frutos de dendê

Macrocária	Frutos de endocarpo grande e de paredes com espessura superior a 6 mm.
Dura	Frutos de endocarpo menor que o do tipo precedente, com parede entre 2 e 6 mm.
Pisifera	Frutos praticamente sem endocarpo.
Tenera	Tipo resultante do cruzamento das variedades dura e pisifera, com frutos de caroço pequeno, de parede entre 0,5 e 2,5 mm, envolvido por um anel e fibras.

Em relação ao tamanho dos frutos uma classificação os agrupa nos tipos: A, menores do que 4 cm de comprimento, B, entre 4 e 5 cm e C, maiores do que 5 cm.

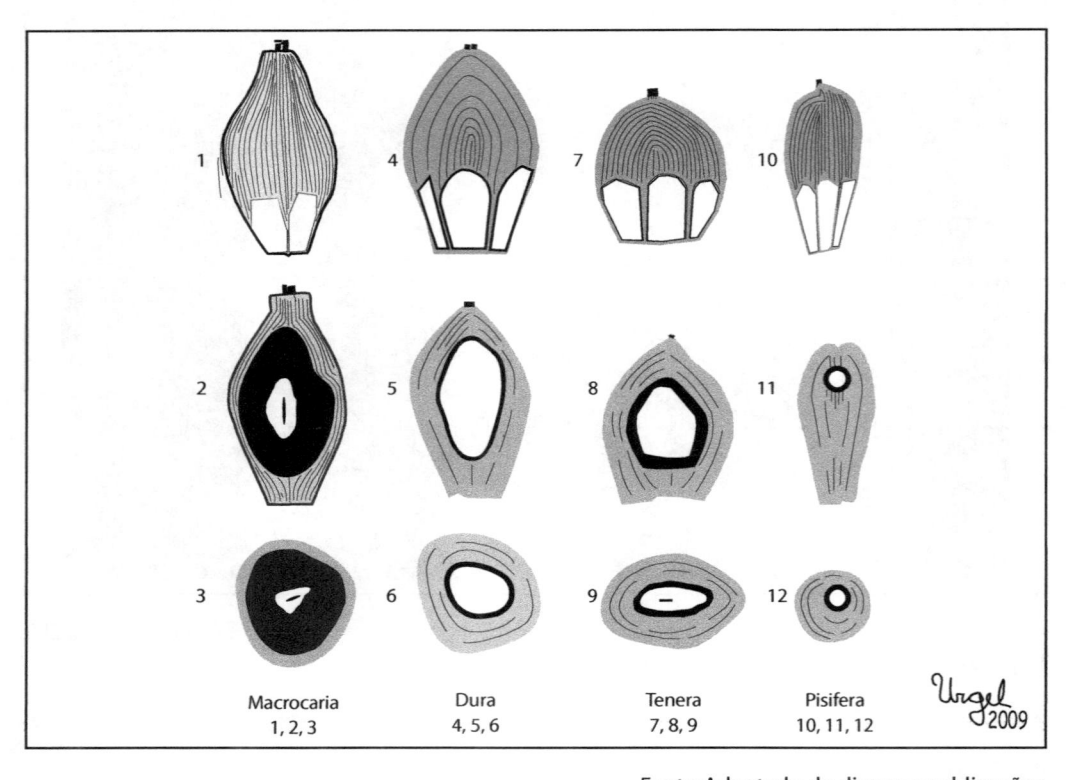

Fonte: Adaptado de diversas publicações.

Figura 6.12 Tipos de frutos de dendê

A bibliografia, sobretudo a que se refere às plantações africanas, discute quais são as variedades mais vantajosas, se de caroço duro, ou mole, tendo em vista a predominância das palmeiras de vegetação natural. De forma geral aconselha-se a selecionar variedades que não cresçam muito – para facilitar a colheita –, ricas em óleo – para garantir melhor rendimento agrícola –, que permitam fácil separação das amêndoas dos endocarpos por meios mecânicos e que permitam economizar energia na trituração. Por isso, as variedades do tipo tenera são as preferidas para as plantações comerciais. Elas apresentam grande proporção de polpa em relação ao fruto, alto teor de óleo na polpa e pouca resistência do caroço à quebra, o que facilita a obtenção do óleo da amêndoa.

Quanto ao porte, as plantas que crescem espontaneamente em meio a árvores, no interior de bosques e florestas, são mais altas do que as que crescem em cultivos racionais, porque há competição pela luz. Nessas palmeiras, a colheita é mais difícil e mais cara.

As seleções visam ao aumento da produção por planta, resistências às doenças e melhoramento dos frutos. Quanto a estes, produção de muita polpa e um mínimo de rejeitos, ou seja, cascas e endocarpo. A cor dos óleos e sua facilidade de refinação, com destaque para a descoloração, são características procuradas.

A fecundação artificial é muito importante para seleção e cruzamentos. A polinização artificial eleva significativamente o rendimento por regime que atinge até 75-80 kg.

6.7.3 CLIMA E SOLO

O dendezeiro é planta de climas marítimos, tropicais e exigente em umidade. A precipitação pluviométrica mínima exigida é de 1 800 mm e a ótima está entre 2 500 e 3 000 mm. A palmeira pode vegetar e produzir bem em condições pluviais, desde que haja boa disponibilidade no solo nos períodos de estiagem.

As inflorescências se formam no período de chuvas e desenvolvem-se no período mais seco, mas exige umidade para formar frutos de muita polpa, rica em matéria graxa. A produção é maior quando há maior disponibilidade de água, mas o dendezeiro não suporta terrenos encharcados. Terrenos excessivamente arenosos, os compactos e os impermeáveis também são contraindicados.

A palmeira exige muita luz, motivo pelo qual, quando vegeta à sombra, cresce muito em sua busca para frutificar. À sombra o dendezeiro produz poucos frutos.

Ele é exigente em matéria de solos, os quais devem ser pouco ondulados, ricos em nutrientes, profundos, com 1,5 m no mínimo, mas desenvolve-se bem em meio de pH 4 a 5. De preferência, os solos devem ser sílicoargiloso e não conter mais de 0,5% de cloreto de sódio,

6.7.4 PLANTIO

As plantações são feitas com sementes, os endocarpos, que são obtidos por despolpamento e postos a germinar em germinadores, nos quais a temperatura e a umidade são fatores preponderantes. A germinação deve ocorrer à temperatura bem controlada, para não se elevar e não baixar além de 37 °C. Depois de germinar são levados para viveiros e daí, para o terreno definitivo, onde serão plantados em quincôncio, em espaçamento adequado, para manter boa qualidade e aeração.

6.7.5 TRATOS CULTURAIS

Depois da plantação definitiva o palmar deve ser usado com leguminosas, culturas intercalares anuais, ou perenes como cacau e café que se beneficiam do sombreamento.

A finalidade das culturas intercalares é cobrir o solo para protegê-lo e fornecer material orgânico de enriquecimento. Quando o dendê começa a produzir, essa cobertura de solo não é mais imprescindível, mas os tratos culturais continuam para a palmeira; são importantes a limpeza de folhas e regimes secos ou abortados, eliminação de epífitas e parasitas, exames e tratamentos para eliminação de pragas e doenças, e adubação de cobertura são importantes.

As moléstias podem ser originadas por deficiência de nutrientes e pelo ataque de fungos e bactérias.

As pragas mais danosas são mariposas, cujas lagartas atacam as folhas e o estipe. Os tecidos injuriados constituem porta aberta ao ataque de fungos e bactérias. As cochonilhas infestam os frutos, as formigas cortadeiras causam grandes prejuízos. Nos países africanos, macacos, elefantes, cabras, antílopes, morcegos e ratos são causadores de estragos nas plantações de palmeira de azeite, como é conhecido o dendezeiro.

6.7.6 DENDÊ COMO MATÉRIA-PRIMA

Os frutos são a matéria-prima que fornece o óleo, extraído da polpa e da amêndoa. Na literatura, há citações de azeites de cheiro e de azeite de dendê para o óleo de polpa. Em francês "huile de palmiste" ou "beurre de palmiste" e em inglês "palm oil". O óleo das amêndoas é designado como óleo de dendê ou óleo de palmiste, no Brasil e, também, nas terras africanas de língua portuguesa, de coconote. Em inglês, "palm kernel oil" e em francês "huile d'amande de palmiste".

 O óleo é utilizado diretamente na alimentação, ou na preparação de gorduras alimentares, sem necessidade de muita hidrogenação, porque já encerra grande quantidade de triglicerídeos saturados. Industrialmente tem aplicação como lubrificante, e cogitado como combustível alternativo para motores diesel, é citado desde a segunda metade do século XX.

O dendê africano apresenta 65 a 70% de óleo na polpa e 35 a 40% de amêndoa. No Brasil, a polpa encerra 48% de óleo e a amêndoa 36 a 37%.

Segundo a bibliografia, a colheita dos frutos deve ser feita quando eles apresentam maturação ótima, mas não são dados os parâmetros analíticos para que se determine esse ponto de maturação. Ele está ligado ao desenvolvimento, à aparência e à cor. A cor muda de verde e de preto para vermelho e vermelho-alaranjado e a prática indica o ponto de maturação. Considera-se que os frutos estão maduros quando de 5 a 50 se destacam facilmente do cacho. Entretanto deve haver um parâmetro analítico relacionado com o máximo de óleo na polpa, mínimo de carboidratos, índice de refração e de acidez do óleo, ou um outro elemento da composição que possa indicar mais precisamente o melhor momento de colher. Entretanto, a bibliografia não indica esse ponto.

Os regimes são transportados para a fábrica após a colheita, com o máximo de cuidado, para evitar injúrias que contribuirão para aumentar o teor de ácidos graxos livres, por ação enzimática. A seguir, são submetidos a um tratamento térmico que inativa enzimas e facilita o despencar dos frutos e a extração do óleo. Os frutos são despencados e submetidos à dilaceração a 100° C e prensagem subsequente, contínua ou intermitente. O óleo é centrifugado para eliminar impurezas insolúveis em suspensão e seco a 0,1% de umidade, para reduzir a possibilidade de hidrólise química.

O resíduo da prensagem é desfibrado para separar os caroços. As fibras, juntamente com os regimes vazios e cascas, são usadas como combustível e as sementes, para a extração do óleo. A torta de palmiste, isto é, a torta de prensagem dos endocarpos, serve para a produção de rações animais.

A qualidade do óleo bruto depende dos fatores que presidiram a colheita, do transporte, armazenamento antes do processamento e do processamento propriamente dito. A degradação dos triglicerídeos se dá pela má qualidade da matéria-prima, indicada pela contaminação de microrganismos no cacho, regimes não perfeitamente desenvolvidos por razões fisiológicas, frutos inadequadamente maduros, imaturos e sobremaduros, frutos despencados, tempo excessivo entre a colheita e esterilização.

O óleo pode ter sua qualidade afetada por problemas de processamento e de conservação após sua obtenção e refinação.

BIBLIOGRAFIA

CORTESÃO, M. *Culturas tropicais*: plantas oleaginosas. II v. Palmeira do azeite, amendoim, gergelim, soja. Lisboa: Livraria clássica, 1957. 299 p.

FONSECA, E. T. *Óleos vegetais brasileiros.* Rio de Janeiro. 5. ed. 1927. 341 p.

LAGO, R.; HARTMAN, L. Composição do óleo de dendê brasileiro. *Boletim de pesquisa* n. 14. Rio de Janeiro. Centro Nacional de Pesquisa de Tecnologia Agroindustrial de Alimentos. CTAA, 1987. 15 p.

TANGO, J. S. et al. Características físicas e químicas do óleo de dendê. *Boletim do ITAL.* Campinas, v. 18, n. 4, p. 509-542, 1981.

TRUJILLO-QUIJANO, J. A.; ESTEVES, W. Refinação física do óleo de dendê. *Alimentos e tecnologia.* São Paulo, v. 2, n. 10, p. 23-24, 1986.

TRUJILLO-QUITANO, J. A.; ESTEVES, W.; WIRTH, H. G. Considerações técnico-econômicas sobre o fracionamento do óleo de dendê. *Boletim da SBCTA,* Campinas, v. 22, n. 1-2, p. 37-52, 1988.

RODRIGUES, E. Informações gerais sobre o dendezeiro. *Alimentos e tecnologia.* São Paulo, v. 2, n. 10, p. 46, 1986.

6.8 GIRASSOL

Urgel de Almeida Lima

O girassol é planta americana, cuja origem se acreditou ter sido no Peru, pela referência do botânico Dodonaeus em 1568, denominando-o de "flor de ouro do Peru". Essa origem foi contestada por Linneo (1753), Juvier (1789) e De Candolle (1836) que lhe atribuíram a origem no México, nos Estados Unidos, no Canadá e até no Brasil. Finalmente, parece certo que ele originou na América do Norte em região ao norte do México.

O fato marcante é que o girassol ocorre do Brasil ao Canadá, no leste e no oeste dos Estados Unidos, possibilitando sua classificação em um grupo sul-americano e outro norte-americano, representados por muitas espécies.

Algumas espécies são perenes, silvestres e foram usadas como alimento de índios norte-americanos. O girassol originou de plantas dos gêneros Viguiera, Tithonia e Helianthus.

As espécies sul-americanas não se assemelham muito com as norte-americanas e se formaram pela evolução do gênero Viguiera. O girassol encontrado no norte do México evoluiu do gênero *Thitonia tuboeformis*, erva aparentada com o *Helianthus*, confirmado pelo material genético encontrado.

Das mais de sessenta espécies conhecidas a que mais ser difundiu foi a *Helianthus annuus*, cultivada amplamente nas Américas e na Europa, para alimentação de animais e para industrialização e obtenção de óleo.

O girassol é planta genuinamente oleaginosa porque suas sementes contêm de 48 a 50% de óleo rico em ácidos insaturados, principalmente oleico e linoleico.

O girassol se tornou importante como produto agrícola após a Grande Guerra (1914-1918) por razão de sua potencialidade econômica destacada pela possibilidade de produzir grande quantidade de óleo por unidade de área plantada.

Sua grande produtividade em óleo (quantidade de óleo por unidade de área e de tempo), ótima relação (3:2) entre produção de óleo e resíduo, facilidade de extração do óleo com baixo investimento em relação a outras oleaginosas, excelente qualidade do óleo, estabilidade e características físicas e químicas, fixaram sua importância.

Com o amplo desenvolvimento agrícola, o girassol se inseriu entre as principais oleaginosas e seu óleo entre os óleos mais importantes como o de soja nos Estados Unidos, colza no Canadá e amendoim na África.

No Brasil, a sua expansão é crescente. Na Europa, a Rússia é a principal produtora, seguida dos países da região do rio Danúbio, Romênia, Bulgária e Hungria. Na América do Sul, a Argentina é a maior produtora.

A evolução da agricultora foi acompanhada pelo aumento do rendimento em óleo das sementes, importante como característica da matéria-prima para produção de óleo comestível.

6.8.1 ESPÉCIE MAIS CULTIVADA

A espécie mais cultivada como matéria-prima e para fins ornamentais é a *Helianthus annuus*.

O girassol é planta herbácea anual, de desenvolvimento uniforme em todos seus órgãos.

Ele está sujeito a doenças causadas por fungos (míldio, podridões, manchas), por bactérias e por vírus. Também é atacado por lagartas e gorgulhos.

Raízes

O sistema radicular do girassol é pivotante. Na brotação da semente se forma uma raiz principal que cresce mais depressa que o talo, se multiplica em raízes secundárias que se aprofundam de 10 a 15 cm no solo e formam um forte sistema radicular, que se adapta bem aos recursos hídricos dos diversos níveis do solo.

Caule

O caule é herbáceo, consta de muitos nós e entrenós, é reto, de 0,7 a 4,0 m de altura, cilíndrico com dois a oito centímetros de diâmetro, de interior maciço, superfície externa rugosa, piloso depois de certa altura da base, normalmente não ramificado, embora algumas variedades possam apresentar ramificações com inflorescências no topo, que constituem característica negativa nas espécies para produção de óleo.

Na extremidade do caule ereto um broto floral dá nascimento a uma inflorescência denominada capítulo (Fig. 6.13), composta de receptáculo discoidal plano, convexo ou côncavo de 20 a 40 cm de diâmetro, em que estão implantadas numerosas flores sésseis, tubulares hermafroditas (Fig. 6.14) em sentido radial. Externamente o disco é rodeado por flores estéreis providas de bráctea (lígula) amarela, o que lhe dá um aspecto ornamental.

O aparecimento da inflorescência dá início ao período reprodutivo da planta, que termina com a maturação dos frutos e da planta, como consequência.

O capítulo em crescimento executa movimento de rotação de forma a se manter em alinhamento com a inclinação dos raios solares e quando as flores estão totalmente desenvolvidas a heliotropia cessa e o capítulo permanece voltado para o nascente e ao envelhecer vai ficando mais pesado e se inclina para o solo.

O heliotropismo ocorre de acordo com a iluminação disponível para a planta. O lado da planta menos iluminado acumula auxina (hormônio regulador do crescimento vegetal) e causa maior crescimento do que a parte iluminada pelo sol e a movimentação do caule e do capítulo em direção aos raios solares. Ao entardecer, há equilíbrio na presença da auxina e a inflorescência volta à posição voltada para leste. A bibliografia ensina que o capítulo está sob efeito deste tropismo até o início do florescimento, quando cessa, e normalmente permanece voltado para leste.

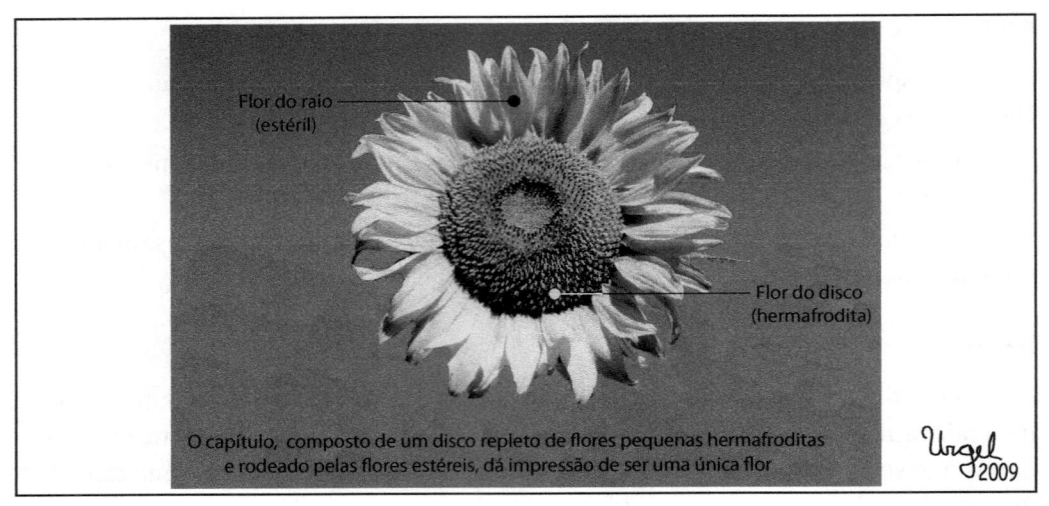

O capítulo, composto de um disco repleto de flores pequenas hermafroditas e rodeado pelas flores estéreis, dá impressão de ser uma única flor

Fonte: Adaptado de GOOGLE e CASTRO & FARIAS, 2005.

Figura 6.13 Capítulo de girassol

Flores

As flores hermafroditas (Fig. 6.14) contidas no capítulo são formadas por um ovário ínfero preso a um alvéolo, apresentam duas sépalas e têm corola tubular onde se localizam os estames, o estilete e o estigma bífido, bem identificado.

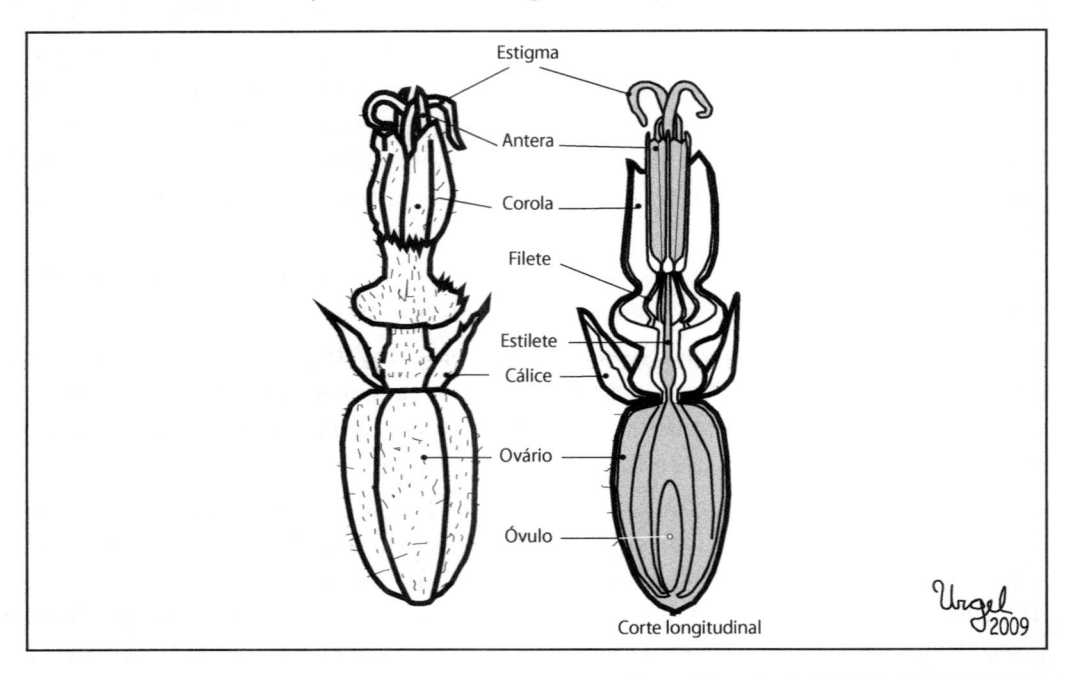

Fonte: Adptada de CASTRO & FARIAS, 2005.

Figura 6.14 Flor simples de girassol, hermafrodita

A fecundação ocorre em uma ordem sequencial. Pela manhã, os estames emergem da corola, as anteras sofrem deiscência e liberam o pólen dentro de si. O estilete se alonga através do tubo formado pelas anteras e o estigma emerge acima da corola, mas ainda não receptivo, o que ocorre na manhã seguinte quando está totalmente exposto. Os filetes dos estames perdem a turgidez e o tubo das anteras encolhe dentro do tubo da corola. Nesse processo de retração do filete o pólen adere ao estilo e ao estigma e é expulso das anteras. Como o estigma está receptivo ocorrem a polinização e a fertilização, a qual pode ser concluída pelo murchamento do estigma. Na manhã do segundo dia, anteras e estigma estão murchos dentro da corola.

Frutos

Os frutos resultam da fecundação do ovário. Nos dias seguintes à polinização e fecundação ele se desenvolve e se transforma num aquênio, de casca grossa e fibrosa com uma amêndoa presa pelo hipocótilo.

Comumente se denomina de semente ao fruto, mas a verdadeira semente é a amêndoa, formada de dois cotilédones envolvidos por fina membrana. Eles cobrem o embrião e são ricos em óleo (Fig. 6.15).

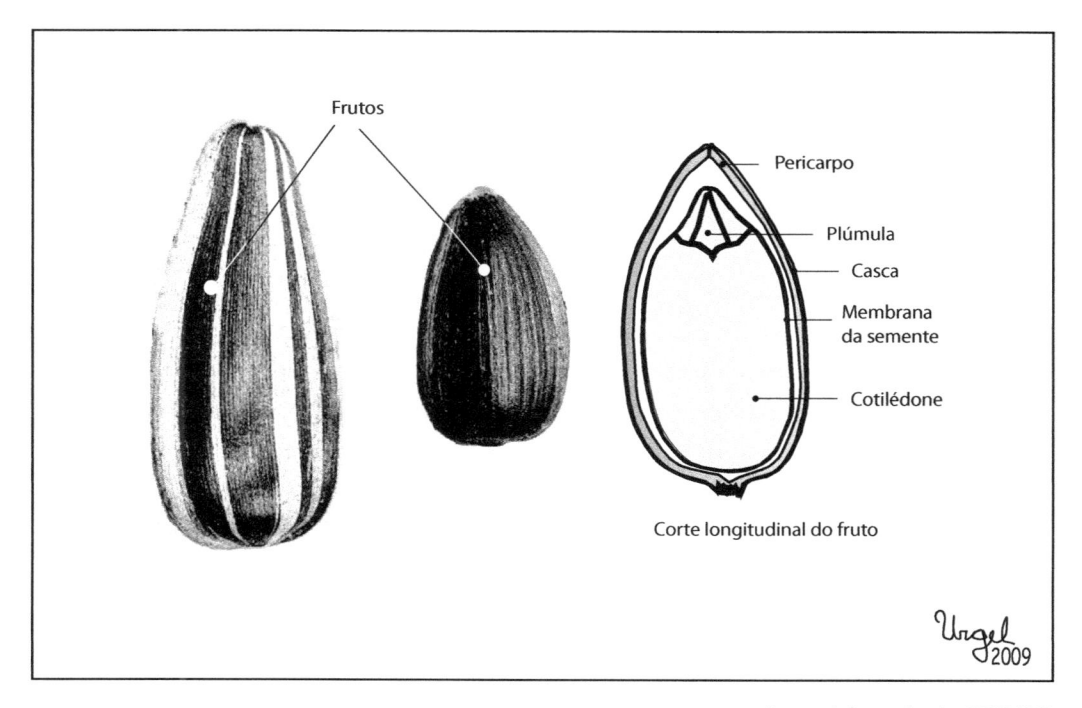

Fonte: Adaptado do GOOGLE.

Figura 6.15   Frutos de girassol

Os aquênios são classificados em grandes, médios e pequenos e se distribuem no capítulo em direção radial, dispostos em três anéis circulares, como mostra a Figura 6.16. O primeiro e exterior contém os frutos grandes, o interior contém os pequenos e o intermediário os aquênios médios.

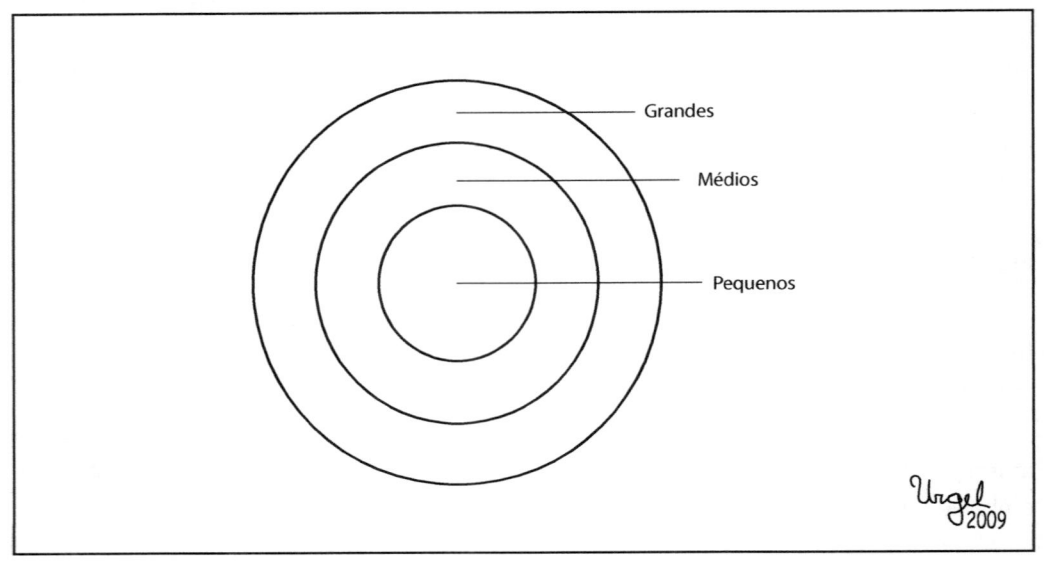

Fonte: Adaptado de CASTRO & FARIAS, 2005.

Figura 6.16 Distribuição dos aquênios no capítulo

Os frutos (Fig. 6.15) medem de 3 a 15 mm no sentido transversal e de 5 a 30 mm no sentido longitudinal e encerram de 28 a 60% de óleo. As amêndoas possuem de 57 a 70%

Os frutos maiores, que se dispõem na área anular externa do capítulo, têm maior volume, mais área de casca, mas são menos ricos em óleo, porque sua casca é grossa e mais fibrosa que a dos grãos pequenos.

No centro do capítulo ficam os frutos pequenos, com menor área de casca e com menor volume, mas com teor de óleo maior do que o dos aquênios maiores.

6.8.2 CARACTERÍSTICAS AGRONÔMICAS E INDUSTRIAIS DO GIRASSOL

As espécies e variedades de girassol se diferenciam por características próprias e pelas variações causadas por fatores ambientais e de manejo a que são submetidos durante o cultivo.

A Tabela 6.14 ilustra as variações que ocorrem com a espécie *Helianthus annuus*.

Tabela 6.14 Variação das características do girassol

Características agronômicas	Variação	Unidade
Ciclo vegetativo	65 a 155	Dias
Início do florescimento	40 a 80	Dias
Altura do caule	0,7 a 4.0	m
Diâmetro do caule	10 a 80	mm
Diâmetro do capítulo	7 a 40	cm
Número de flores no capítulo	1 000 a 4 000	–
Número de aquênios no capítulo	300 a 2.500	–
Medida transversal dos aquênios	3 a 15	mm
Medida longitudinal dos aquênios	5 a 30	mm
Características como matéria-prima	**Variação**	**Unidade**
Teor de óleo nos aquênios	28 a 60	%
Teor de óleo nas amêndoas	57 a 70	%
Percentagem de casca	20 a 40	%
Peso de 1 000 aquênios	30 a 100	g
Relação ácido oleico/linoleico	1/4 a 8/1	–
Relação ácidos saturados/insaturados	1/6	–

Fonte: Adaptado de LEITE et al, 2005.

6.8.3 COLHEITA DO GIRASSOL

O girassol é colhido após a maturação fisiológica, comumente identificada pela mudança de coloração do capítulo para amarelo. Nesse ponto, de 75 a 90% dos capítulos estão amarelados, mas devem ser secos após a colheita. A maturação para a colheita se caracteriza pela contínua perda de umidade que pode durar ate 30 dias. Entretanto, esse critério não é isento de falhas, pois a coloração pode variar de amarelo a castanho dependendo da umidade do capítulo. A coloração variável conduz à colheita de grãos de umidade variável e à necessidade de secá-los até 12-14%. O critério mais adequado é o de determinação da umidade do grão, menor do que 40% num momento em que a semente atingiu seu completo enchimento.

É difícil determinar exatamente o momento da colheita porque os aquênios podem já estar com 12 a 14% de umidade no campo ainda presos a capítulos com 60% de umidade. No caso de colheita mecânica os grãos úmidos podem se danificar ao passar pelo interior da máquina durante a operação de trilhar.

Na colheita manual o capítulo é separado do caule em ponto próximo de sua inserção. Em seguida ele é espetado no caule remanescente em bisel, onde é mantido por dias para secar e depois recolher.

6.8.4 USOS DO GIRASSOL

O girassol é empregado como alimento funcional, na dieta de ruminantes, na alimentação de suínos e aves e como forrageira, sob a forma de silagem.

Ele pode ser apenas triturado antes de ser adicionado à ração de suínos e aves, com bons resultados nutricionais como fonte de proteína e energéticos pela presença do material lipídico. De maneira geral, o aquênio encerra 17% de proteína, 15% de fibras e próximo de 40% de óleo.

A qualidade do material triturado é afetada pela presença de cascas, cujas fibras reduzem o valor energético. O farelo tem qualidades nutricionais diferentes e quando provém de grãos descorticados seu valor é mais alto.

O valor nutritivo do farelo varia de acordo com as condições climáticas e do solo da região de cultivo, do genótipo, das condições culturais e até da posição dos aquênios no capítulo. O processo de extração do óleo, se apenas por prensagem, após tratamento térmico, descorticamento, uso e tipo de solventes usados na extração fazem variar a qualidade do farelo. A autoclavagem e a manutenção do grão em temperatura alta por tempo prolongado causam perda de aminoácidos.

Seu uso principal é como matéria-prima para obtenção de óleo comestível, também cogitado como matéria-prima alternativa para a produção de biocombustível.

Da extração do óleo resultam a torta e o farelo como subprodutos.

Há quem classifique os aquênios como oleosos e não oleosos, de acordo com o teor de lipídeos que encerram. São oleosos os que encerram mais de 40% do material graxo e não oleosos os que possuem entre 28 e 40%. Essa classificação é dada pela composição do aquênio. Os menos ricos em óleo são, em geral, os grandes com maior percentagem de casca, de maior volume, mas ricos em fibras, comumente rajados e dispostos na área anular externa do capítulo.

Os oleosos são menores, comumente negros, de amêndoas bem coladas à casca, menos fibrosa e que proporcionalmente mostram maior percentagem de óleo, que pode chegar a 70% nas amêndoas e 60% no aquênio.

Na composição do óleo de girassol há alta percentagem de ácidos poli-insaturados, o que lhe dá a característica de alimento funcional de boa qualidade. Essa composição varia de acordo com a maneira de obtenção, se por prensagem a frio ou após tratamento térmico, com casca ou com grãos descorticados.

A Tabela 6.15 lista os ácidos graxos de um óleo de girassol e a Tabela 6.16 ilustra a composição de um óleo de girassol obtido por prensagem a frio. A Tabela 6.17 mostra a composição de farelos e a Tabela 6.18 a composição comparativa em aminoácidos essenciais do padrão proteico FAO e de farelos de girassol e de outras oleaginosas.

Tabela 6.15 Ácidos graxos de um óleo de girassol

Ácidos graxos	Teor g/100 g	Ácidos graxos	Teor g/100 g
Caproico (C6:0)	–	Linolênico	0,1
Caprílico (C8:0)	–	Araquídico (C20:0)	0,2–0,4
Cáprico (C10:0)	–	Gadoleico (C20:1)	0,1–0,3
Láurico (C12:0)	–	Behênico (C222:0)	0,6-0,8
Mirístico (C14:0)	0,1	Erúcico (C22:1)	–
Palmítico (C16:0)	5,8-6,6	Lignocérico (C24:0)	0,1
Palmitoleico (C16:1)	0,1		
Esteárico (C18:0)	3,4–5,2	Saturados	11,6
Oleico (C18:1)	16,0–23,8	Monoinsaturados	23,1
Linoleico (C18:2)	64,6–71,5	Poli-insaturados	65,3

Fonte: MANDARINO, 1992.

Tabela 6.16 Composição centesimal de óleo obtido por prensagem a frio

Componentes	Teor de óleo em g/100 g
Ácido palmítico	0,7
Ácido esteárico	4,0
Ácido oleico	21,1
Ácido linoleico	68,1
Ácido α-linolênico	0,1
Ácidos graxos saturados	10,7
Ácidos graxos monoinsaturados	21,1
Ácidos graxos poli-insaturados	68,2
Vitamina E	0,058

Fonte: TURATTI, apud MANDARINO, 2005.

Tabela 6.17 Composição centesimal de produtos de girassol

Produto	Óleo	Proteína (Nx6.25)	Fibra bruta	Cinzas
Semente não oleosa	33,0	19,7	25,1	–
Semente oleosa	43,5	23,4	17,8	4,0
Grãos	52,7	27,2	10,6	4,2
Farinha desengordurada	0,9	63,1	3,9	9,0
Concentrado proteico	0,7	75,8	6,2	2,2
Isolado proteico	–	90,0	–	0,4

Fonte: LUSAS, apud CARRÃO-PANIZZI; MANDARINO, 2005.

Tabela 6.18 Composição comparativa em aminoácidos essenciais

Aminoácidos essenciais em g/16 g N	Padrão FAO (ovo)	Farelo de oleaginosas				
		Girassol	Soja	Amendoim	Açafrão	Canola
Isoleucina	6,3	4,3	4,5	3,4	4,0	4,0
Leucina	8,8	6,4	7,8	6,4	6,2	6,8
Lisina	7,0	3,6	6,4	3,5	3,1	5,7
Metionina	3,4	1,9	1,3	1,1	1,7	2,1
Fenilalanina	5,7	4,4	4,9	5,0	4,4	4,0
Treonina	5,1	3,7	3,8	2,6	3,3	4,4
Triptofano	1,7	1,4	1,3	1,0	1,6	–
Valina	6,8	5,1	5,0	4,2	5,7	5,2

Fonte: MANDARINO, 2005.

Compostos tóxicos ou indesejáveis fazem parte de farelos de oleaginosas, tais como ácido clorogênico em girassol, gossipol no algodão, glicosinolatos em colza e aflatoxinas em amendoim.

Pesquisa sobre extração de óleo de girassol com etanol mostrou que o álcool extrai grande parte do ácido clorogênico.

BIBLIOGRAFIA

BETT, V.; SILVA, L. D. F. Girassol na dieta de ruminantes. In: LEITE, R. M. V. B. C.; BRIGHENTI, A. M.; CASTRO, C. (Coord.). *Girassol no Brasil.* Londrina: Embrapa Soja, 2005. p. 69-92.

CARRÃO-PANIZZI, M. C.; MANDARINO, J. M. G. Produtos proteicos do girassol. In: LEITE, R. M. V. B. C.; BRIGHENTI, A. M.; CASTRO, C. (Coord.). *Girassol no Brasil.* Londrina: Embrapa Soja, 2005. p. 51-68.

CASTRO, C.; FARIAS, J.R.B. Ecofisiologia do girassol. In: LEITE, R. M. V. B. C.; BRIGHENTI, A. M.; CASTRO, C. (Coord.). *Girassol no Brasil.* Londrina: Embrapa Soja, 2005. p. 163-218

DALL'AGNOL, A.; VIEIRA, O. V.; LEITE, R. M. V. B. C. Origem e histórico do Girassol. In: LEITE, R. M. V. B. C.; BRIGHENTI, A. M.; CASTRO, C. (coord.). *Girassol no Brasil.* Londrina: Embrapa Soja, p. 1-12. 2005.

GAZZONI, D.L. Óleo de girassol como matéria-prima para biocombustível. In: LEITE, R. M. V. B. C.; BRIGHENTI, A. M.; CASTRO, C. (Coord.). *Girassol no Brasil.* Londrina: Embrapa Soja, 2005. p. 145-161.

GONÇALVES, L. C.; PEREIRA, L. G. R.; TOMICH, T. R.; RODRIGUES, J. A. S. Silagem de girassol como forrageira. In: LEITE, R. M. V. B. C.; BRIGHENTI, A. M.; CASTRO, C. (Coord.). *Girassol no Brasil.* Londrina: Embrapa Soja, 2005. p. 123-144.

LAZZAROTTO, J. J.; ROESSING, A. C.; MELLO, H. C. O agronegócio do girassol no Mundo. In: LEITE, R. M. V. B. C.; BRIGHENTI, A. M.; CASTRO, C. (Coord.). *Girassol no Brasil.* Londrina: Embrapa Soja, 2005. p. 15-42.

MANDARINO, J. M. Óleo de girassol como alimento funcional. In: LEITE, R. M. V. B. C.; BRIGHENTI, A. M.; CASTRO, C. (Coord.). *Girassol no Brasil.* Londrina: Embrapa Soja, 2005. p. 43-48.

REGITANO D'ARCE, M. A. B; SILVA, C. A.; PINHEIRO, J. W. Girassol na alimentação de suínos e aves. In: LEITE, R. M. V. B. C.; BRIGHENTI, A. M.; CASTRO, C. (Coord.). *Girassol no Brasil.* Londrina: Embrapa Soja, 2005. p. 93-122.

SILVEIRA, J. M.; MESQUITA, C. M.; PORTUGAL, F. A. F. Colheita do girassol. In: LEITE, R. M. V. B. C.; BRIGHENTI, A. M.; CASTRO, C. (Coord.). *Girassol no Brasil.* Londrina: Embrapa Soja, 2005. p. 571-605.

VRÂNCENAU, A. V. *El girasol.* Trad. Espanhola. Madrid: Ediciones Mundi-Prensa, 1977. 375 p.

Capítulo 7

HORTALIÇAS

Keigo Minami

Urgel de Almeida Lima

Pelo dicionário, hortaliça é a designação genérica de "plantas impropriamente denominadas de legumes, herbáceas, de folhas, flores ou frutos comestíveis sob a forma de saladas, ensopados, guisados, condimentos, que geralmente se cultivam em hortas". Este conceito deve, ainda, contemplar raízes tubérculos, rizomas, caules aéreos, sementes e os fungos comestíveis. A designação de verduras e legumes não é mais considerada adequada e tem sido substituída por hortaliças. Como hortaliças são considerados: o amendoim consumido como ingrediente em pratos ou como petisco, gomos de cana-de-açúcar para chupar, mandioca, batata, batata-doce, cará e outros. A designação de hortaliça envolve, pois, raízes, tubérculos, bulbos, rizomas, caules aéreos, folhas, flores, frutos, sementes e cogumelos, como se vê pela Tabela 7.1.

Grande parte das hortaliças é consumida em estado fresco, ao natural.

Entretanto, há indústrias de transformação e de conservação, que visam a dar a esses produtos, aproveitamento mais prolongado do que é possível no estado fresco.

Mandioca, milho, amendoim, cana-de-açúcar que, de certo modo, foram incluídos entre as hortaliças, quando destinados à industrialização passam e ser emquadrados como matérias-primas amiláceas, oleaginosas e sacarinas, de grande importância econômica.

As hortaliças de folhas, comumente denominadas de verduras, murcham rapidamente, perdem a cor e, em poucas horas após a colheita, não se prestam mais ao consumo. Refrigeração é uma forma de prolongar sua duração, mas há também outros métodos de conservação, como secagem, desidratação, congelamento e enlatamento. Os frutos são mais resistentes.

O índice de aproveitamento das hortaliças é maior do que o das frutas, mas há perdas pós-colheita muito grandes.

No Brasil são cultivadas hortaliças de climas frios, temperados e quentes. Elas pertencem a numerosas famílias, como se pode perceber pela lista citada na Tabela 7.1 e diferem muito entre si, morfológica e estruturalmente.

A textura é variável entre as espécies. A resistência ao penetrômetro depende da espessura do exocarpo ou da epiderme, do teor de sólidos totais, da diferenças entre os constituintes, como amido e açúcares. Os exocarpos grossos como os de melancia e melões oferecem mais resistência em comparação com os epicarpos finos, aderidos ou fundidos com o tecido do mesocarpo, como nos feijões, pimenta e ervilha.

A textura depende da turgidez, da coesão, do tamanho, da forma, da presença de tecidos de suporte e da composição da planta. A turgidez é o estado de resistência de um órgão intumescido, e depende da pressão do conteúdo celular contra a parede, da concentração de substâncias osmoticamente ativas nos vacúolos, da permeabilidade do citoplasma, da elasticidade da membrana das células, da coesão dos componentes dos órgãos, do tamanho e da forma da hortaliça. As características anatômicas dependem do desenvolvimento e da maturação do vegetal e são peculiares às espécies; caules e folhas influem no manuseio da matéria-prima e na conservação.

Tabela 7.1 Hortaliças

Órgão da planta	Hortaliça
Raízes	
Raiz	Bardana
Raízes tuberosas	Mandioca, mandioca-salsa, cenoura, rabanete, beterraba
Caules	
Subterrâneos	
Tubérculos	Batata, batata-doce
Bulbos	Alho, cebola, alho porro
Rizomas	Açafrão, gengibre
Aéreos	Aspargo, broto de bambu, cana-de-açúcar
Folhas	Agrião, alface, chicória, couve, couve-de-bruxelas, palmito, repolho
Frutos	Abóbora, tomate, abóbora-moranga, pepino, melão, berinjela, legumes (ervilha, feijão-de-corda, ervilha torta, vagem), tomate, pimentão, pepino, morango, melancia, melão
Flores	Alcachofra, couve-flor, brócoli, flor de abóbora
Sementes	Amendoim, fava, feijão verde, soja verde, lentilha, ervilha
Fungos	Cogumelos, trufa

As características anatômicas das hortaliças são peculiares às espécies, dependem do desenvolvimento e da maturação do vegetal, e o caule, bem como as folhas, influe no manuseio da matéria-prima. As características também têm função importante na conservação. Os tecidos de suporte respondem também pela textura da hortaliça, iniciando pelo revestimento, que é composto por epiderme e por um sistema dérmico, normalmente composto por células diferentes e com variações entre as espécies. A epiderme é formada por células tubulares ou poligonais, dependendo de sua situação nos órgãos (haste, pecíolo, folha e outros); ela é mais ou menos permeável e, por isso, responsável pela retenção da umidade, pelas trocas gasosas, pela proteção contra as variações de temperatura, contra a penetração de substâncias químicas, pragas e patógeno, e contra danos mecânicos. A configuração da epiderme é variada, mas ela toma toda a extensão do tecido de sustentação.

Os tecidos se dividem em colênquima e parênquima. O colênquima é composto por células celulósicas e o parênquima é formado por células grandes que constituem a maior parte comestível das hortaliças. O parênquima é o tecido que forma o volume vegetal. O colênquima, externo, é formado por células com membrana celulósica espessa; ele recobre e protege o parênquima. As células de ambos encerram óleos, proteínas, açúcares, tanino, amido, matérias pécticas e mucilaginosas, enzimas, substâncias minerais, cristais e pigmentos. Os dois tecidos formam uma camada contínua de células elásticas e flexíveis na epiderme e constituem os tecidos de suporte de folhas e caules.

O sistema vascular é condutor da seiva: pelo xilema flui a seiva e pelo floema passam as substâncias sintetizadas pelas folhas. Em alguns tecidos ocorrem vasos lactíferos. Nas hortaliças de folhas o tecido vascular se compõe de camadas interligadas e acamadas sobre o mesófilo (tecido parenquimatoso mediano); nos frutos ele é semelhante ao das páleas florais de que derivam. À medida que os frutos se desenvolvem os tecidos se modificam e as mudanças continuam durante o amadurecimento e o armazenamento. A intensa atividade metabólica também é responsável por modificações estruturais. Com o envelhecimento das folhas, a cutícula engrossa, mas não prejudica a transpiração.

O manuseio das hortaliças está relacionado com sua suscetibilidade às injúrias mecânicas e aos danos causados pelo frio ou pelo calor. A suscetibilidade depende do tipo e da estrutura do tecido de suporte e do arranjo do sistema vascular. Casca firme e elástica é favorável ao manuseio; as células epidérmicas são lignificadas. A resistência da pele dos tomates à rachadura é correlacionada com o achatamento das células epidérmicas.

O tipo e a espessura do sistema básico determinam a sensibilidade aos danos. A espessura das células do colênquima no córtex do melão determina a firmeza da casca e a camada fina, porém resistente, de células que revestem o tegumento do feijão, é responsável pela resistência aos danos mecânicos. Tomates resistentes à rachadura e ao esmagamento possuem sistema vascular mais extenso.

Período de armazenamento, quociente de respiração, transpiração, composição química, aparência externa, estrutura anatômica, comportamento pós-colheita e características organolépticas, refletem condições de ambiente e de cultivo das hortaliças. As condições que se repetem e são válidas para todos os produtos agrícolas, são temperatura, luz, precipitação pluvial e ventos, que constituem fatores climáticos, fertilidade, textura dos solos e topografia.

Há fatores controláveis e outros não, como o excesso de chuvas; sua falta pode ser sanada pela irrigação. A umidade afeta a textura do solo. Normalmente, sua falta por pouco tempo ou dias não prejudica, mas longos períodos secos e frios também prejudicam as hortaliças.

As condições de cultivo são nutrição mineral, manejo dos solos, desbastes, densidade de plantio, transplantes, irrigação e drenagem. Elas influenciam a qualidade, porque afetam o crescimento, o tamanho e a composição.

Entre as influências climáticas, a do calor é muito importante; associado à umidade, o calor favorece o crescimento, mas se for muito forte será desfavorável às hortaliças de folhas mais delicadas, como alface, agrião e outras.

Muito ligado ao calor está o fotoperíodo, ou tempo de insolação. A luz é necessária para a assimilação clorofiliana e para a formação de pigmentos, como a antocianinas nas berinjelas e no repolho roxo, que exigem luz e onda ultavioleta. Os tomates sombreados pelas folhas têm cor vermelha mais intensa. As cebolas bulbificam nos dias longos e quentes. Para se ter bulbos grandes é necessário que a planta tenha a parte aérea bem desenvolvida, isto é, a fase vegetativa bem atuante, o que se dá sob condições de fotoperíodo curto e dias mais frios. Caso não tenham a parte aérea desenvolvida os bulbos não crescem e, portanto, não podem ser comercializados.

A umidade afeta decisivamente na produção e na qualidade, ambas prejudicadas pela sua insuficiência no solo, mesmo que por apenas poucos dias. As batatas-doces sofrem grandes perdas em longos períodos frios e úmidos. Por isso a irrigação se torna necessária.

Os ventos causam danos às hortaliças de folhas. A altitude e a topografia são fatores que não podem ser negligenciados. Grandes alturas ou altitudes elevadas fazem cair a temperatura para médias temperadas e frias, com consequências sobre a escolhas das espécies a cultivar, o rendimento e a qualidade. Além disso, os ventos podem arremessar grãos de areia que prejudicam principalmente as folhas.

O granizo, dependendo da intensidade, destrói a plantação.

7.1 CONTROLE DE QUALIDADE

A qualidade depende de classificação cuidadosa por meio de critérios baseados em atributos da matéria-prima e dos produtos processados: tamanho, cor, simetria, malformações, injúrias, defeitos por ataques de insetos e por doenças e sujidades aderidas. Todos os que produzem ou comercializam hortaliças estão conscientes de que devem entregar ao mercado consumidor, não só produtos de boa qualidade, mas uniformes em cada grau de classificação. A classificação antes do processamento garante manufaturado superior e propicia diferenciação de preços para venda ao natural.

A implantação do Sistema Nacional de Centrais de Abastecimento, propiciou a proposição pelo Ministério da Agricultura, de normas de padronização, classificação e embalagem de produtos *hortigranjeiros*. Por meio de portarias, foram estabelecidos padrões para tomate, cenoura, chuchu, berinjela, pimentão e pepino. Com essas normas, propõe-se eliminar as disparidades regionais quanto a qualificação e apresentação de hortaliças nos vários mercados, para consumo ao natural. Essas normas podem ser adaptadas para a compra de matéria-prima para industrialização.

A Tabela 7.2, adaptada de Chitarra & Chitarra, oferece um resumo dos atributos aplicáveis também às frutas. Os atributos devem ser considerados por unidade ou por lotes, dependendo de sua destinação, comercialização para consumo ao natural ou industrialização. No caso de lotes é imprescindível analisar a uniformidade dos atributos seja para comercialização em centrais de abastecimento, mercearias, supermercados ou para a indústria.

Tabela 7.2   Atributos de qualidade para hortaliças e frutos

Atributos	Componentes
Aparência	*Tamanho:* dimensões, peso, volume
	Forma: característica, diâmetros longitudinal e transversal
	Cor: característica e intensidade
	Brilho: influi no atributo de cor
	Defeitos: malformação, físicos (cortes, amassaduras, perfurações), fisiológicos (deficiências nutricionais, de água, incidência de luz, fotoperíodo), entomológicos e fitopatológicos
Textura	Firmeza, dureza, maciez, resistência, fragilidade, suculência, secura, granulosidade, fibrosidades
Sabor e aroma ("flavor")	Doçura, acidez, amargor, adstringência, aroma característico
	Defeito: aroma e sabor estranhos
Valor nutritivo	Composição centesimal (proteínas, carboidratos, lipídeos, vitaminas, minerais)
Segurança	Ausência de substâncias tóxicas, contaminantes (resíduos de defensivos, metais), micotoxinas e contaminação microbiana

7.2 INDUSTRIALIZAÇÃO DE HORTALIÇAS

As perdas pós-colheita são muito grandes e apenas estimadas, porque não há estatísticas de comercialização precisas. O volume comercializado indica o potencial de industrialização das safras, e por isso é importante conhecer as possibilidades do mercado.

As estatísticas existentes são informativas e não dão conhecimento do volume de produção, motivo pelo qual não se pode avaliar como rigor necessário o quanto de produto deixa de ser levado ao consumidor por falta de transporte e de condições de comercialização. Nesse caso se enquadram as perdas pós-colheita, tanto por falta de infraestrutura de comércio, como pelos excessos de produção que se verificam com as culturas em determinadas épocas do ano em determinadas regiões.

As hortaliças são perecíveis e algumas altamente perecíveis. Não havendo sistema de transporte, armazenamento e distribuição adequados há perdas elevadas. Embora a produção de conservas de frutas tenha escala razoável, é relativamente pequena a produção de hortaliças industrializadas. Nos grandes centros populacionais há tendência para aumentar o consumo de hortaliças processadas, substituindo o consumo ao natural. Nesse contexto se enquadram as minimamente processadas.

A instalação de indústrias depende de vários fatores, como comentado no Capítulo 2, mas o mais importante é a disponibilidade de matéria-prima e a sua distribuição durante o ano. Os problemas de variações estacionais de produção poderão ser contornados ou reduzidos se houver uma rede de industrialização. Essa rede não deve interferir com os estabelecimentos tradicionais existentes nas regiões mais industrializadas, porque a eles está reservado um setor de mercado fora do alcance das pequenas indústrias, como o da exportação em grande escala.

A implantação de pequenas indústrias regionais pode abrir frentes de mercado com o processamento de produtos para serem rotulados com o nome de grandes firmas, sob sua orientação. Algumas das marcas de extrato de tomate já fazem isso. Pequenas indústrias fornecem o extrato às grandes, que fazem o "blending" e depois enlatam. Às pequenas e de médio porte será reservado o papel de reguladores do mercado, incentivadores do consumo de produtos agrícolas industrializados e controladores da qualidade das safras. As indústrias sobrevivem à custa da qualidade e têm condições de exigir e fixar padrões para a matéria-prima, que serão beneficiados com a industrialização.

Bons produtos somente são obtidos com matéria-prima de boa qualidade.

7.3 PRODUTOS INDUSTRIALIZADOS DE HORTALIÇAS

Industrializar é uma proposta de solução para as perdas pós-colheita e faz parte de projeto de implantação de agroindústrias. Os produtos industrializados de hortaliças são obtidos, em grande parte, com matéria-prima não especialmente cultivada para essa atividade, o que requer seleção cuidadosa para se obter material processado de características ótimas.

As hortaliças são produzidas praticamente o ano todo, mas há sazonalidade e épocas de baixa ou elevada produção. Para que a agroindústria opere economicamente o ano todo é preciso estabelecer um esquema de processamento para usar a matéria-prima conforme a melhor época de colheita.

O tomate, a vagem verde, a couve-flor, o pimentão, a ervilha, o aspargo, a cenoura, o milho doce e o pepino são as hortaliças comumente submetidas à industrialização. Com o tomate são feitos o tomate inteiro enlatado, com ou sem pele, o suco concentrado, o "ketchup" e os molhos. Com as demais, a desidratação e o enlatamento são viáveis. Os enlatados são produtos de baixa acidez e a produção da conserva exige boa tecnificação, principalmente no que se refere à esterilização.

As hortaliças congeladas exigem rede de distribuição e comercialização adequada. Algumas são adequadas para a conservação sob a forma de picles específicos.

A Tabela 7.3 indica as épocas de colheita e seu tempo de duração, que correspondem às épocas de processamento, e indica os produtos que podem ser obtidos industrialmente. A Figura 7.1 apresenta um esquema de processamento.

Hortaliça em conserva é a denominação dos produtos preparados com as partes comestíveis das hortaliças, definidos na legislação.

As hortaliças podem ser desidratadas e armazenadas por longo período.

Os picles são definidos pela legislação, preparados com as partes comestíveis de hortaliças, incluindo frutos, com ou sem casca, e submetidos ou não a processo fermentativo natural. Podem ter adição de outros ingredientes comestíveis. Os picles podem ser ácidos ou fermentados; a tecnologia varia, mas é simples em qualquer caso.

As linhas de produção preveem o envasamento de vegetais praticamente crus, reidratados ou pré-cozidos, imersos ou não em líquido de cobertura apropriado, fechados hermeticamente e submetidos a adequado processo tecnológico para evitar sua deterioração. Pela legislação, são classificados como hortaliças: tubérculos, rizomas, raízes, bulbos, talos, brotos, folhas, inflorescências, pecíolos, frutos, sementes e cogumelos comestíveis, reconhecidamente apropriados para a elaboração de conservas. As conservas podem ser simples, mistas ou miscelâneas.

Para cada hortaliça, além das características organolépticas e de sanidade, a matéria-prima para a indústria é classificada de acordo com a variedade mais adequada ao processamento, pela sua forma, tamanho, coloração e relação entre seus componentes, tais como açúcares, amido e fibras.

7.4 ÉPOCAS DE PRODUÇÃO DE HORTALIÇAS NO ESTADO DE SÃO PAULO E PRODUTOS INDUSTRIALIZADOS

A Tabela 7.3 resume objetivamente a época de produção de algumas hortaliças no Estado de São Paulo e os produtos industrializados que com elas comumente podem ser obtidos.

Tabela 7.3   Época de produção de hortaliças no Estado de São Paulo e produtos obtidos

Hortaliça	Época de produção	Produto industrializado
Alcachofra	Agosto a novembro	Acondicionada em latas ou vidros
Abóbora e moranga	Março a novembro	Doces em pasta e em calda, cristalizados
Aspargo	Setembro/outubro a março	Mais comum acondicionado em vidros
Cebola	Agosto a outubro	Picles, fatias fritas, pó, envasada
Cenoura	Ano todo ou de maio a setembro	Miscelânea, picles fermentados ou ácidos
Cogumelos	Outubro a dezembro e março a maio	Enlatados, desidratados
Couve-flor	Junho a setembro	Enlatado, congelado, picles
Chuchu	Abril a agosto	Picles
Ervilha	Junho/julho a setembro/outubro	Seca, enlatada
Milho verde doce	Janeiro/fevereiro a março	Enlatados, picles de espigas não granadas
Nabo	Ano todo	Picles
Palmito	Ano todo	Acondicionado em latas ou vidros
Pimentão	Setembro a janeiro/fevereiro	Desidratado, enlatado, pó
Pepino	Ano todo – pico em setembro e fevereiro	Picles fermentado ou ácido
Repolho	Ano todo	Chucrute
Tomate	Abril a outubro – pico em maio	Extrato, molhos, seco, suco
Vagem	Outubro a novembro e abril/maio	Enlatada, congelada pré-cozida, picles

7.5 PROCESSAMENTO DE HORTALIÇAS

A Fig. 7.1 representa um esquema de processamento de hortaliças, adaptável para diversos produtos, de acordo com as características de cada espécie, variedade e cultivar.

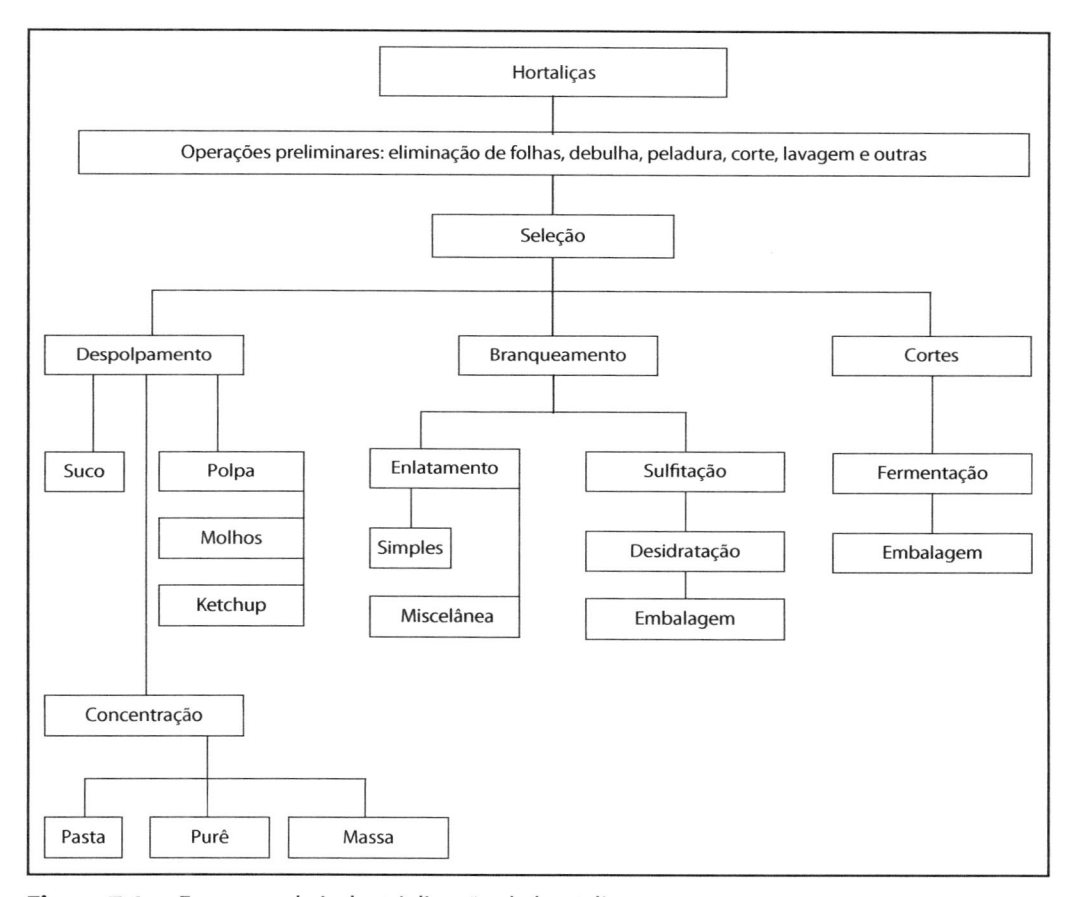

Figura 7.1 Esquema da industrialização de hortaliças

BIBLIOGRAFIA

CHITARRA, M. I. F.; CHITARRA, A. B. *Pós-colheita de frutos e hortaliças*: fisiologia e manuseio. Lavras: Fundação de Apoio ao Ensino, Pesquisa e Extensão. Escola Superior de Agricultura de Lavras, 1990. 293 p.

COMPANHIA BRASILEIRA DE ALIMENTOS – *Hortigranjeiros*: padronização e classificação. Campinas: Coordenadoria de Assistência Técnica Integral – CATI, 1978. 88 p.

CRUESS, W. V. *Commercial fruit and vegetable products*. 4. ed. New York: Mc Graw Hill, 1958. p. 884.

D.A.M.A. Dirección de abastecimiento de la Municipalidad de Asunción. *Manual de abastecimiento de hortalizas y frutas*. Asunción: D.A.M.A, 1988. 88 p.

HAARD, N. F.; SALUNKHE, D. K. *Symposium post harvest biology and handling of fruits and vegetables*. Westport: AVI, 1975, 193 p.

JOSLYN, M. A.; HEID, J. L. *Food processing operations*. Their management, machines, materials and methods. Westport: AVI, 1963. 644 p.

PANTASTICO, E. B. *Post harvest physiology, handling and storage of fruits and vegetables*. Westport: AVI, 1965. 560 p.

RYALL, A. L.; LIPTON W. J. *Handling, transportation and storage of fruits and vegetables*. Westport: AVI, 1972. v. 1

TRESSLER, D. K.; JOSLYN, M. A. *Fruit and vegetable juice*, processing technology. Westport: AVI, 1961. 1028 p.

USDA – United States Department of Agriculture. *The commercial storage of fruits and vegetables and florist and nursery stocks*. Agriculture Handbook 66, 1968. 94 p.

Capítulo 8

FRUTOS

Keigo Minami

Urgel de Almeida Lima

Quando se trata de definir a palavra fruta ou de classificar os frutos, o assunto é complexo.

Os frutos resultam da fecundação das flores das angiospermas e do subsequente desenvolvimento dos tecidos do ovário. Seu ciclo vital inicia com a polinização e a fertilização e termina com a senescência.

Pelo dicionário, fruta é a "designação de frutos, pseudofrutos e infrutescências comestíveis". Essa definição deve ser complementada com: ricos em sucos ou de polpa açucarada, agradável ao paladar quando ingeridos ao natural. A abóbora madura tem açúcar em sua composição, mas não é consumida ao natural. O pepino é fruto e não é consumido como sobremesa, assim como a berinjela. Embora essa não seja uma definição satisfatória de fruta, os exemplos devem ter explicado a diferença entre fruta e fruto e mostrado que a definição botânica acima não é adequada para os frutos secos e que eles não se enquadram na classificação de frutas.

Os frutos se classificam em deiscentes e não deiscentes, em drupas e bagas e em simples e compostos.

Os deiscentes são os que se abrem quando a maturação está completa, e deixam cair as sementes; não deiscentes são os frutos que se mantêm fechados. Entre os deiscentes se encontram laranja, banana, abacaxi e, entre os não deiscentes, cápsulas (jacarandá, sapucaia), folículos (grevilha) e legumes (vagem, ervilha).

As bagas são frutos carnosos, não deiscentes, normalmente com muitas sementes, como laranja, mamão, acerola, banana e caqui. As drupas são carnosas, não deiscentes e possuem uma única semente contida em um endocarpo duro, comumente denominado de caroço (pêssego, nectarina e manga).

São frutos simples os que se originam de um único ovário e compostos os que agregam vários frutos. Os compostos recebem nomes especiais como sorose, para amora e abacaxi e sicônio para o figo. Os cachos não são frutos compostos, mas o agrupamento de bagas. Nas uvas, cada baga recebe a denominação de bago. Nas soroses, cada fruto constituinte é uma baga.

Nas frutas, a porção comestível nem sempre é o fruto, mas o desenvolvimento de outros órgãos não carpelares conhecidos como pseudofruto. Entre eles se distinguem o caju, a maçã, a pera, o figo e o morango. No caju, o fruto é o aquênio, popularmente chamado de careta, mas a parte comestível é o pecíolo intumescido, sucoso e colorido. Na maçã e na pera, o fruto é o hipanto (parede do receptáculo do ovário). No morango, é o receptáculo e, no figo, é o pedúnculo. No abacaxi, o pedúnculo se intumesce e sobre ele se desenvolvem numerosos ovários justapostos, incluindo as peças florais secundárias, que constituem a casca. De acordo com a espécie, a parte comestível se origina de uma parte floral distinta, como se pode notar pela Figura 8.2.

Para entender a utilização das frutas como matéria-prima é preciso entender como ocorre a formação dos frutos:

Estames maduros fornecem o pólen, que cai sobre o estigma e emite um tubo polínico que penetra no pistilo até o ovário, pelo estilo (Fig. 8.1). No ovário o pólen e os óvulos se fundem realizando a fecundação que gera estímulo hormonal que causa modificações na flor. A corola murcha e seca, o ovário, órgãos ou tecidos acessórios se desenvolvem e dão formação ao fruto, como ilustrado na Figura 8.3.

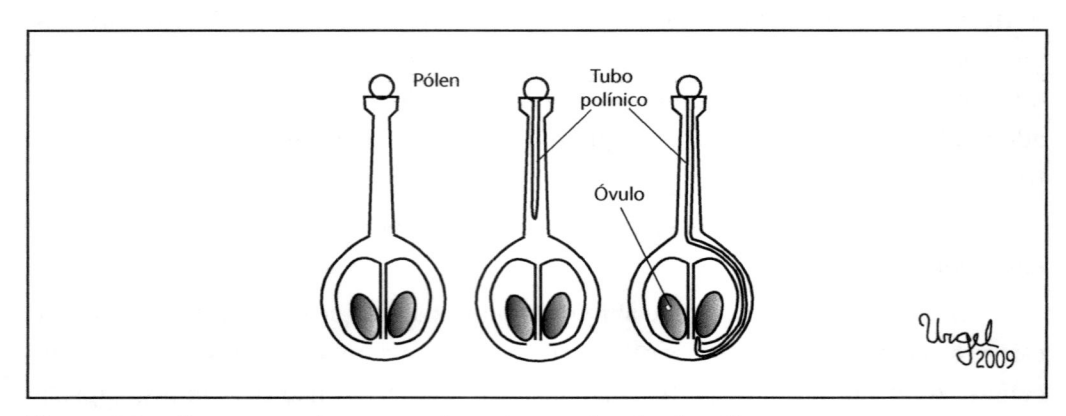

Figura 8.1   Representação esquemática da germinação do pólen

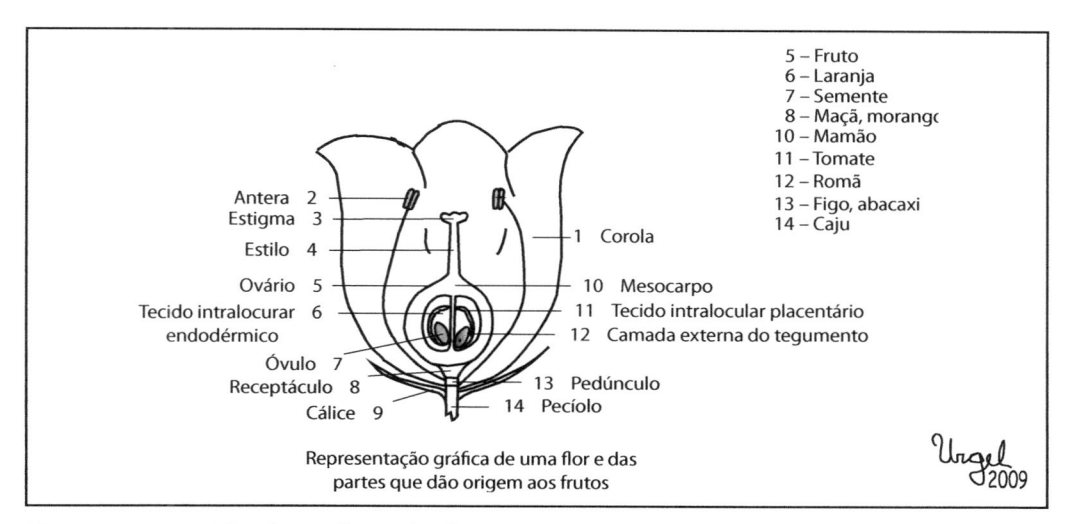

Representação gráfica de uma flor e das
partes que dão origem aos frutos

5 – Fruto
6 – Laranja
7 – Semente
8 – Maçã, morangc
10 – Mamão
11 – Tomate
12 – Romã
13 – Figo, abacaxi
14 – Caju

Antera 2
Estigma 3
Estilo 4
1 Corola

Ovário 5
Tecido intralocurar 6
endodérmico
10 Mesocarpo
11 Tecido intralocular placentário
12 Camada externa do tegumento

Óvulo 7
Receptáculo 8
Cálice 9
13 Pedúnculo
14 Pecíolo

Figura 8.2 Tecidos formadores dos frutos

Na estrutura anatômica dos frutos são distinguidos o epicarpo, parte mais externa, o mesocarpo, parte comestível carnoso e o endocarpo que corresponde aos caroços e sementes. Nos aquênios, (caju, girassol), o epicarpo e o mesocarpo constituem pratica- camente uma única peça, sobre a qual o endocarpo se prende em um único ponto. Nas cariopses (grãos), o epicarpo e o mesocarpo não se distinguem facilmente e são forte- mente aderidos ao endosperma em todos os pontos. Nos aquênios e cariopses, a semente é a parte mais importante do fruto.

As frutas comercializadas no Brasil ocorrem naturalmente em algumas regiões, ou são cultivadas. Pela extensão territorial, elas são de clima tropical ou temperado, mas as de clima frio encontram condições de aclimatação e produção em determinadas regiões. As frutas cultivadas racionalmente têm notável realce econômico e contribuem grandemente para a comercialização internacional. Entre as cultivadas, os cítricos, sobretudo as laranjas, são responsáveis por grande parcela das divisas obtidas com exportação.

8.1 ESTRUTURA ANATÔMICA DE UM FRUTO

Anatomicamente, com pode ser visto no esquema da Figura 8.3, um fruto se compõe de:

- *Epicarpo* – Parte mais externa.
- *Mesocarpo* – Parte média comestível carnosa ou suculenta das bagas e drupas, ou fibrosa não comestível, nos frutos de palmáceas.
- *Endocarpo* – Parte mais interna, representada pelas sementes ou pelo caroço.

Nos aquênios, como girassol e caju, epicarpo e mesocarpo constituem uma única peça à qual o endocarpo se prende por um único ponto. Nas *cariopses* como os grãos, o epicarpo e mesocarpo não se distinguem facilmente e são fortemente aderidos ao endosperma em todos os pontos. Em ambos, aquênios e cariopses, a semente é a parte mais importante do fruto.

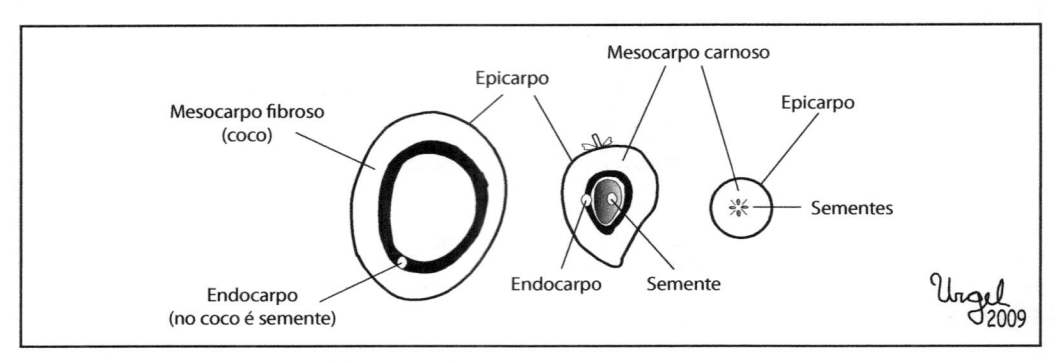

Figura 8.3   Estrutura anatômica dos frutos

8.2   CARACTERÍSTICAS FÍSICAS E QUÍMICAS DAS FRUTAS

O aproveitamento das frutas depende de uma série de características de qualidade, de natureza física e química.

Entre as características físicas, as mais importantes são tamanho, forma, cor e textura.

O tamanho das frutas de clima temperado e frio é geralmente uniforme, sem grandes diferenças. A variação ente as diversas espécies é da ordem de 10%. As tropicais diferem em forma, dimensões e massa; uma acerola mede milímetros e pesa de 5 a 7 g, enquanto uma jaca mede dezenas de centímetros e chega a pesar 10 quilogramas.

A forma e as dimensões influem na industrialização, em que operações mecânicas sequenciais são executadas com máquinas e equipamentos que não têm capacidade de adaptação às grandes variações de tamanho e forma, sem perdas consideráveis.

A cor tem marcada influência na comercialização para consumo ao natural e sua uniformidade também é importante para a regularidade dos padrões dos produtos industrializados.

A textura é influenciada pela espessura do epicarpo, turgidez, coesão, tamanho, forma, tecidos de suporte, teor de sólidos totais e composição. Essas características estão sujeitas ao manuseio e à maturação. A textura é uma característica fundamental para a utilização das frutas ao natural e como matéria-prima.

A turgidez depende do conteúdo celular, das substâncias osmoticamente ativas nos vacúolos, da permeabilidade do citoplasma, da elasticidade da parede celular, e influi no sistema dérmico. Este é responsável pela regulação das trocas gasosas, resistência às variações de temperatura e injúrias mecânicas, bem como pela penetração de pragas, patógenos e substâncias químicas.

A forma e a disposição das células do sistema dérmico, o tipo e a espessura dos tecidos de suporte e o arranjamento do sistema vascular influem na resistência às injúrias mecânicas. O sistema vascular nas frutas é semelhante ao dos órgãos florais, dos quais as frutas são originárias. A epiderme fina facilita os danos mecânicos dos cítricos, as células colenquimatosas do epicarpo dos melões tornam as cascas firmes e resistentes a choques e injúrias mecânicas.

As características físicas das frutas influem em sua conservação e no manuseio, e as químicas em sua composição, no valor nutricional, na utilização e na conservação.

A parte comestível, como nas hortaliças, se constitui principalmente de parênquima, tecido formado por células grandes e isométricas, que encerram proteínas, amido, açúcares, tanino, gorduras, cristais, substâncias pécticas, mucilagens e pigmentos.

Durante a maturação ocorrem muitas modificações estruturais e transformações nos frutos, descritas nos itens 8.3 e 8.4, nas tabelas. 8.1 e 8.2.

As características químicas são dependentes do teor de sólidos totais, que variam com a espécie e a variedade. O melhoramento, por qualquer de suas técnicas, entre muitas das características, visa a obter frutas com maior teor de sólidos totais. A maior parte delas é formada por açúcares redutores e sacarose, com exceção do abacate, em que o teor de matéria graxa pode ser cinco vezes maior que o conteúdo de açúcares. Essa característica depende muito de condições de cultivo e ambientais. As uvas quando amadurecem em carência de umidade aumentam o teor de glicose e diminuem, quando não eliminam, a necessidade de adição de açúcar para a fermentação vínica. Com a maturação a composição química sofre alterações.

A composição química também influi na resistência das frutas; excesso de umidade torna-as mais frágeis e suscetíveis aos danos por choques. A presença de amido dá mais consistência e a de açúcares torna as polpas mais macias e mais sujeitas a amassamento, ruptura das cascas e deterioração. À medida que avança a maturação, a composição se modifica e as frutas ficam menos resistentes ao manuseio, transporte e armazenamento.

8.3 MUDANÇAS FÍSICO-QUÍMICAS NAS FRUTAS

O crescimento dos frutos e consequentemente das frutas, se dá pela multiplicação celular e alargamento das células, com exceção do abacate.

A divisão celular é contínua, enquanto a fruta estiver presa à planta. Como os frutos são órgãos de armazenamento, durante seu desenvolvimento há deposição de reservas, cuja composição varia com a planta. Bananas acumulam amido, abacates gordura, uvas açúcares e ácido tartárico, laranjas açúcares e ácido cítrico, maçãs e abacaxis açúcares e ácido málico, goiabas e acerolas acumulam açúcares e ácido ascórbico. O armazenamento das reservas se dá por ação hormonal.

Muitas das modificações físico-químicas que ocorrem nas frutas colhidas são devidas ao metabolismo oxidativo, incluindo a respiração:

A *oxidação bioquímica* está ligada à maturação, à colheita, ao manuseio da matéria-prima e aos tratamentos pós-colheita.

A *respiração* influencia a qualidade e sua manutenção durante o armazenamento, influi no desdobramento dos polissacarídeos em açúcares simples, na sua oxidação a ácido pirúvico, na transformação dos piruvatos e de outros ácidos orgânicos em dióxido de carbono, água e energia.

A perda de reservas pela respiração implica acelerar a senescência e redução do valor alimentar, além da liberação de grande quantidade de calor, que afeta a tecnologia de pós-colheita, como a estimativa de refrigeração e necessidade de ventilação (KADER,1992).

As proteínas e gorduras também sofrem desdobramentos, dando formação a aminoácidos. Carboidratos são transformados em gordura e aminoácidos, mas gorduras não se transformam em carboidratos.

8.4 MATURAÇÃO

Ela é parte do processo de reprodução e disseminação da espécie. O óvulo é fecundado, seu invólucro e órgão acessório desenvolvem, amadurecem, caem, desaparecem e deixam a semente no solo para germinar.

Após a polinização, a germinação do pólen e crescimento do tubo polínico e a fecundação do óvulo, ocorrem a formação da semente e um estímulo hormonal que age sobre o ovário, ou outras partes não carpelares que começam a crescer para formar o fruto. Os hormônios participantes são as *giberelinas* e as *citocininas*, que influem na germinação do pólen e no desenvolvimento do tubo polínico, na formação e no desenvolvimento do fruto e as *auxinas* que, após a fecundação, estimulam o crescimento das frutas.

Pode-se dizer que a formação da semente estimula o crescimento, mas nos frutos partenocárpicos, ou seja, os que não produzem sementes, como abacaxi, banana e as laranjas de umbigo, são os frutos que sintetizam os hormônios.

Após o estímulo hormonal o ovário, ou outras partes não carpelares, se desenvolve em uma ou duas fases, que podem ser representadas por sigmoides. Nos frutos que seguem o processo em duas fases há um primeiro crescimento, uma fase intermediária de menor intensidade, conhecida como retenção e, em seguida, a continuação do crescimento.

O crescimento pode ser explicado com uma etapa inicial de pequena aceleração (lag), outra de desenvolvimento intenso e outra de desaceleração com paralisação no final. A Figura 8.4 procura representar o crescimento dos frutos.

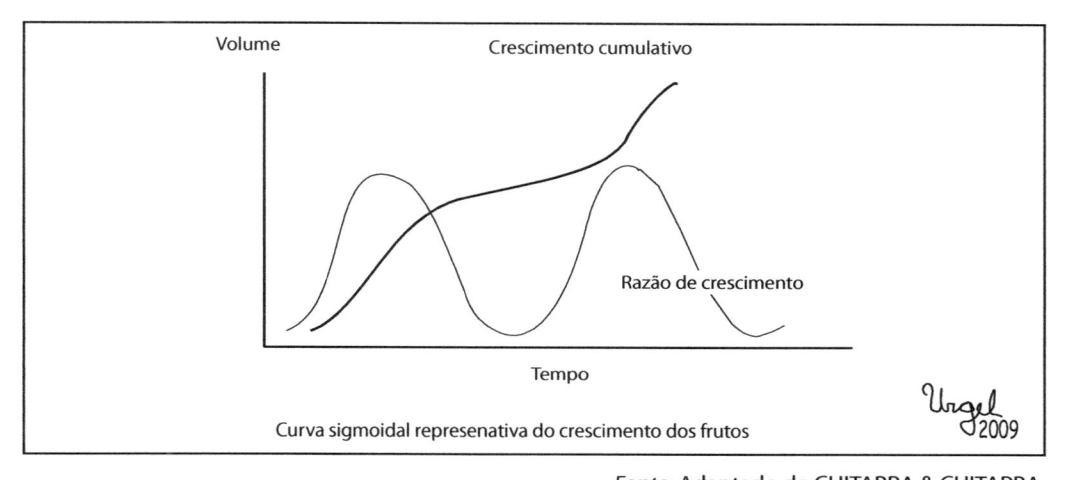

Fonte: Adaptado de CHITARRA & CHITARRA.

Figura 8.4   Desenvolvimento de frutas de acordo com curva sigmoidal dupla

Nesse processo, ocorrem mudanças nos frutos; há uma intensa atividade metabólica que causa mudanças na estrutura e nas características dos frutos e, consequentemente das frutas. A estrutura mitocondrial se mantém durante a maturação e se rompe após a supermaturação. Durante o processo os cloroplastos passam a cromoplastos e a cor verde muda para outras; a cutícula fica mais espessa, as sementes (óvulos fecundados) se desenvolvem, há maior deposição de cera, caem pelos, aparecem lenticelas, isto é, manchas escuras na superfície da epiderme, como em manga e banana. Também há formação de substâncias voláteis, modifica-se o quociente respiratório (produção de etileno), o amido se transforma em açúcares ou em gordura, desaparece o tanino (banana e caqui) e o endocarpo se torna lignificado (manga e pêssego).

Em termos de atividade metabólica, principalmente em relação à respiração e à produção de dióxido de carbono e etileno, as frutas podem ser classificadas em climatéricas e não climatéricas.

Os frutos climatéricos apresentam aumento grande na produção de dióxido de carbono (CO_2) e etileno (C_2H_2), coincidindo com a maturação, enquanto os não climatéricos não apresentam nenhuma mudança na produção de CO_2 e C_2H_2. Na prática, isso significa que os frutos com climatério podem ser colhidos no estado "de vez" e a maturação se processa após a colheita, e os frutos sem climatério não podem ser colhidos antes da maturação, porque não há continuidade do processo. Na Tabela 8.2 é apresentada uma lista de frutos com e sem climatério. A Tabela 8.1 resume as transformações.

Tabela 8.1   Transformações nos frutos durante o amadurecimento

Sínteses	Alterações
Estrutura mitocondrial	Cloroplastos passam a cromoplastos
Formação de pigmentos	Desaparecimento da clorofila
Formação de açúcares	Hidrólise do amido
Aumento da atividade do ciclo de Krebs	Destruição de ácidos orgânicos
Aumento da formação de ATP	Oxidação bioquímica
Substâncias aromáticas	Inativação de substâncias fenólicas
Aumento da incorporação de aminoácidos	Solubilização de pectinas
Aumento na transcrição e tradução	Ativação de enzimas hidrolíticas
Preservação de membranas seletivas	Início de seu rompimento
Formação de etileno	Amaciamento da parede celular

Fonte: CHITARRA & CHITARRA.

Tabela 8.2   Classificação dos frutos de acordo com o comportamento respiratório durante a maturação

Frutos climatéricos		Frutos não climatéricos	
Maçã	Jaca	Cacau	Lichia
Abricó	Melão	Carambola	Quiabo
Abacate	Nectarina	Cereja	Ervilha
Banana	Mamão	Pepino	Pimenta
Cherimoia	Maracujá	Berinjela	Pimentão
Atemoia	Pêssego	Grapefruit	Abacaxi
Figo	Pera	Limão	Laranja
Goiaba	Caqui	Lima	Morango
Quiuí	Sapota	Mandarina	Tangerina
Manga	Ameixa	Melancia	Tamarindo
Sapoti	Tomate		Romã

Fonte: KADER, 1992.

A maturação é um fenômeno que ocorre após a fecundação e o desenvolvimento do fruto, mas não acontece em um período fixo. Ela segue um processo que pode ser dividido em fases, de limites não perfeitamente identificados, conhecidas por pré-maturação, maturação, amadurecimento e senescência. (Fig. 8.5).

A *pré-maturação* se insere no período entre a fecundação do óvulo e o máximo desenvolvimento do fruto e se caracteriza pelo aumento de volume do carpelo ou outra parte da flor. Esse estádio termina no momento em que as modificações físico-químicas começam, mas não há caracterização perfeita e definida.

A *maturação* inicia com o fruto perfeitamente desenvolvido; em parte, ocorre com o fruto não colhido e termina com a senescência. Durante esse período há aumento de volume até a colheita. Daí em diante, continua em amadurecimento, apresentando modificações estruturais e de composição química.

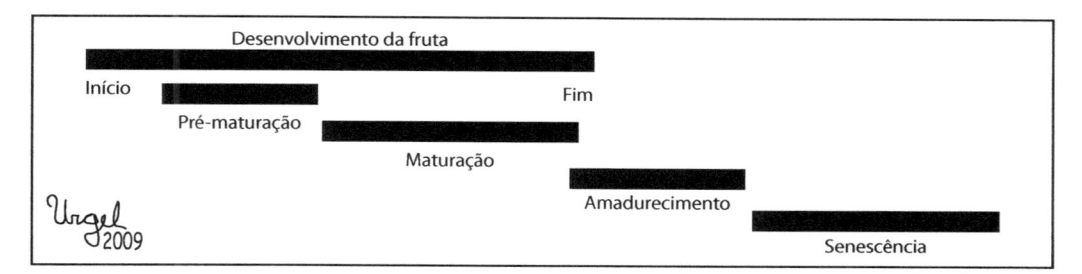

Figura 8.5   Fases do desenvolvimento e maturação dos frutos

O *amadurecimento* é a fase final da maturação, que ocorre no fruto não colhido e também após a colheita. É a fase da maior importância para o armazenamento. Deve-se diminuir sua intensidade e retardá-la para prolongar a vida útil dos frutos.

A *senescência* é a fase final da vida útil do fruto e ocorre após o máximo de amadurecimento. Nessa fase o fruto não tem mais capacidade de síntese, já transformou os materiais de reserva que podiam ser transformados em substâncias nutricionais características de qualidade e começam a ocorrer suas alterações.

As fases de maturação são ilustradas nos gráficos das Figuras 8.4 e 8.5, clássicos na bibliografia especializada. A Figura 8.4 representa uma curva sigmoidal dupla, de acordo com o comportamento do fruto. Pelos gráficos percebe-se que há duas fases de crescimento intenso, intermediadas por uma redução na atividade, num período denominado detecção. O gráfico mostra duas fases lag, uma no início e a outra, após a detecção (retenção).

A colheita não deve ser feita no máximo de amadurecimento das frutas e sim no máximo desenvolvimento, em uma fase na qual a maturação continue durante a comercialização e armazenamento para o consumo, ou para a industrialização. É necessário manter ou melhorar a qualidade durante o armazenamento. Esse é o denominado *ponto de colheita*. Nem sempre há coincidência entre o ponto de colheita e a fase de amadurecimento.

Cada fruta tem o seu ponto ótimo de maturação que é determinado pelas suas características físicas, ou por meio de análises químicas. A aparência, a cor e o tamanho, servem para o consumo ao natural, mas não para a indústria. Esta se vale de análises químicas e da comparação com padrões específicos, para comprar a matéria-prima e industrializá-la.

8.5   FRUTAS COMO MATÉRIA-PRIMA

Normalmente, as frutas são usadas como matéria-prima em estado fresco; se a matéria-prima é de frutas já processadas, o primeiro processamento foi feito com as frutas frescas. Ao serem colhidas, devem apresentar características de qualidade que permitam transformação tecnológica com obtenção de bons produtos manufaturados.

A qualidade depende das condições de produção agrícola, pois é no campo que se produz a matéria-prima, com todas as suas características de excelência. A qualidade deve continuar com a colheita e com o manuseio posterior, que inclui transporte e armazenamento. Se este é para processamento imediato, as exigências são menos rigorosas que para manufatura mais tardia ou para a comercialização ao natural. Aí é necessário tomar cuidados com a temperatura, a umidade, a ventilação, a luz e as condições de maturação devem ser rigorosamente observadas; as frutas não podem ser imaturas nem maduras demais. Os danos mecânicos prejudicam a aparência, são vias de penetração de organismos deterioradores e causam perda de água.

A estocagem sob temperatura controlada retarda os fenômenos da respiração, o envelhecimento por sobreamadurecimento, amolecimento e mudanças de textura e cor, perda de umidade e murchamento, e deterioração por invasão de pragas e patógenos. As temperaturas de conservação de cada fruta são específicas e devem ser conservadas dentro de seus limites. A elevação de 1 a 1,5 °C em relação ao ótimo pode causar deterioração ou amadurecimento indevido se não for imediatamente controlada. Quanto maior for o período de exposição a temperatura mais alta, maiores os prejuízos; é muito importante manter a uniformidade da temperatura, sem flutuações.

O controle da temperatura deve começar no campo, no momento de colher. Será sempre vantajoso reduzir a temperatura do material colhido logo após sua separação da planta. Há vários métodos para o resfriamento, mas essa prática não é comum, porque envolve custos elevados, que nem sempre têm retorno.

A colheita pela manhã, nas horas mais frescas do dia, é um bom recurso.

8.6   QUALIDADE DAS FRUTAS

A qualidade das frutas é afetada pelas condições ambientais e de cultivo, que presidiram o desenvolvimento da cultura.

As condições de ambiente, não é demais repetir, são: clima, temperatura, insolação, textura do solo, ventos, topografia e precipitação pluvial.

Dentre essas condições, o clima tem influência marcante. Calor durante o dia e frio à noite durante o amadurecimento contribuem para melhor cor. Nos trópicos, nos meses de dezembro a fevereiro, com mínimas variações de temperatura, com dias e noites quentes, as frutas são de menor qualidade, a menos que sejam tropicais, para as quais esses fatores são de menor importância.

A insolação também tem sua parcela de influência. Falta de luz influi no metabolismo e no crescimento. O excesso de luz, que influi na temperatura, pode afetar a cor, o crescimento e o metabolismo. Laranjas mais expostas à luz são mais leves e apresentam casca mais grossa, contêm mais sólidos em solução, menos acidez e menos suco do que as que crescem à sombra. As mangas também são afetadas pela luz, mas não se pode controlar perfeitamente esse fator. O controle da densidade da plantação pode diminuir os efeitos negativos.

A falta de chuvas pode ser contornada pela irrigação. Nas zonas de menor precipitação, onde o cultivo é feito com irrigação controlada, pode-se conseguir melhora da qualidade interrompendo o fornecimento de água no momento da maturação, enriquecendo o suco com açúcares, por exemplo. A umidade está ligada à textura dos solos; em solos arenosos as frutas amadurecem mais rapidamente que nos argilosos. Nos solos muito argilosos, pouco drenados, a água preenche a porosidade e reduz a aeração, prejudicando a vegetação, o crescimento e a maturação das frutas. Os ventos fortes são desfavoráveis, porque causam a abrasão dos frutos e danos mecânicos, além de queda e puncturas, quando em presença de espinhos. A altitude e a topografia são fatores a ser considerados, tanto que áreas tropicais podem apresentar condições de temperadas.

As condições de cultivo são atividades de manuseio de solo, nutrição mineral, podas, raleamento, adensamento, pulverizações, irrigação, drenagem e outras específicas. Todas afetam o desenvolvimento, o metabolismo vegetal e a produção, mas não é fácil quantificar a influência de cada uma na qualidade da colheita. Algumas características, como o tamanho, podem ser influenciadas por diferentes fatores, alguns controláveis e outros não. A chuva e a temperatura são dois deles.

8.7 INDUSTRIALIZAÇÃO DE FRUTAS

Para as frutas, cabe o mesmo comentário feito para as hortaliças no Capítulo 7.

8.7.1 PRODUTOS INDUSTRIALIZADOS DE FRUTAS

Grande parte das frutas produzidas é comercializada ao natural, para consumo em estado fresco. Entretanto, há algumas que são base de indústrias de grande importância, como os cítricos, de cuja produção somente 10% são comercializados como fruta de mesa. O abacaxi, do qual são industrializados 70% da produção, o maracujá e o caju são de expressivo valor industrial. As uvas são base de florescente indústria vinícola e as maçãs são matéria-prima potencial com o aumento de sua produção.

O Brasil possui grande potencialidade de industrialização de frutas, tropicais ou não, que tem despertado atenção das autoridades para a possibilidade de implantação de novas agroindústrias. Já existe grande industrialização diversificada, mas de produção pequena, se comparada com o volume de sucos de cítricos produzido.

A industrialização de frutas é feita, em grande parte, com matéria-prima proveniente de plantações não especificamente estabelecidas para essa atividade e, por isso, a seleção deve ser muito cuidadosa para a obtenção de produtos de boa qualidade.

O aumento do parque industrial deve concorrer para a seleção de variedades mais adaptadas aos diferentes tipos de processamento.

A Tabela 8.3 indica épocas de colheita no Estado de São Paulo e seu tempo de duração, que correspondem às épocas adequadas para a industrialização.

Como há grande variedade de frutas e vários períodos de produção agrícola, é possível projetar linhas de produção industrial e estabelecer um esquema de processamento para industrializá-las conforme a melhor época de colheita, de acordo com o equipamento instalado e de forma a manter a agroindústria funcionando o ano todo. As diversas linhas de produção permitirão o aproveitamento regional das safras da fruticultura. O equipamento deve ser escolhido de acordo com as frutas a processar e com a maneabilidade exigida pelas diferentes frutas.

A Tabela 8.4 indica os produtos que podem ser manufaturados com os diferentes frutos, cada um deles seguindo fluxogramas específicos de operações, encontrados bem descritos na bibliografia.

Tabela 8.3 Épocas de produção de frutas no Estado de São Paulo

Fruta	Período de produção
Abacate	Ano todo. Fraco de outubro a dezembro
Abacaxi	Novembro a fevereiro
Banana	Ano todo. Máximo no primeiro semestre
Caqui	Fevereiro a maio
Cidra	Abril/maio
Figo	Dezembro a maio
Goiaba	Fevereiro/março
Jabuticaba	Outubro/novembro
Laranja	Ano todo (laranja-pera, julho/agosto)
Limão	Março
Maçã	Dezembro a março
Mamão	Ano todo. Máximo de oferta no 1º semestre, no inverno: abril a junho
Manga	Outubro a fevereiro
Maracujá	Primeiro semestre. Janeiro a maio
Marmelo	Fevereiro/março
Morango	Junho a outubro/novembro
Nêspera	Junho a outubro/novembro
Pera nacional	Dezembro a março
Pêssego	Outubro a janeiro/fevereiro
Tamarindo	Abril a maio
Uva	Novembro a fevereiro

8.7.2 LINHAS DE PRODUÇÃO

Tabela 8.4   Produtos que podem ser obtidos com frutos

Fruta	Produto de industrialização
Abacate	Polpa, em calda, óleo, fatias em conserva
Abacaxi	Polpa, em calda, doce em calda, em pasta, cristalizado, néctar, suco, salada de frutas, fermentado alcoólico, aguardente, fermentado acético
Banana	Em calda, doce em calda, doce em pasta, polpa congelada, purê, salada de frutas, farinha de banana verde, passa, flocos, aguardente, fermentado acético
Caqui	Desidratado, fermentado acético
Cidra	Em calda, doce em calda (pedaços e ralada)
Figo maduro	Figo rami, geleia
Figo verde	Doce em calda, cristalizado
Goiaba	Polpa, em calda, doce em calda, goiabada, geleia, suco, néctar, flocos
Jabuticaba	Geleia, fermentado alcoólico, fermentado acético
Laranja	Suco, doce em calda, doce em massa, cristalizada, pectina, fermentado alcoólico, fermentado acético, aguardente
Limão	Doce em calda, cristalizado, suco congelado
Maçã madura	Polpa, em calda, doce em calda, salada de frutas, sidra, aguardente, fermentado acético
Maçã verde	Picles
Mamão maduro	Polpa, geleia, néctar e salada de fruta
Mamão verde	Doce em calda (pedaços e ralado), cristalizado
Manga	Polpa, em calda, doce em calda, "chutney"
Maracujá	Suco, geleia
Marmelo	Polpa, em calda, doce em calda, marmelada, "chutney"
Morango	Suco, geleia
Nêspera	Em calda, doce em calda
Pera nacional	Polpa, em calda, doce em calda, purê, néctar, salada, aguardente
Pêssego	Polpa, em calda, doce em calda, cristalizado, em pasta (maduro ou verde), geleias, desidratado (damasco)
Tamarindo	Polpa
Uva	Suco, geleia, vinho, aguardente, vinagre

- *Polpa de frutas* – produto obtido por esmagamento das partes comestíveis das frutas carnosas, por processos tecnológicos adequados.

- *Geleia de frutas* – produto obtido pela cocção de frutas inteiras ou em pedaços, polpa ou suco de frutas, com açúcar e água e concentrado até consistência gelatinosa.

- *Doce em pasta* – produto obtido pela cocção de frutas, tubérculos ou rizomas, com açúcar e água e concentrado a quente até consistência pastosa.
- *Compotas ou frutas em calda* – produto obtido de frutas inteiras, em pedaços, com e sem sementes ou caroços, com e sem casca e submetidas a cozimento incipiente, envasadas em latas ou vidros, praticamente cruas, cobertas com calda de açúcar.
- *Doce de frutas em calda* – produto obtido de frutas inteiras ou em pedaços, com ou sem sementes ou caroço, com ou sem casca, cozidas em água e açúcar, envasado em latas ou vidros e submetido a um tratamento térmico adequado.
- *Fruta cristalizada* – a que, por processos tecnológicos adequados, teve parte de sua água substituída por xarope simples e sua superfície recoberta por uma camada de cristais de açúcar.
- *Fruta seca ou dessecada* – produto obtido pela eliminação parcial de água da fruta madura, inteira ou em pedaços, por processos tecnológicos adequados.
- *Néctar* – produto não fermentado, não gaseificado, destinado ao consumo direto, obtido pela dissolução em água potável, da parte comestível da fruta (polpa ou suco), adicionado de ácido e açúcares.
- *Suco* – Líquido límpido ou turvo, extraído da fruta por processo tecnológico adequado, não fermentado, de cor, aroma e sabor característicos, submetido a tratamento que assegure sua apresentação e conservação até o momento do consumo.

8.8 SUBPRODUTOS

Algumas frutas permitem que sejam preparados outros produtos, decorrentes da própria industrialização.

Da laranja, após a separação do suco podem-se obter geleias, melaço cítrico, pectina, óleo essencial e rações para animais. Em linhas gerais, são obtidos a partir do albedo, da casca e do bagaço.

BIBLIOGRAFIA

ALMEIDA, J. R.; VALSECHI, O. *Guia de composição de frutas*. Piracicaba: Instituto Zimotécnico, 1966. 290 p.

CHITARRA, M. I. F.; CHITARRA, A. B. *Pós-colheita de frutos e hortaliças*: fisiologia e manuseio. Lavras: Fundação de Apoio ao Ensino, Pesquisa e Extensão, 1990. 320 p.

CRUESS, W. V. *Commercial fruit and vegetable products*. 4 ed. New York: Mc Graw Hill, 1958. 884 p.

D. A. M. A. Dirección de Abastecimiento de la Municipalidad de Asunción. *Manual de abastecimiento de hortalizas y frutas*. Asunción: D.A.M.A., 1988. 88 p.

HAARD, N. F.; SALUNKHE, D. K. *Symposium post harvest biology and handling of fruits and vegetables*. Westport: AVI, 1975. 193 p.

JOSLYN, M. A.; HEID, J. L. *Food processing operations:* their management, machines, materials and methods. Westport: AVI, 1963. 644 p.

KADER, A. A. Postharvest biology and Technology: an overview. In : KADER, A. A. *Postharvest Technology of Horticultural Crops*. Publication 3311, California University, 1952. p. 15-28.

LIMA, U. A. (Coord.). *Agroindustrialização de frutas*. 2. ed. Piracicaba: Fundação de Estudos Agrários Luiz de Queiroz, 2008. 164 p.

PANTASTICO, E. B. *Post harvest physiology, handling and storage of fruits and vegetables*. Westport: AVI, 1965. 560 p.

RYALL, A. L.; LIPTON, W. J. *Handling, transportation and storage of fruits and vegetables*. Westport: AVI, 1972. v. 1.

TRESSLER, D. K.; JOSLYN, M. A. *Fruit and vegetable juice*: processing technology. Westport: AVI, 1961. 1028 p.

USDA – United States Department of Agriculture. *The commercial storage of fruits and vegetables and florist and nursery stocks*. Agriculture Handbook 66, 1968. 94 p.

Capítulo 9

MATÉRIAS-PRIMAS ESTIMULANTES

Denominam-se plantas estimulantes as que contêm ou das quais se obtêm produtos que acusam presença de alcaloides em sua composição. Cacau, café, chá, guaraná e erva-mate estão nessa categoria, mas cacau e café constituem-se como matéria-prima de alto valor econômico, graças à sua importância econômica internacional.

Cacau e café encerram cafeína em sua composição, alcaloide cuja ação sobre o organismo é polêmica, pois para alguns é prejudicial e para outros possui propriedades terapêuticas.

A cafeína (1,3,7 trimetilxantina) alivia dores de cabeça causadas por pressão sanguínea e fadiga, aumenta o fluxo urinário, é leve estimulante do coração e dos rins, estimula muitas funções do corpo humano sem efeito depressivo posterior como ocorre com outros alcaloides.

A ingestão excessiva de café pode ter efeito superestimulante e até tóxico, mas outras substâncias encontradas nas infusões, voláteis ou não, também têm efeitos fisiológicos, o que permite deduzir que os efeitos do café não devam ser atribuídos só à cafeína.

O chocolate, produto do cacau, é consumido como bebida ou alimento há mais de 2000 anos. Ele encerra cafeína e teobromina (3,7 dimetilxantina), alcaloide que se transforma em cafeína por metilação.

Enquanto se discute muito o efeito das infusões de café, para uns estimulante e para outros prejudicial, o chocolate é propalado em revistas populares como remédio. Ele diminui a hipertensão e acumula ação favorável sobre a saúde por efeito antioxidante e pelo fato de ajudar a processar alimentos gordurosos, ele próprio um alimento rico em lipídeos.

BIBLIOGRAFIA

COSTA, J. D. Café. In: INGLEZ DE SOUSA (Coord.). *Enciclopédia agrícola brasileira*. São Paulo: Edusp, 1998. v. 2. p. 46-57.

INGLEZ DE SOUSA, J. S.; TOLEDO, F. F. Cacau. In: INGLEZ DE SOUSA (Coord.). *Enciclopédia agrícola brasileira*. São Paulo: Edusp, 1998. v.2. p. 33-36.

LIMA, U. A. Bebidas estimulantes. In: VENTURINI, W. G.(Filho). *Tecnologia de bebidas*. São Paulo: Edgard Blücher, 2005. p.119-139.

OETTERER, M. Cacau. In: INGLEZ DE SOUSA (Coord.). *Enciclopédia agrícola brasileira*. São Paulo: Edusp, 1998. v. 2. p. 36-40.

SIVETZ, M.; FOOTE, H. E. *Coffee processing technology*. Westport: AVI, 1963. 2v.

9.1 CACAU

Urgel de Almeida Lima

O cacau é matéria-prima de importância econômica classificada como estimulante. Em sua composição, além de carboidratos, sais minerais, vitaminas e ácidos orgânicos encerra teobromina e cafeína que são consideradas substâncias excitantes ou estimulantes de funções orgânicas. Viceja na Amazônia ao longo das bacias dos rios Amazonas e Orenoco e constitui lavoura econômica na Bahia. Ele é originário das Américas e seu cultivo na América Central e no México é anterior às viagens de Cristóvão Colombo. Os descobridores o encontraram, pela primeira vez, no México entre os Aztecas que o consumiam e comercializavam, usando suas sementes como objeto de troca. Estudos recentes apontam os povos Olmec e Maia, antecessores dos Aztecas, como os mais antigos usuários.

Diz uma lenda que o deus da lua roubou uma árvore de cacau da terra dos filhos do sol e com ela presenteou os homens para uso como alimento. Essa lenda deve ter sugerido a Linneu a classificação botânica da planta como *Theobroma cacau* que significa alimento dos deuses, do grego theo, deus, e broma, alimento.

Nos seus primórdios, de acordo com a história, o cacau era usado como bebida, e assim foi conhecido pelos descobridores das Américas; o *cacauatl* era uma bebida sem açúcar, tomada fria. Os espanhóis adicionaram-lhe leite e açúcar e passaram a tomá-la quente. Somente muito mais tarde teve origem o chocolate, apreciado alimento energético.

A palavra *cacauatl* sofreu modificações até chegar a chocolate, que modernamente se refere ao produto industrializado, com aroma e sabor típicos do produto.

9.1.1 PLANTA

A partir de 1519 o cacau foi levado para outros países americanos sob domínio espanhol e foi exportado para a Espanha onde se estabeleceram as primeiras fábricas de chocolate. Os espanhóis tiveram o monopólio do cacau e do chocolate por muitos anos, graças ao segredo de seu fabrico.

Nos meados do século XVII foi construída a primeira fábrica na França, nas primeiras décadas do século XIX foi fundada uma fábrica de chocolate na Suíça e, em seguida, a produção de chocolate passou de artesanal a industrial, com inovações, como a adição do leite; daí em diante a fabricação de chocolate tornou-se uma indústria rentável e fonte de divisas para produtores de cacau e de chocolate.

O cacaueiro (Fig. 9.1) é planta perene, uma árvore de 4 a 12 m, essencialmente tropical, cultivada o ano todo em temperaturas superiores a 20 °C. Ela exige terrenos de solo profundo, de aluvião, com muito húmus.

No Brasil são plantadas mudas de três grupos, *Crioulo, Comum* ou *Forasteiro* (natural da Amazônia) e *Híbridos* ou *Trinitários*

As plantas se originam de sementes que germinam em um viveiro e, depois de um ano, são plantadas no local definitivo, onde crescem e, no terceiro ano, são podadas; no quarto ano, começam a produzir.

O cacaual é supervisionado constantemente e nele são feitos replantios para garantir a produção por anos a fio, sem descontinuidade.

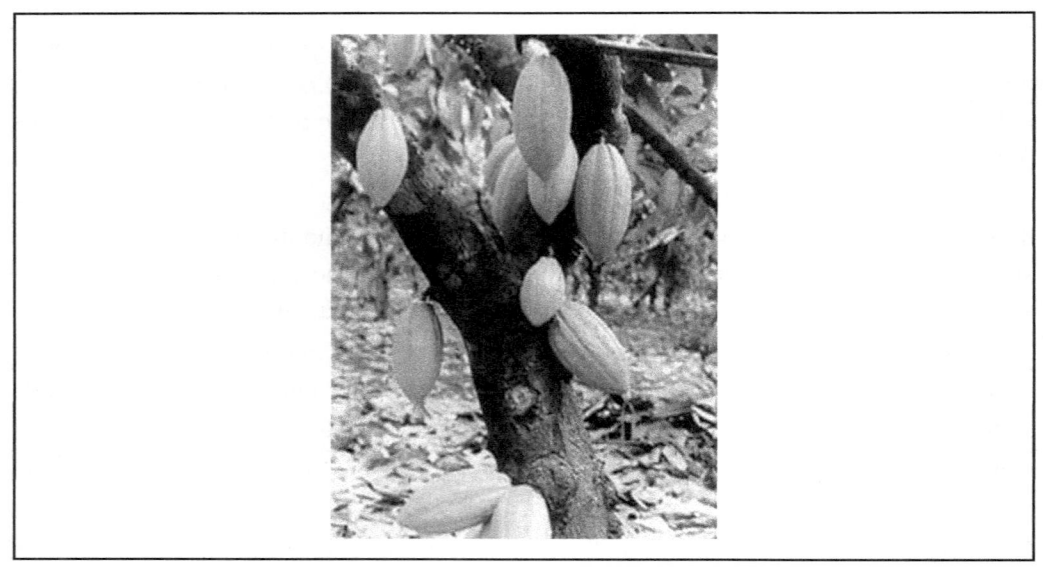

Fonte: GOOGLE.

Figura 9.1   Cacaueiro

Flores

O cacaueiro é planta caulíflora, isto é, as flores nascem diretamente do tronco ou dos ramos, geralmente das axilas das folhas e em forma de tufos, denominados de almofadas florais, com até 60 flores, o que permite a um pé ostentar até 100000 delas.

Frutos

Os frutos (Figs. 9.1 e 9.2) decorrem da fecundação das flores, cujo sucesso depende de insetos polinizadores. Eles surgem quatro a seis meses após a floração e como as flores não se fecundam todas de uma só vez, há frutos maduros por longo período, propiciando colheita por todo o ano ou por vários meses.

Os frutos são cápsulas presas aos troncos por um pecíolo curto, ovoides, de cor amarela ou avermelhada quando maduros. Medem aproximadamente 25 cm no eixo longitudinal, 10 cm no seu maior diâmetro e lembram um melão; eles são compostos de uma casca dura, enrugada ou não, com 5 sulcos longitudinais profundos e cinco menos profundos, que abriga de 20 a 50 sementes dicotiledôneas e recobertas de uma mucilagem açucarada, muito doce, por causa da presença de monossacarídeos.

Cada semente mede a redor de 2 cm de comprimento e 1 cm de espessura e pesa de 1 a 1,45 g, aproximadamente. Embora recobertas pela mucilagem doce, as sementes têm gosto amargo e adstringente, mesmo secas.

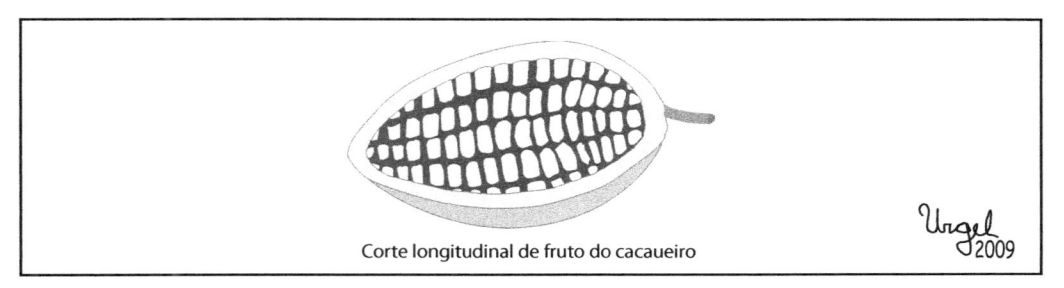

Corte longitudinal de fruto do cacaueiro

Figura 9.2 Desenho de um fruto de cacau em corte longitudinal

9.1.2 COLHEITA

Só os frutos maduros são colhidos. São derrubados e amontoados no local da colheita, ou transportados para o local de beneficiamento; é mais comum deixá-los amontoados onde se fará sua abertura para a colheita das sementes, que são a real matéria-prima de interesse econômico.

Os frutos são cortados e as sementes transportadas para o local de cura. Aí, em pequena escala são amontoadas ou, em maior escala, distribuídas em caixas de madeira de fundo perfurado.

9.1.3 CLIMA E SOLO

Exigente quanto a calor e umidade, sua cultura é recomendada para as regiões de temperaturas médias anuais de 23 a 25 °C e média mínima de 21 °C. A pluviosidade mínima é de 1500 mm anuais, mas a planta pode sobreviver com 5000 mm, pluviosidade considerada excessiva.

O solo precisa ser profundo, poroso, de pH próximo da neutralidade. Devido às condições climáticas nas regiões produtoras há perdas de nutrientes solúveis, que devem ser repostos. Quanto à topografia, há cultivos em encostas e em vales de rios, onde a produtividade é maior.

9.1.4 ARBORIZAÇÃO E SOMBREAMENTO

A cultura do cacaueiro deve ser feita sob sombreamento, no mínimo de 40%, obtido pelo raleamento das matas naturais ou pelo plantio provisório de plantas próprias para sombra nos terrenos desbravados. A arborização provisória sobre plantas pequenas é feita com bananeiras. Depois, a arborização definitiva é feita com árvores como jenipapeiro e nogueira de Iguape. Para evitar ventos, são plantados anteparos com grevíleas.

9.1.5   PRAGAS

Há várias, entre as quais as formigas cortadeiras, tripes, percevejos e lagartas.

9.1.6   DOENÇAS

Entre as muitas doenças que infeccionam o cacaueiro, destacam-se a podridão parda, caracterizada por manchas marrons e causada por *Phytophtora palmivora,* e a vassoura de bruxa, caracterizada por superbrotamento e causada por *Cirinipellis perniciosa.*

9.1.7   OBTENÇÃO DO CACAU COMERCIAL

As sementes ao natural, ainda que secas, não têm valor comercial; uma infusão com elas resulta em um líquido amargo e sem aroma. Para ter valor comercial as sementes, ou amêndoas, como também são denominadas, devem sofrer um processo de cura, que envolve uma etapa biológica e outra química.

Na etapa biológica, ocorre uma fermentação alcoólica e outra acética, posterior à alcoólica. Na etapa química ocorrem transformações por efeito da ação do ácido acético formado na fase biológica.

As sementes, em proporção de aproximadamente 25% do total da massa do fruto, separadas da casca, purpúreas e de odor adstringente, são transportadas para galpões próprios o mais rapidamente possível, no máximo dentro de 12 a 24 horas da colheita, onde são amontoadas, ou colocadas em caixas ou cochos. Aí são reviradas mais de uma vez por dia, para evitar que o aquecimento gerado pelas fermentações as aqueça em demasia, o que prejudica a qualidade das sementes curadas. Das caixas providas de furos ou de espaços entre as partes que compõem o fundo, escorre um líquido açucarado, conhecido por mel, que pode ser aproveitado para fazer geleia apreciada nas regiões cacaueiras. Nas caixas, as sementes também são reviradas por transferência de uma caixa para outra a cada dois ou três dias, de acordo com a variedade, para reduzir a temperatura e homogeneizar o processo; é o mesmo motivo da agitação que se faz nos montões. Em geral, as amêndoas ficam nas caixas de dois a três dias, depois são transferidas para outras onde ficam até cinco ou seis dias. Na transferência há esfriamento, mas comumente as camadas superiores atingem até 40 ou 50 °C, temperatura suficiente para matar a flora microbiana ao final da fermentação, aos cinco dias.

O material açucarado que se encontra na mucilagem que reveste as sementes sofre fermentação alcoólica por efeito de leveduras e, logo após, o álcool se oxida a ácido acético. Por causa das fermentações o tegumento torna-se permeável, o ácido penetra nos cotilédones e causa modificações nos componentes da amêndoa, tais como a perda de adstringência e difusão dos pigmentos para fora dos cotilédones. De cor púrpura eles passam a uma coloração parda, que se acentua para castanho na operação de secagem. Durante a fermentação há perda de umidade, perda de adstringência, contração dos cotilédones que causa separação do tegumento e sua separação em duas metades. Em seguida são secas ao sol, ou em secadores em temperatura de 37 a 40 °C, para eliminar o excesso de umidade, pois após a fermentação microbiana os cotilédones ficam com 50 a 60% de água.

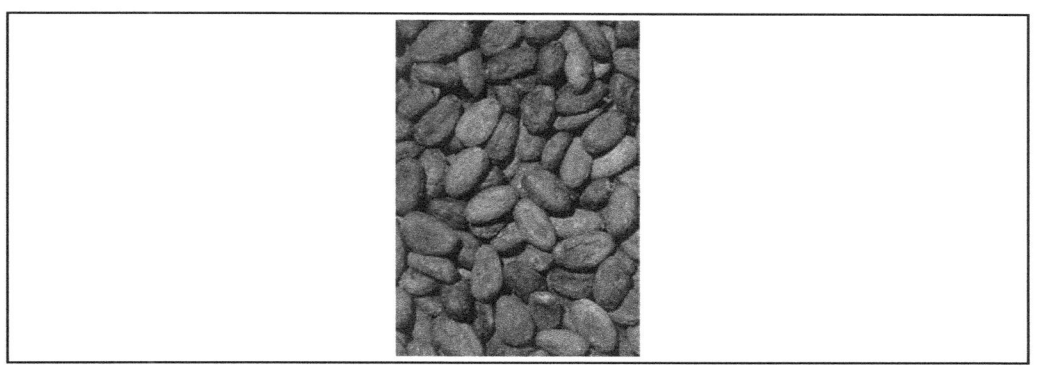

Fonte: GOOGLE.

Figura 9.3 Amêndoas já fermentadas e secas

9.1.8 CARACTERÍSTICAS DAS AMÊNDOAS APÓS O PROCESSAMENTO

A qualidade das amêndoas é determinada por características externas e internas.

As *características externas* são tamanho, forma, cor homogênea, aroma típico e integridade da testa e das amêndoas. Por essas características, as amêndoas devem ter de 1,2 a 1,45 g; abaixo disso são consideradas pequenas, como as de 1,0 g; as de menos de 0,5 g são de baixo valor comercial e, em geral, encerram menos de 3% de gordura. O peso da cutícula nas amêndoas grandes é de 10% da massa total e nas amêndoas pequenas de 12 a 16%.

A melhor forma das amêndoas é arredondada, a cor não deve apresentar manchas e o aroma deve ser típico; nos secadores a lenha elas podem adquirir sabor a defumado. A testa deve ser íntegra para que não haja contaminação microbiana pelas possíveis rachaduras. Nas amêndoas quebradas, há facilidade de infestação de pragas e de contaminação; a contaminação com bolores deixa cheiro de mofo que, como o cheiro de terra, diminui a qualidade comercial da semente.

As *características internas* são as cores marrom-claro até marrom-escuro dos cotilédones; quanto mais homogêneas, melhor a qualidade das amêndoas. Os cotilédones devem ser quebradiços, não aderir à testa nem uns com os outros; ao contrário, as sementes mal processadas aderem à testa, são moles e aderem entre si. As mal processadas são empregadas apenas para a retirada de manteiga e a teobromina; o rendimento em matéria-graxa é 2% menor do que nas bem processadas.

Dessas características, a contaminação com fungos filamentosos é a mais negativa; os mais prejudiciais são do gênero *Aspergillus*, que penetra pelas rachaduras e se desenvolvem bem com umidade acima de 8%. A contaminação causa a liberação de ácidos graxos pela ação enzimática sobre os triglicerídeos; sua ação pode reduzir o conteúdo de matéria graxa em até 40%. As contaminações por outros fungos nos frutos, como do gênero *Phytophtora*, reduzem o teor de polpa e, consequentemente, a fermentação por falta de carboidratos, terminando por diminuir a qualidade do cacau. A falta de carboidratos reduz o teor de ácido acético que, em adição à falta de enzimas, não produz a alteração desejável das características da amêndoa, que continua purpúrea e adstringente. Esses prejuízos contaminam o sabor.

9.1.9 CLASSIFICAÇÃO DO CACAU

A exigência de qualidade das amêndoas depende do comprador, motivo pelo qual há mais de um método de classificação, com normas para tamanho e para as características internas e externas. A cor e o aroma são elementos importantes, assim como o peso das amêndoas, a distribuição da percentagem de amêndoas que se enquadra nos diferentes grupos, os danos mecânicos e os causados por insetos e microrganismos.

As amêndoas são classificadas pela qualidade em boas, médias, inferiores e mofadas, segundo sua aparência após o corte longitudinal.

Amêndoas *boas* são as de cotilédones marrons, quebradiços e separados; de qualidade *média* as de cotilédones marrons, mas difíceis de cortar e com cotilédones aderidos; de qualidade *inferior* são as de cotilédones purpúreos ou pálidos, dependendo da variedade; as amêndoas *mofadas*, como o nome indica, são as que contêm micélio de fungo que penetrou no cotilédone, geralmente pela micrópila.

Outras classificações são por pontos, feita pelos importadores e por processo sorológico. Este é baseado na reação de um extrato de amêndoas com soro de coelho e informa se a amêndoa foi perfeitamente beneficiada.

9.1.10 COMPOSIÇÃO DO CACAU

O cacau tem composição química variável de acordo com o cultivar; entretanto, de modo geral, o cacau processado contém 6 a 7% de umidade, 30 a 50% de lipídeos, 8 a 9% de proteína, 4,5% de cinza e de 25 a 30% de carboidratos (pentoses, hexoses, amido e sacarose).

Os lipídios constituem a *manteiga de cacau*, composta principalmente de triglicerídeos, com ácidos graxos saturados (esteárico, palmítico) e insaturado (oleico). A manteiga contém lecitina e de 0,3 a 0,8% de teosteróis, ou precursores da vitamina D, também encontrado na testa, em maior proporção.

Os cotilédones encerram teobromina, ou dimetilxantina, base purínica de sabor amargo (Fig. 9.4), proteínas, polifenóis (taninos) e cianidinas purpúreas e amargas, que após o beneficiamento se tornam marrons.

Teobromina (3,7 dimetilxantina)

Cafeina (1,3,7 trimetilxantina)

Figura 9.4 Fórmulas de teobromina e cafeína

9.1.11 BENEFICIAMENTO

Depois de fermentado é preparado o cacau comercial por meio de processamento que inicia por peneiragem e limpeza das sementes e segue com torrefação. Esta é feita por exposição das amêndoas a ar quente a 120 °C em torres de aquecimento, por período de 15 min a 2 h, durante o que as amêndoas perdem umidade (de 7% ficam com 2,5%) e traços de ácido acético; o calor da secagem é o catalisador que libera sabor e aroma.

Após a torração os cotilédones são triturados até pequenos pedaços, sofrem ventilação e peneiragem, para eliminar tegumento e embriões, e seguem para moagem, para produzir a massa ou pasta de cacau. Esta é submetida a prensagem em prensas hidráulicas providas de aquecimento (13 000 kgf/cm^2), para retirar a manteiga, que é filtrada, centrifugada e desodorizada. Há amêndoas que ficam com odor de defumado, apreendido durante a secagem em secadores com aquecimento a lenha, com vazamento de fumaça.

Quando a filtração é feita em carvão ativado a manteiga perde antioxidantes e dura menos.

Depois da prensagem a massa de cacau com até 20% de gordura é reduzida a pó, passada por peneira de 0,4 mm de abertura e adicionada de 3% de carbonato de potássio, para neutralizar, intensificar a cor castanha e melhorar a solubilidade em água.

9.1.12 CHOCOLATE

É o produto obtido com o cacau beneficiado, em geral, uma mistura de massa de cacau, manteiga de cacau e açúcar, adicionada de aromatizantes e emulsificante. A lecitina de soja, emulsificante usado na proporção de 0,2 a 0,4%, auxilia na liquefação das coberturas e possui propriedades hidrófila e lipófila. Os aromatizantes são muitos e entre eles: baunilha, canela, cravo, noz-moscada, óleos essenciais de frutas, açúcar e caramelo.

A manufatura do chocolate inicia pela mistura de massa de cacau com leite em pó, manteiga de cacau, açúcar e outros ingredientes. Ela é feita a 65 °C em misturador de grande capacidade equipado com grandes e pesadas rodas de granito, de 10 a 15 t, que giram a 300 rpm por 16 horas. Aí é obtida mistura de textura grosseira que, em seguida passa a um refinador, em que são formadas pastas com espessura de 65 a 35 mícrons, conforme o tipo de chocolate.

A refinação é feita em um aparelho (refinador) de grande capacidade, constituído de cinco rolos superpostos que trabalham em alta rotação e em temperatura de 65 °C; a massa que sai do misturador é refinada subindo do rolo inferior para o superior, formando pastas de 65 a 35 mícrons, conforme o tipo de chocolate. Depois da refinação vem a conchagem, em grandes recipientes denominados de conchas, de paredes aquecidas com camisa de vapor e com movimento de rotação. Aí o chocolate é agitado por 12 a 16 h, conforme o produto, em temperatura variável, de 50 °C no chocolate ao leite e a 65 °C nos chocolates em tabletes. Daí o produto fluido, brilhante, aromático, de textura fina, que derrete na boca, é descarregado em tanques térmicos a 48 °C. Por último, ao sair do tanque térmico em temperatura de fluidez o chocolate é resfriado a 28 °C (ponto de solidificação da manteiga de cacau, que funde a 35 °C) em túneis a 6 °C, dentro de moldes. Ao esfriar, o produto se contrai e desenforma facilmente.

O transporte e o armazenamento são executados a 28 °C, para manter os cristais da manteiga de cacau sob a condição de cristais β, estáveis. Exposto a temperaturas superiores a 28 °C o chocolate amolece e a manteiga de cacau cristaliza sob a forma de cristais α, instáveis e o produto adquire aparência de velho.

O chocolate branco é feito de manteiga de cacau, açúcar e aromatizante. Em alguns casos para baratear o produto, parte da manteiga de cacau é substituída por gordura hidrogenada de babaçu, por exemplo. A esse produto é dada a denominação de "compound"; se não houver a designação de "compound" o produto é considerado fraude, que pode ser detectada por análise cromatográfica, que identifica os ácidos graxos presentes.

O chocolate ao leite em tabletes contém 56,15% de carboidratos, 29,1 % de gordura, 11,55% de proteína, 2,0% de cinza e 0,88% de umidade.

BIBLIOGRAFIA

COE, S. D.; COE, M. D. *The true history of chocolate*. London: Thames & Hudson, 2000. 280p.

LEVANON, Y.; ROSSETINI, S. M. O. Cacau. In: AQUARONE, E., BORZANI, W., SCHMIDELL W., LIMA U. A. *Biotecnologia industrial*. São Paulo: Edgard Blücher, 2001, v. 4.

LIMA, U. A. Bebidas estimulantes. In: VENTURINI, W.G.(Filho) (Coord.). *Tecnologia de bebidas*. São Paulo: Edgard Blücher, 2005. p.119-139.

NAVA, J. N. *Cacao, café y té*. 1. ed. Barcelona: Salvat, 1953. 687 p.

OETTERER, M. Cacau. In: INGLEZ DE SOUSA (Coord.). *Enciclopédia agrícola brasileira*. São Paulo: Edusp, 1998. v. 2. p.36-40.

OETTERER, M. *Matérias-primas alimentares:* cacau. Aula proferida na Escola de Engenharia Mauá do Centro Universitário Mauá. São Caetano do Sul, 1991. 27p.

9.2 CAFÉ

José Dias Costa

Urgel de Almeida Lima

O café é considerado alimento ou bebida estimulante por decorrência da presença de alcaloides em sua composição. Há autores (Sivetz & Foote, 1963) que afirmam que ele não é consumido para nutrição e que suas qualidades organolépticas têm como único valor dar prazer e satisfação ao consumidor, pelo seu aroma, pelo paladar e por seus desejáveis efeitos fisiológicos e psicológicos.

O cafeeiro é espontâneo em várias regiões da África, mas a bibliografia situa o berço da espécie *Coffea arabica* na Etiópia, onde foi consumido por muitos séculos como estimulante. O homem o consumia mastigando e ingerindo os frutos maduros, bem como utilizando grãos torrados e moídos na preparação de alimentos, bolinhos, por exemplo e não na forma de infusão como é feita hoje com sementes torradas e moídas.

Havia plantas de café em outras regiões africanas, mas a história registra seu uso como estimulante na parte oriental da África, iniciada na região de *Kaffa*, de onde derivou a palavra árabe *kahwa*, da qual surgiu café, usada em quase todas as línguas. Curiosamente, o vocábulo café, grafado de forma diferente entre os vários idiomas, tem vários significados, tais como para indicar a planta, a plantação, o fruto, a semente e os estabelecimentos que vendem a infusão. Para os agricultores, significa a plantação, a planta e os frutos em diferentes estádios de desenvolvimento, para o comerciante da infusão significa seu estabelecimento e a própria infusão, para o comprador e exportador, assim como para as Bolsas de Valores, significa o café beneficiado, também denominado café verde (sementes resultantes do descascamento dos frutos secos).

A planta passou da Etiópia para a Arábia e de lá para a Ásia (Indonésia e Índia), de onde parece ter sido levada para a Europa (Holanda e França) e daí para as Américas. Na sua expansão para as Américas, primeiramente foi cultivado nas ilhas do mar das Caraíbas, nas Guianas, e dali introduzido no norte do Brasil, em 1727. Em sua migração para o sul encontrou na região Sudeste seu melhor ambiente e veio a se tornar uma importantíssima fonte de riqueza, a ponto de se registrar na história do desenvolvimento brasileiro, o ciclo do café, que sucedeu ao ciclo do ouro.

As espécies mais importantes são a *Coffea arabica* e a *Coffea canephora* e a *Coffea liberica*. Em nosso país há predominância da *Coffea arabica*, que produz o café arábica e foi trazida pelos holandeses.

O café produzido pelas variedades de *Coffea canephora*, é comercialmente designado de café robusta. No Brasil, mais especificamente no Espírito Santo, é cultivada uma variedade de *Coffea canephora*, denominada Conillon, cujo produto recebe no mercado o nome de café conillon.

O Brasil só se tornou exportador quase 80 anos depois da introdução do café, quando a cultura se estabeleceu no Estado do Rio de Janeiro.

9.2.1 PLANTA

O cafeeiro que faz parte da família *Rubiaceae*, gênero *Coffea*, é uma planta dicotiledônea, perene, arbustiva, ou arbórea, lenhosa e de folhas persistentes.

Sua propagação se faz por estaquia ou por sementes, com preferência por essa forma. As sementes germinam após 40 a 60 dias; a radícula cresce e forma uma raiz pivotante que penetra de 2 a 3 metros no solo e forma um sistema radicular poderoso, com muitas ramificações, sobretudo na projeção da copa. A semente germina e o eixo hipocotiledonário emerge (A) como uma alça e depois se endireita na vertical com as duas folhas embrionais dobradas e envoltas pelo o endocarpo (pergaminho). Os práticos denominam essa fase de "palito de fósforo", por causa de sua aparência. A seguir, as folhas cotiledonares rompem a proteção, desdobram-se e evoluem para o estádio de folhas expandidas, que os produtores denominam de "orelha de onça". Daí prossegue o desenvolvimento da planta, até 2 a 4 metros de altura. Do caule saem os ramos produtivos.

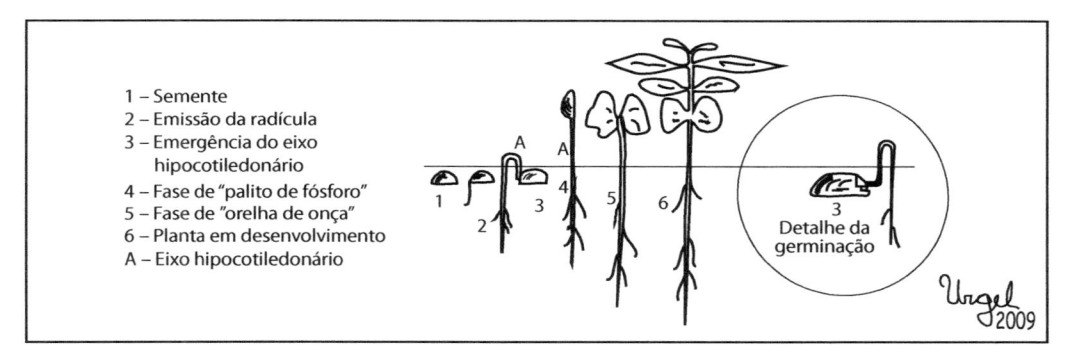

Figura 9.5   Desenho esquemático da germinação da semente ao crescimento da planta

As folhas são opostas e cruzadas no caule. Nos ramos produtivos (laterais) as folhas são opostas e as flores, brancas, se formam nas axilas das folhas.

Após a fecundação, o ovário se transforma em fruto, com os óvulos que se transformam em semente. Quando um único óvulo é fecundado forma-se apenas uma semente arredondada no fruto, conhecida como café moca.

Os frutos normais apresentam em seu interior duas sementes de forma plano convexa, conhecidas como café chato.

O fruto é oblongo e, quando maduro, é vermelho ou amarelo, com duas sementes, formado por um epicarpo de casca fina, delicada e colorida, que recobre um mesocarpo carnoso, mucilaginoso, rico em água, fibras e açúcar, denominado de polpa. O endocarpo, córneo e fibroso, denominado pergaminho, reveste a semente envolvida por uma membrana comumente designada por película prateada. As sementes, plano convexas, denominadas de café chato, mostram uma ranhura longitudinal na face ventral e na sua base contêm o embrião quase superficial, formado por duas folhas cotiledonares rudimentares que protegem a gêmula, o eixo hipocotiledonário e a radícula.

Quando o embrião de uma semente aborta a outra se desenvolve e toma a forma arredondada do grão, gerando o café que se denomina de moca.

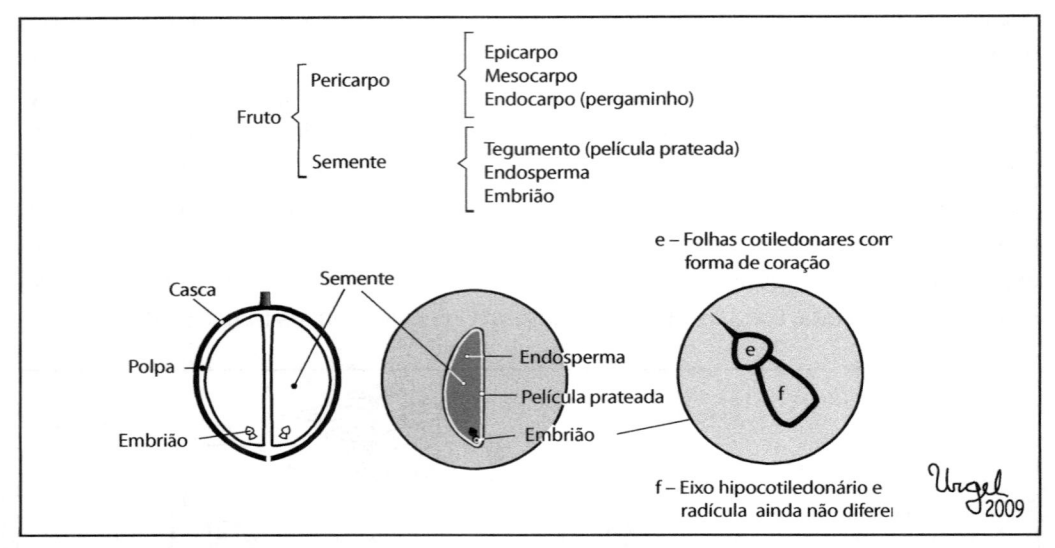

Figura 9.6   Estrutura anatômica de um grão de café

9.2.2   CULTIVARES

Os cultivares são vários, resultado de melhoramento e cruzamentos. No Brasil, predominam os derivados da espécie *Coffea arabica*, plantados nos estados de Minas Gerais, São Paulo e Paraná. Nos estados do Espírito Santo, Rondônia, Bahia e Mato Grosso são cultivadas variedades de *Coffea canephora*, bem como de *Coffea arabica*.

Os cultivares mais comuns de *Coffea arabica* no Brasil são Mundo Novo, Catuaí, Tupi e Obatã.

Clima

Nas principais zonas de cultivo no Brasil de café arábica ele é plantado de 500 a 1 000 m de altitude.

A precipitação pluvial adequada varia de 1 200 a 2 000 mm, mas deve ser bem distribuída, isto é, com três a quatro meses de umidade baixa e temperaturas relativamente baixas, coincidindo com a maturação e colheita dos frutos e o restante do ano com boa distribuição de chuvas e temperaturas relativamente elevadas, para vegetação e formação dos frutos. Intensa umidade na formação dos frutos e relativa seca na época de sua maturação.

A predominância de temperatura superior a 30 °C prejudica a planta por apareci-mento de escaldadura de folhas e má formação das flores, inviabilizando a produção comercial. Ao redor de 0 °C há descoloração das folhas novas e queima dos ponteiros, mas o prejuízo maior ocorre quando a temperatura nas folhas atinge de -3 °C a -4 °C e causa a morte dos tecidos.

Culturas comerciais foram estabelecidas em regiões com precipitações pluviais diversas, como 500 mm na Arábia, de 1 000 a 1 500 mm no estado de São Paulo e 3 000 a 4 000 mm em Sumatra. Mais importante que o valor absoluto da precipitação é a sua boa distribuição ao longo do período de vegetação e formação dos frutos e sua ausên-cia no período de colheita.

O Brasil é o maior produtor de café do mundo porque aqui existem grandes áreas com condições climáticas excelentes.

9.2.3 SOLO

Quando se escolhe o terreno para plantio do cafeeiro a topografia deve ser levada em conta, porque ela influi na exposição da lavoura. Na região Sudeste do Brasil deve-se observar que a cultura não seja plantada na face sul, sujeita aos ventos frios de massas polares austrais.

O cafeeiro pode ser plantado em terrenos de florestas após sua derrubada, no cerrado e em terrenos já cultivados. Os solos devem apresentar boa fertilidade e ter propriedades físicas adequadas, serem profundos e de boa porosidade; normalmente necessitam de correções e adubação de reposição e seu pH deve estar entre 5,0 e 7,0. O pH ótimo está ao redor de 6,0, mas há cafezais cultivados no Quênia em terrenos de pH 4,7, na Costa Rica em pH 4,2 e na Etiópia, onde o café é espontâneo, as culturas são feitas em solo de pH 5,4 a 6,0.

9.2.4 PLANTIO

De acordo com o terreno, o plantio é feito utilizando-se mudas com quatro a seis pares de folhas, com espaçamento entre linhas de 3,4 m nas culturas mecanizadas e de 2,0 a 2,5 m nos plantios adensados onde a mecanização fica comprometida. Na linha, a distância entre plantas varia de 70 cm a um metro.

9.2.5 TRATOS CULTURAIS

O cafeeiro não é considerado planta das mais esgotantes, mas exige que o solo seja corrigido e adubado porque se trata de cultura perene; as adubações fornecem nutrientes para a formação do cafezal e repõem os nutrientes nas lavouras em produção.

As entrelinhas são mantidas com cobertura vegetal até o momento da colheita, quando são perfeitamente limpas, antes da colheita, feita sobre panos colocados na terra, para coleta dos grãos derrubados.

9.2.6 PRAGAS

O bicho mineiro, a broca e cochonilhas que atacam a parte aérea da planta são pragas importantes e combatidas por pulverização de inseticidas.

9.2.7 DOENÇAS

A ferrugem é uma doença fúngica importante, que é controlada pela aplicação de fungicidas no solo ou via foliar, bem como com o plantio de variedades resistentes.

9.2.8 CONTROLE DE GEADAS

A ocorrência de geadas e suas consequências sobre a cultura é um sério problema para os cafeicultores. Temperaturas ao redor de 0 °C danificam os ponteiros matam os ponteiros e inferiores a 0 °C, da ordem de -3 a -4 °C, causam a morte de folhas e galhos. Dentre os métodos sugeridos para evitar o efeito das geadas há o de fazer neblina para evitar o resfriamento intenso do ambiente e, em especial, do cafeeiro. A neblina age com um cobertor evitando a perda de calor por irradiação.

9.2.9 COLHEITA

A colheita dos frutos deve ser feita preferencialmente em sua plena maturação. Os grãos de café não amadurecem todos de uma vez, de acordo com a maior ou menor desuniformidade no florescimento, o que faz com que frutos maduros, frutos perfeitamente desenvolvidos, frutos verdes e frutos secos sejam encontrados em determinados momentos em uma mesma planta. Para colher só os maduros é necessário fazer a colheita "a dedo", ou seja, recolhendo só as cerejas e deixando os verdes para terminar de amadurecer e serem colhidos posteriormente.

No Brasil a colheita é feita por derriça manual ou mecânica, isto é, todos os grãos são colhidos de uma só vez efetuando-se posteriormente a sua separação. No Brasil, a desuniformidade de maturação é relativamente pequena, resultante de basicamente duas floradas principais, o que permite a adoção do sistema de derriça. A evolução das máquinas permite a separação dos frutos verdes dos maduros e dos secos, possibilitando, dessa forma, o tratamento adequado das diferentes frações e a obtenção de cafés de excelente qualidade, superiores até aos conceituados cafés colombianos.

9.2.10 OPERAÇÕES PÓS COLHEITA

Os grãos colhidos não podem ser armazenados como foram obtidos; devem passar por um pré-processamento, que consta de lavagem, separação dos frutos secos por diferença de densidade com o auxílio da água, dos frutos verdes em máquina de despolpamento com separador de verdes e secagem.

A secagem pode ser ao sol ou em secadores mecânicos. A secagem ao sol é executada em terreiros amplos, atijolados, cimentados ou asfaltados, com inclinação de 0,5 a 1% para escoamento de águas pluviais. A secagem é feita por esparramação dos grãos em camadas de 2 a 5 cm de espessura no início da secagem e seu revolvimento por meio de rodos de madeira, num vaivém contínuo. Na metade final do período de secagem o café é esparramado em camadas mais grossas, amontoado e coberto com encerados ou lonas plásticas no período da tarde. No dia seguinte, o cafe é novamente esparramado. O processo se repete até a complementação da secagem.

A secagem mecânica pode ser feita continuamente ou com auxílio de tulhas de descanso; na secagem contínua o café só é retirado depois de seco. Em qualquer que seja o sistema de secagem o café deve apresentar 11% de umidade. Com esse teor de umidade o café pode ser armazenado por vários anos. A temperatura no secador pode variar de 35 a 70 °C dependendo do lote. Para lotes de verde, 35 °C, lotes de maduros ou despolpados, 45 °C e lotes de café boia (seco de árvore), 70 °C.

Depois da secagem os grãos secos, ou *em coco*, são enviados para o armazenamento, geralmente em tulhas, com cuidados para se evitar umidade, infestação de pragas e contaminação por microrganismos.

9.2.11 DESPOLPAMENTO

Somente os frutos maduros podem ser despolpados. Comprimindo-se o fruto maduro saltam de seu interior as duas sementes ainda envolvidas pelo pergaminho e por uma camada de substância mucilaginosa, escorregadia. O café recém-despolpado pode ser colocado em tanques para a destruição da mucilagem via fermentação, ou, como é mais comum entre nós, é submetido diretamente ao processo de secagem, obtendo-se o produto denominado cereja descascado.

9.2.12 CEREJA DESCASCADO

É obtido pela secagem pura e simples do café recém-despolpado. O preparo do cereja descascado foi uma inovação tecnológica simples e eficiente que só apresenta vantagens em relação ao tradicional café despolpado produzido pela Colômbia. No processo tradicional, para a obtenção do chamado café despolpado, normalmente as sementes são submetidas a fermentação, lavagem e secagem, processo que determina a lixiviação de componentes do grão e, via de regra, o aumento da acidez, com prejuízo para a qualidade global da bebida.

No preparo do cereja descascado não se efetuam as operações de fermentação e lavagem, portanto as qualidades intrínsecas do grão são preservadas.

9.2.13 BENEFICIAMENTO

Os grãos secos e com casca são armazenados nas tulhas por um período mínimo de 30 dias para descanso e posteriormente enviados para o beneficiamento, que consiste em descascar, ventilar e classificar em máquinas próprias. Inicialmente, passam por uma bica de jogo para separar impurezas, depois, para um catador de impurezas metálicas, pelo descascador, pela *sururuca*, que separa os *marinheiros* que retornam ao descascador. Em seguida, são passados por um classificador provido de peneiras e colunas de ventilação em que são separados os grãos chatos, peneiras 19, 18, 17, 16, 15, 14 e 13, bem como os mocas graúdos, médios e miúdos.

9.2.14 CLASSIFICAÇÃO DOS CAFÉS

Classificar é separar por grupos de qualidade e, como tal, há várias maneiras de agrupar os cafés beneficiados. Primeiramente, é feita classificação por tipo, examinando defeitos e, depois, pela qualidade da bebida por degustação. Esses critérios são complementados pela classificação por peneiras (forma e tamanho), cor, torração, origem e descrição.

A classificação do café é uma fase muito importante no processo de comercialização. O produtor deve conhecer a classificação oficial para saber avaliar seu produto sem depender da opinião de compradores e de vendedores.

Tipo

A classificação do café por tipo leva em consideração o número de grãos defeituosos e das impurezas contidas numa amostra de 300 g de café beneficiado. Essa classificação segue a **Tabela Oficial para Classificação**, que define cada tipo de café de acordo com o número de defeitos encontrados na amostra.

São considerados defeitos os grãos imperfeitos e as impurezas. Os primeiros, denominados defeitos intrínsecos são: grãos pretos, ardidos, verdes, chochos, mal granados, quebrados e brocados. As impurezas, ou defeitos extrínsecos, são as cascas, paus, pedras, café coco e marinheiros encontrados na amostra. A cada grão imperfeito ou impureza é atribuído um valor ou medida de defeitos, que norteia a classificação por tipo.

O exame para a identificação e contagem de defeitos é feito com amostras de 300 g de café beneficiado recolhidas e acondicionadas em latas apropriadas. A seguir, sob adequada iluminação, a amostra é espalhada sobre uma folha de cartolina preta. Os defeitos são separados e contados segundo a Tabela 9.1, de Equivalência de Grãos Imperfeitos e Impurezas.

O indicador para estabelecer a equivalência dos defeitos é o grão preto, indicado como o padrão dos defeitos ou defeito capital. Em geral, são necessários vários grãos imperfeitos para indicar um defeito, enquanto o grão preto, por si só, corresponde a um defeito.

Tabela 9.1   Tabela de equivalência de grãos imperfeitos e impurezas

Grãos imperfeitos e impurezas	Defeitos
1 grão preto	1
1 pedra, pau ou torrão grandes	5
1 pedra, pau ou torrão regulares	2
1 pedra, pau ou torrão pequenos	1
1 coco	1
1 casca grande	1
2 ardidos	1
2 marinheiros	1
2 a 3 cascas pequenas	1
2 a 5 brocados	1
3 conchas	1
5 verdes	1
5 quebrados	1
5 chochos ou mal granados	1

Pelos defeitos o café é classificado de 1 a 8, como indicado na Tabela 9.2.

Tabela 9.2   Classificação do café por defeitos

Tipo	Defeitos
2	4
3	12
4	26
5	46
6	86
7	160
8	360

Qualidade da bebida

A classificação da qualidade é essencial para o comércio do café; a partir dela são estabelecidas as misturas (blends, na linguagem de comercialização) para os lotes de grãos. A classificação pela degustação, ou prova de xícara, é considerada como o melhor critério.

Nessa prova um provador qualificado avalia as características de paladar e aroma. Uma amostra de café verde é torrada e com ela é preparada a infusão; o provador com o auxílio de uma pequena colher aspira a infusão na boca, faz um bochecho, cospe a infusão e avalia gosto e o sabor que restaram na cavidade bucal.

Após a avaliação o café é enquadrado na classificação oficial que apresenta sete escalas de bebidas, tendo como referência básica o café classificado como mole. As sete escalas são:

Estritamente mole: apresenta todos os requisitos de aroma e sabor da bebida mole, mas de forma mais acentuada.

Mole: tem sabor agradável, suave e adocicado.

Apenas mole: tem sabor suave, mas sua qualidade é inferior à dos anteriores, com leve adstringência ou aspereza no paladar.

Dura: apresenta gosto acre, adstringente e áspero.

Riada: tem leve sabor de iodofórmio.

Rio: tem cheiro e gosto acentuados de iodofórmio.

Rio zona, macaco: são denominações regionais para qualificar bebidas com características desagradáveis, bem mais acentuadas que as da bebida rio.

Outras classificações

Outras classificações tomam por base origem, cor, torração, peneira e descrição.

Origem: Os cafés brasileiros devem ser identificados de acordo com as principais regiões produtoras, tais como: café da Mogiana, café do Sul de Minas, café do Cerrado.

Mais de 40 países produzem café de diferentes características de acordo com as espécies cultivadas, condições climáticas e sistemas de produção. Daí a importância de definir a região produtora e a espécie cultivada.

Cor: A cor do grão depende da conservação ou do envelhecimento e pode ser classificada como: verde (café novo), esverdeado, esverdeado claro, claro (café velho), amarelado e amarelo (café muito velho).

Torração: O café torrado apresenta diferentes condições segundo o grau de torração que depende da temperatura e do tempo de exposição ao calor. Essas condições recebem as seguintes classificações:

Fina – quando a cor é uniforme em todos os grãos, sem defeitos.

Boa – quando a cor é menos uniforme, com alguns defeitos.

Regular – quando a torração não é uniforme, comunicando desuniformidade à cor com fácil percepção de muitos defeitos.

Má – quando o café torrado apresenta grande desuniformidade por efeito dos defeitos, tais como grãos verdes, ardidos e pretos e impurezas, que comunicam mau aspecto à torração.

Quando se trata de café despolpado a torração é denominada de "característica" ou "não característica" com referência à presença de película prateada na ranhura do grão, que identifica um café despolpado.

Peneira: Durante o beneficiamento, os grãos são separados em peneiras com crivos de diversas medidas em frações de 1/64 de polegada e o número da peneira corresponde ao numerador da fração; uma peneira 18, por exemplo, significa que a perfuração da peneira mede 18/64 de polegada.

Os crivos são de formato circular ou oblongo. Oblongo, para separar os grãos moca e circular para separar os grãos denominados de chatos.

As peneiras destinadas a separar os mocas são intercaladas para permitir a separação dos grãos das diferentes dimensões e formatos (chato e moca).

Os cafés chatos são classificados nas peneiras de 13 a 20 e os mocas nas peneiras de 9 a 12. De acordo com a peneira utilizada, os cafés são classificados em: chato grosso, peneiras 17, 18 e 19; chato médio, peneiras 15 e 16; chato miúdo, peneiras 13 e 14; moca graúdo: peneira 12; moca médio, peneiras 10 e 11 e moca miúdo, peneira 9.

A separação nas peneiras permite classificar pela forma em chato e moca e pelo tamanho, em grandes, médios e miúdos.

No Brasil, o café também é classificado pelo formato e tamanho das favas (graúda, boa, média e miúda) e pela variedade.

9.2.15 CAFÉ COMO MATÉRIA-PRIMA

Como matéria-prima natural, os frutos de café são constituídos de casca, polpa, pergaminho, película prateada e duas sementes plano-convexas, dispostas uma contra a outra pela face plana (Fig. 9.6). Em alguns casos, como foi dito, quando apenas um óvulo é fecundado o fruto encerra apenas uma semente arredondada e constitui um tipo, denominado moca.

A matéria-prima industrial é constituída das sementes separadas pelo descascamento dos frutos secos. É o café beneficiado usado pelas torrefações que vendem café torrado e moído, para as indústrias de café solúvel e para obtenção de cafeína quando se prepara café descafeinado.

As sementes secas, que têm cor verde-acinzentada característica, umidade ao redor de 11% e podem ser conservadas por longos períodos antes de sua utilização industrial, constituem o café verde. A umidade nos armazéns deve ser controlada para evitar que os grãos absorvam água e tenham a qualidade prejudicada, entre outros pelo crescimento de bolores, que alteram sabor, aroma e aparência.

A preparação do café, da colheita ao beneficiamento, é feita com o máximo de cuidado para garantir que ele propicie a obtenção de infusão de alta qualidade, depois de adequadamente torrado.

9.2.16 CAFÉ BEBIDA

Após o beneficiamento os grãos de café estão prontos para a comercialização, para a exportação, mas não para a obtenção da bebida estimulante. Para isso, é necessário que sejam torrados, para fazer aflorar o aroma e o sabor típicos.

O aroma e o sabor dependem da espécie e da variedade do cafeeiro, da região em que o café foi produzido, do clima e da forma como é feita a torrefação. A torrefação causa transformações físicas e químicas no café beneficiado verde, como se pode ver pelas Tabelas 9.3 e 9.4.

Tabela 9.3   Composição de grãos verdes de café

Componentes	% sobre a matéria úmida		% sobre a matéria seca	
	Mínimo	**Máximo**	**Mínimo**	**Máximo**
Umidade	4,06	9,54	0,0	0,0
Matérias nitrogenadas	0,75	11,57	5,15	13,14
Cafeína livre	0,12	0,68	0,14	0,75
Cafeína combinada	0,85	1,41	0,94	1,63
Matéria graxa	10,42	14,22	11,92	16,29
Extrativos não nitrogenados	43,99	52,24	49,85	58,24
Celulose	12,00	17,44	13,82	19,31
Cinzas	2,84	3,81	3,1	5,06
Extrato aquoso	23,89	27,10	27,05	30,06
Extratos precipitados com acetato de chumbo	6,66	9,10	7,61	9,91
Sacarose	4,36	7,30	4,94	7,91

Fonte: NOSTI NAVA (1953).

Tabela 9.4   Composição dos grãos de café beneficiados antes e após a torração

Componentes	% sobre a matéria úmida	
	Grãos verdes	**Grãos torrados**
Umidade	11,35	1,73
Albuminas	11,89	13,77
Cafeína	1,29	1,27
Matéria graxa e extrato etéreo	12,34	13,02
Açúcares	8,39	1,23
Ácido tânico	6,42	4,69
Extrativos não nitrogenados	18,11	32,39
Celulose	26,16	26,31
Cinzas	4,04	4,69

Fonte: NOSTI NAVA (1953).

A qualidade do café é testada antes da comercialização por provadores treinados, que classificam a bebida depois de os grãos, de diferentes procedências, serem torrados e moídos de forma padrão.

Como bebida, o café é a infusão obtida pela escalda do pó resultante da moagem dos grãos torrados. O primeiro trabalho com autoridade científica, exclusivamente sobre o café é a publicação de Fausti Naironi Banesi (Fausto Nairono Banesio, também denominado Antonio Fausto Naironi), de 1671, maronita, professor de línguas caldáica ou siríaca no Colégio da Sapiência de Roma. O trabalho impresso em latim, *De salvberrima potione cahve sev café nuncupata discvrsvs* (Discurso sobre a salubérrima bebida chamada caue ou café) salienta suas propriedades terapêuticas: conforta os membros, purifica a pele, seca suas exsudações, melhora o odor do corpo e é boa para o estômago". Esse opúsculo foi traduzido para o português por Alexandre Corrêa e publicado em 1945 pelo Departamento Nacional do Café, com o título de *Discurso sobre a salubérrima bebida chamada cahve ou café.*

A disponibilidade do café moído e empacotado é facilidade para quem quer o conforto da rapidez e não deseja o trabalho da moagem; a introdução do filtro descartável de papel, evita a lavagem dos coadores. As máquinas de café expresso são grande sucesso nas casas de café, onde a infusão é preparada com grãos moídos no ato da preparação.

A composição da infusão de café varia de acordo com a quantidade de pó e da quantidade de água usada na sua preparação, ou seja, da diluição dos componentes extraídos. Varia também com a espécie de café e com a granulometria do pó. Seu sabor e aroma decorrem da presença de substâncias voláteis e não voláteis.

São voláteis: aldeídos (acetaldeído, propionaldeído, butiraldeído, valerialdeído, furfurol), cetonas (acetoína ou acetil metil carbinol, metil etil cetona), álcoois (metanol), ésteres (metil formiato, etil formiato, metil acetato, compostos heterocíclicos – furano e metil furano), piridinas, trigonelina, niacina (ácido nicotínico), vitaminas (tiamina no café verde – nada no torrado, riboflavina, ácido pantotênico, colina, ácido fólico, vitamina B_6 e traços de B_{12}, todos sem importância dietética), compostos sulfurados (dimetil sulfeto, metil mercaptana, ácido sulfídrico, dissulfeto de carbono) e hidrocarboneto (pentadieno).

Não são voláteis: cafeína, ácidos clorogênico, oxálico, málico, cítrico, tartárico, pirúvico (deste, 0,05% no grão torrado), fenóis, proteína, açúcares, açúcares caramelizados (4% no torrado e 14% no café solúvel), óleo e cinzas (4% no grão verde, com predominância de K_2O, MgO, CaO, sílica e Fe_2O_3).

9.2.17 TORREFAÇÃO

A torrefação é feita em torradores aquecidos a temperaturas de 180 a 250 °C por tempo variável de acordo com o grau de torração desejado antes da comercialização para consumo direto, ou da preparação do café solúvel. A alta temperatura modifica os grãos química e fisicamente, alterando sua composição química e a sua cor, que varia de coloração leve a intensa, com grãos bem escuros, mas não queimados.

A torrefação aumenta o volume aparente do café em 1/3 do primitivo e diminui o peso de 17 a 21%, alterando sua composição.

Por efeito de pirólise, há oxidação, carbonização e diminuição dos teores de água, açúcares e taninos, enquanto outros componentes aumentam, como mostra a Tabela 9.4. Há produção de caramelo, ácidos voláteis, compostos carbonílicos voláteis e sulfetos.

O calor faz desenvolver o aroma e o sabor característicos. Reações de Maillard e caramelização são responsáveis pela cor, variável com a intensidade do aquecimento. Os grãos perdem umidade, a sacarose (7% no grão verde) decresce, o pH passa de níveis de 6,0 a 5,1, formam-se ácidos voláteis (fórmico e acético) e furfural das pentosanas e o amido dextriniza; celulose, hemicelulose e lignina não são muito afetadas pela pirólise.

O teor de cafeína praticamente não é afetado, a não ser por pequena quantidade que sublima a 170 °C, mas deposita-se nos grãos torrados (Tabela 9.4). Do teor de 1,1% da trigonelina (n-metil éster de ácido nicotínico) perto de 10% se perdem. Os óleos das sementes, na maior parte insaturados, podem se simplificar nas ligações duplas, mas as alterações são menores do que 5%.

O dióxido de carbono produzido durante a pirólise mantém-se nos grãos, mesmo depois de moídos.

Como os grãos são modificados pelo calor, sua aparência é importante para indicar qualidade. Grãos escuros e de superfície brilhante são desejáveis, mas os de superfície embaçada têm menor qualidade. Falta de uniformidade de cor indica que a torração não foi bem executada ou decorreu da mistura de lotes de grãos de mais de um tipo. A mistura de cafés bem torrados e mal torrados diminui a qualidade, assim como cafés queimados ou carbonizados, que indicam operação malconduzida. Pelo aroma desprendido durante o aquecimento pode-se aquilatar se a operação está mal ou bem conduzida.

Em ambiente doméstico o café é torrado em pequenas quantidades, em pequenos torradores colocados sobre um braseiro ou sobre madeira em combustão, sob constante revolvimento, para não queimar.

Nas pequenas indústrias, geralmente voltadas para a distribuição de café apenas torrado ou torrado e moído, o sistema é praticamente o mesmo, com emprego de torradores maiores, mecânicos, descontínuos, rotativos, aquecidos por carvão, lenha ou gás. São rotativos para que todos os grãos sejam expostos à fonte calorífera da mesma maneira e recebam calor uniformemente, não deixando regiões sem torrar e evitando a carbonização que afeta a qualidade. A permanência dos grãos no torrador em geral é de poucos minutos e varia de acordo com sua rotação, com o aquecimento e o grau de torração desejado.

O combustível não deve produzir fumaça ou ter odores que possam contaminar o material em torração.

Durante o período de aquecimento o operário responsável pela torrefação toma amostras para verificar o grau de escurecimento e quando os grãos estiverem no ponto desejado, descarrega o café em um recipiente raso provido de sistema de agitação para resfriar os grãos e impedir supertorração localizada. Para auxiliar nesse objetivo, é espargida pequena quantidade de água fria, que evapora incontinente, exerce sua função de resfriamento e não causa umedecimento dos grãos no final da operação.

Após resfriamento o café torrado vai para recipientes de estocagem, de onde é conduzido aos ensacadores e moinhos. Se o café torrado é comercializado em pó, sua moagem é feita com granulometria adequada para atender ao consumidor.

Nas grandes indústrias, que têm larga distribuição de café torrado e moído, ou nas que produzem café solúvel, os torradores são contínuos, rotativos e a operação é conduzida com ar quente insuflado a aproximadamente 250 °C. Durante a torração, os grãos atingem temperatura de 180 a 210 °C.

9.2.18 PROPRIEDADES DO CAFÉ TORRADO

É durante a torração do café verde que se desenvolvem as características de aroma e sabor, características dependentes da operação e da qualidade do café usado. O grau de torração, como já foi dito, depende do mercado consumidor.

Segundo os especialistas, o grau de sabor e aroma são diretamente relacionados com as mudanças causadas pela decomposição da matéria orgânica, ou seja, mudança de cor, forma e tamanho do grão, perda de água e alteração química.

Embora seja possível obter infusão do grão torrado e inteiro, é mais fácil obtê-la com o pó. O aroma e o sabor são mais bem desenvolvidos e percebidos com o café moído. A granulometria influi nas características organolépticas e na capacidade de extração dos componentes no momento da obtenção da infusão. Nas indústrias de café solúvel a granulometria tem importância capital na operação de percolação. Muito grandes os grânulos obtidos pela moagem não permitem bom rendimento e muito pequenos podem perturbar o mecanismo da percolação.

O armazenamento do café em pó deve ser hermético para não ocorrerem perdas de aroma e sabor. A estocagem em baixa temperatura também auxilia a conservação de suas características organolépticas.

9.2.19 CAFÉ SOLÚVEL

O café solúvel, ou instantâneo, é o extrato seco obtido pela desidratação de uma infusão de café obtida em extratores especiais, por meio da passagem de água superaquecida a 140-160 °C, sob pressão, através de uma carga de café torrado e moído, com granulometria adequada. Os extratores constituem uma bateria de cinco a oito colunas interligadas, de forma que a água passe pela carga de café na primeira coluna e forme um extrato que passa para a seguinte e sucessivamente até a última. Sua passagem sucessiva pelas colunas leva à obtenção, na saída da última coluna, de um extrato com concentração de 25 a 35% de sólidos solúveis, como um xarope ou licor.

Esse extrato é enviado para os secadores por atomização, ou para congeladores onde é resfriado à temperatura de -40 °C e depois encaminhado às câmaras de liofilização, onde é desidratado sob baixa temperatura e baixa pressão (coluna de mercúrio de 4 μm), condições em que a água da infusão congelada sublima e resta o pó com traços de umidade.

O material desidratado é um pó muito higroscópico que se solubiliza imediatamente em água (de preferência quente). A concentração da infusão obtida com o pó solúvel e sua composição dependem da quantidade de pó adicionada à água.

Por serem muito higroscópicos o café liofilizado e o café solúvel produzido por atomização são armazenados em recipientes estanques para evitar o contato com a umidade do ar, antes de serem embalados para o mercado consumidor.

O uso do café solúvel está difundido por causa da facilidade de preparação da bebida. A maneira de prepará-la por dissolução do pó em água quente, estabelece sua qualidade. A composição da bebida obtida do extrato desidratado e solúvel varia de acordo com a quantidade de água usada para dissolver o pó e sua qualidade depende das características do café verde usado no preparo do extrato.

9.2.20 CAFEÍNA

É o principal alcaloide presente nos grãos de café, em teor variável de 0,9 a 2,0%; os cafés arábica geralmente encerram 1% e os da espécie robusta 2%.

A cafeína – 1,3,7 trimetilxantina $C_8H_{10}N_4O_2$ – de massa molecular 194, também denominada de dioxipurina, teína, guaranina e metilteobromina, é substância branca, cristalina, amarga, sem aroma, de solubilidade variável em água. Varia de ligeiramente solúvel em água a 20 °C, a 18% em água a 80 °C e 40% em água a 100 °C. Sublima a 178 °C, acumula-se nos torradores e ocasionalmente pode ser vista cristalizada sobre o café torrado. É um alcaloide, base nitrogenada identificada por Ruge em 1820. Nessa época, além da cafeína vários alcaloides foram identificados, na seguinte ordem: morfina (primeiro isolado), marcotina, estricnina, veratrina, brucina, quinina, cafeína, siropina, coniina, nicotina e atropina.

A cafeína é obtida pura, como subproduto da descafeinização do café.

Uma xícara de café de aproximadamente 150 mL de infusão contém de 100 a 200 mg de cafeína, massa variável de acordo com a quantidade de pó de café usado para fazer a infusão e com a forma como é preparada.

Sua estrutura química é relacionada com a da teobromina, como se depreende de suas composições, representadas na Figura 9.7.

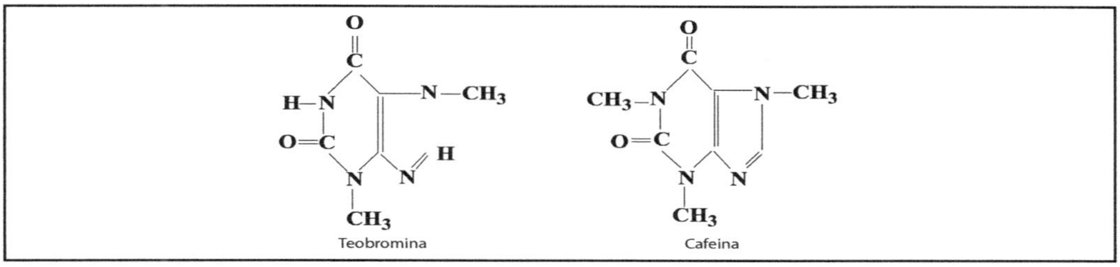

Figura 9.7   Teobromina e cafeína

As substâncias relacionadas com a cafeína e teobromina são denominadas de xantinas, ou xantatos, purina e ácido úrico, representadas na Figura 9.8.

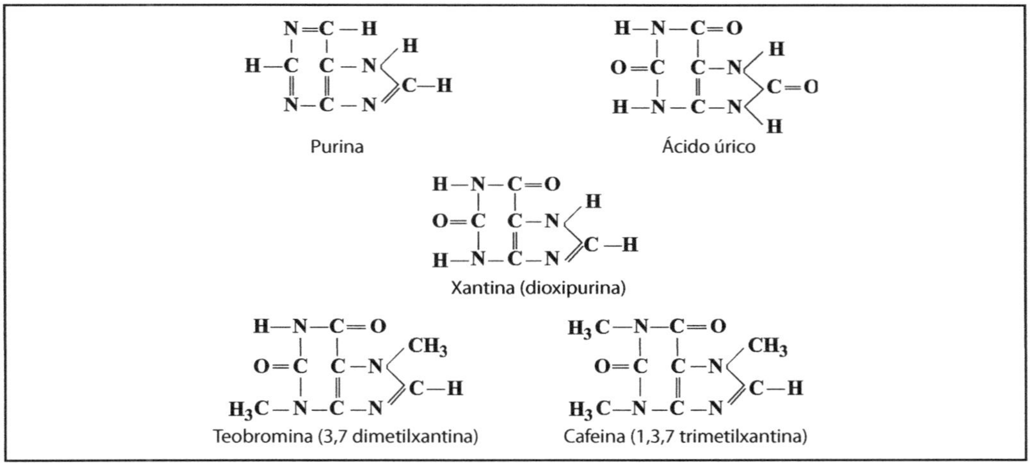

Figura 9.8   Purina, ácido úrico, xantina, teobromina e cafeína

9.2.21   DESCAFEINIZAÇÃO DO CAFÉ

A alegada insônia causada pela cafeína de infusão de café em consumidores que a ingerem antes da hora de dormir, até mesmo com muito tempo de antecedência, despertou o interesse por eliminar o alcaloide no começo do século XX. Numerosas patentes foram registradas e várias técnicas foram usadas. Basicamente a descafeinização do grão verde é feita por tratamento com vapor e, depois, extração da cafeína com lavagem com água quente.

Por uma das técnicas, os grãos são submetidos a uma lixiviação com água a 90-95 °C em bateria de percoladores. A água é injetada quente e permanece por um certo tempo em contato com os grãos verdes. Após um tempo de residência de até oito horas, os grãos úmidos apresentam ao redor de 50% de umidade e aproximadamente 0,5% de cafeína. O extrato aquoso efluente dos percoladores é saturado de sólidos solúveis e acusa ao redor de 0,5% de cafeína

A extração é feita lentamente e varia com o tipo e tamanho dos grãos de café.

O sabor e aroma do café descafeinado modificam-se e perdem pontos na avaliação qualitativa e comparativa com a infusão do integral. Por muito tempo, os cafés descafeinados foram comercializados apenas como café solúvel.

A remoção da cafeína dos extratos aquosos ricos em sólidos solúveis pode ser feita com solventes como benzeno, clorofórmio, tricloroetileno, diclorometano e acetato de etila. Na década de 1980, o diclorometano era usado e foi substituído pelo acetato de etila na década de 1990. Em equipamentos especiais, por extração líquido-líquido em contra corrente, a cafeína é transferida seletivamente do extrato aquoso para o solvente.

Mais recentemente, os solventes considerados tóxicos e suspeitos de terem ação carcinogênica, foram substituídos por fluido supercrítico de dióxido de carbono, à pressão de 72,8 atm e temperatura de 304,2 K. Sob alta pressão, o dióxido de carbono supercrítico lixívia os grãos de café, dissolve a cafeína em até 99% e a arrasta.

Em trabalho recente, Silvarolla et al. (2004) informam que entre plantas de café arábica, procedentes da Etiópia, foram encontradas três que produziram grãos com 0,61% de teobromina, mas com mínimo teor de cafeína, 0,06% contra 1-1,2% normalmente encontrado na espécie. Supõe-se que as plantas sejam deficientes em cafeína sintase, que preside a síntese da cafeína a partir da precursora teobromina. A descoberta recente abre a perspectiva para futura obtenção biotecnológica de grãos naturalmente descafeinados.

BIBLIOGRAFIA

COSTA, J. D. Café. In: INGLEZ DE SOUSA (Coord.). *Enciclopédia agrícola brasileira*. São Paulo: Edusp, 1998. v.2. p.46-57.

COSTER. *Le cafeier*. Paris: Maisonneuve & Larosse, 1968. 210 p.

NAVA, J. N. *Cacao, café y té*. Barcelona: Salvat, 1953. 687 p.

BANESIO, F. N. *Discurso sobre a salubérrima bebida chamada cahve ou café*. Rio de Janeiro: Departamento Nacional do Café, 1945. 23 p.

ESTEVES, A. B.; OLIVEIRA, J. S. *Contribuição para o estudo dos cafés de Angola*. Lisboa: Junta de Investigação do Ultramar, 1970. 177 p

GRANER, E.; GODOY, C. (Coord.). *Manual do cafeicultor*. São Paulo: Melhoramentos, 1968. 320 p.

HAARER, A. E. *Modern coffee production*. London: Leonard Hill Books, 1958. 467 p.

MALAVOLTA, E. *História do café no Brasil* – agronomia, agricultura, comercialização. São Paulo: Editora Ceres, 2001. 454 p.

SILVAROLLA, M.B.; MAZZAFERRA, P.; FAZUOLI, L. Plant biochemistry: a naturally decaffeinated arabica coffee. *Nature*, 2004. v. 429. p. 826.

SIVETZ, M.; FOOTE, H.E. *Coffee processing technology*. Westport: AVI, 1963. 2v.

ZAMBOLIM, L. (Coord.). *Tecnologias de Produção de cafés de qualidade*. Viçosa: Suprema Gráfica e Editora, 2001. 647 p.

Cafeína, a droga predileta. Disponível em: <htto://www.qmc.ufsc.br/qmcweb/artigos/cafeina.html>.

Coffee Science Archives (Coffee and Parkinson's Disease, Coffee and Osteoporosis, Coffee and Homocysteine, Coffee and SIDS, Coffee and Gallstones, Coffee and Cardiovascular Diseases, Coffee and Colorectal Cancer, Caffeine and Spontaneous Abortion, Caffeinated Beverages, Decaffeinated Coffee and Spontaneous Abortion. Disponível em: <http://www.coffeescience.org/studies.htmal>.

PARTE II

Origem Animal

- - - - - - - - - - - - - -

Capítulo 10

MATÉRIAS-PRIMAS ANIMAIS

Urgel de Almeida Lima

As matérias-primas animais podem ser consideradas sob dois pontos de vista. O primeiro é o próprio animal e o segundo o que deles se obtém com a finalidade de consumo ao natural ou para transformação por processamento tecnológico.

Há produtos que não exigem o abate como leite, ovos, pelos, lã e penas, mas a maioria é obtida após o sacrifício do animal tal como carne, gordura, pele e seda. Pelo descrito, percebe-se que há matérias-primas alimentares e as de natureza não alimentar.

No Brasil, os bovinos, os suínos e as galinhas são explorados em grande escala, ovinos e caprinos têm importância em regiões localizadas e os peixes têm boa expressão econômica.

Em outros países há consumo de cavalos, muares, camelos, iaques, ursos e veados. Em certas regiões até cães, gatos e cobras.

OBTENÇÃO DAS MATÉRIAS-PRIMAS ANIMAIS

Essas matérias-primas são obtidas por criação ou por captura. A criação é a produção em grande escala de animais com tecnologia racional e avançada, ou seja, obtenção de grande número de indivíduos em condições econômicas.

Carnes vermelhas, gordura, peles e leite são obtidos de criações de bovinos, suínos, ovinos, caprinos e coelhos. As aves produzem carne e ovos, e pequenos animais, como as rãs, fornecem carne e pele.

Os bovinos para corte e para leite, os suínos, ovinos e caprinos são criados em grande escala em todo o mundo, com concentração em determinadas regiões. Entre as aves há criação de galinhas, perus, patos, marrecos, avestruzes, codornas e faisões.

A captura consiste em caça e pesca, atividades exercidas pelo homem há milhares de anos, mas a caça é atividade proibida ou muito limitada para proteger os animais de extinção e resta a pesca como a forma de capturar animais, incluindo peixes, moluscos e crustáceos.

A captura de baleias é considerada caça e, como tal, regulamentada por leis nacionais e internacionais, para evitar a sua extinção. Outros animais, que não as baleias, podem ser capturados em regiões em que são base da alimentação humana e não objeto de comercialização. As focas enquadram-se nesse caso e não estão entre os animais em risco de extinção.

Com relação ao pescado, em face do aumento de seu consumo e do risco de extinção de algumas espécies, o homem encontrou forma econômica de obtê-lo por criação em fazendas especiais, em áreas marinhas e de água doce. A aquicultura em águas interiores aumenta o abastecimento de peixes e crustáceos de água doce e em áreas marinhas propicia a cultura de ostras e outros mariscos.

As fazendas de criação de esturjões são a forma de conservar os peixes que produzem a matéria-prima do caviar, iguaria de alto preço, originária de áreas do Oriente Médio. A pesca indiscriminada nas áreas tradicionais da produção de esturjões criou o risco de sua extinção e motivou o surgimento de fazendas para sua de criação em áreas do Báltico, no Mediterrâneo e na América do Sul, que propiciam a obtenção de peixes que produzem as ovas necessárias, talvez de qualidade não igual às da Rússia e do Irã, mas de qualidade superior às produzidas por peixes de outras espécies, consideradas como sucedâneos dos esturjões.

O pescado inclui peixes e frutos do mar em geral, principalmente crustáceos e moluscos que, até há pouco tempo, eram apenas capturados. Os crustáceos e moluscos já são cultivados – os camarões (crustáceos) e as ostras (moluscos) – em fazendas de aquicultura ainda que de forma limitada. Peixes de água doce são criados em represas, sós ou em consórcio com aves e suínos e, do mesmo modo, os coelhos, os bubalinos e as rãs, que constituem um considerável potencial econômico. A cunicultura tem ainda pouca expansão porque não há o costume de se consumir carne de coelhos e a ranicultura tem alguns adeptos.

Em nosso país há estudos para criação de capivaras e de porcos do mato com vistas à exploração econômica e os jacarés são criados em pequena escala para a obtenção de peles e consumo da carne.

INSPEÇÃO

A inspeção veterinária tem por finalidade examinar os animais destinados ao abate, para indicar se eles estão em condições de serem usados como alimento ao natural ou como matéria-prima para a industrialização. O exercício da inspeção é atividade privativa e de responsabilidade de médicos veterinários, mas é conveniente que tecnólogos, produtores, comerciantes e consumidores, saibam elementarmente como ela é executada.

Os exames são feitos antes e depois do abate. O exame anterior ao abate detecta sintomas que podem exigir ou sugerir um exame mais acurado após o abate.

INSPEÇÃO *ANTE-MORTEM*

A inspeção anterior ao abate é prática recomendável, embora não seja obrigatória ou generalizada. Ela ajuda a descobrir doenças em animais, que nem sempre são evidenciadas nos órgãos após o sacrifício. A inspeção *ante-mortem* permite detectar o carbúnculo sintomático, raiva e mormo, transmissíveis ao homem, permite evitar a peste suína, a aftosa e a sarna ovina. Também, doenças de natureza tóxica ou infecciosa, que dificilmente são identificadas nos órgãos e carcaças. Do mesmo modo, é possível diagnosticar surtos de intoxicação alimentar e evitar a alimentação com carne proveniente de animais doentes.

Como exemplo da sua importância, diversas doenças podem ser diagnosticadas antes do sacrifício:

Bovinos Tuberculose, actinomicose, actinobacilose, carbúnculo sintomático.

Terneiros Imaturidade, difteria dos bezerros, varíola bovina.

Carneiros Emaciação, tétano, aftosa, pneumonia.

Suínos Rinite atrófica, edema intestinal, aftosa, raiva, hérnia, fraturas, abcessos.

As aves, como quaisquer outros animais, devem ser objeto de inspeção sanitária antes do abate, conhecida por inspeção ante-mortem, que praticamente completa os cuidados zootécnicos e veterinários durante a criação.

Essa inspeção consta de um exame clínico para verificar se elas não estão contaminadas. O exame é feito pela observação dos apêndices da cabeça, das fossas nasais, de corrimento dos olhos, afecções da pele e aberturas naturais, que podem indicar coriza, sarna, diarreia, epitelioma contagioso, bronquite, doenças respiratórias, leucose, pulorose, laringotraqueíte. A atitude das aves é importante, motivo pelo qual a vivacidade e a cor da crista são examinadas assim como cianose, prostração, abatimento e excitação.

Abatimento, mudança de ambiente, cansaço, falta d'água são fatores fundamentais para a qualidade da matéria-prima. Antes do abate é aconselhável fornecer água às aves porque ela contribui para melhorar a sangria e a coloração da carcaça, contribui para repor os líquidos perdidos no transporte e reduz a quebra de peso. Durante as viagens, é difícil ministrar água e esse é um problema de difícil solução.

Durante o transporte, muitas aves morrem, por diversas causas. Admite-se que o trauma da apanha, do transporte, a carga e a descarga são responsáveis pela perda, assim como a maneira de conduzir os caminhões e de manusear os engradados. Durante o verão, as aves morrem mais por falta de ventilação.

Todos os animais são sujeitos aos mesmos fatores que afetam o estado de sanidade, fadiga e condicionamento das aves, em maior ou menor intensidade. As afecções agem sobre o sistema respiratório, digestivo, aparelho reprodutor, músculos e órgãos anexos, motivadas por agentes de espécies diferentes, mas os efeitos, ao final, são semelhantes: deterioram a matéria-prima ou a tornam inservível porque lhe conferem características repugnantes, causam infecções, infestações graves, intoxicações, envenenamentos ou doenças infecciosas, que podem ser transmitidas para o homem.

INSPEÇÃO *POST-MORTEM*

Deve ser feita imediatamente após o abate, para evitar que a carcaça se firme e mascare os sintomas. A firmeza da carcaça ocorre rapidamente.

Nos bovinos são examinados:

- *Cabeça*: Registro da idade para identificar a carcaça, juntamente com o sexo. Inspeção das gengivas, lábios e língua para detectar aftosa, estomatite; incisões nos músculos mastigadores externos e internos para detectar presença de cisticercos.
- *Pulmões*: Exame visual e palpação para detectar pleurisia, pneumonia e tuberculose.
- *Fígado:* Exame visual para detecção de alterações gordurosas, cisticerco e larvas.
- *Coração*: Exame do pericárdio e ventrículos.
- *Estômagos e intestinos*: Para evidenciar a tuberculose e actinobacilose.
- *Útero*: Exame séptico. Parto recente não é importante.
- *Úbere*: Incisões profundas, para verificação de abcessos e mastite. O úbere é usado para a alimentação.
- *Carcaça*: Exame externo para verificar a existência de escoriações, contusões recentes e antigas, além de haver possibilidade de infecções secundárias.
- *Cavidades torácica e abdominal*: Exame interno para a identificação de abcessos, tuberculose.

Nos bezerros, são examinados: Boca e língua – para identificação de aftosa e difteria.

- *Estômago*: Coagulador. Úlcera séptica.
- *Intestino delgado*: Disenteria, diarreia. Fígado, pulmões, rins, medula, umbigo e articulações.

Nos carneiros a inspeção é menos detalhada, porém devem ser examinados quanto a sangria, cistos hidáticos, nematódeos, fígado e palpação da carcaça.

Nos suínos examina-se a presença de lesões cutâneas, peste suína, erisipelas. Nas vísceras, os cuidados são como para os bovinos.

As aves passam por uma inspeção que completaria a investigação da sanidade, iniciada com a inspeção anterior à matança.

Aparentemente, a maioria das doenças das aves não é diretamente transmissível ao homem, mas a presença de microrganismos patogênicos compromete a qualidade da carne. Salmonelas são responsáveis por doenças, algumas contaminantes dos homens, tais como o tifo aviário (*Salmonella gallinarum*), paratifo (*Salmonella enteritides*) e a pulorose (*Salmonella pullorum*).

Na inspeção, são verificados o cheiro, a cor da pele e sua integridade, consistência dos músculos e examinados os olhos e aberturas naturais, boca, narina e ânus. Os manuais de inspeção chamam a atenção para "carne em perfeitas condições de saúde, firmeza dos músculos, grão fino, aspecto estriado, cor branca, cor variando para o pardo nas coxas, asas e dorso, sabor agradável e cheiro *sui-generis*.

O cheiro e o sabor dependem muito da alimentação, que pode torná-los anormais e mesmo desagradáveis. A espécie, a raça e a idade influem na cor e na consistência. A carne das galinhas é branca e a de alguns anatídeos é escura. As aves velhas têm músculos mais secos e mais duros.

A maneira de eviscerar influi na inspeção; a retirada das vísceras por tração pode rompê-las, sobretudo intestinos e pulmões, e contaminar a carcaça. O corte abdominal transversal expõe as vísceras e facilita o exame, com menor perigo de contaminação. A gordura tem características de cor, odor e consistência peculiares, que são bons indicadores do estado de sanidade.

As aves revelam alterações de sanidade importante. Fígado, moela, pulmões e intestinos devem ser cuidadosamente examinados.

Exames microbiológicos podem ser necessários para identificação de doenças, ou complementar a inspeção. Em casos especiais de suspeita de decomposição proteica, o exame visual e organoléptico é completado por exames químicos simples, qualitativos, específicos para detectar putrefação. Testes de fritura e cozimento revelam odores estranhos.

A inspeção após o abate revela as aves mortas em estado de fadiga e as caquéticas. Estas geralmente apresentam musculatura fraca, atrofiada pela deficiência de alimentação ou por causas patológicas. As carnes de aves cansadas normalmente apresentam grande rigidez, cor forte, mostram-se secas e pegajosas, revelam hematomas e coágulos em veias e artérias.

Pela bibliografia, as aves colocadas à venda podem estar afetadas por acidentes de transporte (traumatismo, extenuação, asfixia), doenças parasitárias (coccidiose, vermes diversos), enfermidades por microrganismos (coriza, úlcera, tifose, tuberculose), vírus (peste, psitacose, leucose), enfermidades de nutrição e envenenamentos (aflatoxinas). Outras espécies animais, também.

BIBLIOGRAFIA

DANILOV, M. M. *Handbook of food products*: meat and meat products. Trad. inglesa do russo. Jerusalém: Israel Program for Scientific Translations, 1969. 173 p.

MUCCIOLO, P. *Carnes, conservas e semiconservas*: tecnologia e inspeção sanitária. São Paulo: Ícone, 1985. 150 p.

THORNTON, H. *Compêndio de inspeção de carnes incluindo inspeção de coelhos, aves e peixes*. London: Baillière, Tindall and Cassel, 1969. 665 p.

10.1 BOVINOS

Aristeu Mendes Peixoto

Urgel de Almeida Lima

Os bovinos são animais poligástricos, isto é, seu estômago é composto de quatro diferentes compartimentos denominados rúmen ou pança, barrete ou retículo, folhoso ou omaso e coagulador ou abomaso. Eles são ruminantes, ou seja, deglutem o alimento e, posteriormente, o regurgitam e passam a mastigá-lo e enriquecê-lo de saliva, para, novamente, degluti-lo. Aí começa a sua digestão.

Ao nascer, a parte mais desenvolvida e importante do estômago do ruminante é o coagulador. À medida que ele cresce e se desenvolve vai havendo modificação no estômago, o rúmen aumenta e, a partir de 8 a 9 meses de idade, o estômago representa o maior compartimento. Nos animais adultos e em estado de repleção, seu volume pode atingir 200 litros.

A criação de bovinos tem por finalidade fundamental a produção de alimentos. As diferentes raças, originadas de lentas adaptações a ambientes naturais, ou de seleções e cruzamentos artificialmente orientados, demonstram diferentes aptidões, aperfeiçoadas por técnicas e manejos adequados.

10.1.1 TIPOS E CARACTERÍSTICAS

Há animais especificamente produtores de carne ou de leite. Também existem os de aptidão mista.

Os bovinos criados para produção de carne, também denominados de gado especializado para corte, se caracterizam por um corpo compacto, de esqueleto mais leve, mas capazes de formar grande volume muscular.

Em geral, ostentam cabeça pequena e curta, pescoço reduzido, grosso e musculoso, peito grande e largo, cernelha larga, pele solta, suave, de espessura média, móvel, com camada subcutânea desenvolvida.

A carne pode apresentar depósito de gordura entre os músculos, próximo ao tecido conectivo. A carne é tenra, porque entreverada de gordura. Esse gado é criado em condições intensivas e de confinamento e, nos países em que predomina esse tipo, também pode fornecer leite, sendo submetido a regimes de alimentação especiais.

Vistos de perfil, os contornos do exterior desses bovinos se enquadram em um paralelogramo ou um cilindro, como pode ser visto na Figura 10.1.

O gado leiteiro tem um sistema digestivo bem desenvolvido, corpo longo, glândulas mamárias desenvolvidas, cabeça leve, pescoço e traseiro compridos. A musculatura e a camada de gordura são fracamente desenvolvidas, embora sejam, em geral, mantidos estabulados ou confinados em regime semiestabulado.

Os animais excedentes, os que se tornam improdutivos com a idade e os refugos, são comercializados para carne.

No Brasil, há rebanhos de animais especializados para carne e leite, mas predominam os que se podem definir como mistos, constituídos de indivíduos de raça pura ou mestiços, rústicos, que não se enquadram totalmente nas características descritas dos especializados para produção de carne ou leite.

Entretanto, produzem leite e carne e suas aptidões são consideradas equilibradas. Geralmente, são criados em regime extensivo, isto é, livres, em grandes áreas de pastos. Quando atingem pleno desenvolvimento, passam a um regime mais fechado, para engordar.

Há muitas criações que adotam o regime de confinamento, no qual o gado é preso e recebe alimentação intensiva, sistema que conduz a ganho de peso mais eficiente e os animais atingem o ponto de abate mais cedo do que os criados soltos. É mais laborioso, porém compensa economicamente quando conduzido em bases técnicas.

Além desses tipos, há o gado comum, constituído por animais não submetidos a melhoramento. Não possuem precocidade, mas são muito rústicos, resistentes a doenças e a ectoparasitos como bernes e carrapatos. Seu exterior é mal definido ou irregular e as lactações são curtas e pouco produtivas. São resistentes às secas e adaptam-se às pastagens de solos de baixa fertilidade, como as dos campos, cerrados e caatingas. Sua criação não é feita nas zonas de agricultura mais adiantada e seu abate é tardio, em idade superior à dos outros tipos de bovinos. Normalmente, são usados para trabalho, além de fornecer carne e leite.

Ao final de sua vida útil, todo bovino é abatido, quase sempre para produção de carne.

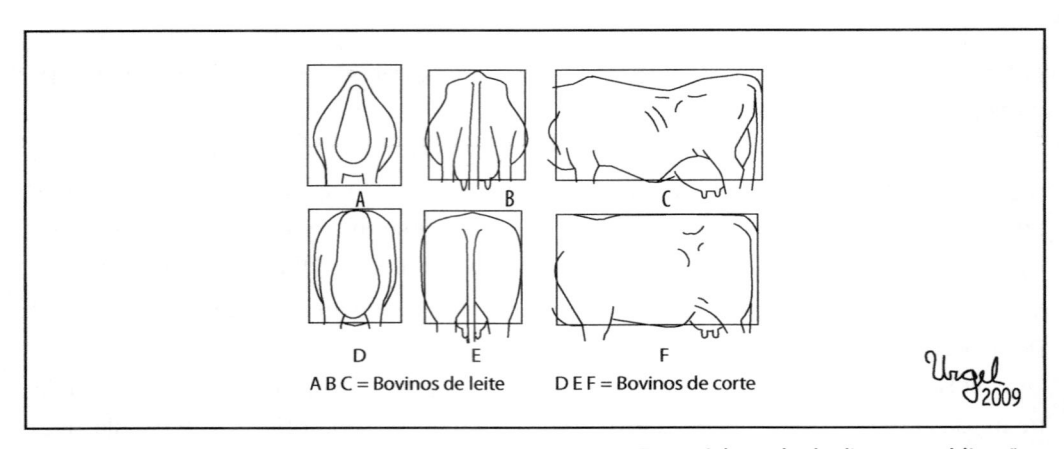

Fonte: Adaptado de diversas publicações.

Figura 10.1 Perfis de gado leiteiro e de corte

10.1.2 ABATE

O produto obtido dos bovinos vivos é o leite. Além do leite, pele, carne e vísceras são recolhidos após o sacrifício.

Os animais destinados ao abate devem ter saúde perfeita, estar bem alimentados e descansados no momento do sacrifício. Os locais de abate, ou os frigoríficos, normalmente estão longe dos locais de criação ou engorda. Hoje em dia, a situação se alterou bastante, e existem frigoríficos próximos das principais regiões produtoras, como Mato Grosso do Sul, Mato Grosso, Goiás e outras. Em geral, não são indústrias instaladas próximas da matéria-prima, como sugerido no início desta obra. Os animais são trazidos de grandes distâncias, viajando a pé, ou transportados em caminhões e vagões de estrada de ferro.

Durante o transporte, os animais sofrem acidentes, manqueiras e sufocação, síndrome também conhecida por febre de transporte. A incidência de afecções depende do estado de engorda, da aglomeração dos animais nos transportadores, da temperatura, da distância a percorrer. Os lotes de animais com chifres sofrem mais contusões que os mochos.

A febre de transporte é doença das vias respiratórias e sua incidência é influenciada pelas baixas temperaturas e pelas más condições de nutrição e de transporte. O tétano e a salmonelose são outras moléstias que podem se tornar agudas com transporte a grandes distâncias e em más condições.

Ao serem transportados, aumenta o estado de tensão. A alteração de hábitos, a presença de tratadores ou condutores estranhos, a ocorrência de sons desconhecidos, o manejo diferente, as oscilações de temperatura com fortes elevações, a sede e o jejum, criam condições favoráveis à instalação de forte estresse.

A perda de peso é outra consequência do transporte, causada pelo esvaziamento do aparelho digestivo, pela urinação e pela transpiração. A perda é mais acentuada no primeiro dia por causa da eliminação do material metabolizado.A distância a percorrer influi nessa perda. A alimentação e o fornecimento de água reduzem-na em parte.

Os animais levados para o abate, de uma forma ou de outra, são submetidos a esforço incomum, a grande tensão, sofrem perda de peso e é normal ficarem extenuados. O esforço e a tensão, por reações bioquímicas, liberam adrenalina no sangue, redução de glicogênio e acúmulo de ácido láctico nos músculos, com consequente estado de fadiga. O abate de animais extenuados é prejudicial porque reduz o rendimento de carcaça, favorece a contaminação microbiana e altera os mecanismos de estabelecimento do *rigor mortis*, importante fator para a qualidade da carne e sua conservação *post-mortem.*

Esses sintomas também ocorrem com outros mamíferos e aves destinados à matança.

Nos locais de abate deve haver uma área de repouso para os animais recuperarem sua vitalidade e donde serão levados para o abatedouro. Aí são submetidos a atordoamento antes de serem sacrificados.

Depois de mortos são dependurados de cabeça para baixo e sangrados. O sangue e eventuais vômitos são recolhidos, e os animais são lavados e conduzidos para a decapitação, evisceração e esfola.

Pele e vísceras são retiradas e o corpo passa para o local de separação das carcaças. Estas seguem para uma câmara de refrigeração ou de congelação, dependendo do destino. Cada parte separada no abate é matéria-prima potencial para industrialização.

Peles vão para os curtumes, pelos para manufaturas de pincéis, sangue para indústria de farinha, sebos e gorduras para obtenção de sabões ou de ácidos graxos e as vísceras para comercialização ou industrialização de conservas ou semiconservas.

Na comercialização de bovinos é feita a diferenciação dos animais pela idade e pela condição física. As denominações comuns são:

Bezerro	Bovino, macho ou fêmea, até seis e oito meses.
Touro	Bovino macho não castrado.
Novilho castrado	Macho castrado com seis a 12 meses de idade.
Touruno	Macho castrado, adulto, com mais conformação masculina que o novilho castrado.
Novilha	Fêmea não parida.
Vaca	Fêmea adulta, parida uma ou mais vezes.
Terneiro	Bezerro de dois a quatro meses, em aleitamento, com menos de 100 kg.

10.1.3 RENDIMENTO EM CARCAÇA

O peso vivo do animal é o que ele acusa no momento do abate, e o peso líquido é o peso após o abate, sem cabeça, esfolado, eviscerado e sem os pés. É o peso das carcaças.

Carcaças são as duas metades do animal, obtidas pelo corte do corpo ao longo da coluna vertebral. Elas contêm ossos, carne e gordura, o que compreende todos os cortes de 1ª, 2ª e 3ª categorias. As carcaças bovinas podem ou não conter os rins.

O rendimento em carcaça, ou seja, a relação entre o peso vivo e o peso líquido, é importante na criação e comercialização de animais, como carne verde ou como matéria-prima industrial.

Em boas condições de saúde, o rendimento depende da raça, da forma de criação, da alimentação, da idade, do sexo e do grau de acabamento. O estado de repleção também influi; o estômago e os intestinos normalmente representam 16% do peso vivo, mas podem atingir 42% em animais com problemas de indigestão.

O rendimento em carne varia com o peso dos ossos e com a engorda. As carcaças bovinas encerram 20% de ossos, em média. Uma quantidade excessiva de gordura pode aumentar o rendimento em peso de carcaça, mas reduzir a qualidade e a proporção de carne comerciável.

Tecnicamente, a melhor idade para abater os bovinos está entre dois anos e dois anos e meio. Os especialistas consideram que eles apresentam melhor conformação, embora a diferença no rendimento em carcaça entre animais jovens e adultos não seja muito expressiva.

Com menos de 18 meses o animal não está bem desenvolvido e com três anos para mais a carne já é escura e mais fibrosa. Um animal com mais idade exige mais tempo de criação e de acabamento e seu ganho de peso não compensa o gasto com a alimentação. Nos Estados Unidos, onde há preferência pela maciez em detrimento do sabor, é costume abater animais confinados, com 12 a 14 meses.

Na Inglaterra é comum o abate de bezerros recém-nascidos, machos, de raças leiteiras, que se constituem em excedentes antieconômicos para o criador, porque consomem muito leite. Magros e com pouca massa muscular, normalmente são destinados à industrialização.

Os bezerros de mais idade constituem uma categoria de carne especial, conhecido entre nós pela denominação de *baby-beef*. Na Grã-Bretanha, são abatidos com um ano a um ano e meio de idade, apresentam de 380 a 430 kg de peso vivo, e um rendimento de 54 a 70% de carcaça, com média de 62%. Na Europa continental, há bom mercado para terneiros, bezerros com dois a quatro meses de idade, 100 kg de peso, com 68% de carcaça e 25% de ossos. Os terneiros para venda como carne verde não são castrados.

No Brasil, não há propriamente um mercado de *baby-beef*, de acordo com a definição. As carnes comercializadas como tal, são originadas de animais de 12 a 14 meses, especialmente alimentados e conhecidos como novilhos precoces. Esse tipo é encontrado apenas em mercados especiais, geralmente, em grandes centros consumidores.

Nas boas regiões produtoras, procura-se abater gado gordo, com dois a dois anos e meio de idade, mas nos locais em condições inadequadas de criação os bovinos são mortos mais tarde, com quatro anos ou mais, quando alcançam peso desejado. Há evidente redução da qualidade da carne, mas é forçoso esperar mais para obter melhor desenvolvimento.

Em períodos de escassez de alimentação ou de animais, o criador procura vender seu gado no estádio em que se encontra. Daí, ser comum a matança animais magros, vacas em gestação e bois de tração, velhos, de carne escura, dura e fibrosa.

Os frigoríficos, entretanto, buscam adquirir o que há de melhor.

Uma vaca adulta tem de 500 a 750 kg de peso vivo e um boi, de 600 a 1 100 kg, de acordo com o tipo, raça e idade. A quantidade de gordura pode atingir 10 a 11% e o peso líquido varia de 60 a 68% do peso vivo. As carcaças limpas representam de 50 a 55% do peso vivo.

Das carcaças são obtidos os cortes de 1ª (55 a 60%), 2ª (30 a 32%) e 3ª (5%) e ossos. Estes são matéria-prima para indústria de farinha, utilizada para alimentação de animais ou fertilizante.

As Figuras 10.2 e 10.3 ilustram o desdobramento de um boi em seus componentes e a Figura 10.4 ilustra o desdobramento de uma carcaça.

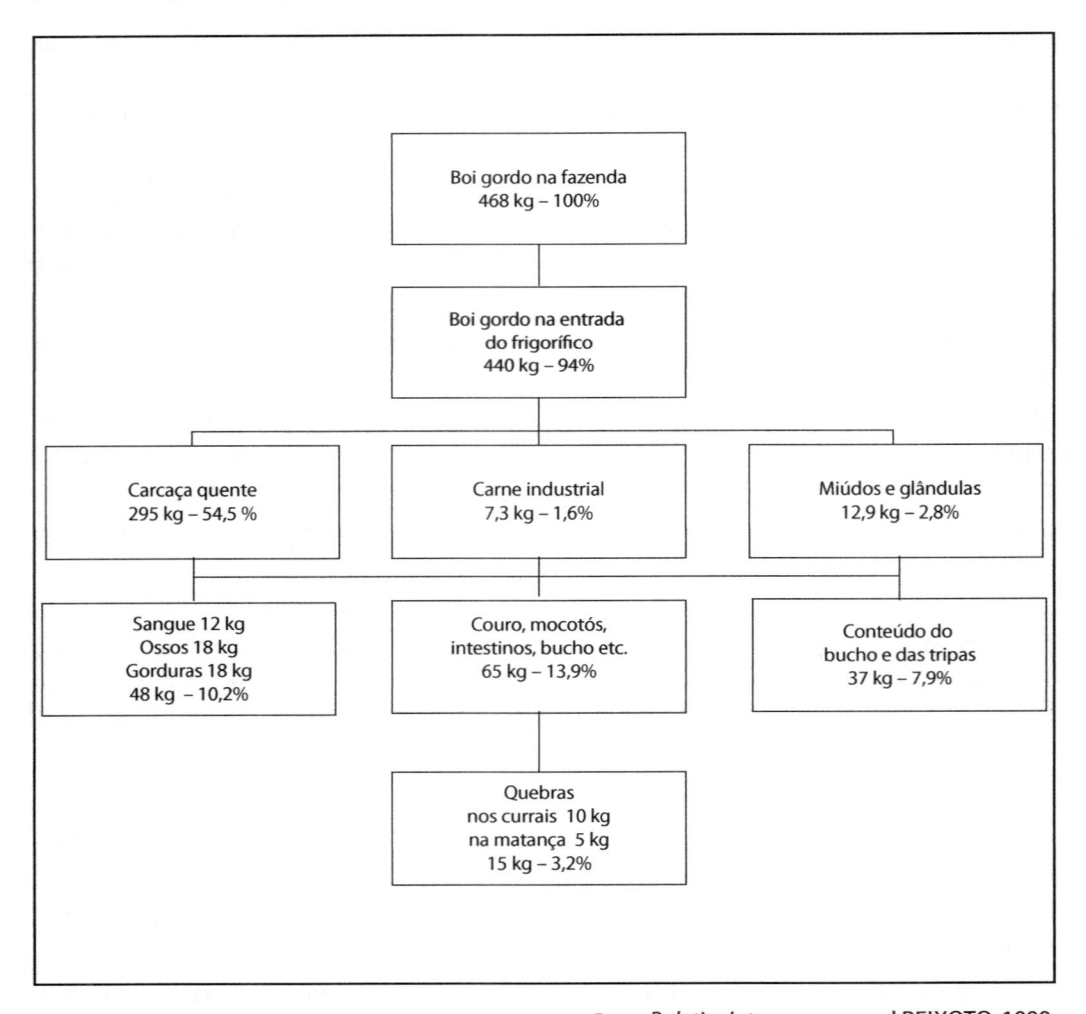

Fonte: *Boletim Intercarnes,* apud PEIXOTO, 1998.

Figura 10.2   Desdobramento do peso de um boi em seus vários componentes

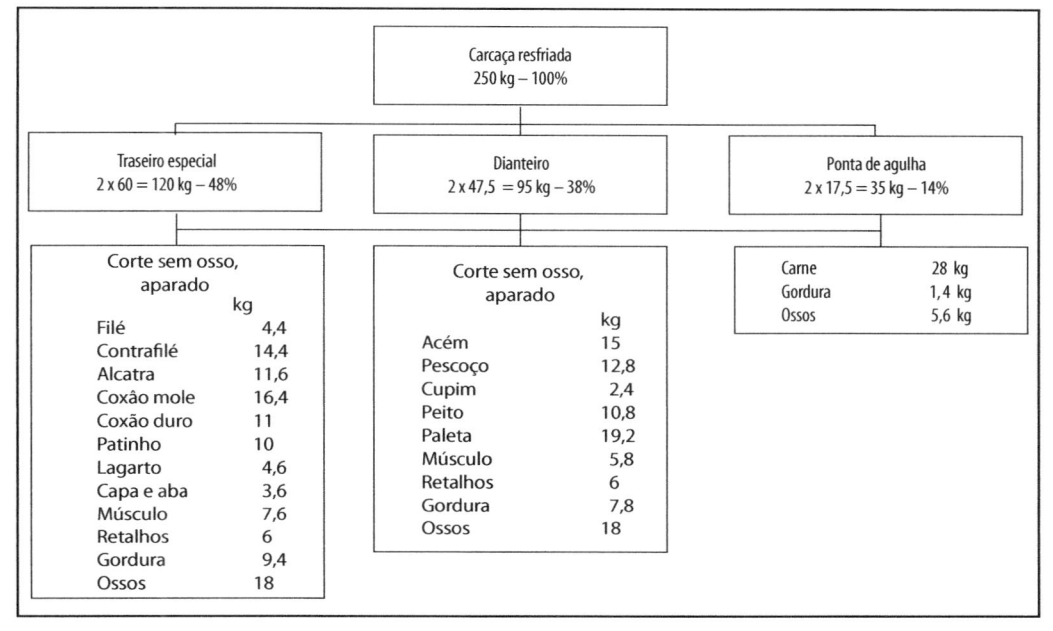

Fonte: Boletim Intercarnes, apud PEIXOTO, 1998.

Figura 10.3   Desdobramento do peso de carcaça em carne limpa, gordura e ossos

10.1.4 QUALIDADE DAS CARCAÇAS

O animal é composto essencialmente de esqueleto, músculos, gordura e vísceras.

A gordura envolve os órgãos e se distribui como uma camada de tecido adiposo subcutâneo, revestindo o corpo ou internamente, recobrindo órgãos ou entremeando as fibras musculares (gordura entreverada ou marmorizada). Sua espessura é variada e, mais ou menos, bem distribuída, de acordo com raça, idade, estado de sanidade, de desenvolvimento e de engorda.

Todos os constituintes do animal têm valor comercial, mas o objetivo mais importante do criador, como fornecedor de matéria-prima, é obter o máximo de rendimento em carcaça.

Carcaça é o corpo do animal, eviscerado, sem pés, cabeça, cauda e sem o couro. Tal como descrita, a carcaça encerra ossos, cartilagens, músculos, tecido conectivo, incluindo tendões e ligamentos, e gordura. O rendimento em carne varia, segundo se considere apenas os músculos ou a parte aproveitável, incluindo a gordura e, para fins comerciais deve ser tomado como a quantidade de carne aproveitável.

Seguindo esse critério ela se classifica em carne de segunda e de primeira qualidade. Esta pode ser distribuída nas categorias de especial, superior e média e representam 57% do total, segundo a Tabela 10.1.

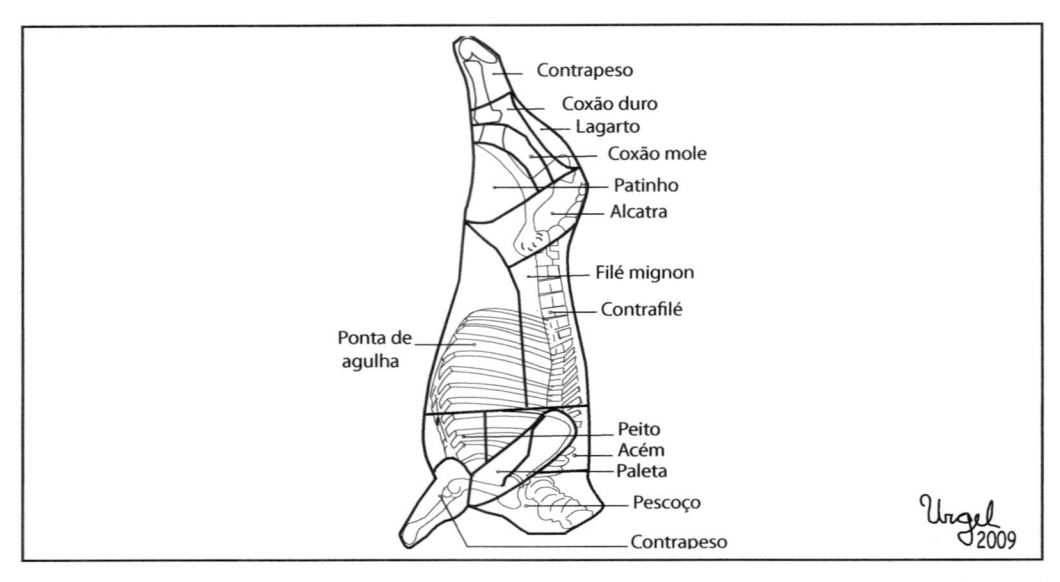

Fonte: Adaptado de várias publicações.

Figura 10.4   Carcaça de bovino

Carne aproveitável

Pelo fato de ser difícil precisar o que é apenas músculo, ou seja, a carne magra, é considerada como carne aproveitável o peso total dos cortes comerciais. A quantidade de gordura varia de acordo com a exigência do mercado. Nos Estados Unidos é tolerada uma espessura de até 1 cm, enquanto no Brasil de 0,3 a 0,5 cm. No mercado de varejo, nem sempre isso é respeitado. O rendimento das carcaças nas raças europeias é diferente do das raças normalmente criadas no Brasil, em condições extensivas. Entre nós, o sistema de criação e engorda faz variar o rendimento. A Tabela 10.1 ilustra a constituição e o rendimento de carcaças de animais criados no Brasil.

Tabela 10.1   Constituição e rendimento de carcaças no Brasil

Categoria	%	Categoria	%
Especial	12,84	**Média**	19,72
Contra filé	10,51	Paleta	13,14
Filé mignon	2,32	Coxão duro	6,26
Superior	24,62	**Inferior**	42,82
Alcatra	5,76	Peito	6,72
Coxão mole	9,65	Pescoço	5,98
Lagarto	2,79	**Acém**	10,64
Patinho	6,41	Ponta de agulha ou costela	17,17
		Contrapeso	2,24

Fonte: VILLARES, apud FELICIO,1977 – Peso médio de 251,58 kg de carcaças de cinco animais mestiços Chianina e Guzerá, com 17,41% de ossos e cartilagens.

Em um trabalho publicado pelo jornal o *Estado de S. Paulo*, em 28/6/1995, Felício resume e dá uma ideia completa sobre o aproveitamento de um bovino, pela análise de um animal de 468 kg (31,2 arrobas), indicada na Tabela 10.2.

Tabela 10.2 Abate e rendimentos de um novilho precoce de 24 meses e com 468 kg de peso vivo

Peso vivo: 468,0 kg (31,2 @)		
Perdas durante o transporte: 28 kg de fezes, urina e suor por estresse e jejum de 18 a 24 h antes do abate: 10 kg na "linha de desmontagem": 42 kg, dos quais 32 kg de matéria verde nos estômagos e intestinos, por gotejamento e evaporação no ambiente de matança. Total parcial: 80 kg, que representam 17% do peso vivo, sem aproveitamento comercial 468 – 80 = 388 kg, ou: 255,0 kg de carcaça = 54,5% do peso vivo 7,3 kg de carne industrial = 1,6% 12,9 kg de miúdos e glândulas = 2,8% 48,0 kg de sangue, ossos e gordura = 10,2% 65,0 kg de couro, mocotós, intestinos, buchos e tripas = 13,8% Total parcial = 388, ou 82,9% do peso vivo		
Desdobramento do boi	**kg**	**%**
Boi gordo na fazenda	468	100
Boi gordo no frigorífico	440	93,5
Carcaça	255	54,5
Carne industrial	7,3	1,6
Miúdos e glândulas	**12,9**	**2,8**
Tripas	37	7,9
Carcaça resfriada	**250**	**100**
Traseiro especial	120	48
Dianteiro	95	38
Ponta de agulha	35	14
	250	**100**
Quebra nos currais e matança	15	3,2
Carnes nobres		
Traseiro	120	
Dianteiro	95	
Ponta de agulha	35	
Miúdos		
Fígado	5	
Língua	–	
Bucho	6,3	
Rabo	1,4	
Coração	1,4	
Pulmão (bofe)	4,8	
Rins (2 peças)	2 peças	
Mocotós (2 peças)	2 peças	
Baço	1	

Continua...

Continuação

Aproveitamento		
Aba de orelhas	2 peças	
Abomaso	1	
Beiço	0,2	
Bílis líquida	0,35 L	
Casco e chifres	1,1	
Crina	0,04	
Medula	0,2	
Barrigada completa	1 peça	
Nervo ABC	0,9	
Pâncreas	0,2	
Carne para industrialização		
Carne de cabeça	2,6	
Lombinho	0,8	
Fraldinha	1,2	
Subprodutos		
Couro fresco	37	
Farelo de carne	2	
Farinha de sangue	2	
Sebo industrial	18 (3,85% do peso vivo, 5,32% do peso líquido, ou 7,5% da carcaça)	
Óleo de mocotó	0,23	

Tabela 10.3 Percentagens dos cortes comerciais desossados

Categoria	%	Categoria	%
Especial	14,3	**Média**	20
Contrafilé (filé de lombo)	11,73	Paleta	13,62
Filé mignon	2,32	Coxão duro	5,94
Superior	26	**Inferior**	40
Alcatra	6,33	Peito	7,32
Coxão mole	11,87	Pescoço	7,73
Lagarto	2,43	**Acém**	7,25
Patinho	5,57	Ponta de agulha (costela)	13,57

Fonte: FELICIO, 1977 – Peso vivo médio de 410 kg e 235 kg de carcaças de
22 novilhos Nelore, com 18,7% de ossos e 73% de carne aproveitável.

Pela bibliografia, o aumento do peso vivo pode reduzir a percentagem de carne aproveitável, como se vê na Tabela 10.4.

Tabela 10.4   Rendimento de carne aproveitável em 32 novilhos, em função do peso vivo

	Peso vivo no abate (kg)			
	307	**386**	**466**	**545**
Número de novilhos	32	32	32	32
Rendimento em carcaça (%)	54,5	56,5	57,4	59,1
Peso de carcaça (kg)	167	217	268	322
Carne aproveitável (%)	65,3	64,0	60,6	58,2
Carne de primeira (%)	50,9	49,3	47,0	44,9
Gordura (%)	14,4	17,6	24,0	28,6
Ossos (%)	17,6	16,4	14,9	13,5

Fonte: FELÍCIO, 1977.

O aumento de peso vivo parece ter sido causado, principalmente pelo aumento do peso de gordura e não de volume muscular. Comparando-se as percentagens de gordura dos animais de maior e de menor peso, nota-se uma diferença de 98,6%. A mesma comparação em relação à carcaça revela aumento de 92,8%. Entre os ossos, houve redução de 23,3% e no peso de carne aproveitável, redução de 11,88%.

No Brasil, animais mestiços ou cruzados são preferidos porque podem apresentar maior peso de carcaça por dia de idade e maior peso nos cortes destinados à industrialização. Nas condições do País, raça, peso vivo e idade são tidos como fatores importantes para a qualidade da carcaça, enquanto se considera que sexo, sistema de criação e acabamento, aparentemente, não têm efeito significativo sobre o rendimento. Peso e idade são importantes na avaliação de carcaças. O aumento do peso vivo decorrente da idade resulta em abate de animais com maior rendimento em carcaça, menos peso de ossos e mais gordura. A grande maioria de novilhos é abatida com quatro anos; é comum a quantidade ser considerada mais importante do que a qualidade da carne. São mais valorizadas as carcaças de novilhos de mais de 15 arrobas (225 kg), sem preocupação com idade, gordura e musculosidade.

Entretanto, já há um esforço no sentido de incentivar a qualidade e o envio de gado mais jovem para os abatedouros, com a até 24 meses de idade. Como incentivo, a arroba de boi pode ser valorizada em 2%, em média, podendo atingir 10%, dependendo da qualidade da carcaça. De maneira geral, a carne de vacas tem menor remuneração, pois esses animais vão mais velhos para os frigoríficos e apresentam carne mais dura.

Os animais mais novos pesam menos. Uma novilha de 24 meses pesa ao redor de 400 kg e produz 180 kg de carcaça. Um novilho da mesma idade pesa mais e sua carcaça atinge de 200 a 210 kg. Nessas condições, os animais apresentam, no máximo, quatro dentes (incisivos) e 3 mm de capa de gordura, na altura da 12ª e 13ª costelas. Há pecuaristas que já conseguem abater com 18 a 20 meses.

Até 1989 não havia um sistema de classificação e tipificação de carcaças embora algumas tentativas tenham sido feitas para isso. Na prática, havia uma classificação comercial que refletia a qualidade e as exigências para exportação. As categorias eram: *chilled beef* (1ª e 2ª qualidade), consumo, charque e conserva, em que *chilled* é a carcaça de ótimo acabamento e conformação; *consumo* (cidade) é a carne solicitada nos grandes centros consumidores; *charque* corresponde à carne de novilhos que no abate apresentem bom peso morto e bom estado de gordura, com cinco anos de idade e *conserva* as carcaças de animais inaptos para engorda por falta de qualidades zootécnicas e depreciação por efeito de doenças.

Atualmente, a legislação vigente é a Portaria Ministerial n. 612, de 5/10/1989, que adota os seguintes parâmetros: sexo (macho, castrado, fêmea); maturidade (via dentes de leite e definitivos); conformação (convexa, retilínea e côncava); acabamentos em termos de cobertura de gordura (ausente, escassa, mediana, uniforme e excessiva). Uma vez classificadas, as carcaças são hierarquizadas em seis tipos designados pelas letras da palavra B-R-A-S-I-L, conforme a Tabela 10.5.

Tabela 10.5   Requisitos para enquadramento das carcaças na tipificação oficial

Tipo	Sexo	Maturidade (dip)*	Acabamento	Conformação ***	Peso carcaça mínimo (kg)
B **	C e F	0 – 4	2,3 e 4	C, Sc e Re	C = 210, F = 180
	M	0	2,3 e 4	C, Sc e Re	M=210
R	C e F	0 – 6	2,3 e 4	C, Sc, Re e Sr	C = 220, F = 180
A	C e F	0 – 6	1 e 5	C, Sc, Re e Sr	C = 220, F = 180
	M	0	1 e 5		
S	C e F	0 – 8	1 – 5	C, Sc, Re e Sr	C = 225, F = 180
I	C e F	0 – 8	1 – 5	C, Sc, Re e Sr	s/restrições
L	C e F	0 – 8	1 – 5	Co	s/restrições

*   dip = dentes incisivos permanentes
** = o padrão cota Hilton corresponde ao tipo B sem macho M (macho inteiro) e sem acabamento 4 (gordura uniforme); as indústrias exportadoras costumam exigir um peso mínimo de carcaça de 16 arrobas (240 kg) para tipificar as carcaças como Hilton.
*** C = convexa, Sc = subconvexa, Re = retilínea, Sr = subretilínea, Co = côncava

Fonte: FELÍCIO, 2006.

10.1.5 CORTES COMERCIAIS

As carcaças são divididas para comercialização, entre duas costelas e em três partes: dianteiro, traseiro e ponta de agulha.

Comumente, no comércio interno, divide-se na altura da 5ª costela e da 12ª para exportação. No corte denominado serrote a divisão é feita entre a 5ª e a 6ª costela. O traseiro fica com oito costelas. A ponta de agulha é separada no costilhar (costado), em uma distância da linha dorsal, variável de acordo com o peso da carcaça. Para carcaças até 230 kg a distância é de 22 cm, de 231 a 260 kg é de 23,5 cm, de 261 a 290 kg é de 25,0 cm, de 291 a 320 kg, de 26,5 cm e acima de 321 kg de 28,0 cm.

Tecnicamente os cortes são segmentos cárneos, desossados ou não, obtidos pela divisão da carcaça e classificados em categorias, para atender às exigências da comercialização. Na categoria inferior, além dos cortes citados nas Tabelas 10.1 e 10.3 há o denominado fraldinha.

Cortes especiais

O contrafilé, também denominado filé de lombo, é constituído pelos feixes musculares acima das vértebras lombares; o filé mignon é formado pelos músculos bem destacados sob o corpo das vértebras lombares, denominados grande e pequeno psoas.

Cortes superiores

O alcatra é formado internamente pelos psoas grande e pequeno e pelo ilíaco, unidos; externamente notam-se os músculos glúteos;

O coxão mole, ou chã de dentro, é localizado na face interna dos membros traseiros, na região correspondente à coxa e perna;

O lagarto é constituído pelo músculo semitendinoso, que fica ao longo da nádega do animal;

O patinho é encontrado no quarto traseiro, na região anterior e interna da coxa;

Cortes médios

- Paleta, músculos dos membros anteriores;
- Coxão duro ou chã de fora, é localizado na parte externa do quarto traseiro;
- Fraldinha, músculo reto do abdome; acém, localizada entre a paleta e a parte posterior do pescoço;
- Costela, ou ponta de agulha, que corresponde aos dois arcos costais;
- Músculo, composto pelos segmentos dos bíceps do metacarpo no quarto dianteiro e dos flexores e extensores do metatarso e falange, no quarto traseiro. Contrapeso, constituído de vários músculos extensores e flexores do metacarpo, metatarso e falanges.

A Figura 10.5, adaptada de Suplemento Agrícola do jornal *O Estado de S. Paulo* (28/6/1995) esquematiza os cortes comerciais usuais de um bovino.

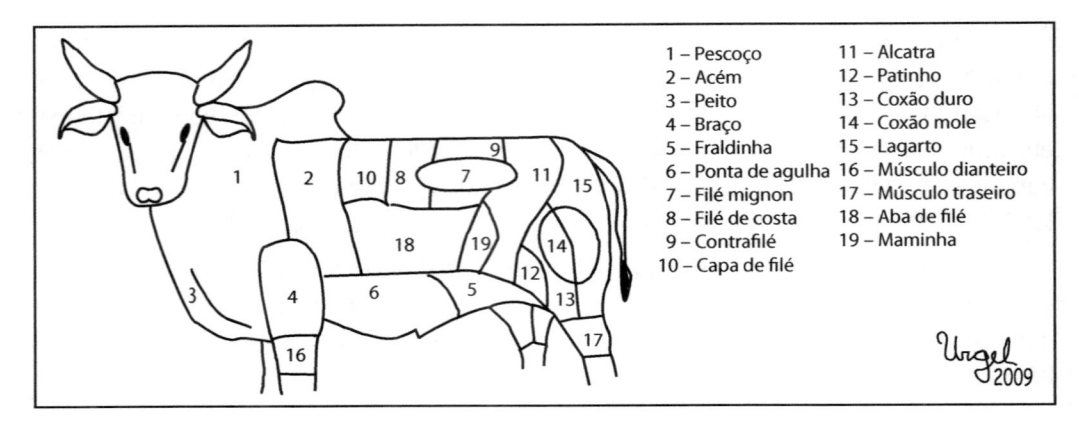

1 – Pescoço
2 – Acém
3 – Peito
4 – Braço
5 – Fraldinha
6 – Ponta de agulha
7 – Filé mignon
8 – Filé de costa
9 – Contrafilé
10 – Capa de filé
11 – Alcatra
12 – Patinho
13 – Coxão duro
14 – Coxão mole
15 – Lagarto
16 – Músculo dianteiro
17 – Músculo traseiro
18 – Aba de filé
19 – Maminha

Fonte: Adaptado de diversas publicações.

Figura 10.5 Desenho esquemático de um bovino e seus cortes comerciais usuais

BIBLIOGRAFIA

ATHANASSOF, N. *Manual do criador de Bovinos*. 5. ed. São Paulo: Melhoramentos, 1953. 818 p.

BLECHER, B. O Boi por dentro e por fora. Suplemento Agrícola do jornal *O Estado de S. Paulo*. n. 658. 1987.

DANILOV, M. M. *Handbook of food products*: meat and meat products. Trad. inglesa do russo. Jerusalém. Israel Program for Scientific Translations, 1969. 173 p.

DEGASPERI, S. A. R. *Bovinocultura leiteira*. Curitiba: CHAIN. 1988. 429 p.

DOMINGUES, O. *O gado indiano no Brasil*. Rio de Janeiro: Planam. Sunab. Série Estudos n. 1. 1966. 422 p.

DUKES, H. H. *Fisiologia de los animals domesticos*. (vers. cast.). Madrid: Aguilar, 1962. 962 p.

ENSMINGER, M. E. *Beef cattle science*. 4. ed. Danville: Interstate, 1968. 1020 p.

FELICIO, P. E. Tipificação de carcaças. In: PEIXOTO, A. M.(coord.) *Enciclopédia agrícola brasileira*. São Paulo: Edusp, 2006. v. 6.

FELICIO, P. E. *Noções teóricas e práticas sobre carcaça bovina*. 1° Simp. sobre Exterior e Julgamento da Raça Nelore, Bauru. Assoc. Paulista de Criadores de Nelore, 1977. 8 p.

FELICIO, P. E. *O mérito da carcaça bovina*. Segundo Simpósio sobre Pecuária de Corte. Piracicaba: FEALQ, 1978.

JARDIM, W. R. *Curso de bovinocultura*. Campinas: Instituto Campineiro de Ensino Agrícola, 1973. 501 p.

MINISTÉRIO DA AGRICULTURA. *Regulamento da inspeção industrial e sanitária de produtos de origem animal*. Brasília, 1980. 265 p.

MUCCIOLO, P. *Carnes*: conservas e semiconservas. Tecnologia e inspeção sanitária. São Paulo: Ícone, 1985. 150 p.

MUCCIOLO, P.; PAIVA, O. M. de. *Cortes de carne bovina em São Paulo:* bases óssea e muscular dos diversos segmentos. *Rev. Fac. Med. Vet*. São Paulo, n. 1, p. 179-204, 1940.

PEIXOTO, A. M. Carcaça Bovina. In: INGLEZ DE SOUSA, J. S. *Enciclopédia agrícola brasileira*. São Paulo: Edusp, 1998. v. 2.

PRICE, J.F.; SCHWEIGERT. B. S. *The science of meat and meat products*. 2. ed. San Francisco: W. H. Frêman, 1970. 660 p.

ROMANS, J. R.; ZIEGLER, P. T. *The meat we eat*. 11. ed. Danville: Interstate, 1974. 780 p.

THORNTON, H. *Compêndio de inspeção de carnes incluindo inspeção de coelhos, aves e peixes*. Trad. 5. ed. London: Baillière, Tindall, Cassell. 1969. 665 p.

10.2 SUÍNOS

Aristeu Mendes Peixoto

Urgel de Almeida Lima

Os suínos são comumente designados por porcos; são mamíferos da ordem dos Artiodáctilos (cascos na extremidade dos dedos), subordem dos Suiformes (casco sulcado ou dividido) e pertencem à família dos Suídeos. Esta se subdivide em três subfamílias: *Tajasuinœ*, representada no Brasil pelos porcos-do-mato; *Babirusuinœ*, constituída pelos babirrussas da África e Ásia e finalmente pela *Suidœ* que possui apenas um gênero *Sus*, ao qual se filiam os javalis e os porcos domésticos. Como todas as espécies desse gênero são férteis entre si. É comum a tendência de reuni-los numa única *Sus scrofa*.

De acordo com alguns autores há pelo menos três grandes espécies de javali, das quais provieram as espécies domésticas atuais de suínos: *Sus scrofa ferus*, originária da Europa e países vizinhos; *S. vitatus* ou *indicus*, das Índias, e *S.verrucosus*, pequeno javali verrucoso das ilhas do Oceano Índico.

O porco foi uma importante fonte de carne na China desde 4 000 anos a.C, mas outros povos, como egípcios, hebreus e árabes, não o comiam, acreditando que por ser animal imundo poderia transmitir enfermidades ao homem.

A domesticação do porco na China deve ter se verificado em épocas muito remotas, pois na Europa ele já aparece como um dos primeiros animais domesticados.

Nas raças atuais distinguem-se três tipos: *asiático*, derivado do *Sus vitatus*, de face curta, perfil ultracôncavo, orelhas curtas, fronte plana e larga, protuberância occipital volumosa e grande predisposição à engorda; *céltico*, de face longa e estreita, perfil côncavo, orelhas longas e caídas sobre as bochechas, fronte larga e chata, derivado do *Sus scrofa*; ibérico, de face longa e pontiaguda, perfil subcôncavo, orelhas médias e horizontais, dirigidas para a frente, de fronte estreita e pouco reentrante, derivado do *Sus mediterraneus*, resultante do cruzamento das duas espécies anteriores na Europa.

Embora pelos e pele possam representar matéria-prima industrial, a carne e a gordura são os produtos realmente importantes.

A grande rapidez de desenvolvimento faz dos porcos uma das mais importantes matérias-primas entre os animais domésticos. Eles crescem e se tornam adultos rapidamente; com um ano de idade já estão aptos à procriação. O período de prenhez é curto, de 114 dias, em média, e uma fêmea pode parir, pelo menos, até duas vezes em um ano. A proliferação é grande porque as fêmeas boas reprodutoras produzem ao redor de oito leitões por vez. Os porcos comem de tudo e transformam rapidamente o alimento em peso vivo, mas as criações racionais são feitas com alimentação e nutrição bem controladas, com rações balanceadas. São muitas as raças criadas economicamente. A bibliografia fala de capados com 300 a 350 kg de peso vivo, porém, no Brasil, já não se criam animais desse porte.

10.2.1 NOMENCLATURA COMUM SOBRE SUÍNOS

Entre os criadores há uma nomenclatura para designar os suínos de acordo com o sexo, idade, atividade e castração. Segundo essa nomenclatura, eis as denominações usualmente empregadas:

Leitões – são os filhotes, de ambos os sexos.

Leitão – o macho desde o nascimento até a idade de reprodução.

Cachaço – o macho adulto não castrado.

Varrão – o macho reprodutor.

Capadete – o macho castrado, entre seis e oito semanas de idade.

Capado – o porco castrado, adulto.

Roncolho – o macho criptorquídico, com apenas um testículo na bolsa escrotal, porque o outro não desceu, permanecendo na cavidade abdominal, próximo aos rins.

Leitoa – a fêmea, desde o nascimento até a idade de reprodução, ou a não parida, independentemente da idade.

Porca – a fêmea após a primeira parição.

10.2.2 CLASSIFICAÇÃO DOS SUÍNOS

Os suínos são multíparos e sua capacidade reprodutiva é importante para o sucesso de uma empresa que se dedica à sua exploração econômica.

Os primeiros animais foram trazidos para a América por Cristóvão Colombo e em 1532 para o Brasil por Martim Afonso de Souza. Ao longo dos séculos, a sua criação continuada adaptou os animais às diferentes regiões determinando características que puderam classificá-los em raças nacionais, em contraposição às raças denominadas estrangeiras que foram importadas da Europa e dos Estados Unidos no século XX. A importação contribuiu muito para o melhoramento dos rebanhos quanto ao vigor, rusticidade, prolificidade, qualidade das carcaças e espessura do toicinho.

A leitura da bibliografia pelo leitor pouco afeito à suinocultura confunde um pouco o consulente quando fala de classificação de capados.

Há dois tipos principais de suínos: o tipo gordura ou banha, e o tipo carne. O tipo banha já teve muita importância, quando as gorduras vegetais ainda não haviam tomado o destaque que têm na alimentação e na nutrição humanas. As gorduras animais eram as únicas ou as mais usadas, e os porcos os seus principais fornecedores. Com a tendência à substituição das gorduras animais pelas vegetais houve um crescente interesse pela seleção e criação de animais tipo carne, e é o que se faz extensivamente no Brasil.

O tipo carne produz animal bom para abate com menos consumo de alimento que o tipo banha.

Entre outras características, Torres (1958) descreve o tipo banha como animal de cabeça e pescoço curtos e largos, linha superior pouco arqueada ou quase reta (dependendo da raça), costelas muito arqueadas, corpo pequeno de linha inferior próxima do solo, pernis cheios e espessa camada de toicinho no dorso, flancos e pernis. O tipo carne (bacon ou carne curada), é comprido, com 96 a 100 cm da paleta à cauda, tem sete a oito meses de idade no abate, linha superior bem arqueada, camada de toicinho de 3 a 4 cm de espessura, em média, de 3,5 cm, boa cobertura de carne nos flancos e linha inferior do corpo bem alta em relação ao solo. Existe o tipo intermediário entre bacon e banha, mais enxuto que este e mais gordo que aquele. A Figura 10.6 representa os três tipos.

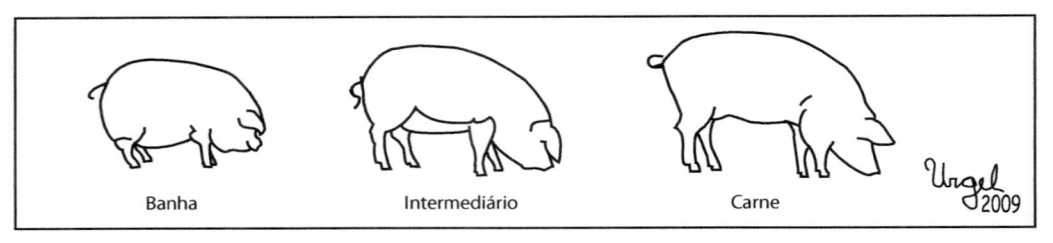

Banha   Intermediário   Carne

Fonte: Adaptado de diversas publicações.

Figura 10.6   Tipos de suínos

Já Thornton (1969) classifica os suínos em porcos para carne, para bacon, cachaço e porca. Os dois últimos se destinam à reprodução. O porco para carne pesa entre 60 e 120 kg no abate e rende de 35 a 55 kg de peso morto. Sua carcaça não deve ser exageradamente longa, a linha dorsal não deve ser arqueada, deve ter boa profundidade do lombo e a gordura do dorso deve ser distribuída uniformemente por trás das paletas. Os porcos para bacon devem ter corpo comprido, dorso um pouco arqueado, não muito gordo, pernis cheios até o jarrete. Com essa conformação o bacon apresenta-se com proporção correta de carne e toicinho.

O suíno tipo bacon é moderadamente longo, com cabeça e papada leves, linha dorso-lombar arqueada, com costado bem coberto de carne, sem revelar elevada espessura de toicinho.

Godinho (1986) classifica os animais na granja, em: tipo A, os leitões vigorosos para reprodução; tipo B, os médios para engorda e tipo C, leitões pequenos para assar.

Para a venda, a classificação de leitoas para assar indica animais de 10 a 15 kg de peso vivo, menos vigorosos, que não são colocados para engorda porque não pagarão a comida que consumirem.

Os leitões de 20 a 30 kg são denominados capadetes para engorda e os de 90 kg ou mais, capados para o abate. Para estes, considera-se que 75 kg é o peso ideal, porque, para o criador, eles ainda têm capacidade de conversão, para o consumidor porque possuem carne mais tenra, e para o frigorífico porque oferecem melhor rendimento no abate, com menos toicinho.

A existência de diferentes classificações tornou imperioso o estabelecimento de uma forma geral para a avaliação dos suínos, resultando num método nacional.

10.2.3 ABATE

O abate consiste na morte do animal, imprescindível para que seus músculos sirvam de alimento assim como outras partes, como gordura, sebo, pelos, miúdos e ossos sejam utilizadas comercialmente. A matança deve ser conduzida de maneira a causar o mínimo sofrimento e, concomitantemente, a permitir que se obtenha a carne da melhor qualidade para o consumo.

Atos de crueldade devem ser proibidos e por isso os abatedouros devem harmonizar interesses éticos e industriais o que levou pesquisadores ao longo dos anos a encontrar métodos eficientes de abate com o mínimo de sofrimento, conservando a qualidade da carne e das vísceras suprimindo rapidamente a consciência do animal, evitando ferimentos no magarefe e usando instrumentos que exijam o menor esforço do operário.

Os métodos de abate se resumem em degola, enervação, atordoamento por comoção e descarga elétrica.

A degola, recomendada para pequenos animais é executada seccionando as carótidas e jugulares.

A enervação consiste na secção da medula espinhal por meio de estocada feita na nuca no espaço occípito-atloideo com faca especial de lâminas duplas denominada de choupa.

O atordoamento por comoção é feito com uma pancada com macete próprio aplicada na região frontal ou com um a pistola de dardo cativo.

A descarga elétrica consta da aplicação de uma descarga de corrente alternada de baixa voltagem (75 volts e 250 miliamperes) nas têmporas.

A degola e a descarga elétrica são os métodos recomendados para os suínos. Entretanto, nos pequenos matadouros e em abate doméstico é comum o atordoamento com macete e em seguida a sangria imediata à morte para que a carne ofereça a melhor qualidade em termos de coloração e maciez. Ela é feita pela inserção de faca afiada a partir da linha média do peito, na depressão do esterno até seccionar a veia cava anterior e, às vezes, a artéria carótida, mas sem atingir o ombro, pois o refluxo de sangue pode prejudicar a cor e a conservação da carne.

A legislação federal sobre inspeção industrial e sanitária de produtos de origem animal regula a operação de abate.

A degola é a única forma de abate aceita por muçulmanos e hebreus em respeito a princípios religiosos. Thornton (1969) faz a descrição da "matança à moda judaica" regulada pelo ritual, de conformidade com o "Mischna do Talmud" e detalha os diversos aspectos do abate.

Em qualquer animal se distinguem o peso vivo, o peso morto e a carcaça. Peso vivo, obviamente é do animal não abatido; peso morto é obtido após a matança, em que alguns fluidos são eliminados, e carcaça é o animal esfolado, limpo, sem as patas, podendo conter ou não os rins.

10.2.4 PREPARO DA CARCAÇA

A carcaça é preparada como se segue: após o sacrifício, o sangue deve ser eliminado da melhor maneira, o mais completamente possível, para garantir boa qualidade à carne. Após a morte, o animal é sangrado, pelado e aberto para retirada das vísceras. Coração, fígado e outros órgãos são usados para a alimentação e vendidos à parte, com a denominação de miúdos. As tripas são limpas e destinadas ao revestimento de embutidos.

Os suínos são pelados (depilados) após mergulhar a rês morta em um banho de água fervente e os pelos raspados com faca ou outro instrumento não cortante para não ferir a pele.

É costume também, em pequenos abatedouros ou em abate doméstico, chamuscar a pele e fazer a raspagem dos pelos. Depois é feita a evisceração, o corte das patas e a divisão da rês por corte ao longo da coluna vertebral.

Nos suínos a carcaça pode ou não incluir pele, cabeça e patas, de acordo com o Regulamento da Inspeção Sanitária de Produtos de Origem Animal, Art. 18 § 1º.

As patas são removidas, salgadas ou enviadas à industrialização como complemento de embutidos. Nos frigoríficos, orelhas, rabo, beiços e focinho são retirados, salgados e juntados às patas.

Portanto, o esqueleto com músculos, toicinho, pele e cabeça constituem a carcaça, que pode ser dividida em duas ou em quartos. As meias-carcaças contêm metade da cabeça. Os quartos são traseiros e dianteiros, constituídos de um membro e uma parte do corpo; com os pernis vão costelas e parte do lombo e com as paletas (membros dianteiros) vão pescoço e parte das costelas.

Também é costume separar a espinha vertebral, denominada de suã (Fig. 10.7).

O rendimento, ou seja, o peso líquido obtido na matança é o maior entre os animais domésticos e representa de 75 a 85% do peso vivo. O peso líquido varia de acordo com o tipo de corte. A cabeça é incluída na carcaça, representada na Figura 10.7.

O rendimento pode ser calculado considerando-se o peso da carcaça do porco pelado sem a barrigada e os quatro pés, ou a carcaça sem a barrigada e a suã, mas com os rins. No primeiro caso, o rendimento seria de 78 a 80% e, no segundo, de 73 a 78%. Além disso, o rendimento varia de acordo com o tipo de corte, engorda, raça, sexo, conformação, idade e repleção do tubo digestivo.

A qualidade e a proporção de carne e de toicinho são fatores de qualidade, pois não só o rendimento líquido interessa ao comprador.

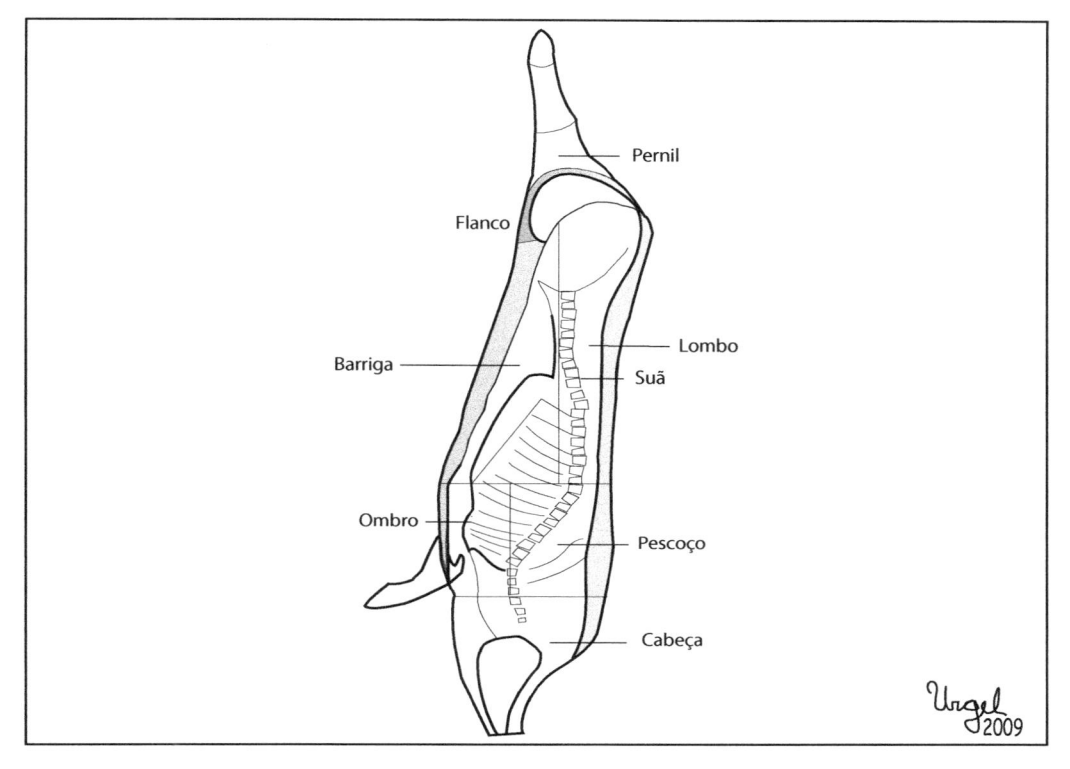

Fonte: Adaptado de diversas publicações.

Figura 10.7   Meia carcaça de um suíno

Existem diversos processos para avaliar as carcaças suínas. No Brasil, emprega-se o método proposto por Pinheiro Machado (1961) e oficializado pela Associação Brasileira de Criadores de Suínos (ABCS). Trata-se de um sistema centesimal que valoriza especificamente a área do olho de lombo (30 pontos), a espessura de gordura (40 pontos) e o comprimento da carcaça (20 pontos).

A apreciação visual inclui a avaliação de cinco itens (5 pontos): 1) paralelismo dos planos dorso-lombar e ventral; 2) espessura e uniformidade da distribuição do toicinho; 3) condição da paleta que deve ser leve, lisa, carnuda, sem gordura, bem inserida no pescoço; 4) características do pernil: largo e comprido, profundo e cheio até o jarrete, com boa cobertura de carne; 5) qualidade da panceta: espessa e rica em músculos abdominais entremeados com gordura.

10.2.5 CORTES

Os cortes, ou seja, as partes em que se divide a carcaça de um suíno variam de acordo com a região, com o país e costume de cada local.

A Figura 10.8 representa o corpo de um suíno e a indicação das partes em que é dividido, partes que recebem denominações diversas como os locais em que é vendido.

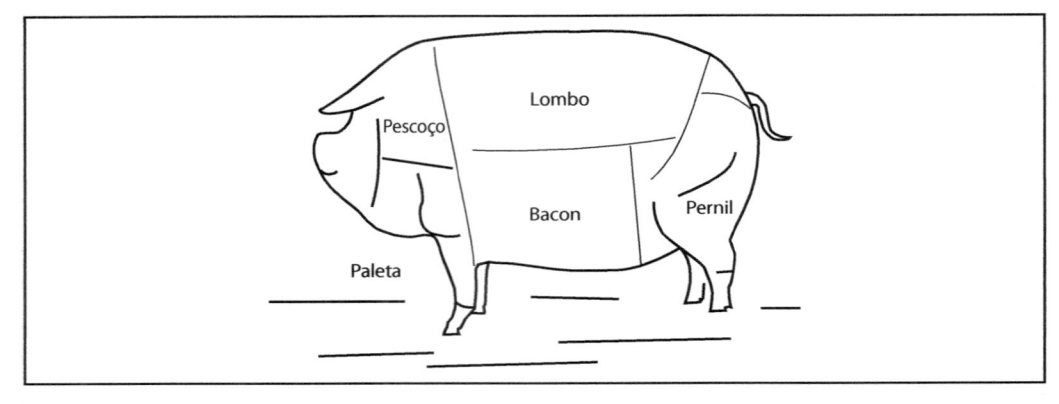

Fonte: Adaptado de diversas publicações.

Figura 10.8   Partes em que é cortado um suíno

10.2.6 PANCETA

É a região da barriga dos suínos avaliada em termos de músculo e gordura a partir da última vértebra torácica e da primeira lombar, justamente onde se faz o corte da meia rês, para medir a área do olho do lombo. A panceta deve ser espessa e rica em músculos abdominais entremeados de gordura.

A área de olho do lombo (AOL) mede o índice de musculosidade da carcaça.

O termo panceta também indica um produto de salsicharia preparado com manta de toicinho submetido a salga e defumação, enrolada e relativamente seca.

10.2.7 TOICINHO

De acordo com o Regulamento da Inspeção Sanitária de Produtos de Origem Animal do Ministério de Agricultura, Abastecimento e Pecuária, toicinho fresco é o panículo adiposo dos suínos submetidos a abate ainda com pele. Quando tratado pelo frio, é denominado toicinho frigorificado e, quando salgado com cloreto de sódio, é denominado de toicinho salgado.

Esses produtos devem: 1) não apresentar ranço ao sair do estabelecimento produtor; 2) não acusar manchas amarelas ou coágulos sanguíneos; 3) ser acondicionados em embalagem que os protejam do contato com substâncias estranhas ou de contaminação. É vedado o uso de antioxidantes diretamente no produto ou no sal usado na salga.

Além do valor nutritivo, o toicinho é importante na seleção e melhoramento de suínos. Há alta correlação entre a espessura do toicinho na região dorso lombar e a qualidade total da carcaça.

Na seleção dos indivíduos tipo bacon há necessidade de se avaliar a espessura do toicinho no dorso lombo dos reprodutores e seus produtos sem abatê-los e por métodos específicos.

O toicinho deve ser branco, untuoso ao tato, firme, sem elasticidade e não deve apresentar vacúolos. Ao ser comprimido, deve manter a depressão.

Toicinho amarelo e de aspecto oleoso pode ser resultado de má alimentação. Segundo Athanassof (1950), toicinho fibroso, elástico e com vacúolos provém de capado inferior, de carne coriácea e fibrosa. Essas características, como também aroma e sabor, só podem ser observadas após o abate. Entretanto, pelos maneios do porco, o conhecedor pode estimar a qualidade e a proporção de carne e toicinho.

10.2.8 SUÃ

É definida como o conjunto de ossos que formam a espinha dorsal dos porcos ou como a carne da parte inferior do lombo do porco, presa à coluna vertebral. Normalmente, é a coluna vertebral inteira separada das meias carcaças (Fig. 10.9), mas nos açougues pode ser comprada em vértebras separadas.

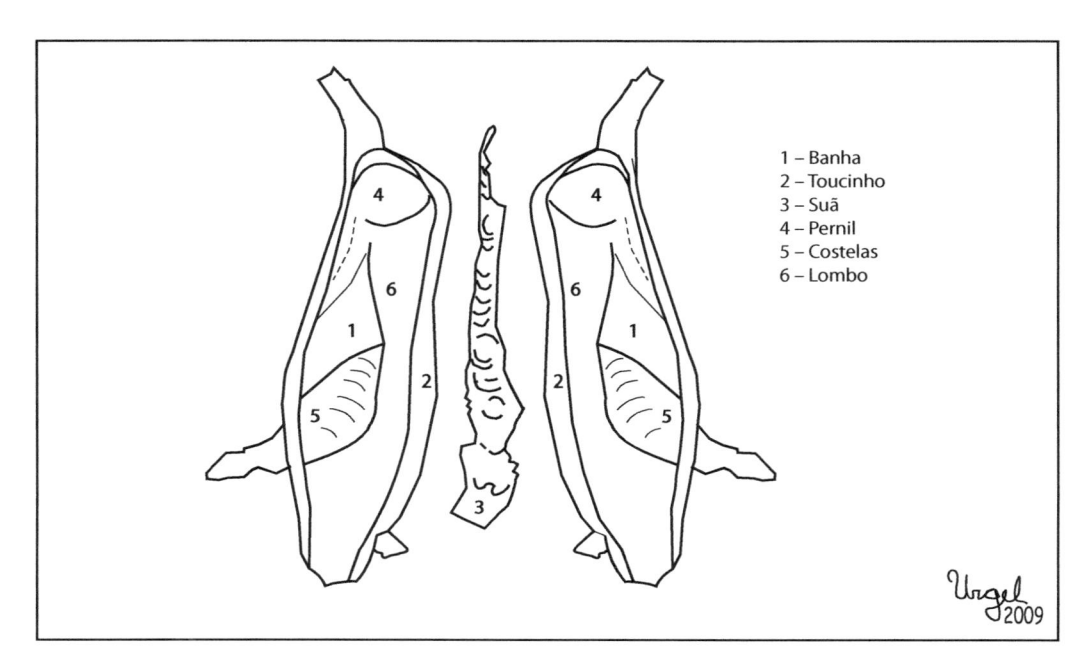

1 – Banha
2 – Toucinho
3 – Suã
4 – Pernil
5 – Costelas
6 – Lombo

Fonte: Adaptado de diversas publicações.

Figura 10.9 Meias carcaças e suã

10.2.9 GORDURA DE PORCO

É o produto da fusão da gordura. De acordo com a parte de onde é obtida modifica-se sua qualidade. Há gordura de toicinho obtida das mantas de toicinho, derretidas por calor direto em panela aberta a 110-121 °C; é a melhor a de cor branca, fina e a de melhor condição de conservação. A gordura de mantas e do dorso, fundida por calor direto em panelas a 115-126 °C, conserva-se bem, mas é mais escura. A gordura de primeira classe fundida a vapor significa 85% de toda a gordura. Conhecida por banha, é obtida pela fusão em autoclave, sob pressão de 13,5 a 22,5 kgf/cm^2 e a 140 °C, de todos os tipos de gordura, incluindo da barrigada. É de cor mais clara e de melhores características organolépticas que as obtidas por fusão a seco. Ainda há a gordura neutra, obtida de mantas de toicinho, por fusão seca a baixa temperatura (49 °C) e a obtida a seco em recipientes fechados e baixa pressão. Industrialmente, pode ser obtida a gordura de porco hidrogenada, que rança menos e tem ponto de fusão mais elevado.

BIBLIOGRAFIA

ATHANASSOF, N. *Manual do criador de suínos*. 4. ed. São Paulo: Melhoramentos, 1950. 386 p.

DANILOV, M. M. *Handbook of food products*: meat and meat products. Trad. inglesa do russo. Jerusalém: Israel Program for Scientific Translations, 1969. 173 p.

ENSMINGER, M. E. *Producción porcina*. Trad. esp. 4. ed. Buenos Aires: El Ateneo, 1970. 539 p.

ENSMINGER, M. E.; PARKER, R. O. *Swine production*. 5. ed. Danville, Ill. 1984. 568 p.

GODINHO, J. F. *Suinocultura*: tecnologia e viabilidade econômica. São Paulo: Nobel, 1981. 323 p.

GODINHO, J. F. *Suinocultura*: tecnologia moderada. Formação e manejo de pastagens. São Paulo: Nobel, 1986. 197 p.

JUERGENSON, E. M.; COOK, G. C. *Approved practices in swine production*. Danville: Interstate Printers & Publ. 4. ed. 1962. 329 p.

KRIDER, J. L.; CONRAD, D. J. H.; CARROLL, W. E. *Swine production*. New York: McGraw Hill, 1982. 672 p.

MIYADA, V. S. Bacon. In: INGLEZ DE SOUSA, J. S. (Coord.). *Enciclopédia agrícola brasileira*. São Paulo: Edusp. 1995. v. 1. p. 309.

LAVORENTI, A.; MIYADA, V. S. *Suinocultura*. Piracicaba: Fundação de Estudos Agrários Luiz de Queiroz. S.d.p. 130 p.

MONTEBELLO, N. P.; ARAÚJO, W. M. C. *Carne & cia*. Brasília: Senac, 2006. 324 p.

PEIXOTO, A. M. Toicinho. In: INGLEZ DE SOUSA, J. S. (Coord.). *Enciclopédia agrícola brasileira*. São Paulo: Edusp. 1998. v. 2. p. 186-187.

PEIXOTO, A. M. Panceta. In: PEIXOTO, A. M. *Enciclopédia agrícola brasileira*. São Paulo: Edusp. 2004. v. 5 p. 142.

PEIXOTO, A. M. Suínos. In: PEIXOTO, A. M. (Coord.). *Enciclopédia agrícola brasileira*. São Paulo: Edusp/Fapesp. 2006. v. 6. p. 252.

PINHEIRO MACHADO, L. C. *Os suínos*. Porto Alegre: A Granja, 1967. 622 p.

PRICE, J. F.; SCHWEIGERT. B. S. *The science of meat and meat products*. 2. ed. San Francisco: W. H. Frêman, 1970. 660 p.

ROMANS, J. R.; JONES, K. W.; COSTELLO, W. J.; CARLSON, C. W.; ZIEGLER, P. T. *The meat we eat*. 12. ed. Danville: Interstate, 1985. 850 p.

SANZ-EGAÑA, C. *Enciclopedia de la carne*. 2. ed. Madrid: Espasa Calpe, 1967. 1086 p.

THORNTON, H. *Compêndio de inspeção de carnes incluindo inspeção de coelhos, aves e peixes*. Trad. 5. ed. London: Baillière, Tindall, Cassell, 1969. 655 p.

TORRES, A. P. *Suínos*: manual do criador. São Paulo: Melhoramentos, 1958. 427 p.

VIANNA, A. T. *Os suínos*: criação prática e econômica. 5. ed. São Paulo: Nobel, 1975. 348 p.

10.3 OVINOS

Urgel de Almeida Lima

Os ovinos são ruminantes, como os caprinos e bovinos. No mundo, sua criação é a segunda mais importante, do ponto de vista quantitativo, estando após a dos bovinos.

Os maiores rebanhos estão na Austrália e na China.

Na América do Norte, nos Estados Unidos e no México também há rebanho numeroso, mas de pequena proporção em relação a outros animais e o consumo de leite é pequeno.

Na América do Sul, comparativamente, a criação de ovinos ainda tem pequena importância, embora haja bons rebanhos no Brasil, na Bolívia e no Peru.

No Brasil, há maior concentração no Sul, porém a criação representa menos de um animal por habitante, praticamente a mesma proporção mundial, enquanto na Austrália é quase dez vezes maior.

Ovinos são criados nos mais diferentes climas e latitudes, nos desertos e montanhas, em meios de alta precipitação pluvial, em regiões sujeitas a nevascas e em pastos de baixa fertilidade. Entretanto, o sucesso quanto à qualidade e melhores rendimentos, depende de vários fatores, tais como clima, solo, vegetação, aguadas, doenças, tipo de rebanho e concentração populacional humana. O clima é afetado pelo volume anual de chuvas, ventos, radiação solar, fotoperíodo e temperatura.

Dos ovinos, são obtidos carne, leite, lã e peles, com raças variadas e de diferentes, aptidões específicas como para lã e carne, para carne, lã e gordura, para carne e gordura, todas da espécie *Ovis aries*.

A importância da produção de lã, carne e leite varia nos diversos países.

Na Turquia, na França e no Irã a procura por leite é significativa para consumo ao natural. No Oriente Médio e nos países do Mediterrâneo, o consumo de leite de ovelhas chega a 45% do total de leite obtido. Entretanto, sua produção é destinada principalmente à produção de queijos.

Há raças que produzem mais de l5 kg de matéria graxa por rês em depósitos próximos à cauda, significativo em machos adultos de 70 a 100 kg de peso vivo e em ovelhas de 50 a 100 kg.

Embora a pele e a lã sejam muito importantes economicamente, neste livro, que trata de matérias-primas dos alimentos, os produtos mais importantes dos ovinos são carne e leite.

10.3.1 CLASSIFICAÇÃO DOS OVINOS

Assim como entre os bovinos, há animais com aptidões diversas, para produção especializada de carne, leite e lã, e os mistos, de acordo com a sua utilização.

Os animais para abate são denominados de cordeiros, borregos, capões e ovelhas, que são diferentes, de acordo com as mudanças que ocorrem do nascimento até forma adulta, relacionadas com cor da carne, estrutura muscular e sua firmeza, consistência dos ossos e distribuição da gordura – a entreverada nos músculos e a externa.

As diferenças se acentuam dos cordeiros aos borregos e ovelhas. Os capões apresentam pouca diferença com os borregos – que é a rês em idade próxima à da troca de dentes –, mas a dureza dos ossos permite identificar ambos, borregos e capões.

Para esclarecer, a idade dos ovinos é avaliada pela arcada dentária, na qual são identificados os dentes de leite até 12 meses, o aparecimento de dois dentes permanentes após 12 meses, quatro dentes com 24 meses, seis com 24 a 30 meses e a dentição completa com três anos, ou como se diz na prática, com a boca cheia. Os incisivos são a marca identificadora e só existem na mandíbula inferior (V. Caprinos).

Os ovinos nascem sem dentes e três a cinco dias depois nascem as pinças e os primeiros incisivos médios. Aos dez dias aparecem os segundos médios e de 25 a 30 dias saem os externos ou de canto.

A evolução da arcada dentária (troca de dentes de leite) se resume a pinças de dez a 18 meses, primeiros médios de 20 a 24 meses, segundos médios de 24 a 30 meses e externos de 30 a 36 meses. Esses dados são para reses normais. As precoces podem ter mudas mais rapidamente assim como as tardias em mais tempo, aproximadamente 60% mais tarde.

Cordeiro

A denominação cordeiro tem significado diferente, de acordo com a região onde é consumido, mas sempre se refere aos animais jovens, ainda com os dentes de leite.

Na bibliografia de língua inglesa cordeiros de leite (*milk-fed*) ou de primavera (*spring lambs*) são os sacrificados após o nascimento.

No Brasil, é o animal vivo de ambos os sexos antes de sete meses de idade, ainda sendo amamentado e com dentes de leite, com peso variável de 17 a 25 kg e rendimento de 9 a 15 kg de carcaça.

São cordeiros de leite os sacrificados com cinco a seis semanas, antes da desmama, ou os não desmamados com carcaça de 10 a 12 kg. Também são designados como cordeiros os mais velhos e desmamados, com carcaça de 10 a 22 kg.

Os cordeiros para exportação estão sujeitos a exigências rígidas quanto a características como pernas, terminação da gordura, lombo, proporção de gordura e de ossos, coloração da carne e gordura das costelas.

Borrego

É a denominação do cordeiro de menos de um ano, macho desmamado ou castrado, com carcaça de 20 a 25 kg.

Com idade de nove a quinze meses, o borrego tem carne mais escura e mais fibrosa que os cordeiros, gordura exterior mais espessa, firme e interna mais abundante.

A carne é tenra e suculenta e as costelas, como as dos cordeiros, são mais retas do que as dos capões.

Capões

Em inglês, os carneiros capados (*hogged-mutton*) são animais castrados quando estão com os dois primeiros dentes permanentes, ou 12 meses.

No Brasil, são animais castrados jovens com idade mínima de 15 meses, antes do aparecimento de características sexuais secundárias. As costelas são bem arqueadas, as cartilagens começam a ossificar e há presença de gordura de cobertura que distingue os capões das ovelhas.

Ovelhas

São animais abatidos adultos em idade mínima de uma parição, com carcaça de no mínimo 25 kg, ou no final do ciclo reprodutivo com seis anos. Os ossos são mais duros que os dos capões, ostentam capa de gordura espessa e mal distribuída, além de jarrete e pescoço mais finos.

Carneiros

Os animais velhos são sempre denominados de carneiros, mas há ainda o grupo de carneiros machos, castrados, com um ou mais dentes permanentes.

Os grupos se subdividem de acordo com a conformação, terminação e qualidade intrínseca da rês e recebem denominações de superior, muito bom, bom médio, comum e inferior.

Conformação é o aspecto exterior, conformação do esqueleto, quantidade de carne, espessura e distribuição da gordura externa.

Terminação refere-se a cor, espessura e distribuição da gordura. Boa condição significa cobertura de gordura lisa, firme, branca e distribuída uniformemente sobre o corpo. Pouca gordura ou excesso e má distribuição são defeitos. A boa terminação mostra gordura intramuscular abundante.

Qualidade refere-se a características da carne e da gordura intramuscular. Qualidade superior significa tecido muscular bem desenvolvido, firme e conjunto de fibras e tecido conectivo pouco consistente. A boa conformação e boa terminação garantem boa qualidade.

10.3.2 CARNE

Enquanto nos Estados Unidos a carne de ovinos representa 0,5% do total consumido, na Nova Zelândia a participação é de 47%. Nas regiões onde há restrições religiosas a outros tipos de carne, os ovinos contribuem com uma parcela substancial; no Afeganistão, com 46%, e no Irã, com 30%.

Quase toda a da carne do corpo dos carneiros é consumida, mas a preferida é a magra, formada por músculos em sua maior parte. A melhor, que está no dorso, lombo, garupa e pernas encerra de 6 a 7 % de gordura que contém de 9 a 10% de proteína. O rendimento da carcaça é de 45 a 50%, dependendo do estádio de crescimento e o melhor ponto de abate é o do animal pouco gordo.

Os animais abatidos são vendidos em carcaças inteiras ou em partes, distinguidas as pernas (pernil), as costelas, o peito, o pescoço e os contrapesos.

10.3.3 AVALIAÇÃO DAS CARCAÇAS

Elas são avaliadas por diferentes características, como peso, estádio de engorda, espessura dos músculos, aspecto da carne e da gordura e ossos.

- *Peso:* Varia de acordo com as regiões produtoras e características implícitas do animal. As dos cordeiros de leite pesam de 8 a 15 kg e os adultos de 20 a 25 kg.

- *Engorda:* Varia de acordo com a região e apreciação do mercado consumidor. A gordura nas carcaças de 15 a 18 kg deve ter espessura máxima de 4 mm entre as costelas. Sua presença é necessária para definir qualidade, pois as desprovidas de matéria graxa ficam acinzentadas.

- *Conformação:* As carcaças devem ser curtas, largas e de pernas roliças, características definidas pelas medidas. As consideradas de melhor qualidade medem 55 cm de comprimento, 25 cm de largura e o músculo dorsal longo tem 38,5 mm de espessura. As carcaças de menor qualidade são as compridas, com 76 cm de comprimento, 30 cm de largura e 28,5 mm de espessura no músculo dorsal.

- *Espessura dos músculos e aspecto da carne e da gordura:* A massa muscular deve ser bem desenvolvida, mas não há medidas estipuladas, embora sejam importantes a superfície e a espessura da carne na região das costelas, assim como a gordura ser branca e a carne rosada.

- *Qualidade da carne:* A qualidade da carne se define por maciez, suculência, aroma e sabor.

A maciez é caracterizada pela quantidade de tecido conectivo, pelo tamanho das fibras e tratamento antes do abate. Nos músculos longos e finos há mais tecido conectivo. Estresse, rigor mortis incompleto e atividade do músculo influem na maciez.

A *suculência* depende da quantidade de água e de gordura nos músculos.

O *sabor* e o *aroma* são influenciados pela composição da carne, por sua vez afetada pelo estado de saúde, alimentação, nutrição e teor de gordura. As carnes magras são similares a outras carnes vermelhas.

10.3.4 OBTENÇÃO DA CARNE

A carne é representada pelos músculos, de composição química constante, mas de constituição física variável de acordo com a posição no corpo ou na carcaça. Ela é obtida pelo abate de animais bem desenvolvidos para sua categoria e gozando de sanidade perfeita, isentos de parasitos e doenças.

As estatísticas são dinâmicas e variam, mas se admite que a produção de carne de ovinos corresponda aproximadamente a 5% do total de bovinos e suínos, ou 10% em relação aos bovinos considerados separadamente. Nos países onde há restrições religiosas a proporção do consumo de carne de ovinos é mais elevada, como exemplificada para os países muçulmanos.

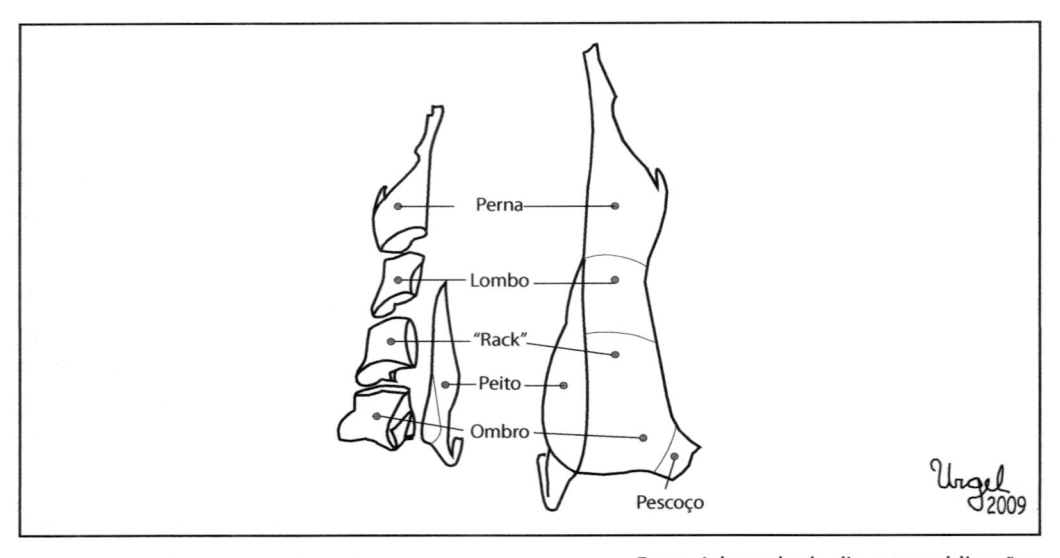

Fonte: Adaptado de diversas publicações.

Figura 10.10 Carcaça de ovino

10.3.5 LEITE

A produção leiteira não é função principal dos ovinos, embora haja raças com grande aptidão, explorada em algumas regiões, sobretudo para a produção de queijos, em particular, alguns queijos especiais como os de Roquefort na França e os pecorinos na Itália. Eles são imitados em outros países, incluindo o Brasil, em que são obtidos com qualidade similar aos originais e de muito boa aceitação.

Em linhas gerais, admite-se que a lactação das ovelhas seja de aproximadamente 100 dias, com produção média diária de 300 a 1500 g de leite, com média de 700 a 800 g por animal.

Normalmente, o leite de ovelha é mais rico em proteína e gordura que o de vaca e de cabra, como pode ser visto na Tabela 10.6, que compara o leite das três espécies.

Tabela 10.6   Composição dos leites de ovelha, cabra e vaca

Componente	Ovelha	Cabra	Vaca
Peso específico	1,0347	1,0305	1,0315
Água %	80,82	85,71	87,27
Caseína %	**4,97**	**3,20**	**3,02**
Proteína total %	6,52	4,29	3,35
Albumina %	1,55	1,04	0,53
Gordura %	**6,86**	4,78	3,50
Lactose %	**4,91**	**4,46**	**4,80**
Cinza %	0,89	6,76	0,71

Fonte: VIEIRA; SANTOS, 1967.

Há outras informações sobre a composição do leite de ovelhas, que ressaltam a maior riqueza em matéria seca quando comparada com o de gado vacum e indicam de 6 a 8 g de matéria graxa por 100 mL e de 5,5 a 6,5 g de material nitrogenado por 100 mL, em que 4,5 a 5,0 g são de caseína e de 0,8 a 1,0 g de albumina, contra 3,5 a 4,5 g de matéria graxa e 2,7 g de caseína e 0,3 a 0,4 g de albumina por 100 mL no leite de vaca.

Os teores de lactose praticamente se equivalem, entre 4,3 a 5,2 g por 100 mL.

Embora o teor de minerais seja similar, o leite de ovelha atinge de 1,1 a 1,2 g e o de vaca de 0,9 a 0,95 g por 100 mL.

A riqueza do leite de ovelha em matéria seca favorece a indústria queijeira, pois é possível obter um quilograma de queijo Roquefort com quatro litros de leite. Normalmente são necessários dez litros de leite de vaca para um quilo de queijo.

10.3.6 LÃ

A lã, mesmo que sua produção não seja o objetivo principal, é elemento de agregação de valor à exploração animal e contribui para a redução do preço da carne.

A Austrália, Nova Zelândia e Turquia são os maiores produtores, mas na Nova Zelândia, onde há grande produção de lã e relativamente pequena de leite, os carneiros são a principal fonte de carne.

Cobertura natural dos ovinos, termo-regulador do sangue e proteção do animal no frio e no calor, a lã se modifica pelo melhoramento dos animais.

Sua importância decorre do uso para fiação e tecelagem desde remota antiguidade. A evolução da indústria e a inclusão de mesclas de outras fibras, naturais e sintéticas, promoveram a valorização do uso da lã no início do século XX, quando a melhoria dos sistemas de transporte e comunicação influenciou a ampliação do mercado. Na época da depressão, na década de 1930, o mercado internacional de lã sofreu crises, superadas depois pelas guerras de 1939-1945 e a da Coreia.

Os lanifícios produzem tecidos com material de diversas procedências, de características de resistência, comprimento e grossura, de acordo com as exigências do mercado.

Nos finos tecidos e nos bons tapetes, é usual a adição de outras fibras para facilitar o tingimento, melhorar a durabilidade e outras características.

A lã é porosa, absorve mais água que outras fibras têxteis, retém mais calor por si própria, é leve, elástica, transmite os raios ultravioleta, é durável, não inflamável e forte, mais que fio de aço de mesmo diâmetro. Com ela faz-se tessitura de feltro e trançados.

As fibras de lã (Fig. 10.11) são formadas por uma epiderme de escamas, que envolve uma camada de células corticais longas e uma interna de células medulares. O conjunto tem comprimento, densidade, maciez e rendimento variável com sua posição no corpo. Quando da tosquia a lã vem acompanhada de um material gorduroso resultante da transpiração e de secreções da pele, denominada de suarda, composta por material solúvel em água (ácidos graxos e minerais, proteína) e, em maior proporção, de material insolúvel em água, porém sensível a solventes como hidrocarbonetos, álcool e clorofórmio. É a lanolina, ou graxa de lã, composta de ésteres de colesterol e principalmente por estearina e oleína.

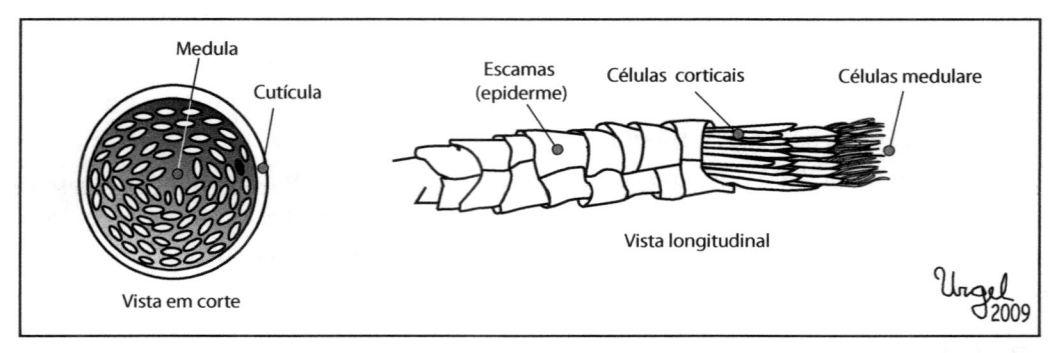

Fonte: Adaptado de diversas publicações.

Figura 10.11 Fibra de lã

As características da lã que influem em seu valor comercial são pureza (fibras brancas verdadeiras), resistência, condição física (impurezas), limpeza, remoção das impurezas, peso das impurezas, lanolina, igualdade e uniformidade, além de cor. A classificação enquadra as fibras de acordo com o diâmetro e outras características que as definem como próprias para vestuário e para tapetes.

Entretanto, por causa do aumento do consumo da carne e da concorrência das fibras têxteis sintéticas, a procura comercial por lã decresceu, e a criação de animais deslanados em relação aos produtores de lã vem crescendo.

10.3.7 ESTERCO

Como ocorre com os caprinos, o esterco é considerado subproduto de valor fertilizante e, por isso, oferece interesse econômico.

BIBLIOGRAFIA

ALMEIDA, W. P. D. Perspectivas da produção de pele e lã de ovinos no século XXI em face da disponibilidade de produtos sintéticos. In: SOC. BRAS. DE ZOOTEC. *Caprinocultura e ovinocultura*. Piracicaba: Fealq, 1990. 114 p.

CARLES, A. B. *Sheep production in the tropics*. New York: Oxford University, 1983. 213 p.

COOPER, M. Mc G.; THOMAS, R. J. *Profitable sheep farming*. 5. ed. Suffolk: Farming, 1983. 190 p.

DANILOV. N. ENSMINGER, M. E. *Sheep and wool science*. 3. ed. Danville: Interscience, 1964. 705 p.

FIGUEIRA, P. R. P.; BENAVIDES, M. V. Produção de carne ovina. In: SOC. BRAS. DE ZOOTEC. *Caprinocultura e ovinocultura*. Piracicaba: Fealq, 1990. 114 p.

MAY, N. D. S. *The anatomy of the Sheep*. 2. ed. Brisbane: University of Queensland Press, 1964. 369 p.

OLIVEIRA, E. R. Perspectivas da caprinocultura e da ovinocultura nas regiões semi-áridas. In: SOC. BRAS. DE ZOOTEC. *Caprinocultura e ovinocultur*. Piracicaba: Fealq, 1990. 114 p.

SPEEDY, A. W. (ed) *Progress in Sheep and Goat Research*. Oxon: C. A. B. International, 1992. 280 p.

VIEIRA, G. V. N. *Criação de ovinos e suas enfermidades*. 2. ed. São Paulo: Melhoramentos, 1968. 371 p.

VIEIRA, G. V. N. SANTOS, V. T. *Criação de ovinos e suas enfermidades*. 3. ed. São Paulo: Melhoramentos, 1967. 4 450 p.

10.4 CAPRINOS

Urgel de Almeida Lima

Os caprinos são ruminantes, como os ovinos e bovinos. As cabras domésticas oriundas de raças selvagens pertencem à espécie *Capra hircus* Linneu e produzem híbridos férteis com outros animais do gênero *Capra*.

Os caprinos são animais rústicos, e se adaptam bem em locais de pastagens fracas e de difícil acesso, como as regiões montanhosas; vivem em países muito frios, como o Tibete, e em locais semiáridos e de solos pobres.

De acordo com os registros históricos os caprinos foram domesticados depois do cão, há mais de sete mil anos, antes dos ovinos, bovinos e suínos. Curiosamente, enquanto se escreve ou diz criação de bois, carneiros e porcos, referimo-nos aos caprinos no feminino – criação de cabras –, englobando ambos os sexos, talvez por causa da importância delas como segundo animal domesticado e primeiro fornecedor de leite ao homem.

Os caprinos são animais rústicos e de grande robustez, ágeis, de difícil contenção, amam a liberdade, mas são muito dóceis, fator que deu origem a sua domesticidade e convivência histórica com o homem.

A criação de cabras é muito importante nos países da Ásia, da Oceania e da África, onde estão os maiores rebanhos.

Na Ásia os maiores criadores são Índia, China, Turquia, Paquistão e Irã; na África, Nigéria e Marrocos Francês; e, nas Américas, o Brasil e o México.

No Brasil as maiores criações estão nas regiões Leste e Nordeste, e nesta se adaptam bem e representam importante fonte de alimento e de matéria-prima.

Na região Sul estão os melhores rebanhos, de raças aperfeiçoadas para melhor aproveitamento das aptidões naturais dos animais.

Entretanto, o desenvolvimento do interesse econômico pela exploração das cabras como produtoras de carne e de leite, a melhora das condições de criação e de manejo e o melhoramento de animais se estende por todo o País, incrementando o consumo de seus produtos e a qualidade dos rebanhos em seus locais tradicionais de criação.

Os caprinos são produtores de carne, leite, pelos e peles e, de acordo com as diferentes raças, são criados para fornecer carne e leite, para carne e pelos e para carne e lã.

Uma cabra come mais que um bovino; enquanto este come aproximadamente 3% de seu peso vivo, um caprino come de 5 a 11%, com a vantagem de se alimentarem de vegetações pobres e restos de culturas que são consumidas por outros animais.

De acordo com alguns autores, os caprinos consomem pouco com sua manutenção e o que comem é transformado em material metabolisado de fácil comercialização e de alto valor de retorno, com pouco trabalho e capital.

10.4.1 CARNE

A carne é o produto subsidiário da criação de cabras voltada para a produção de leite, peles e pelos. As estatísticas não revelam com precisão o nível de seu consumo no Brasil, porque é elevada a quantidade de animais abatidos sem registro em pequenas comunidades e nas zonas rurais.

Mais de 95% da produção são vendidos como carne verde e não há exportação, pelo menos em números expressivos.

Quanto à produção de carne, não há raças especializadas de corte, pois a carne é considerada como subproduto; todos os animais destinados ao abate são classificados como mistos e devem se apresentar com bom desenvolvimento, boa constituição, ter precocidade, rusticidade e possuir boa cobertura muscular, sobretudo no dorso, no lombo, na garupa e nas pernas, nas coxas e pernas musculosas.

Os cabritos rendem de 40 a 50% do peso vivo, incluindo os rins, os capões de 48 a 50% e os machos velhos de 33 a 45%.

As cabras são precoces, de rápido crescimento e podem ser abatidas a partir do primeiro mês, mas o melhor estádio de desenvolvimento é de dois ou três meses, até cinco para ter maior peso e rendimento.

A carne dos caprinos é magra, com pequena quantidade de gordura entreverada nos músculos e as carcaças têm pouco revestimento adiposo, o que contribui para reduzir o consumo. Entretanto, face às normas de alimentação, a menor quantidade de gordura torna a carne de cabras mais adequada à saúde.

Há predisposição contra a carne de caprinos por causa do forte odor, identificado como almiscarado, mas a carne em si não tem odor, que é decorrente das más condições de abate e esfola.

O odor forte denominado de bodum é originado de secreção de glândulas minúsculas situadas na cabeça, ao redor dos chifres, mais forte na época de acasalamento, motivado pela ação hormonal. A carne de animais castrados é menos sujeita ao odor por decorrência da falta ou de menor atividade de hormônio.

Quando da esfola, a carne adquire o odor pelo contato com a pele, sobretudo de sua parte externa, ou pela falta de cuidado do esfolador que toca os músculos com as mãos sujas. Se o abate e a esfola são feitos cuidadosamente não há impregnação da carne.

Recomenda-se o abate de caprinos desodorizados, ou seja, os animais descornados ou que tenham as glândulas cirurgicamente eliminadas. A melhor carne é dos cabritos castrados dentro de duas semanas de idade e consumidos com dois a três meses. Os muito jovens têm carne mole e gelatinosa e os muito velhos, carne rija e de sabor inferior. A maneira de limpar a pele e de eviscerar influi nas suas qualidades organolépticas.

Em complemento, sugere-se que carcaças sejam refrigeradas por três a cinco dias antes do consumo, para melhorar o paladar e as condições físicas da carne, que amacia e se compara à vitela e à carne de ovinos.

As carcaças de caprinos rendem de 75 a 85% em relação ao peso vivo, incluindo a cabeça.

Não há ainda raça especializada de cabra para corte, a maioria é de animais de aptidão mista e todas produzem carne em quantidade satisfatória. Os caprinos para produção de carne devem ser precoces, rústicos, ter bom desenvolvimento, boa conformação, corpo comprido, tórax amplo, boa musculatura de revestimento do esqueleto, principalmente no dorso, no lombo, na garupa e nas pernas, ventre volumoso.

A carne provém do sacrifício de cabritinhos e de cabritos castrados jovens – quanto mais jovem melhor –, e de capões, cabras e bodes eliminados da criação. Os machos de qualquer idade, destinados ao abate, devem ser castrados para se obter boa carne, macia e sem odor. Os cabritinhos de menos de um mês não são castrados antes do abate e apresentam carne gelatinosa e de pouco sabor.

A qualidade da carne é definida pelo sabor, pela consistência e pela cor, todos dependentes da idade e da castração. Sabe-se que o animal precisa mamar, pelo menos, durante um mês para ter carne de bom sabor. Os de dois a três meses, que já se alimentam de forragem verde produzem carne de melhor sabor e maciez. Os castrados cedo e abatidos até os dois anos ainda têm carne de boa qualidade, mas os animais velhos de ambos os sexos têm carne dura, escura, seca, sem gosto e de cheiro desagradável.

A determinação da idade da rês é importante para o criador e para o comprador compreenderem as funções fisiológicas e zootécnicas que se manifestam em determinados períodos da vida e para definir o momento mais adequado do abate, com melhor rendimento. A arcada dentária é um elemento identificador da faixa etária.

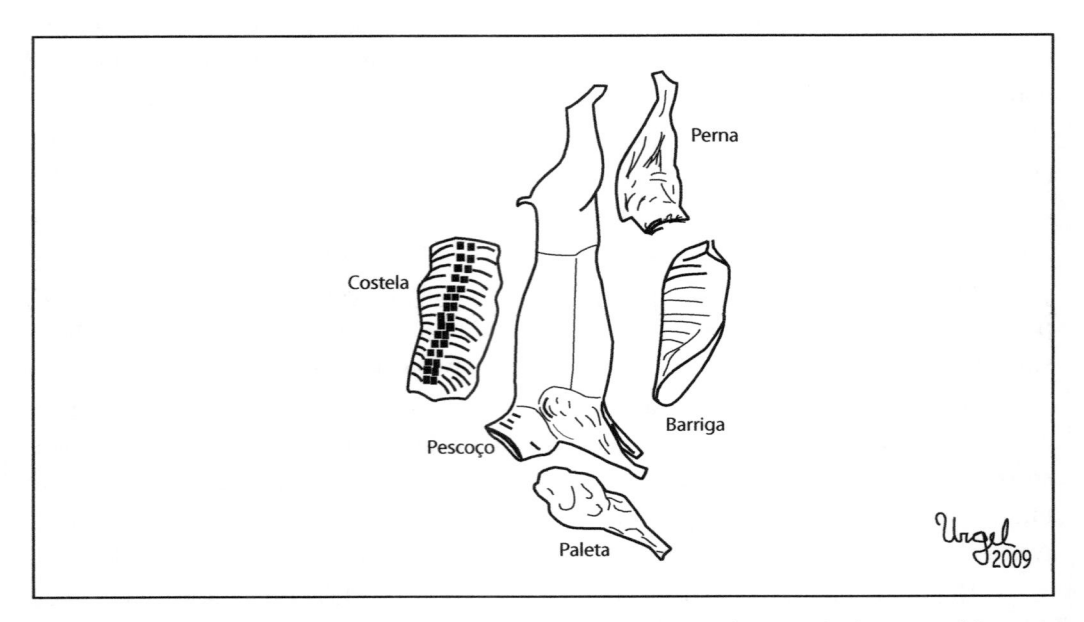

Fonte: Adaptado de diversas publicações.

Figura 10.12 Carcaça de um caprino.

O tratamento e a idade influem na qualidade da carne, o que justifica procurar conhecer a idade dos animais. Nos caprinos novos, de seis a oito meses, ela tem boa qualidade de aroma e é fortemente apreciada, assim como a de animais mais velhos (bodetes) com até 18 meses, mas castrados jovens.

Os caprinos adultos ostentam 32 dentes, divididos entre oito incisivos e 24 molares que se classificam como de leite (caducos) e permanentes (definitivos).

As cabras nascem sem dentes, mas a partir da primeira semana os dentes começam a nascer, de acordo com a Tabela 10.7.

Tabela 10.7   Evolução dentária dos caprinos

Dentes	Incisivos	Muda para pemanente
Pinças	Primeira semana (3 – 10 dias)	14 – 19 meses
Primeiros médios	Primeira semana (3 – 10 dias)	18 – 22 meses
Segundos médios	Primeira semana (3 – 10 dias)	20 – 25 meses
Cantos	Segunda à quarta semana	25 – 31 meses
Dentes	**Molares**	**Muda para pemanente**
Primeiro par	Primeira semana	2 – 3 anos
Segundo par	Primeiro mês	2 – 3 anos
Terceiro par	Segundo mês	3 – 4 anos
Quarto par (permanente)	4 – 6 meses	Não muda
Quinto par (permanente)	8 – 12 meses	Não muda
Sexto par (permanente)	18 – 24 meses	Não muda

Fonte: Jardim, 1964.

Os incisivos são frontais, quatro de cada lado da mandíbula e os molares se distribuem em número de seis de cada lado na mandíbula e na arcada superior.

A Figura 10.13 ilustra as diferentes fases da dentição dos caprinos

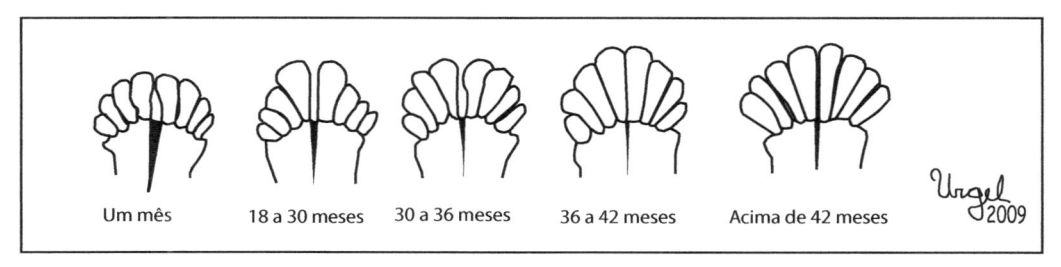

Um mês	18 a 30 meses	30 a 36 meses	36 a 42 meses	Acima de 42 meses

Fonte: Adaptado de diversas publicações.

Figura 10.13   Dentição dos caprinos

10.4.2 LEITE

As cabras foram os primeiros animais a fornecer leite para alimentação do homem. De sabor agradável, o leite de cabra não tem cheiro, a não ser quando há contaminação de odor durante a ordenha, por falta dos cuidados mínimos na higiene do animal, do local, do tratador e dos recipientes. Como no caso da carne a contaminação do leite com odor ocorrerá se os preceitos anteriores não forem seguidos. Também pode ocorrer pela proximidade de bodes dos animais durante a lactação, pela impregnação das fêmeas ou do próprio leite.

O leite de cabras difere do obtido de fêmeas de outros mamíferos, mas essa diferença é marcante entre o leite de coelha e humano, como se pode aquilatar pela Tabela 10.10. Entre cabras, ovelhas e vacas os teores de proteína total, gordura e de lactose são muito próximos, a não ser de algumas raças especificamente, como o de vacas da raça Jersey que acusam até 9% de gordura. O leite de ovelha tem mais matéria seca e o de cabra mostra mais albumina.

Entre suas características físicas o leite de cabras desnata com maior dificuldade do que o de vaca.

De sabor e odor agradáveis o leite de cabra é considerado excelente para crianças por causa da sua alta digestibilidade, comprovada pela digestão em duas horas, contra seis a sete horas do leite de vaca.

O leite de cabras é um produto importante, mas seu uso ao natural não é generalizado no Brasil embora haja países em que é hábito tomá-lo puro além de industrializá-lo.

A fabricação de queijos, por exemplo, é indústria próspera na França, onde se fabricam centenas de tipos de queijos. No Brasil já existe pequena industrialização de queijos de cabra.

Os queijos maturados ou inoculados com fungos liberam os ácidos capróico, caprílico e cáprico, responsáveis pelo forte aroma típico e sabor peculiar.

A fabricação dos queijos deve ser feita com leite ordenhado longe dos bodes para evitar que seja impregnado com seu cheiro e tenha a qualidade prejudicada.

Uma vaca leiteira de 500 kg fornece 3 000 kg de leite por ano, ou seja, seis vezes o seu peso; uma cabra de 50 a 60 kg produz 300 kg ou mais de leite, dez a 12 vezes mais que seu peso vivo. As raças leiteiras chegam a produzir de 500 a 600 kg de leite por lactação.

A composição do leite de cabra é encontrada nas Tabelas 10.8, 10.9 e 10.10.

Tabela 10.8   Composição de leites de cabra, bovino e humano

Elementos	Caprino	Bovino	Humano
Lipídeos %	4,5	3,67	3,6 – 4,7
Sólidos não gordurosos %	8,68	9,02	8,9
N total x 6,38 %	4,08	4,78	6,92
Proteína total %	2,9	3,23	1,1

Continua

Continuação

Caseína %	2,47	2,63	0,4
Albumina e globulina %	0,43	0,60	0,7
N nitrogênio proteico x 6,38 %	0,44	0,19	0,12
Cinza total %	0,79	0,73	0,31
Cálcio (CaO) %	0,19	0,18	0,04
Fósforo (P2O5) %	0,27	0,23	0,06
Relação P2O5/CaO	1:1,39	1:1,27	1:1,41
Cloro %	0,154	0,105	0,06
Ferro em p. p. 100 000	0,68	0,80	0,1-0,2
Cobre em p. p. 100 000	0,53	0,57	0,55
Vit. A. em U.I./g de graxa	39	21	31,9
Riboflavina em microgramas/100 mL	68	45	17
Ácido ascórbico em mg/100 mL	210	159	25,5
Vit. D em U.I./g de graxa	2	2	3,6

Fonte: MACKENZIE, 1970.

Tabela 10.9   Composição dos leites de ovelha, cabra e vaca

Componentes	Ovelha	Cabra	Vaca
Peso específico	1,0347 g	1,0305 g	1,0315 g
Água %	80,82	85,71	87,27
Caseína %	**4,97**	**3,20**	**3,02**
Proteína total %	6,52	4,29	3,35
Albumina %	1,55	1,04	0,53
Gordura %	**6,86**	**4,78**	**3,50**
Lactose %	**4,91**	**4,46**	**4,80**
Cinza %	0,89	6,76	0,71

Fonte: VIEIRA; SANTOS, 1967.

Tabela 10.10   Composição do leite de diversos mamíferos

Componentes em g/100 mL					
Leite de	Água	Proteína	Gordura	Lactose	Sais minerais
Coelha	69,5	14,2	11,8	2	2,5
Ovelha	80,1	6	8,5	4,2	1,1
Cabra	96,4	4,6	3,9	4,3	0,8
Vaca	87,3	3,8	3,9	4,3	0,8
Égua	90,4	2	1,2	6	0,4
Humano	88,5	1,5	3,3	6,5	0,2

Fonte: VIEIRA, 1986.

Os defensores do consumo de leite de cabra ao natural citam muitas vantagens em relação ao leite de vaca, como ser altamente curativo e isento de ação alergênica, ser mais fino porque a gordura e a proteína são dispersas em glóbulos muito menores, o que garante maior digestibilidade e torna-o mais favorável que o de vacas para a alimentação de crianças e doentes, além de outras propriedades.

10.4.3 CLASSIFICAÇÃO

As raças são classificadas pela forma do crânio e pela aptidão econômica.

Pela *forma*, são europeias, de crânio curto, oriundas dos Alpes, Pirineus e região de Poitou; africanas, de crânio médio, nubianas, egípcias e maltezas; e asiáticas, de crânio longo, com destaque para as raças Angorá, Cachemira e Tibetana.

Pela *aptidão econômica* são leiteiras, produtoras de carne, de pelo e de pele, cada classe com diversas raças.

Só o registro de produção pode atestar que uma cabra é boa leiteira, mas de maneira geral pode-se estimar sua qualidade por atributos de seu exterior, dentre os quais o úbere, que deve ser amplo, grande, largo, alto na parte posterior e longo na anterior, de tetas grandes, de bom comprimento, mostrar veias grandes, longas e sinuosas.

Os caprinos produtores de pele e carne, além de boas características da carne devem ter pele sadia, forte, firme, de pelagem clara com pigmentação escura com pelos lisos e curtos.

As peles são exportadas e seu mercado pode ampliar com a melhora da qualidade. As melhores são as de pelos curtos, com as quais são preparados marroquins, pergaminhos, pelicas e camurça.

10.4.4 PELES

As peles são subproduto da criação, sobretudo das criações para exploração leiteira. A pele é a cobertura do animal, provida de pigmentação e pelos de diferentes cores, comprimento e espessura, matéria-prima para obter finos produtos da indústria de couros, como luvas, pelica e o couro marroquino feito com pele de animais de pelos longos de regiões frias.

As melhores peles são as de cabras malnutridas, em geral de animais criados para obtenção de carne em áreas pobres não favoráveis à exploração leiteira.

A qualidade da pele depende da estação do ano; as de verão são de menor qualidade das de épocas frias. Muito resistente, está entre as melhores para aproveitamento com a finalidade de produzir pergaminho, couro e pelica, utilizados na produção de numerosos artigos.

As peles de pelos curtos produzem couro mais resistente, em geral são elásticas e de boa textura. No nordeste brasileiro são produzidas peles de excelente qualidade, exportadas sob exigências de qualidade e dimensões.

10.4.5 PELOS

Como a pele, o pelo é subproduto da criação, especialmente das cabras leiteiras.

Os pelos de cabra são uma fibra têxtil natural de variados empregos, dependendo de sua qualidade, que engloba comprimento, tipo, dureza, resistência.

Entre os animais para sua produção os melhores são os dotados de pelos longos, como os da raça Angorá, que chegam a produzir de 3 a 8 kg por rês, valor expressivo em animais de 35 a 40 kg entre as cabras e 50 a 55 kg entre os bodes.

As raças mais famosas como produtoras de pelos são Angorá e Cachemira, para produção de tecidos de alta qualidade. A raça Tibetana é provida de pelos longos e finos, também adequados para produtos muito reputados, conhecidos por *tilfit e proham.*

Para produção de pelos a raça Angorá é a de maior ou de único interesse potencial para criação no Brasil. Seus pelos constituem o *mohair*, a fibra natural mais versátil e de qualidade única superior à da lã; é mais resistente às dobras, suporta melhor o uso pesado, é forte, menos encrespada, tem grande afinidade pelas cores brilhantes; suas escamas são mais suaves e mais macias que as da lã, característica que adiciona brilho, maciez e resistência à pele.

O *mohair*, também conhecido por angorá, é menos encrespado do que a lã e provido de escamas mais macias e suaves que as fibras dos carneiros (ver Seção 10.3 Ovinos) e altamente resistente às dobras. Essas características lhe conferem brilho, maciez, resistência à poeira e grande durabilidade, mesmo com uso constante e severo.

O angorá também é usado para a confecção de tecidos para estofamento de automóveis, tapetes, mantas, trançados, peles artificiais e aceita bem o tingimento com cores brilhantes.

Os maiores produtores de *mohair* são os Estados Unidos, a Turquia e a União Sul-africana.

10.4.6 ESTERCO

De acordo com a bibliografia, o esterco é outro produto das cabras de grande valor, possuidor de poder fertilizante maior que o esterco de outras espécies. A composição do esterco ao natural varia entre amplos limites por causa das diferenças no teor de água. Quanto ao material seco a variação se dá entre limites mais estreitos: nitrogênio de 27 a 28%, fósforo entre 23 e 25 % e potássio de 25 a 35%.

BIBLIOGRAFIA

CASTRO, A. *A cabra*. 3. ed. Rio de Janeiro: Freitas Bastos, 1984. 372 p.

DANILOV, M. M. *Handbook of food products*: meat and meat products. Trad. inglesa do russo. Jerusalém: Israel Program for Scientific Translations, 1969. 173 p.

FIGUEIREDO, A. P. de. Perspectivas da produção de caprinos nas próximas décadas na América Latina. In: SOC. BRAS DE ZOOTEC. *Caprinocultura e ovinocultura*. Piracicaba: Fealq, 1990. 114 p.

GALL, C. *Goat production*. London: Academic, 1981. 619 p.

JARDIM, W. R. *Criação de caprinos*. São Paulo: Melhoramentos, 1964. 306 p.

MACKENZIE, D. *Goat husbandry*. 3 ed. London: Faber and Faber, 1970. 367 p.

OLIVEIRA, E. R. Perspectivas da caprinocultura e da ovinocultura nas regiões semi-áridas. In: Soc. BRAS DE ZOOTEC. *Caprinocultura e ovinocultura*. Piracicaba: Fealq, 1990. 114 p.

POLOZON, J. L. *Ganado cabrio*. Barcelona: Salvat, 1953. 456 p.

QUITTETE. *La cabra*: guia practica para el ganadero. Madrid: Mundi-Prensa, 1986. 383 p.

VIEIRA, M. I. *Criação de cabras*. São Paulo: Nobel, 1980. 308 p.

VIEIRA, M. I. *Criação de cabras*: técnica prática lucrativa. São Paulo: Nobel, 1986. 308 p.

VIEIRA, G. V. N; SANTOS, V. T. *Criação de ovinos e suas enfermidades*. 3 ed. São Paulo: Melhoramentos, 1967. 480 p.

10.5 BUBALINOS

Urgel de Almeida Lima

Os búfalos estão incluídos na família *Bovideæ* como os bovinos e pertencem à espécie *Bubalus bubalis*, Lin.

Os búfalos domésticos compreendem os animais denominados búfalos de pântano e os de água, ou de rio, que apresentam diferença entre si pelo número de cromossomos, de 48, nos de pântano, e de 50, nos de água. Ambos diferem dos bovinos que apresentam 60 cromossomos.

A diferença cromossômica não impede o cruzamento entre as raças.

A pelagem escura e o menor número de glândulas sudoríparas nos búfalos causam calor corporal mais elevado que nos bovinos. Embora de regiões temperadas e tropicais os bubalinos sofrem mais com a exposição solar do que o gado indiano.

Eles necessitam de sombreamento para maior conforto e de água ou de lama para dissipar o calor. O hábito de se revolverem na lama e mergulharem na água, além do maior conforto propicia proteção contra picada de mosquitos e da ação de ectoparasitos, como carrapatos e bernes. Nesse particular, o revolvimento na lama parece proteger mais, pois, ao secar, o corpo do animal fica coberto por uma crosta que evita o incômodo das pragas.

De maneira geral os animais de pântano não produzem muito leite e sua aptidão é maior para carne. Os de rio são melhores leiteiros.

A origem dos búfalos domésticos remonta a 4 500 anos e é aceita como sendo asiática; daí passou à África e depois à Europa, Oceania e posteriormente às Américas.

Embora de distribuição geográfica por todos os continentes, os búfalos domésticos não são aparentados com os búfalos selvagens, americano e africano.

Sua população tem aumentado em vários países, entre os quais o Brasil. Os maiores rebanhos são encontrados na Índia onde crescem mais do que o de bovinos, no Paquistão, na Tailândia e nas Filipinas.

Há numerosas raças criadas nos cinco continentes, com características próprias, porém que sofrem variações ao longo do tempo, ressaltadas no seu exterior, como cabeça, chifres, pelagem, aprumo e outras (Fig. 10.14).

10.5.1 BÚFALOS NO BRASIL

Rústicos, esses animais adaptam-se a terrenos úmidos, alagados ou alagadiços. Com 3 anos pesam de 400 a 800 kg, e são relativamente bons produtores de leite.

No norte do Brasil, em especial na ilha de Marajó, o rebanho bubalino é numeroso e, há muitos anos, vem sendo objeto de fomento por alguns criadores. A ilha é famosa pela criação de búfalos, usados como produtores de leite, de carne, para trabalho de tiro e até como montaria.

Sua criação vem sendo ampliada na região Sul, onde os búfalos já existem há mais de nove décadas, sendo criados quase como curiosidade.

Por suas estatísticas, o rebanho brasileiro de búfalos é dos mais numerosos, com milhões de cabeças criadas por todo o País, das várzeas do Rio Grande do Sul à Amazônia e 12% se encontram no Sudeste. Em São Paulo é criado em zonas normalmente de bovinocultura e no Vale do Ribeira, no sul do estado.

O regime de criação predominante é o extensivo; os búfalos se desenvolvem e engordam bem em pastos de campos e cerrados, mas se forem destinados à produção de leite necessitam de pastagens ricas, ou rações. Nesse caso, as fêmeas podem produzir até nove litros por dia.

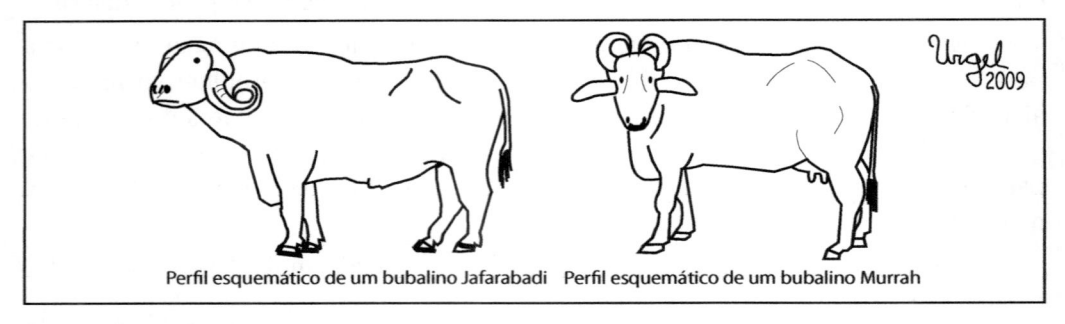

Perfil esquemático de um bubalino Jafarabadi Perfil esquemático de um bubalino Murrah

Figura 10.14 Perfil de bubalinos

10.5.2 APTIDÕES

Os autores e criadores afirmam que a aptidão principal dos búfalos é a produção de carne, e em segundo lugar, a de leite, mas são usados com sucesso para o trabalho.

Os animais vivos fornecem leite e servem para o trabalho. Mortos fornecem pele, carne e vísceras.

Pele

A pele de búfalo, de 10 a 12% mais pesada que a dos bovinos, segundo a bibliografia é adequada para o curtimento ao cromo, porém com restrição ao tratamento com tanino.

Ela é usada para os mesmos fins das peles bovinas.

Leite

A produção leiteira média anual das búfalas é estimada em 670 litros com extremos de 400 a 1 200 litros e para que sejam consideradas boas produtoras devem dar de 2 000 litros para mais em lactação de 300 dias. A bibliografia registra produções de até 4 000 litros por lactação.

O leite de búfala é o segundo em exploração comercial, com volume de distribuição correspondente à ampla criação que ocorre nos países de grandes plantéis.

Na Índia, o leite de búfula ocupa o primeiro lugar nas vendas. No Brasil, já tem boa aceitação e, em geral, é de 30 a 70% mais caro que o de vaca. Ele é muito branco, com mínima quantidade de pigmentos carotenóides e a manteiga é muito clara.

Os queijos frescos e as mussarelas, também muito claros, são atrativos. Já existem experiências bem-sucedidas de produção de queijos ditos azuis, do tipo Roquefort.

As Tabelas 10.11 e 10.12 mostram os dados de composição dos leites de búfala e vaca.

Os entusiastas da criação de búfalos afirmam que o leite é mais concentrado que o de vaca, com teores de proteína, gordura e minerais superiores aos dos bovinos, que elevam o teor de matéria seca a ponto de se poder adicionar até 30% de água ao leite sem perda das qualidades nutricionais. Do ponto de vista industrial essa maior riqueza oferece 40% de vantagem sobre o leite bovino.

Tabela 10.11 Composição de alguns leites

Componentes em percentagem				
Leite de	**Gordura**	**Proteína**	**Lactose**	**Sólidos totais**
Búfala	7,46	4,36	4,83	17,96
Vaca europeia	3,90	3,47	4,75	12,82
Vaca zebuína	4,97	3,18	4,59	13,45
Leite humano	3,90	1,30	7,00	12,45

Fonte: FAO, 1991.

Tabela 10.12 Composição do leite de diferentes raças de búfalas

Componentes em percentagem					
Raça	**Gordura**	**Proteína**	**Caseína**	**Lactose**	**Sólidos totais**
Egípcia	7,14	3,63	3,04	4,99	16,55
Indiana	7,06	4,65	–	5,07	17,56
Italiana	8,5	4,5	3,6	4,6	18,90
Filipina de pântano	9,65	5,26	4,24	5,29	20,36

Fonte: FAO, 1991.

As proteínas do leite são as mesmas do leite de bovinos, mas em proporções diferentes, mesmo entre as raças.

Carne

Os búfalos, em geral, não são ricos em gordura, a carne é mais magra que a de boi e, por consequência, menos rica em colesterol. Ela é reputada como de qualidade inferior à dos bovinos, mas é adequada para a obtenção de charque.

Os dados da Tabela 10.13 comparam a composição das carnes de boi e de búfalo.

Tabela 10.13 Comparação entre as composições de carne de búfalo e de boi

Elementos	Búfalo	Boi
Cal/kg	131	289
Proteína (N x 6,25) %	26,83	24,07
Lipídeos %	1,8	20,69
Colesterol mg %	61	90

Fonte: NASCIMENTO e CARVALHO, 1993.

Em comparação entre gado Nelore e búfalo da raça Mediterrâneo, foi observado que o bovino rendeu perto de 1% a mais de carcaça, como pode ser visto pela Tabela 10.14, com os dados de peso vivo e dos pesos da carcaça, cabeça, pele e vísceras. A pele de búfalo é 3% mais rentável. Pode-se presumir a diferença percentual na carcaça que é devida à menor quantidade de gordura.

Tabela 10.14 Comparação entre bovino Nelore e búfalo Mediterrâneo

	Bovino		Búfalo	
	kg	%	kg	%
Peso vivo	298	100	484,3	100
Carcaça	168,8	56,6	268,8	55,5
Cabeça	10,8	3,6	18,0	3,7
Pele	24,2	8,1	55,1	11,4
Vísceras	6,8	2,28	6	1,23

Fonte: Adaptado de NASCIMENTO e CARVALHO, 1993.

Os búfalos comem mais que os bovinos, mas sua criação é interessante, porque 100 búfalas chegam a produzir 95 bezerros por ano, nível de rendimento que não é atingido pelas vacas. Também há boa perspectiva para a exportação, pois as comunidades hindus em diferentes países ocidentais, como nos Estados Unidos, representam potencial de compra, porque não consomem carne de vaca.

Um estudo sobre o abate de búfalos, feito com três animais de duas raças, forneceu dados interessantes sobre rendimento de carcaça e dos segmentos comerciais. No trabalho original também foi feita a determinação da retalhabilidade, ou seja, o rendimento de carne aproveitável de cada corte comercial dos quartos anterior e posterior. Alguns desses dados podem ser vistos na Tabela 10.15.

Tabela 10.15 Resultado do estudo do abate de duas raças, com três animais de cada uma. Divisão do abate para controle de carne

Raças	Idade meses	Peso vivo kg	Carcaça kg	Cabeça kg	Mocotós kg	Pele kg	Vísceras kg
Jafarabadi	16,7	449,5	234,3	10,6	8,7	50,5	145,3
Murrah	19,7	406,5	209	9,6	7,1	45,8	135
Conjunto	17,7	428	221,7	10,1	7,9	48,2	140,1

Rendimento em carcaça			
	Idade meses	Peso vivo kg	Carcaça kg	Rendimento %
Jafarabadi	16,7	449,5	234,3	52,13
Murrah	19,7	406,5	209	51,41
Conjunto	17,7	428	221,7	51,80

Estruturas tissulares da carcaça						
Grandes segmentos	Peso kg	Músculos		Gordura		Ossos	
		kg	%	kg	%	kg	%
Jafarabadi							
Quarto anterior	70,55	54,65	77,5	3,45	4,9	12,45	17,6
Quarto posterior	63,55	47,15	74,2	2,85	4,5	13,55	21,3
Conjunto	143,10	101,80	75,9	6,30	4,7	26,00	19,4
Murrah							
Quarto anterior	64,25	50,10	78	3,15	4,9	11	17,1
Quarto posterior	57,60	43,55	75,6	2,90	5	11,15	19,4
Conjunto	121,85	93,65	76,9	6,05	5	22,15	18,2

Classe de qualidade		Jafarabadi		Murrah	
Segmentos		kg	%	kg	%
Especiais		17,1	12,8	17	14
Superiores		32,2	24	28,75	23,6
Médios		28,9	21,6	25,95	21,3
Inferiores		58,55	41,6	50,05	41,1
Carcaça		134,05	100	121,85	100

Fonte: VILLARES et al, 1961.

Trabalho

Além da produção de carne e leite os búfalos são usados em muitas regiões como animais de trabalho, para tração de veículos e máquinas agrícolas, bem como para montaria.

O trabalho varia da debulha de cereais à tração de carroças, arados, grades, sulcadores e barcos (Fig. 10.15), movimentação de máquinas para amassar barro e tirar água, para cargas no dorso ou para montaria (Fig. 10.16), de acordo com a região e a raça.

Seu uso é particularmente aconselhado nos terrenos pantanosos e inundados em que as máquinas não têm bom desempenho. Comumente, os animais de trabalho são escolhidos entre os machos, castrados e especialmente treinados para cada atividade.

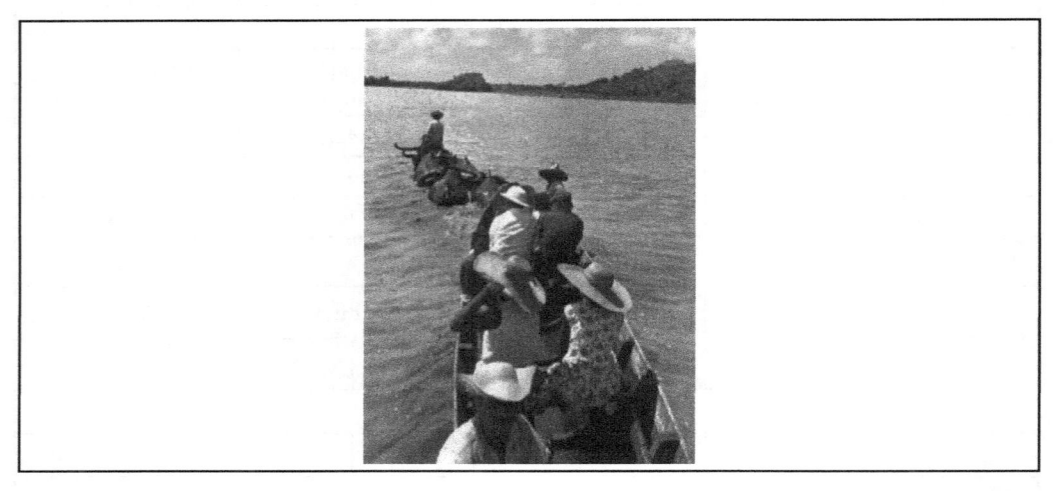

Fonte: GOOGLE.

Figura 10.15   Barco na ilha de Marajó tirado por búfalos

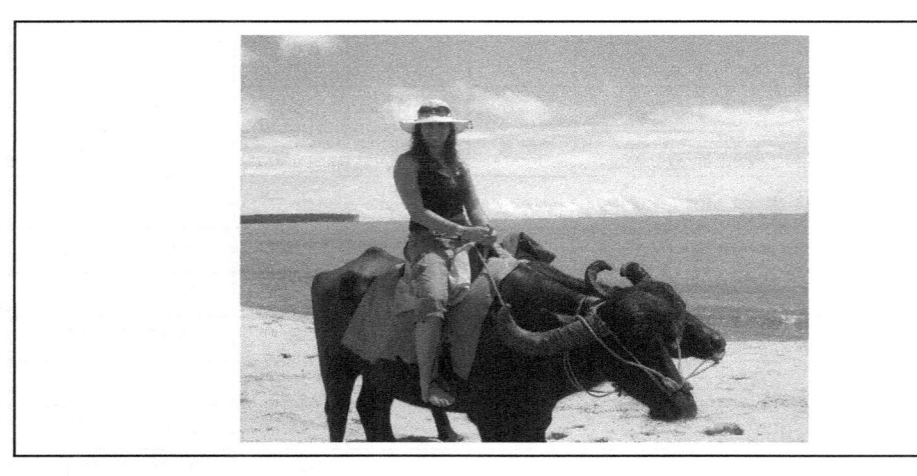

Fonte: Foto Soraya Fagury.

Figura 10.16   Uso de búfalos como animais de montaria na ilha de Marajó

BIBLIOGRAFIA

BRASIL, Min. da Agricultura. *A criação de búfalos para fomento da produção leiteira na Amazônia*. Rio de Janeiro: Minagri. Serviço de Informação Agrícola. Estudos e ensaios n. 2l, 1958. 146 p.

BRASIL, Min. da Agricultura. *O búfalo*. Brasília: Assoc. Criadores de Búfalos; FAO/UN, 1991. 320 p.

COCKRILL, W. R. *The husbandry and health of the domestic buffalo*. Roma: FAO – United Nations, 1974. 991 p.

FONSECA, W. *Búfalo*: estudo e comportamento. São Paulo: Ícone, 1987. 213 p.

FURTADO, M. M. Leite de búfalo: estudo da fabricação do queijo azul.In: RAMOS, A. A.; VILLARES, J. B.; MOURA, J. C. *Os búfalos*. Piracicaba: Fealq, 1981. 185 p.

NASCIMENTO, C.; CARVALHO, L. O. M. *Criação de búfalos*: alimentação, manejo, melhoramento e instalações. Brasília: Embrapa, 1993. 403 p.

RAMOS, A. de A.; VILLARES, J. B.; MOURA, J. C. *Bubalinos*. Botucatu: Fac. Med. Vet. Zoot. – Unesp, 1979. 323 p.

RAMOS, A. de A.; VILLARES, J. B.; MOURA, J. C. *Os búfalos*. Piracicaba: Fealq, 1981. 185 p.

VALLE, J. L. E. do. *Características e usos do leite de bubalinos*. Anais da 27ª Reunião Anual da Sociedade Brasileira de Zootecnia. Campinas: SBZ, 1990. p. 739-43.

VILLARES, J. B.; RAMOS, A. A.; ROCHA, G. P. A produção de carne de búfalos Mediterrâneo em São Paulo (Controle de carne, proporção e retalhabilidade da carcaça). In: RAMOS, A. A.; VILLARES, J. B.; MOURA, J. C. *Bubalinos*. Botucatu: SP. Fac. Med. Vet. Zoot. Unesp. Fund. Est. Agrários Luiz de Queiroz – Fealq, 1981. 185 p.

ZAVA, M. A. R. A. *Produção de búfalos*. Trad. esp. Campinas: Instituto Campineiro de Ensino Agrícola, 1984.

10.6 CARNE

Carmem Josefina Contreras Castillo

Urgel de Almeida Lima

A carne pode ser definida de diferentes maneiras, seja para a indústria, para a utilização ao natural, ou de acordo com sua anatomia e fisiologia.

A definição mais abrangente é a que a considera como qualquer tecido do animal usado como alimento. Assim, entram nessa definição os músculos esqueléticos e lisos, bem como os órgãos internos.

Para fins comerciais e industriais, carne é matéria-prima para a indústria de embutidos, conservas e semiconservas e, como tal, as carcaças dos diferentes mamíferos domésticos abatidos são consideradas carne.

No caso de bovinos, ovinos e caprinos, é o animal esfolado, eviscerado, decapitado, sem patas e cauda, porém as carcaças suínas mantêm a pele, a cabeça e as patas.

As carnes de bovinos, suínos e frangos são usadas para o preparo dos embutidos e conservas, mas as carnes de ovinos, caprinos, bubalinos e pequenos animais como os coelhos, não são comumente industrializadas.

Em alguns países, incluindo o Brasil, é legal comercializar carne de cavalo. O Brasil é grande exportador, mas seu uso se restringe à exportação para países onde há consumidores desse tipo de carne. Entretanto, tem-se conhecimento da matança e consumo clandestinos de cavalos e muares.

Anatomicamente, a carne é representada por músculos e tendões (Fig. 10.17); embora seja comum associar carne e músculos, esses termos não são sinônimos.

O termo "carne" tem significado mais amplo e se considera a melhor carne a que tem maior quantidade de músculos. Por sua vez, o termo "músculo" corresponde a feixes de fibras que não são encontrados isoladamente, porque estão acompanhados de tecidos conjuntivo e adiposo.

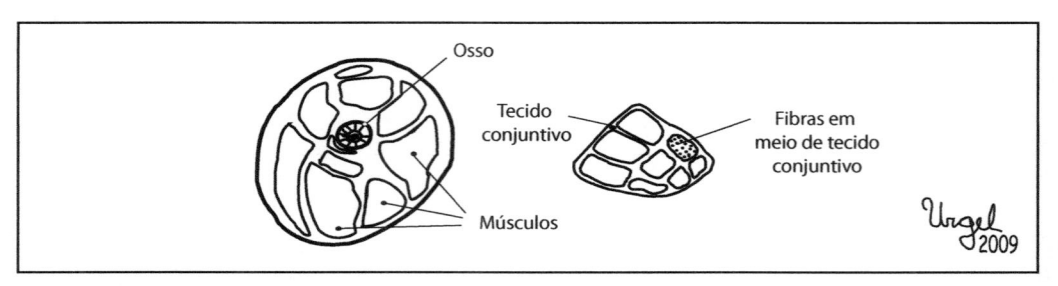

Fonte: Adaptado de várias publicações.

Figura 10.17   Corte transversal de membro traseiro – músculos e fibras

10.6.1 TECIDOS QUE CONSTITUEM AS CARNES

Como foi dito, por carne, pode-se entender qualquer tecido animal utilizado como alimento e nos mamíferos domésticos criados para seu fornecimento, trata-se de tecido muscular esquelético, cuja proporção no corpo do animal vivo é de 30 a 40%, dependendo da espécie, da raça e dos estados de sanidade e de nutrição.

A histologia de um pedaço de carne comercial revela fibras longas, avermelhadas, e fibras brancas de morfologia variada, que se apresentam como diminutas redes ou pedaços filamentosos resistentes, uma variação do tecido conjuntivo.

Neste corte histológico são encontrados pequenos pedaços de nervos, veias, artérias, vasos linfáticos e gotículas de gordura.

O que propriamente caracteriza a carne são os tecidos muscular, conjuntivo e adiposo, dos quais sua proporção determina a qualidade.

Os músculos são formados de tecidos que dependem da estrutura anatômica e tem diferentes funções. De acordo com elas se classificam em tipos, segundo sua função e estrutura no corpo animal e podem ser: epitelial, conjuntivo, muscular e nervoso.

Os tecidos conjuntivo e muscular são os mais importantes quando se estuda a anatomia e a morfologia da carne.

Tecido epitelial

É o que recobre as superfícies externas das carcaças, as paredes de dutos e cavidades, e a superfície dos órgãos internos. Ele é formado por células muito próximas entre si separadas por mínima quantidade de material intercelular. De acordo com sua estrutura, as células se distribuem em camadas simples ou múltiplas. A maior parte dele é retirada no abate.

A proporção do tecido epitelial é tão pequena que normalmente esse tecido é incluído com os músculos, não sendo tratado independentemente.

Tecido muscular

É formado por músculos que, de acordo com sua disposição no corpo, estrutura e função, se dividem em lisos e estriados; os lisos normalmente agem sob controle involuntário. Os músculos estriados, que apresentam bandas claras e escuras quando observados ao microscópio, estão ligados aos movimentos. São lisos os que suportam os órgãos internos e estriados os músculos dos membros.

O músculo esquelético representa aproximadamente de 35 a 65% do peso das carcaças, que contêm muitos músculos que variam em tamanho, forma e função.

A fibra muscular constitui a unidade estrutural do músculo esquelético, uma célula altamente especializada e suas características são: longa, cilíndrica e multinucleada. Nos animais sadios, os diâmetros das fibras musculares variam de um músculo a outro, assim como entre espécies, raças e sexos.

Cerca de 75 a 92% do volume total do tecido muscular são constituídos pelas fibras musculares, sendo que o restante é formado por matriz extracelular, tecido conjuntivo, fibras nervosas e vasos sanguíneos. As fibras são ligadas entre si e envolvidas pelo tecido conjuntivo.

Uma única fibra muscular é composta de miofibrilas, miofilamentos e certos constituintes. Uma fibra de 50 μm de diâmetro pode conter de 1 000 até 2 000 miofibrilas. Em uma miofibrila, as estrias aparecem em padrão repetitivo de bandas claras e escuras.

A maioria dos músculos é composta pela mistura de tipos de fibras, geralmente classificadas como vermelhas e brancas. A visualização da intensidade da cor de determinado músculo dependerá da proporção dos tipos de fibras presentes. Essa característica é significante porque a composição ou tipo de fibras do músculo determina a maioria de suas características e também influencia seu comportamento *post mortem*.

Tecido conjuntivo

Esse tecido e o tecido muscular são, em conjunto, a mais importante fração do corpo a se considerar. O tecido conjuntivo é componente da parte volumosa da carne e dos subprodutos (miolo, rins, fígado, coração, pâncreas e outros), composto por relativamente pequena quantidade de células e de grande quantidade de substância extracelular formada por elementos de estrutura fibrilar (colágeno, fibras reticulares e elásticas) e líquido.

Anatomicamente, o tecido conjuntivo pode ser de suporte, reticular e fibroso e, de acordo com sua função, se classifica em reticular, fibroso, adiposo, cartilaginoso, ósseo, sangue e linfa.

Como *tecido de suporte* forma membranas dos feixes de músculos e músculos de dimensões variadas. Eles compreendem as formações mais fortes, os tendões e aponevroses, que agem como ligamentos com os ossos. Também são de tecido conjuntivo, membranas superficiais e feixes profundos que cobrem grupos de músculos e formações fortes (ligamentos, periósteo e pericôndrios) que interligam o esqueleto e cobrem a superfície dos ossos e cartilagens. Sua proporção no corpo depende do local da carcaça e do órgão, do estado de saúde e de nutrição do animal. Os animais velhos e as partes que trabalham mais (extremidades, pescoço), possuem mais tecido conjuntivo que os animais jovens ou partes menos ativas.

O tecido *reticular* é constituído por células de formas irregulares, circundadas de material gelatinoso. É abundante em nódulos linfáticos, sangue, baço, medula dos ossos e recobrindo vasos sanguíneos e linfáticos.

O *tecido fibroso* é encontrado com estrutura frouxa e densa.

O *tecido frouxo* (Fig. 10.18) é composto por células, finíssimas fibras de colágeno reunidas em feixes, e fibras elásticas, também finas, mas muito fortes e resistentes ao cozimento, a ácidos e álcalis. Quando são encontradas gotas de gordura, no espaço intercelular, ou no citoplasma, o tecido conjuntivo pode formar um tipo especial de tecido adiposo (Fig. 10.21).

O *tecido conjuntivo denso* (Fig. 10.19) é encontrado em tendões, ligamentos, aponeuroses e periósteo, entre outros. Ele é composto principalmente por fibras e de células muito próximas, quase sem material extracelular. São resistentes a esforços mecânicos e calor, mas produzem gelatina em longo cozimento.

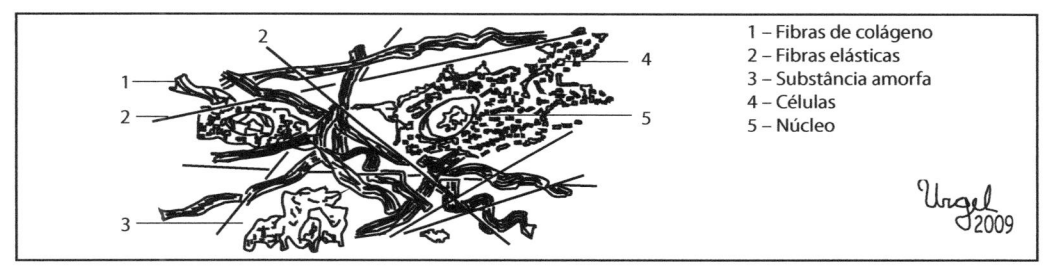

1 – Fibras de colágeno
2 – Fibras elásticas
3 – Substância amorfa
4 – Células
5 – Núcleo

Fonte: Adaptado de DANILOV, 1969.

Figura 10.18 Tecido conjuntivo frouxo

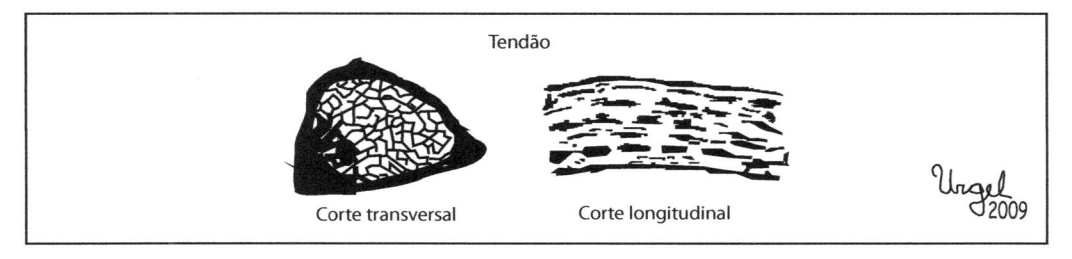

Tendão

Corte transversal   Corte longitudinal

Fonte: Adaptado de DANILOV, 1969.

Figura 10.19 Tecido conjuntivo denso

Tecido conjuntivo elástico

Encontrado na nuca e no abdômen, é formado por fibras elásticas mais finas do que as de colágeno.

Tecido cartilaginoso

É formado por fibras de colágeno e elásticas densamente entrelaçadas em meio a substância gelatinosa do tipo mucoide. Quanto mais fibras elásticas houver, maior sua elasticidade. Encontra-se na traqueia, nos brônquios, na cartilagem hialina do septo nasal, ente as vértebras e nos meniscos (Fig. 10.20).

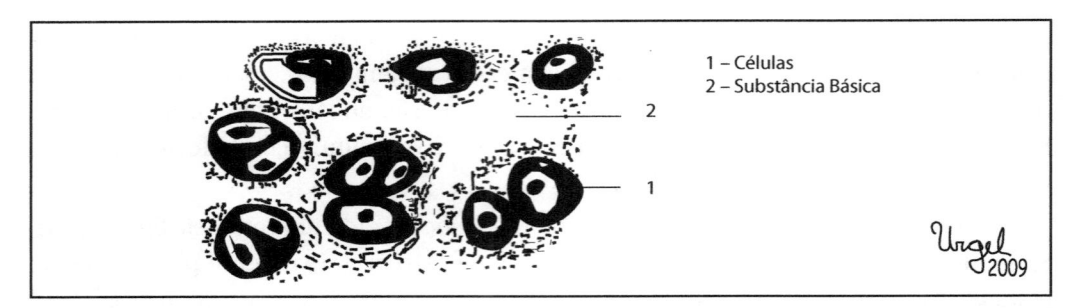

Fonte: Adaptado de DANILOV, 1969.

Figura 10.20 Tecido cartilaginoso

Tecido adiposo

Serve de suporte e de proteção e sua distribuição depende do acabamento e da nutrição do animal.

As células graxas têm núcleo e citoplasma, em que se depositam gotas de gordura que se colocam no centro da célula e pressionam núcleo e citoplasma contra a membrana celular. Um tecido conjuntivo frouxo separa as células. Ele se acumula sobre órgãos internos, como coração, rins, intestinos e é denominado gordura interna. Também se deposita abaixo da pele, em camada sobre os músculos e entre os músculos.

A presença de gordura contribui para qualidade da carne, em especial a gordura intramuscular, que proporciona sua marmorização e a sensação de suculência quando se consome a carne. A quantidade da gordura depende da espécie, dos estados de sanidade e de nutrição, e comumente varia de 0,6% a 40%. No gado bovino, em geral fica entre 1 e 1,5% e nos suínos para abate até 40%, ou mais (Fig. 10.21).

Cortes de carne de porco (lombo, pernil e paleta) sem gordura externa apresentaram de 3 a 5% de gordura por 100 g, o que os faz serem considerados alimentos com baixo teor de gordura. Já o conteúdo total de gordura no lombo com gordura externa (Fig. 10.21), como era esperado, é significativamente maior do que no lombo sem gordura externa.

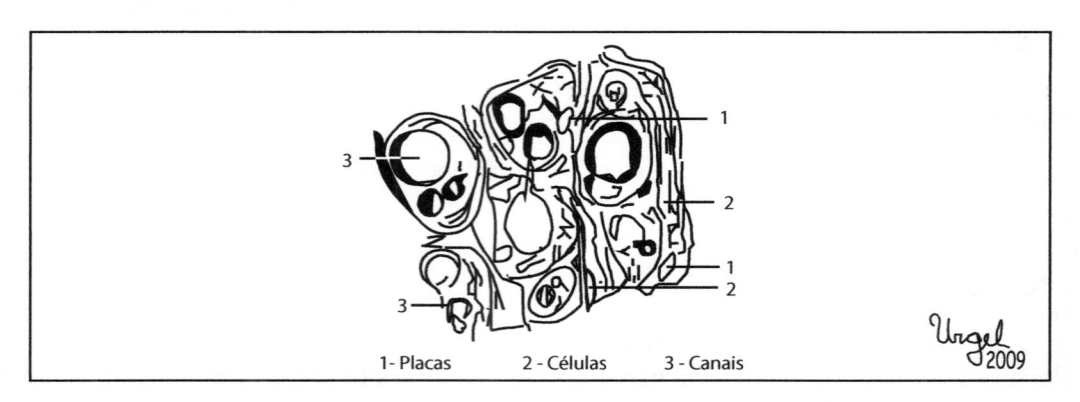

Fonte: Adaptado de Danilov, 1969.

Figura 10.21 Tecido adiposo

Tecido ósseo

O tecido ósseo é formador do esqueleto, suporta todo o peso do corpo e o protege de injúrias mecânicas. A porção de carne sobre ele depende de espécie, raça, parte do corpo e estado nutricional. Comumente, uma carcaça contém de 7 a 10% de tecido ósseo. É o mais forte e sólido tecido conjuntivo, sendo formado por células e grande quantidade de fibras de colágeno produtoras de gelatina, complexadas com sais minerais que garantem a solidez do tecido. O tecido ósseo, por ação de ácido clorídrico diluído, sofre dissolução dos sais de cálcio e a base orgânica que resta é colágeno (osseína), que, por ebulição, forma gelatina, como em outros tecidos conjuntivos.

Em um corte transversal de um osso vê-se o material extracelular distribuído como placas concêntricas ao redor de canais, por onde passam vasos sanguíneos que alimentam as células (Fig. 10.22).

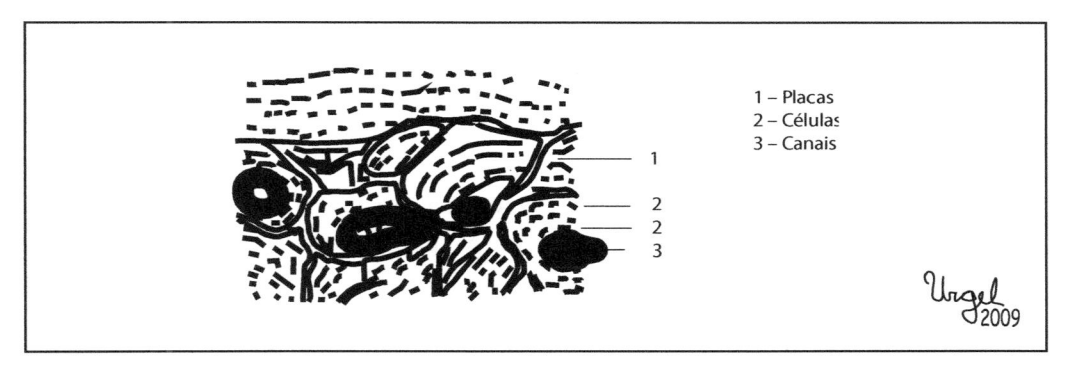

1 – Placas
2 – Células
3 – Canais

Fonte: Adaptado de DANILOV, 1969.

Figura 10.22 Tecido ósseo

Tecido nervoso

A sensibilidade do animal a estímulos externos e internos ao organismo, é percebida pelo sistema nervoso constituído por células especializadas, agrupadas com outros tecidos.

É difícil identificar o tecido nervoso, formado por células nervosas, seus prolongamentos e tecido conjuntivo, porque as fibras são finíssimas e tenras.

Esse tecido está presente nos tendões e é comum confundir-se tecido tendinoso e elástico com nervos; nervo não é sinônimo de tendão.

Os tecidos nervosos fazem parte de um sistema dividido em sistema nervoso central, periférico e autônomo. O tecido nervoso central inclui nervos da caixa craniana e da medula espinal; o periférico é formado por nervos que emergem da coluna vertebral e o autônomo por fibras nervosas que se incluem na musculatura lisa de órgãos.

10.6.2 CLASSIFICAÇÃO DAS CARNES

As carnes podem ser classificadas como carne vermelha, de aves, pescado e carne de caça.

No consumo quotidiano a carne é classificada como fresca, com osso e sem osso, moída ou manipulada.

De acordo com sua origem, as carnes podem ser bovinas, suínas, caprinas, ovinas, aves e, se de outros animais, caça ou não, recebem o nome do animal do qual provêm.

Além disso, a carne ainda pode ser denominada como refrigerada, congelada, salgada, curada, defumada, de sol, charque, maturada, irradiada, pasteurizada, fermentada e apertizada.

São vermelhas as carnes de boi, porco, ovinos, caprinos e outros animais como búfalos, coelhos, ursos, veados, muares, cavalos, camelos, cachorros e outras que possam ser usadas em outras regiões, embora não comuns no Brasil.

As carnes de aves são as que são obtidas de animais criados economicamente; no Brasil, as mais importantes são de frango e de peru. Em outros países, os anatídeos, anteriormente designados por palmípedes (patos, marrecos e gansos), são criados para exploração comercial em larga escala.

No Brasil, há pequenas criações de faisões, codornas e perdizes, como há produções limitadas de animais silvestres, de couro e pelo tais como jacarés e capivaras.

O pescado engloba animais aquáticos sem distinção, incluindo peixes, crustáceos e moluscos.

As lontras, baleias e focas (todos de carne vermelha), vivem em ambiente aquático ou exclusivamente na água, mas não são consideradas como pescado. Quando sua captura é legalizada fica subordinada a legislações específicas e os animais são considerados como caça. As focas são importantes nos mares gelados árticos, onde são meio de subsistência dos esquimós.

As carnes de caça são as que têm origem em animais não criados, mas caçados, capturados em seus locais de vida silvestre ou selvagem. Há caças de pelo e de penas e sua captura é controlada pela legislação, embora ocorram capturas clandestinas.

10.6.3 GLOSSÁRIO

Carne fresca – Pode ter osso ou ser desossada, obtida logo após o abate, ou após simples refrigeração.

Carne congelada – É a submetida a resfriamento em temperaturas abaixo de zero grau Celsius, geralmente a -40 °C e conservada em temperaturas de -18 °C a -20 °C, e como tal comercializada, em partes ou por carcaças;

Carne salgada – Carne conservada pela adição de cloreto de sódio, em proporção suficiente para impedir sua deterioração. Em geral, há perda de água e as peças são conservadas com uma camada de sal.

Carne curada – É a que recebe salga adicionada de nitrato ou nitrito de sódio, que, além de serem aditivos de conservação, conferem atributo especial à carne que se torna de cor vermelha característica, causada pela ação do nitrato ou do nitrito sobre a mioglobina, componente pigmentado dos músculos.

Carne defumada – É a que, salgada, curada ou não, é submetida a defumação em meio a fumos de madeira queimada sem chamas, ou submetida a tratamento químico com componentes da fumaça de madeira, ou fumaça líquida (preparada a partir de madeiras duras) aplicada em uma câmara por aspersão, pela ação direta no material moído ou emulsionado, ou pela imersão de produtos.

Carne de sol – É a carne salgada e seca ao sol, de conservação limitada, menor que a do charque por seu maior teor de umidade.

Charque – São mantas de carne bovina, salgadas com salmoura e posteriormente com uma salga seca, deixadas a escorrer até enxugar e depois dessecadas ao sol até umidade máxima de 45% na porção muscular e não mais de 15% de resíduo mineral fixo. Pode-se definir como um produto cárneo de atividade de água (Aa) intermediária com valor de 0,70 a 0,75.

Carne maturada – Carne de animal recém-abatido, imediatamente armazenada e mantida sob refrigeração – recomendável a 1 °C por alguns dias –, para que as transformações bioquímicas naturais ocorram e confiram características de maciez e organolépticas.

Carne irradiada – É a submetida a radiações ionizante ou ultravioleta após embalagem, com a finalidade de eliminar possíveis contaminantes patogênicos e aumentar sua vida útil. Dependendo da dose de irradiação (< 10 kGy) será necessário mantê-la sob refrigeração. As recomendações internacionais indicam 2,5 kGy como limite de aplicação.

Carne pasteurizada – A carne pasteurizada é uma semiconserva, obtida por tratamento de calor a temperaturas de 60 a 80 °C durante tempo suficiente para eliminar bactérias deteriorantes, sobretudo *Clostridium botulinum*. Após o tratamento e o acondicionamento em embalagem apropriada, deve ser mantida sob refrigeração, para aumento de sua vida útil. Presunto cozido e salsichas são exemplos.

Carne fermentada – É produto obtido por tratamento salino e deixado em repouso em locais apropriados, para que ocorra fermentação bacteriana, em condições controladas, para produzir ácido láctico que atuará como conservante. A fermentação que ocorre durante a maturação pode ser natural ou iniciada pela adição de cultura-inóculo. A Aa desses produtos é baixa ≤ 0,88.

Carne apertizada – É a que, após condimentação, é conservada por tratamento térmico enérgico, em autoclaves, em recipientes hermeticamente fechados, em alta temperatura e sob pressão acima da pressão atmosférica normal.

10.6.4 QUALIDADE DA CARNE

A qualidade depende de vários fatores, entre os quais são preponderantes atratividade, maciez, cor e palatabilidade.

A atratividade depende da cor, que depende da pigmentação natural. Nas carnes vermelhas está ligada à presença dos pigmentos vermelhos hemoglobina e especificamente a mioglobina. Esta, em contato com o oxigênio do ar, se transforma em oximioglobina, de cor vermelho-brilhante. Quando a carne fica exposta sob refrigeração, oxida-se ou, por ação microbiana, a mioglobina se transforma em metamioglobina de cor marrom indesejável.

A maciez é um artibuto importante, que depende de espécie, herança genética, manejo, nutrição, idade e esforços aos quais os animais são sujeitos.

De maneira geral, animais velhos ou de trabalho fornecem carne mais dura do que os jovens e os que vivem em ambiente de repouso. A carne de animais em mau estado de saúde e de nutrição perde em qualidade, quando comparada com a de animais sadios e bem nutridos.

O estado de sanidade do animal influi na conservação e também na possível transmissão de doenças (tuberculose, brucelose) e parasitos (triquina).

A sanidade da carne propriamente, sujeita a alterações bioquímicas e microbianas após o abate, é controlada por operações de conservação, tais como refrigeração, congelação, esterilização e outras.

BIBLIOGRAFIA

CANHOS, D. A. L.; DIAS, E. L. *Tecnologia da carne bovina e produtos derivados*. São Paulo: Secretaria de Indústria, Comércio, Ciência e Tecnologia, s.d. 49 p.

CORETTI, K. *Embutidos*: elaboración y defectos. Zaragoza: Acribia, 1986. 136 p.

DANILOV, M. M. Handbook of food and food products. Meat and meat products. Trad. inglesa do russo. Jerusalém: Israel Program for Scientific Translations, 1969, 173 p.

D'ARCE, R. D.; FLECHTMANN, C. H. W. *Introdução à anatomia e fisiologia animal*. 2. ed. São Paulo: Nobel, 1985. 186 p.

FREY, W. *Fabricación de embutidos*. Tradução do alemão. Zaragoza: Acribia, 1995. 154 p. (Páginas relacionadas: 79, 158, 164, 169, 177.)

GRANER, M. Processamento e conservação de produtos de origem animal. Carnes vermelhas e produtos avícolas. In: CAMARGO, R. (coord.) *Tecnologia dos produtos agropecuários*. São Paulo: Nobel, 1986. p. 137-164.

KARMAS, E. *Sausage casing technology*. Park Ridge: Noyes Data, 1974. 366 p.

KRAMLICH, W. E.; PEARSON, A. M.; TAUBER, F. W. *Processed meats*. Westport: AVI, 1973. 348 p. (Páginas relacionadas: 65, 76, 83, 126, 1338-142, 182-220.)

LAWRIE, R. A. *Meat science*. 2. ed. Oxford: Pergamon, 1974. 419 p (Páginas relacionadas: 29, 16, 188, 221-285, 297, 3341-3342.)

PARDI, M. C. et al. *Ciência, higiene e tecnologia da carne*. Goiânia: Universidade Federal de Goiás, 1994. v. 2, p. 799.

PEIXOTO, A. M. Charque. In: INGLEZ DE SOUSA, J. S. (Coord.). *Enciclopédia agrícola brasileira*. São Paulo: Edusp, 1998. v. 2. C-D. p. 296-297.

ORSOLINI, H. M. P. Aspectos econômicos da produção de carne de cavalo no Brasil. In: *simpósio internacional de iniciação científica*. USP-Sicusp, 13, 2005. CD-ROM.

10.7 LEITE

Paulo Fernando Machado

Urgel de Almeida Lima

Biologicamente, o leite é uma consequência da reprodução dos mamíferos e produto de suas fêmeas. A secreção das glândulas mamárias, estimulada após a fecundação e intensificada após o parto, é imprescindível para a alimentação das crias. No Brasil, por definição legal, o termo leite é privativo do produto de bovinos. Pelo Decreto-lei nº 15.642 de 09/02/1946, o leite é "o produto oriundo da ordenha completa e ininterrupta de vacas sadias e convenientemente alimentadas e tratadas, excetuando-se o período entre 30 dias antes e 10 dias depois do parto". Outros leites devem ter sua denominação seguida da indicação do animal de origem.

O leite de ovinos e caprinos é consumido habitualmente por muitas populações e, em algumas regiões restritas, usa-se leite de camelas, de iaques e de outros mamíferos disponíveis.

O leite de bubalinos é o segundo em importância pela obtenção e pelo consumo. Na Índia é grande a sua comercialização, por motivo do grande plantel. No Brasil, esse leite vem crescendo em aceitação, mas seu uso pode ser considerado restrito.

O leite de vacas é o de maior importância econômica. De imprescindível às crias passou a ser alimento do homem e é usado em larga escala como alimento natural e para a fabricação de produtos industrializados de ampla aceitação. O volume de produto é muito grande e tende a crescer. No Brasil foram produzidos 245 bilhões de litros de leite em 2005.

10.7.1 COMPOSIÇÃO

O leite é um líquido opalescente, branco ou amarelado, de cheiro e sabor característicos e suaves. Sua densidade, maior do que a da água, por causa do material em solução, varia de 1,028 a 1,036. O índice de refração é de 38 a 48, o ponto de congelação de -0,55 a -0,75 °C e o de ebulição de 101 °C no nível do mar. O valor nutricional provém da composição química, que inclui dezenas de substâncias minerais e orgânicas. Delas, a água é o componente quantitativamente mais importante e o responsável pela dissolução de algumas e dispersão de outras. Sais minerais e açúcares encontram-se dissolvidos; gorduras e proteínas acham-se dispersas. Enzimas, vitaminas, matérias nitrogenadas não proteicas, aminoácidos livres, adenosina trifosfato, fosfosserina e hormônios, como a progesterona, estão naturalmente presentes.

Essas substâncias, em pequenas quantidades e de teores variáveis de acordo com a espécie e raça, podem ser fundamentais em certos aspectos nutricionais.

Também ocorrem fibrinas, escamamentos celulares e gases. Os três últimos, em quantidades excessivas, podem ser consequência de afecções, ou de alterações. O teor de vitaminas é variável. As do complexo B e a vitamina C estão dissolvidas na água, e as vitaminas A, D, E e K estão dissolvidas nos lipídeos. O leite é pobre em vitaminas A, D e K e sua riqueza varia de acordo com a raça e o tipo de alimentação. O teor de vitamina A aumenta com pastos e forragens verdes e o teor de vitamina D pode ser melhorado com o fornecimento de leveduras irradiadas ou ergosterol e exposição ao sol, que causa a transformação do ergosterol em vitamina D.

O leite é uma boa fonte de riboflavina, com 0,3 a 3,4 mg/L; estão presentes também a niacina, o ácido pantotênico e a piridoxina. O teor de vitamina C no leite cru é de 15 a 25 mg/L, mas diminui para 3 mg/L após tratamento térmico, porque ela é termolábil.

A Tabela 10.16 indica os teores de vitaminas presentes no leite.

Tabela 10.16 Vitaminas presentes nos leites de vaca e de cabra

	Vaca	Cabra
	Em mg/100 ml	
Vit. B1 (tiamina)	0,04	0,04
Vit. B2 (riboflavina)	0,17	0,18
Niacina	0,09	0,19
Vit. B6	0,06	0,01
Ácido pantotênico	0,34	0,34
Vit. C	2,10	1,50
Vit. E	0,10	–
	Em U.I./100 mL	
Vit. A	159	191
Vit. D	2,20	2,40

Fonte: Caprileite, Bol. Inf. apud VIEIRA (1986).

As enzimas são características de qualidade e de conservação. O leite encerra algumas, com atividades diversas, como, por exemplo, na sua digestão.

A fosfatase é uma das enzimas mais importantes; como é destruída pelo calor, sua ausência ou presença indicam se o leite foi aquecido ou pasteurizado. Outras enzimas são amilase, catalase, peroxidase, ribonuclease, lipase, lisozima, xantinoxidase e as responsáveis pela formação de glicoproteínas.

Os gases normalmente presentes são o dióxido de carbono, o oxigênio e o nitrogênio. A amônia e a ureia estão entre as matérias nitrogenadas não proteicas. De acordo com a forma como estão dispersas no leite, as substâncias que o compõem podem ser agrupadas em:

- *Emulsão*: lipídeos e as vitaminas lipossolúveis A, D, E e K.

- *Suspensão coloidal*: caseína – parte como solução e parte como suspensão coloidal –,fosfatos inorgânicos, sais de cálcio e de magnésio lactoalbumina e lactoglobulina.

- *Solução*: lactose, ácido cítrico, cloretos de sódio e de potássio, vitaminas do complexo B e vitamina C.

A Tabela 10.17 indica a composição química do leite de diferentes origens, dependente de fatores como indivíduo, raça, idade, período da lactação, clima, alimentação, estado de saúde, incluindo infecções no úbere.

10.7.2 COMPONENTES DO LEITE

A composição do leite é variável, de acordo com a raça do animal. De forma geral a água representa 85 a 88% do total e os demais componentes denominados de sólidos são responsáveis pelo rendimento industrial (Tab. 10.17).

Eles completam a composição e são encontrados no leite de todos os mamíferos, em teores que variam de acordo com a espécie. Os sólidos totais podem ser divididos em lipídeos e sólidos não gordurosos.

Gordura

A gordura é o componente dos sólidos que mais varia. Comumente denominada de manteiga, é formada por triglicerídeos e sua consistência varia de acordo com a composição em ácidos graxos.

Manteigas com teor de ácido oleico mais elevado têm menos consistência. Os lipídeos de leite são encontrados sob a forma de dispersão de glóbulos de 3 a 3,5 mícrons de diâmetro, mas pode haver variação entre 1 e 10 mícrons. A estabilidade de dispersão depende das dimensões dos glóbulos, de seu número (geralmente expresso por mL) e da temperatura. As dimensões dependem do indivíduo, da raça, do estado de sanidade, da alimentação e do período de lactação considerado, sendo que no final da lactação são maiores. Nas vacas da raça Jersey são maiores do que nas Holandesas e têm cor amarela mais intensa, por causa da presença de pigmentos carotenóides, precursores da vitamina A. A forma dos glóbulos varia e é influenciada pela tensão superficial criada pela condensação dos elementos em suspensão e a formação de uma membrana à sua volta.

O aquecimento, na pasteurização, na fervura ou na esterilização, causa alteração na tensão superficial, aglomeração dos glóbulos e a sua separação sob a forma de nata.

Os leites pasteurizados e esterilizados são passados por um homogeneizador, através do qual a gordura é subdividida e reduzida à forma inicial, regenerando a emulsão e a qualidade do leite quanto às características físicas e organolépticas.

Tabela 10.17 Componentes analíticos do leite

Componentes	Em percentagem			
Água	88,4 – 87,25	83,0	81,7	82 – 84
Sólidos totais	11,16 – 12,75	17	19,2	18 – 16
Lipídeos	4,19 – 3,16	5,7	7,8	5,5 – 8,5
Sólidos não gordurosos (SNG)	–	7,41	–	8,41
Proteína total	3,0 -3,5	4,3	5,0	4,44
Caseína	2,43 – 3	4,3	–	3,7
Lactoalbumina	0,05	–	–	–
Lactoglobulina	0,045	–	–	–
Proteínas do soro	–	–	–	0,73
Lactose	3,61 – 4,75	5,7	5,5	4,5 – 5,6
Resíduo mineral fixo	0,7 – 0,75	0,84	0,92	0,7 – 0,84
Cálcio	0,17	–	–	0,27
Fósforo	0,19	–	–	0,17
Outros elementos				
pH	6,3 – 6,7	6,3 – 6,7	6,3 – 6,7	6,3 – 6,7
Densidade	–	–	–	1,032

Fonte: JACOBS, 1951.

O teor de gordura gira em torno de 3,5%, mas pode ser 1% maior. Os mesmos fatores que influem no tamanho dos glóbulos afetam o teor de gordura, mas raça, idade e período de lactação parecem ser os mais importantes.

A raça é fator dominante. Nas que produzem mais leite o teor de lipídeos é mais baixo. Quanto à idade, de forma geral, há aumento do teor de gordura no leite da primeira à terceira lactação e permanece constante até a última. Nessa faixa etária as vacas são geralmente substituídas, porque decresce o volume de produção. Com relação ao período de lactação, o teor de manteiga permanece praticamente constante até o final, mas é comum apresentar um decréscimo durante o primeiro mês.

A gordura do leite é uma mistura de ésteres glicerínicos de ácidos graxos saturados e insaturados. Suas propriedades dependem da natureza e da proporção dos glicerídeos que a constituem, portanto, dos ácidos graxos componentes. Entre os insaturados estão os ácidos oleico, linoleico, linolênico e araquidônico. A bibliografia destaca alguns saturados nos leite de vaca e de cabra, que são encontrados na Tabela 10.18.

O valor energético dos leites de vaca e de cabra é de 77 kcal/100 g e o de coelha varia de 181 a 196 kcal/100 g.

Tabela 10.18 Ácidos graxos saturados dos leites de vaca e de cabra em percentagem

Ácidos	Vaca	Cabra	Ácidos	Vaca	Cabra
Butírico	3,1	2,6	Láurico	2,2	4,5
Capróico	1	2,3	Mirístico	10,5	11,1
Caprílico	1,2	2,7	Palmítico	26,3	28,9
Cáprico	2,6	8,4	Esteárico	13,2	7,8
Araquídico	1,2	0,4			

Fonte: Caprileite, Bol. Inf. apud VIEIRA, 1986.

Lactose

A percentagem de lactose varia ao redor de 4,5%. De maneira geral a variação do teor de sólidos acompanha a variação do teor de lipídeos, porém, não na mesma proporção.

Esse dissacarídeo constituído de dois núcleos de glicose é praticamente o único açúcar do leite. Galactose e glicose são detectadas em frações mínimas, possivelmente por decomposição da lactose.

Não suscetível de fermentar por leveduras e produzir etanol, a lactose é suscetível à ação de bactérias que produzem ácido láctico, que causa a coagulação do leite ao ser aquecido. Quando o teor de ácido é elevado a coagulação se dá a frio.

Esse fenômeno é a base da produção dos leites ácidos como coalhada, iogurte, quefir e outros. No tubo digestivo, a lactose é parcialmente digerida no estômago e nos intestinos. Aí se dá formação ao ácido láctico, por ação de bactérias específicas.

Proteínas

O teor de proteína total está próximo de 3,5% e varia também, tal como a lactose, em virtude da quantidade de sólidos totais, comandada pela gordura.

De maneira simples definem-se as proteínas do leite como formadas por caseína, lactoalbumina e lactoglobulina. A caseína é uma fosfoproteína que coagula pela renina, enzima existente no estômago, ricamente presente no ácido do coagulador dos animais jovens, incluindo os fetos próximos ao nascimento. De alta digestibilidade é o alimento adequado para os mamíferos recém-nascidos e jovens.

A caseína coagula também por ação de enzimas vegetais, com destaque para os cardos e em presença de diastases microbianas. As enzimas com essa propriedade são comumente chamadas de coalhos (animal, vegetal e microbiano) e são usados na fabricação de queijos. Sua ação é mais efetiva quando em presença de sais livres de cálcio.

A caseína é a proteína mais importante do ponto de vista quantitativo, nutricional e industrial.

Por aquecimento forma complexo com os sais de cálcio. Assim, quando o leite é fervido, pasteurizado ou esterilizado, forma-se fosfocaseinato de cálcio irreversível e a ação dos coalhos é dificultada, senão impossibilitada. Para a confecção de queijos com leites que sofreram aquecimento, é necessário adicionar sais de cálcio, cujos íons livres permitem ao leite coalhar normalmente. A caseína coagula também em meio ácido, a frio ou a quente, como já foi explicado no item lactose. O coágulo é diferente do obtido pela ação dos coalhos.

A lactoalbumina e a lactoglobulina que correspondem a 15-20% do total de proteínas são tão importantes para o pequeno mamífero quanto a caseína. Além da elevada digestibilidade, a lactoglobulina contribui para a resistência às afecções.

Quando se precipita por ação enzimática, o caseinato de cálcio se separa do soro que contém em solução lactoalbumina e lactoglobulina (proteínas), sais e lactose.

Essas duas proteínas, denominadas comumente de proteínas do soro, precipitam em meio ácido e por aquecimento. Por causa dessa propriedade, aquecendo o soro acidificado por adição de ácidos, ou naturalmente pela fermentação da lactose, as duas proteínas precipitam, flutuam e podem ser separadas, possibilitando a fabricação das ricotas.

Na realidade a caseína está presente sob diferentes formas, identificadas por alfa, beta e capa caseínas, com diferentes arranjamentos como S2-CN e CN, detectáveis por eletroforese. As diversas espécies de mamíferos apresentam diferenças na composição das proteínas do leite. Os leites dos mamíferos diferem pela composição e pelas propriedades, as quais decorrem das várias formas de arranjamento químico das proteínas. Por exemplo, a caseína de caprinos sedimenta menos por centrifugação que a de vaca e a sua caseína se dissocia. O leite ainda encerra outras proteínas em pequenas quantidades, tais como lactoferrina, transferina, prolactina, folato e outras.

Sais

Os mais importantes são os fosfatos de cálcio, cloretos de sódio e de potássio, citratos, carbonatos, sulfatos e fluoretos de cálcio. De todos, o mais importante é o fosfocaseinato de cálcio, presente sob a forma coloidal.

Sódio, potássio, cálcio, magnésio, fósforo e cloretos estão presentes em quantidades apreciáveis. Embora considerado alimento completo, o leite não encerra alto teor em ferro; dele, os bezerros possuem boa reserva ao nascer, mas mantidos em prolongada amamentação devem receber complementação.

Alumínio, zinco, manganês, cobre e iodo também são encontrados em mínimas quantidades.

A Tabela 10.19 encerra dados de composição de leite de vaca e de cabra. O resíduo mineral fixo, teor total de sais, ou cinza, cujos valores podem ser vistos na tabela, não varia muito; praticamente permanece constante, mesmo que o teor de sólidos totais, sobretudo o de gordura, varie significativamente.

Acidez do leite

Os fosfatos ácidos, aminoácidos livres, citratos, dióxido de carbono e caseína parcialmente solubilizados são responsáveis pelo caráter ácido do leite fresco logo após a ordenha.

Nesse momento sua acidez titulável é de 17-18° Dornic (1° Dornic, ou 1° D corresponde a 10 mg de ácido lático/100 mL de leite).

Posteriormente, e sem procedimento de conservação, o leite se torna mais ácido por ação de microrganismos, especificamente bactérias láticas, que fermentam a lactose e produzem ácido láctico.

Por consequência, a acidez aumenta e atinge rapidamente o nível de 20-21° D, tornando o leite impróprio para a comercialização.

Leite com mais de 20° D e menos de 15° D não podem ser comercializados para consumo ao natural. Ao leite não podem ser adicionados neutralizantes para garantir o nível de acidez adequado.

Tabela 10.19 Teores de minerais no leite de vaca e de cabra

Componentes	Vaca	Cabra	Componentes	Vaca	Cabra
	Em mg/100 mL			Em microgramas/100 mL	
Cálcio	123	144	Ferro	0,64	0,68
Fósforo	95	107	Cobre	0,08	0,57
Cloro	119	157	Manganês	0,09	0,17
Potássio	141	181			
Sódio	58	38			

Fonte: Caprileite, Bol. Inf. apud VIEIRA, 1986.

A acidez titulável de um leite é determinada pela sua neutralização à fenolftaleína, que ocorre na faixa de pH de 6,5 a 8,5, pH do leite no ponto de viragem do indicador.

A unidade Dornic é comumente usada e refere-se à acidez equivalente ao ácido láctico, embora ele não ocorra no leite recém ordenhado. Cada grau Dornic equivale a 10 mg do ácido por 100 mL de leite. Eles são determinados por meio de solução alcalina titulada n/9 (o equivalente grama do ácido láctico é 90), com a qual o gasto de 1 mL na titulação representa 10° D.

Com essa solução, basta multiplicar seu consumo por 0,009 para encontrar a acidez expressa em ácido láctico.

Colostro

Líquido viscoso, de cheiro característico e sabor salgado, ligeiramente ácido e mais amarelo, é o leite elaborado pelas glândulas mamárias no momento do parto, para servir ao bezerro nos primeiros dias de vida. Não serve para alimentação humana, nem para produtos de laticínio. Entretanto, embora vedado por lei, frequentemente é vendido, o que constitui fraude e contravenção.

Sua composição é diferente da do leite; os elementos de composição são os mesmos, mas em outras proporções. Há mais enzimas com propriedades especiais, o conteúdo em gordura e lactose é mais baixo e o de proteína é mais elevado.

Por sua vez, a proteína é composta de mais lactoglobulina e lactoalbumina, a qual predomina entre as duas. Essas proteínas conferem ao bezerro resistência a doenças e imunização, mas coagulam pela elevação da temperatura.

Os sais, em quantidade mais elevada que no leite, têm ação laxativa, favorável à eliminação do mecônio – fezes fetais acumuladas quando o pequeno mamífero ainda estava no útero.

10.7.3 APARELHO DE LACTAÇÃO

O aparelho de lactação, representado pela Figura 10.23 é constituído de quatro glândulas mamárias contidas no úbere. Elas são independentes e terminam nas tetas; são separadas por ligamentos longitudinais, transversais e laterais, que também dão resistência ao úbere. As duas glândulas traseiras produzem perto de 60% do total do leite.

O úbere é um corpo volumoso inguinal, muito grande e pesado nas raças leiteiras especializadas. Ele é irrigado por uma artéria mamária e três veias, que terminam em uma intrincada rede de vasos capilares que diminui a velocidade da circulação sanguínea, facilitando a filtração de elementos do sangue para as células lactíferas.

A circulação do sangue é o fator de produção do leite; para cada litro formado passam pelo úbere perto de 400 litros de sangue.

As glândulas mamárias têm a conformação de cachos, formados por grupamentos esféricos de células lactíferas, os alvéolos, dispostos ao longo de uma rede de canalículos, que conduzem o leite para o exterior. As células dos alvéolos, em contato com os capilares sanguíneos, formam o leite filtrando algumas substâncias do sangue e reunindo-as a outras produzidas no seu interior.

Quando o leite adquire uma certa pressão passa para o interior do alvéolo e daí para os galactóforos. Estes são capilares que vão engrossando até os coletores de leite e a cisterna. O leite se acumula na cisterna e ao longo da teta até o momento da mamada ou da ordenha.

Ele escoa para o exterior controladamente por uma abertura na extremidade da teta, fechada por um músculo constritor. A menor ou maior facilidade que o animal tem para relaxar a tensão desse esfíncter, faz dele uma vaca "dura de ordenhar" ou "que solta o leite".

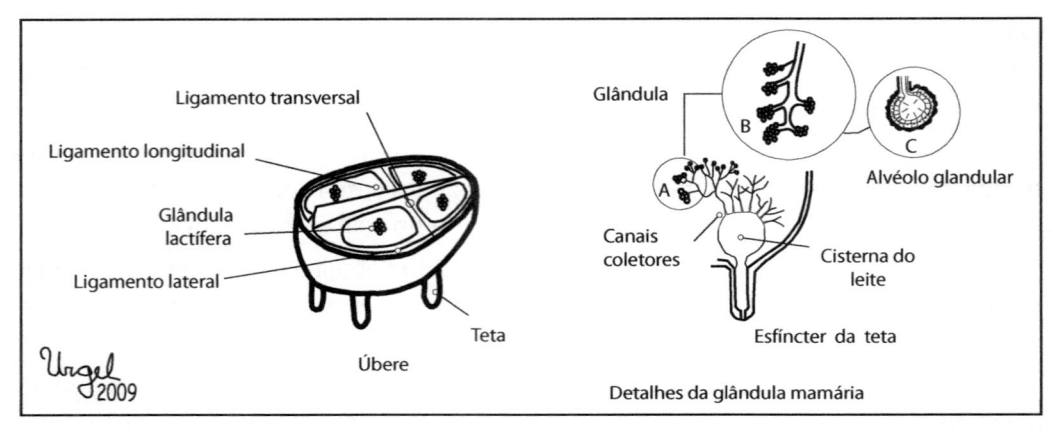

Fonte: Adaptado de diversas publicações.

Figura 10.23 Úbere e glândulas lactíferas

O leite escoa quando há um estímulo que provoque o relaxamento do esfíncter. Esse estímulo pode provir do toque do focinho do bezerro, da massagem feita pelos dedos do ordenhador ou das tetinas das máquinas.

O estímulo é transmitido ao cérebro, que aciona a pituitária (hipófise), que fornece a oxitocina que é injetada na corrente sanguínea e provoca o relaxamento do músculo constritor das tetas.

A ordenha deve ser feita logo a seguir ao estímulo, porque a oxitocina é facilmente eliminada; ao contrário, será preciso esperar um certo tempo para a provocação de novo estímulo.

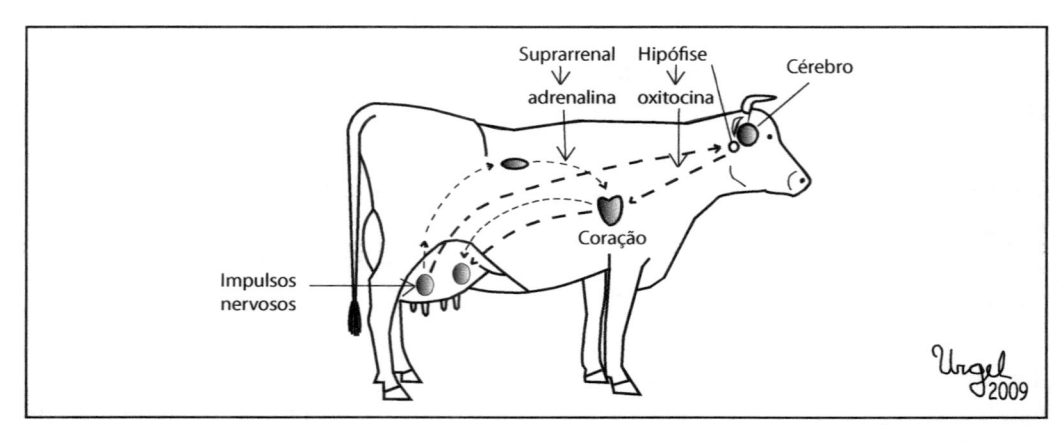

Fonte: Adaptado de diversas publicações.

Figura 10.24 Secreção láctea

Uma vaca em ordenha pode interromper o fluxo de leite por fechamento da abertura da teta, após um estímulo que cause o lançamento de adrenalina no sangue.

A retirada do bezerro, vozes diferentes, ruídos perturbadores, sustos, podem causar essa injeção de adrenalina. Por isso, os locais de ordenha devem ser tranquilos, relaxantes, os tratadores devem ser calmos e não serem frequentemente trocados.

10.7.4 CONSERVAÇÃO DO LEITE

Em uma vaca sadia, o leite é estéril no interior do úbere. Ao ser ordenhado, sua composição oferece condições para uma rápida deterioração microbiana: contacto com contaminantes, temperatura adequada e condições físicas e químicas de um excelente material fermentativo.

Ao ser escoado, o leite contamina-se em contacto com a teta sempre sujeita a sujidades, como terra, pó e espirros de dejetos líquidos e sólidos. No momento da ordenha o úbere deve ser lavado e desinfetado, mas o contato com as vasilhas e o seu manuseio dificilmente mantém o leite nas condições iniciais. Os aparelhos de ordenha e as instalações das boas granjas reduzem ao mínimo as contaminações, mas não as evitam.

O primeiro cuidado para manter o leite em boas condições de conservação é resfriá-lo em equipamentos diversos, que variam de acordo com o volume ordenhado. O resfriamento deve ser feito em níveis inferiores a 10 °C. Entre 4 e 10 °C os microrganismos não encontram boas condições de desenvolvimento. O frio não melhora a qualidade do leite, mas a conservação. O número de microrganismos aumenta muito com a temperatura, mas a taxa de variação é também influenciada pela carga inicial.

A reprodução se dá mais intensamente ao redor de 37 °C, temperatura aproximada do leite recém-ordenhado, motivo pelo qual é recomendado resfriá-lo o mais rapidamente possível, tanto quanto possível próximo de 0 °C.

A Tabela 10.20 mostra a influência da temperatura na reprodução dos microrganismos presentes no leite, independentemente de sua taxonomia.

Tabela 10.20 População de microrganismos por mL de leite

Temperatura	Início	6 horas	12 horas	24 horas	48 horas
10 °C	10	12	15	41	62
22 °C	10	17	242	6.128	3.574.990

Fonte: BEHMER (Ver. Zoot. Vet. V.17, n.7) 1987.

BIBLIOGRAFIA

BEHMER, M. L. A. *Tecnologia do leite. São Paulo*: Nobel, 1987. 320 p.

CHARLES, T. P.; FURLONG, J. *Doenças parasitárias dos bovinos de leite*. Coronel Pacheco: Embrapa/CPGL, 1992. 134 p.

DEGASPERI, S. A. R.; PIEKARSKI, P. R. B. *Bovinocultura leiteira*. Curitiba: Livraria do Chain, 1988. 492 p.

FURTADO, M. M. Leite de búfala: estudo da fabricação do queijo azul. In: RAMOS, A. A.; VILLARES, J. B.; MOURA, J. C. de. *Os búfalos*. Piracicaba: Fealq, 1979. 323 p.

GARASSINI, L. A. *Microbiologia tecnologica*. Caracas: Universidad Central de Venezuela, 1964. 365 p.

JACOBS, M. B. Milk, cream and dairy products. In: JACOBS, M. B. *The Chemistry and technology of food and food products*. 2. ed. New York: Interscience, 1951. v 2.

JEHNNES, R. Composition and characteristics of goat milk: review 1968-1979. *J. Dairy Sci*. n. 63, p. 1605-30, 1980.

OLIVEIRA, A. J. de; CARUSO, J. G. B. Leite. Características. Composição química. Propriedades. Obtenção higiênica. Conservação e tratamento. In: CAMARGO, R. de et al. *Tecnologia dos produtos agropecuários*: alimentos. São Paulo: Nobel, 1984. 298 p.

PEIXOTO, A. M; MOURA, J. C de; FARIA,V. P. de. *Caracterização implementação de uma política para o leite*. Piracicaba: Fealq, 1986. 116 p.

VALLE, J. L. E. Características e usos do leite de bubalinos. In: 27ª REUNIÃO ANUAL DA SOCIEDADE BRASILEIRA DE ZOOTECNIA. *Anais*. Campinas: SBZ, 1990. p. 73-43.

SÁ, M. V. de; SÁ F. V. de. *As vacas leiteiras*. 4. ed. Lisboa: Livraria Clássica, 1975. 245 p.

VIEIRA, M. I. *Para criar melhor, conheça os animais*. São Paulo: Nobel, 1980. 16 p.

VIEIRA, M. I. *Criação de cabras*. São Paulo: Nobel, 1980. 308 p.

VIEIRA, M. I. *Criação de cabras: técnica prática lucrativa*. São Paulo: Nobel. 1986. 308 p.

10.8 AVES

Urgel de Almeida Lima

A criação de aves se desenvolveu como atividade econômica após a guerra mundial de 1914-1918 e se firmou após a guerra de 1939-1945.

As aves crescem rapidamente e produzem proteína de boa qualidade, à custa de produtos agrícolas diversos. Elas transformam rações de farelos e grãos em carne e ovos em aproximadamente 60 dias, à razão de 2,2:1, ou seja, 2,2 kg de ração por kg de carne ou ovos, graças às técnicas racionais de criação.

As criações de aves e de suínos se desenvolveram paralelamente ao crescimento da produção de milho. Seu melhoramento genético e a evolução do sistema de alimentação facilitaram essas criações.

O aparelho digestivo das aves é diferente do de outras espécies. O papo, ou proventrículo, funciona como o rúmen dos herbívoros, pois é formado de estômago, secretor, triturador e é completado pela moela, intestino e ceco. No final ele se abre na cloaca, para onde também flui o oviduto (Fig. 10.25).

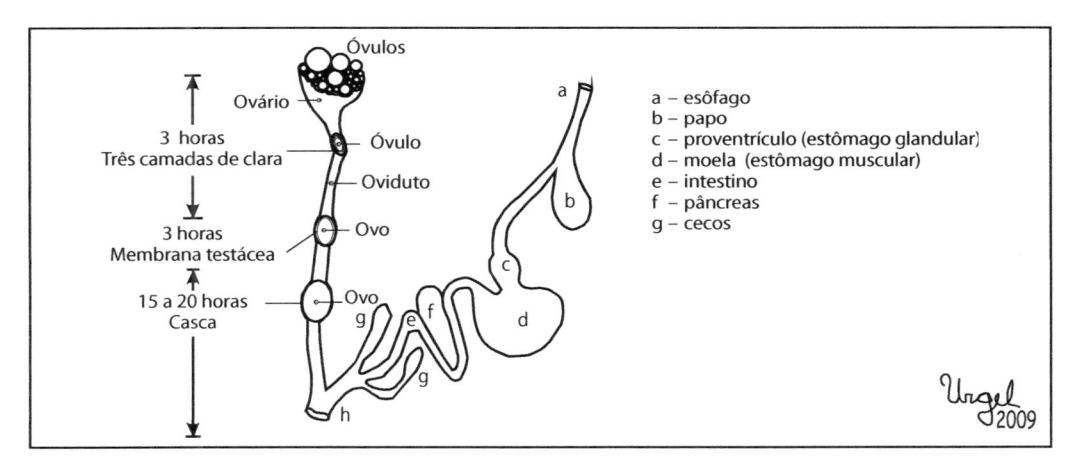

Fonte: Adaptado de diversas publicações.

Figura 10.25 Aparelhos digestivo e reprodutor em ave fêmea

10.8.1 APARELHO REPRODUTOR DAS AVES

As fêmeas têm apenas um ovário, que se comunica com a cloaca pelo oviduto, por onde um óvulo desce, recebe as claras, a casca e eventualmente se encontra com os espermatozóides que fluem em sentido contrário depois de depositados na cloaca.

As aves são criadas para produção de ovos e de carne. Esta é de bom sabor, os músculos não contêm gordura, apresentam pouco tecido conectivo e gelatina, e por isso é pouco fibrosa, delicada e tenra, o que a torna atrativa e de aceitação ampla.

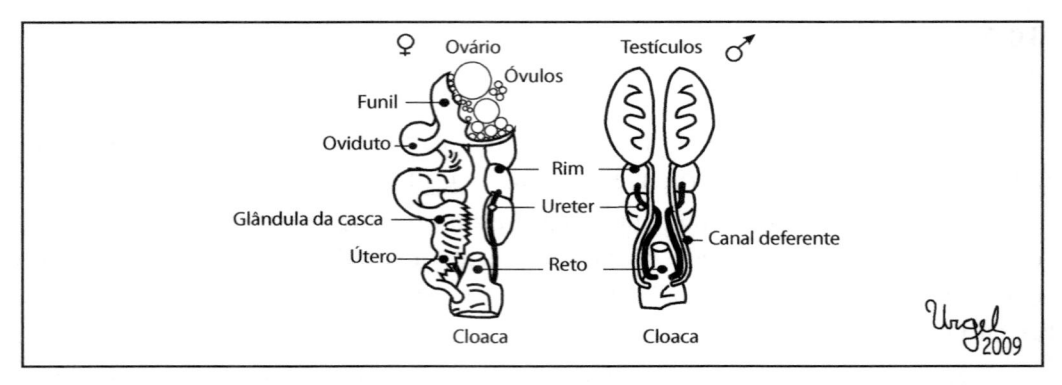

Fonte: Adaptado de diversas publicações.

Figura 10.26 Aparelho reprodutor masculino e feminino das aves

A maior utilização das aves é para o consumo ao natural, inteiras ou em cortes, temperados ou não para preparações culinárias, mas as aves também são matéria-prima para grande número de produtos derivados, tais como embutidos (linguiças, salsichas), patês, cubos e pós para caldos e sopas, conserva pasteurizada.

O crescimento do consumo ao natural deu origem às indústrias do abate e da refrigeração, que por sua vez impulsionaram a indústria dos derivados.

10.8.2 TRANSPORTE DAS AVES

As aves são frágeis e exigem cuidados especiais ao serem transportadas. O trabalho de levá-las simplesmente para vender ou transportá-las para os abatedouros segue práticas diversas.

Em muitas localidades, os animais são comercializados vivos, mas nos grandes centros há o hábito de adquirir frangos abatidos e resfriados ou congelados e embalados.

O transporte do galinheiro para a feira de aves vivas, geralmente é feito em pequenos lotes de animais. Costuma-se amarrá-las pelos pés (peando-as), pendurá-las em varais e conduzi-las nos ombros a pé, a cavalo, ou colocá-las em carroças ou na caçamba de um caminhão. Geralmente, são trajetos curtos, percorridos em pouco tempo.

Ao contrário, o transporte de aves de uma granja para os abatedouros industriais é mais complicado, iniciando pelas distâncias a percorrer e continuando pela contenção. Normalmente, o transporte é feito em engradados de madeira ou em gaiolas de tela ou plástico, empilhadas na carroceria de grandes caminhões ou em vagões de trem, abertos ou fechados, se houver disponibilidade desse meio.

As gaiolas devem ser colocadas de maneira a permitir a passagem de ar entre as unidades, criando corredores de ventilação que diminuem e dispersam o calor, além de manter o arejamento necessário para que não haja sufocação e ocorram prejuízos vitais, que incluem a morte das aves.

Nas gaiolas, que podem conter até 20 animais, é aconselhável que os lotes sejam uniformes em termos de raça, idade, sexo, peso e tamanho.

Devem ser observados cuidados para preservar as melhores condições de saúde, pois o transporte a grandes distâncias causa sofrimento às aves. Para minorar o problema é recomendável oferecer comida e água para manter a vitalidade, mas deve-se entregá-las ao abatedouro, embora com boas condições de saúde, e com o tubo digestivo praticamente vazio, para facilitar as operações que seguem.

Nos vagões de trem e nos caminhões é necessária a proteção contra ventos e temperaturas muito frias ou quentes. No trajeto as aves podem sofrer ferimentos, ou morrer por sufocamento, temperatura adversa, falta de alimento e, mais importante, por sede.

As aves normalmente sofrem traumas no momento da apanha, motivo pelo qual essa operação deve ser feita pela manhã e com o mínimo de ruídos ou estardalhaço que causam estresse e prejudicam a qualidade do animal abatido.

Ao chegar ao destino, as aves devem ser recolhidas em locais protegidos contra ventos, chuva, calor e frio, com disponibilidade de água e alimentação para manter a vitalidade e aí devem ser submetidas a exame *ante mortem* para que sejam avaliadas suas condições vitais.

É conveniente oferecer repouso e tratamento nutricional para uniformizar as exigências de classificação específica do material a ser comercializado ou industrializado, e até mesmo promover a engorda para que atinjam o nível estabelecido para determinados casos.

10.8.3 GALINHAS

Entre as aves de valor comercial as mais importantes são as galinhas, do ponto de vista de massa de produção, de aceitação de sua carne e da produção de ovos.

Depois das galinhas destacam-se os perus e, em seguida, os anatídeos, com destaque para os patos. Os gansos são criados em pequena escala, ao contrário de outros países onde são destinados ao comércio e, principalmente, à preparação de fígado gordo.

As galinhas, que detêm o maior consumo ao natural e para industrialização, pertencem à espécie *Gallus domesticus* e sua criação é comumente designada de criação de galinhas, não importando o sexo.

As criações racionais, com aves especializadas, são dirigidas para obtenção de carne ou de ovos.

As galinhas de corte são aves normalmente mais tranquilas, mais pesadas, de pelagem vermelha ou carijó, têm postura razoável e raramente chocam.

As aves poedeiras, verdadeiras fábricas de ovos –, pois algumas põem mais de 300 ovos por ano –, normalmente não chocam, são mais magras e vivazes. Visualmente há diferença em seu perfil anatômico, como na Figura 10.27.

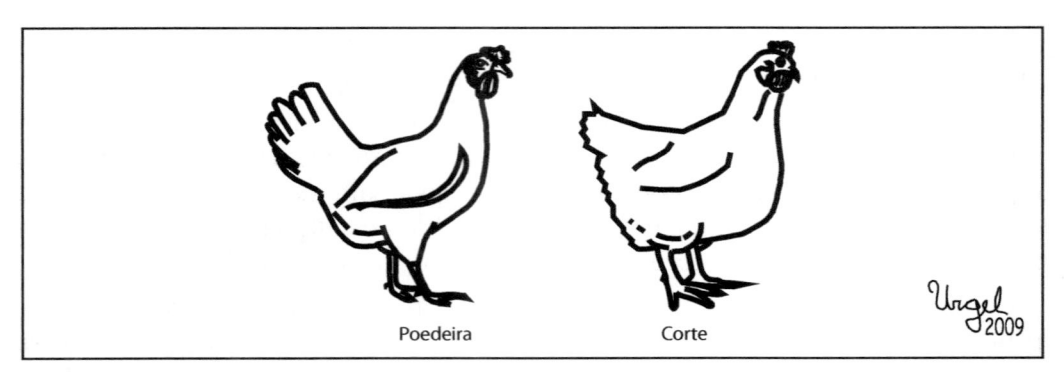

Poedeira   Corte

Figura 10.27 Perfil de galinhas poedeiras e para corte

Há criações de galinhas denominadas "caipira", que põem poucos ovos e chocam, são mais magras e não têm tipo anatômico perfeitamente definido, mas diferente das aves especializadas para corte e postura. Normalmente, são criadas sem confinamento e sua pelagem é muito variada.

Além desses tipos há as aves de briga, em que os machos são esguios, de porte altivo, de cores muito variadas, de pouco peso, costumeiramente treinados para luta com outras aves da mesma origem. As fêmeas põem pouco e, normalmente, seus ovos são chocados por galinhas de outro tipo.

As aves do tipo garnisé são pequenas, de pelagem muito variada, criadas por aficionados e não têm valor comercial como as poedeiras, galinhas de corte ou caipiras.

Classificação comercial de galinhas

Entre as carnes de aves, a de galinha é de consumo mais generalizado e recebe classificações especiais em diversos países.

No Brasil não há classificação bem definida para as aves comercializadas. Normalmente são indicadas sem critério definido como galinha caipira, de granja, branca ou vermelha. No mercado interno, as aves são vendidas como galos, galinhas e frangos, estes sem distinção de sexo, se de corte ou de postura. São comercializadas sem denominações específicas aves gordas, magras, velhas ou novas, de carne escura e clara, de corte e de postura.

De acordo com a região elas recebem denominações baseadas em costumes locais, pois a legislação não prevê denominações específicas. Isso é compreensível pois o território é muito grande e não há mercado uniformizado em toda sua área.

Parece que não há preocupação maior nesse sentido mesmo por parte dos grandes abatedouros, possivelmente pelo fato de que, comercialmente, ainda não haja essa exigência de seleção de tipos, ou porque o mercado ainda não a comporte.

Entretanto, para exportação, os frigoríficos atendem às exigências de cada importador.

No mercado de outros países, nos Estados Unidos e na Europa há classificações de acordo com o destino, peso, idade e castração.

Nos Estados Unidos há os *broilers* (para grelhar), *fryers* (para fritar), *roasters* (para assar em forno), entre outras denominações para aves velhas, novas, gordas e magras, evisceradas ou não, e em pedaços.

No Brasil não há classificações baseadas nesses critérios, o que é compreensível, porque o País é muito grande e não há um mercado uniformizado. Há uma proposta de classificação geral que não contempla as classes para assar, fritar, grelhar ou outras, mas baseada em critérios de idade e peso. Assim, são considerados pintos com até um mês de idade, frangos (dois sexos) de um mês até o limite de dois meses, galarotes (dois sexos) com 3 a 6 meses, mas com as características sexuais desenvolvidas e galos e galinhas para machos e fêmeas com mais de 6 meses e qualquer peso.

Nos grandes centros há o costume de adquirir os frangos mortos e resfriados, congelados, embalados, sem preocupação de verificar a procedência ou classificação, mas com o passar do tempo o comprador deverá se tornar mais exigente.

Entretanto, há seleção e controle de qualidade incipientes porque, com o aumento do consumo, os criadores têm interesse de colocar à venda aves de boa qualidade e criadas mais rápida e economicamente.

Os grandes abatedouros oferecem produtos de boa qualidade, mas é muito comum se adquirir aves nos supermercados sem uniformidade. Quando da compra de várias aves de uma só vez, ao limpá-las e desmembrá-las o consumidor atento verifica que os pedaços não têm tamanho uniforme e que as camadas de gordura diferem muito em peso, de ave para ave. Os frangos grandes, não raro, apresentam de 25 a 40% de gordura localizada, principalmente no peito e na região abdominal.

O costume de colocar miúdos ensacados na cavidade abdominal facilita essa comprovação, pois é comum se encontrar saquinhos com três pés, com dois pescoços, sem fígado ou moela, sem coração, com duas moelas e assim por diante.

As classificações comerciais modificarão essa situação.

Nos diferentes países, são agrupadas aves de algumas semanas, de alguns meses e adultas de mais de um ano, machos castrados e não castrados, jovens de 500 g e adultos de mais de um quilograma.

No Brasil, não há classificação para a designação de galos, galinhas e frangos, estes de ambos os sexos e englobando os animais de corte e de postura, selecionados, de granja, caipiras e aves novas e velhas.

Há distinção entre carne de aves domésticas e de caça, porém, no Brasil está proibida a comercialização de carne de caça, mas o incremento de sua criação poderá alterar essa proibição, como ocorre com a venda de codornas, perdizes, faisões e galinhas d'angola, ainda criados em pequena escala.

A criação de codornas vem crescendo, porém os ovos são o produto mais conhecido.

No Rio Grande do Sul há regulamento que permite caçar perdizes, pombo-dobando, pombão e alguns tipos de marrecos. Os caçadores têm permissão para cotas semanais e essa providência não estimula a comercialização, ao contrário das criações confinadas de aves silvestres.

Em países asiáticos, como a China, os marrecos são criados em larga escala para a produção de carne e de penas.

Abate

O abate é o destino das aves criadas para o fornecimento de carne e deve ser realizado com as adequadamente desenvolvidas e em estado de saúde perfeito.

É recomendado que ele seja feito de forma não cruel, rápido e que permita sangramento perfeito para manter a qualidade da carne.

A matança é normal ou emergencial, entendendo-se a normal como a que se realiza nas aves saudáveis para a obtenção de alimento.

O sacrifício emergencial é o feito quando ocorrem fraturas, contusões e hemorragias decorrentes de acidentes que não causem prejuízo às exigências alimentares; os animais têm de ser imediatamente eviscerados para evitar contaminação da carne com eventuais agentes etiológicos do trato intestinal. Em emergência também são abatidos os em estado agudo de enfermidade e eliminados da linha de produção.

O inspetor sanitário é responsável por essa decisão.

O abate segue operações específicas quando exigidas por obediência a preceitos de organizações religiosas.

O sacrifício é feito por:

- *Enucagem*: ou desarticulação da cabeça e do pescoço, seguido de tração e torção. É método cruento, em que há pequena ou nenhuma sangria;
- *Degola*: ou corte na base da cabeça até a coluna vertebral, com sangramento;
- *Degola exterior*: precedida de atordoamento por pancada na cabeça e corte da carótida para sangramento abundante;
- *Degola interior*: por dentro da boca e palato corte da jugular e carótida, causando bom sangramento;
- *Choupa*: ou perfuração da medula com estilete, entre a cabeça e a vértebra Atlas;
- *Corte do crânio*: com golpe de cutelo até o cérebro com morte rápida e forte sangramento;
- *Pressão no peito*: comprimindo o tórax até asfixia, vedado no Brasil.

Rendimentos

A avaliação comercial de animal é feita em animal vivo ou abatido.

Nas aves abatidas deve ser considerado o rendimento em relação ao animal eviscerado ou não, fazendo-se distinção entre rendimento útil e o rendimento comercial.

O útil é a percentagem de partes comestíveis em relação aos ossos e o rendimento comercial é a percentagem em relação à carcaça, após o desmembramento.

Comumente as carcaças rendem de 62 a 67% e a carne isoladamente, rende de 38 a 45%, de acordo com o tipo de ave, raça e idade. A Tabela 10.21 elaborada com dados encontrados na bibliografia e organizada segundo dados de um frigorífico brasileiro, é menos otimista e revela rendimento em carne de 26 a 32%.

Em termos de porções comestíveis os rendimentos são diferentes.

De acordo com um autor, peito, braços, coxas e sobrecoxas de um frango de 1,5 kg representam 50% do frango limpo e fornecem 500g de carne sem osso. Esse rendimento representa 66,6% sobre o frango limpo e 30% sobre o total.

Tabela 10.21 Rendimentos em lotes de frangas, frangos e galinhas

Aves	10 frangas		10 frangos		10 galinhas	
Peso	**10 kg**		**18 kg**		**15,5 kg**	
Material	kg	%	kg	%	kg	%
Carne aproveitada	2,62	26,2	5,1	28,3	5,1	32,9
Pele aproveitada	0,51	5,1	1,5	8,3	1,4	9
Miúdos aproveitados	0,41	4,1	1	5,5	0,80	5,1
Cabeça e pés	0,87	8,7	1,1	6,1	0,79	5,1
Carcaça – ossos	3,49	34,9	5,8	32,2	4,9	31,2
Barrigadas, miúdos, peles sem valor	1,04	10,4	1,7	9,4	0,9	5,7
Penas escolhidas (secas)	0,47	4,7	0,8	4,6	0,52	3,3
Penas secas sem valor – asas	0,09	0,9	0,14	0,8	0,15	1
Gordura aproveitada	–	–	–	–	0,30	1
Ovos em formação aproveitados	–	–	–	–	0,20	1,3
Total*	**9,51**	**95,1**	**17,17**	**95,3**	**15,06**	**97,1**
Penas molhadas	1,92	–	3,3	–	2,6	–

* Neste total não está incluído o peso de penas molhadas, cuja umidade não é citada; a diferença para o total de 100% inclui essas penas, sangue, vômito, sujidades e outros não determinados.

Fonte: Tabela adaptada de FONSECA, 1985.

Pela bibliografia as partes comestíveis de frango gordo correspondem a 63,07%, 67,46% em capão gordo, 66,53% em peru novo, 60,17% em marreco e 65,07% em ganso gordo.

Cortes comerciais

Por muitos anos as aves foram apenas comercializadas vivas, costume que ainda perdura em algumas feiras em diversas regiões do Brasil.

Com o desenvolvimento da indústria do frio e com o crescimento das populações concentradas em grandes centros urbanos o comércio de aves abatidas encontrou oportunidade.

Além do abate simples há o comércio de aves cortadas, isto é a venda dos componentes da carcaça separados e classificados de acordo com a preferência dos consumidores.

Entretanto, esses cortes não são expostos uniformemente, nem estão sujeitos a uma regra de comercialização definida. Variam de acordo com a procura ou interesse do vendedor. Asa com coxinha, coxa com sobrecoxa, só coxa e peito são exemplos. Pés, pescoços, costelas e miúdos são vendidos separadamente.

Nos supermercados são encontrados coração, moela e fígado separados; não é comum encontrar pés, nem as costelas. Estas são o que resta da carcaça, depois da separação dos cortes considerados nobres: peito, coxa, sobrecoxa, asinha, meio da asa (tulipa) e coxinhas (drumette).

Em determinados centros comerciais de maior capacidade de compra, também são encontrados os cortes desossados e os sem pele.

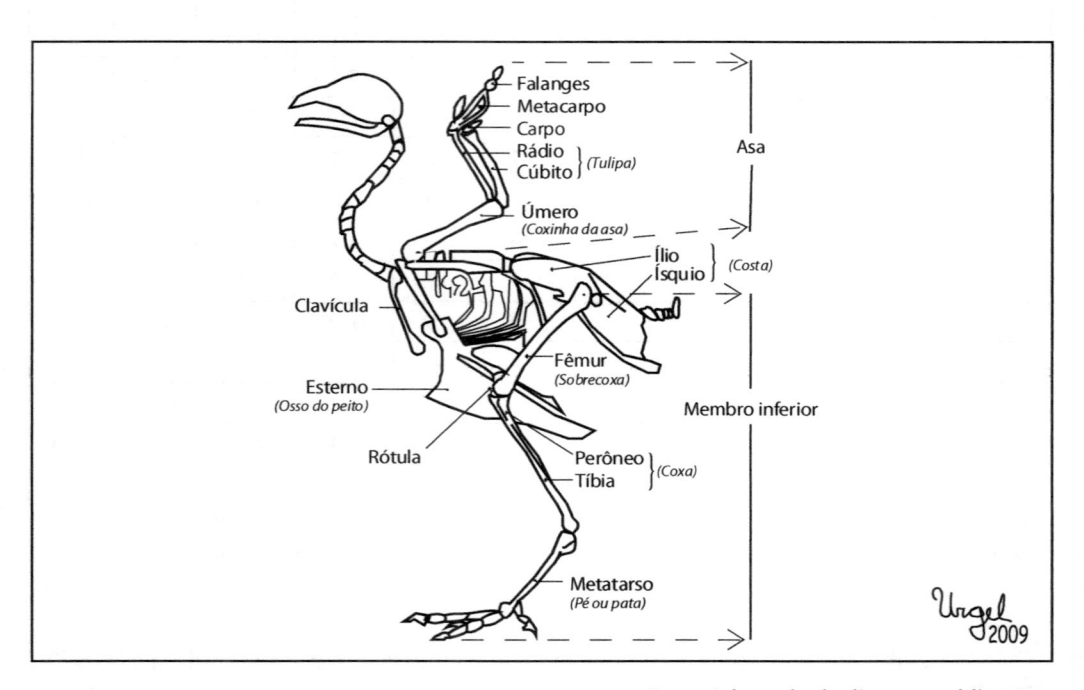

Fonte: Adaptado de diversas publicações.

Figura 10.28 Esqueleto de uma ave

Os frangos abatidos e inteiros são eviscerados e, das vísceras, são separados moela, coração e fígado que, com os pés e pescoço, são ensacados e colocados de volta na carcaça.

Para entender bem os cortes é interessante estudar o esqueleto das aves esquematizado na Figura 10.28.

- *Asa com coxinha*: compreende os músculos e ossos dos membros superiores, representados pelo úmero (coxinha) e conjunto de rádio, cúbito e ossos metacarpais;
- *Coxa com sobrecoxa*: compreende os músculos e o conjunto dos ossos do fêmur com o grupo tíbia-tarso;
- *Coxa*: constituída dos músculos do conjunto tíbia-tarso;
- *Peito*: compreende os músculos peitorais e duas camadas de músculos superpostas conjuntamente com os ossos da clavícula, coracoide, esterno e quilha.
- *Pés*: são representados pelo conjunto tarso-metatarso;
- *Pescoço*: é o conjunto de cabeça e dos músculos e vértebras cervicais, até o início das vértebras torácicas;
- *Costelas*: é a denominação comercial do restante da carcaça, que inclui as vértebras cervicais, as costelas propriamente ditas e a pelve;
- Os *miúdos:* são vendidos separadamente e compreendem a moela, o coração e o fígado. Os rins e os pulmões costumam integrar a carcaça.
- *Frango inteiro*: É a carcaça inteira mais os miúdos e os pés, que são comumente embalados em sacos plásticos e colocados na cavidade abdominal. O frango inteiro encerra uma grossa camada de gordura no local de união das vértebras cervicais com as torácicas e muito mais na região do celoma, ou seja, na parte traseira próxima à cloaca. A massa de gordura varia de acordo com a ave – se de corte, de postura, caipira –, evidenciando o método de criação, em confinamento, com arraçoamento para postura ou criação extensiva.

10.8.4 PERUS

Os perus são aves grandes, de carne apreciada, mas no Brasil sua criação é limitada, pois são muito sensíveis a doenças. São exigentes em alimentação, que deve ser rica em proteína, portanto, cara.

Há os industrializados e os criados para festas natalinas, em pequenas criações, nas quais se procura engordar (cevar), com alimentação farta, para ter à mesa uma ave bem grande. Essa ceva nem sempre leva à obtenção de produtos de melhor qualidade, pois a alimentação inadequada pode conferir sabor e odor estranhos à carne. Nessas criações há uma preferência marcante para os machos; as fêmeas não são apreciadas, talvez pelo tamanho.

A classificação comercial dos perus carece de maior atenção no Brasil e na comercialização são comumente denominados de especiais, de primeira qualidade e comuns.

10.8.5 CODORNAS

No Brasil há muitos coturnicultores. Coturnicultura é a criação de codornas, da família das galináceas, gênero *Coturnix*, espécie *Coturnix coturnix*, de onde a denominação da atividade criatória.

As codornas são aves de caça, porém a espécie citada é uma ave domesticada, pequena, com machos de 120 g e fêmeas de 150 g, em média. Sua carne é apreciada e seus ovos são tidos como afrodisíacos. Essa crença parece advir da grande disposição sexual dos machos.

Essas aves são precoces desde o desenvolvimento embrionário. A incubação é de 16 dias, contra 21 das galinhas. Estas têm um ciclo de postura de 24h, enquanto o das codornas é de 18 h.

Os ovos são pequenos, de 10 g, aproximadamente, pintados, de cores variadas de acordo com o indivíduo. Os filhotes nascem com 10 g, em média, dobram de peso em cinco dias, triplicam-no em dez dias e atingem o peso adulto em seis a sete semanas, quando a postura começa.

As fêmeas põem de 280 a 320 ovos por ano, perfazendo perto de 3 kg/ciclo de postura. Os criadores consideram que isso representa de 80 a 87% de produção, que pode atingir 90 a 95%, se as condições de alimentação, manejo, temperatura e idade forem adequadas.

As codornas estão aptas para a reprodução por muitos anos, porém os criadores preferem usar os machos por quatro meses e as fêmeas por oito meses, para não correrem o risco da perda da fertilidade dos ovos e de redução de sua produção.

Ao atingir cinco semanas as codornas estão aptas para o abate, que é semelhante ao das galinhas.

A retirada das penas pode ser feita por arrancamento a quente, a frio ou por esfola, quando em pequena escala. Após o abate e a limpeza, as aves são resfriadas antes de serem destinadas ao comércio, à congelação ou eventuais processamentos.

A inspeção é a mesma que para outras aves, obrigatória depois da matança. As codornas são afetadas por pulorose, coccidiose, e doenças de vírus, como varíola, bronquite e doença de Newcastle.

10.8.6 FAISÕES

Os faisões são aves ariscas, de bela plumagem, que devem estar sempre presas porque voam muito, para longe e praticamente não retornam ao abrigo. São aves trepadoras, sempre empoleiradas, constituem prato apreciado, não são de larga criação no Brasil, mas são consideradas como lucrativas depois de longo tempo de investimento.

As fêmeas põem poucos ovos e não têm forte instinto de cuidar dos filhotes, motivo pelo qual, nas criações racionais, prefere-se chocar com galinhas ou em chocadeiras.

Não foram encontradas referências de industrialização, a não ser o preparo para uso culinário. Como a carne, as penas longas são fonte de receita para o criador.

10.8.7 GALINHAS D'ANGOLA

São aves rústicas de fácil criação soltas ou em regime de semiconfinamento. Como os faisões e as codornas, são consideradas como caça. São reconhecidas pelos gritos onomatopéicos das fêmeas. Elas se alimentam principalmente do que encontram, brotos de capim, insetos e não se atraem muito pelas rações.

As maiores criações se encontram na região Nordeste, sobretudo no Ceará, onde há abatedouros, mas seu consumo é mínimo quando comparado com a carne de galinha.

10.8.8 ANATÍDEOS

Os anatídeos, anteriormente denominados de palmípedes, são as aves em que o metatarso é terminado por dedos unidos por uma membrana e forma uma nadadeira (Fig. 10.29) que lhes permite a propulsão na água. São aves adaptadas para a vida aquática, recobertas de penas que impermeabilizam com óleos por elas produzidos. Seu corpo é arredondado, de rabo curto, são voadoras e habitam os ambientes aquáticos do planeta, desde latitudes próximas dos polos até as regiões tropicais. Há espécies selvagens, ou silvestres, migratórias e com frequência indesejáveis frequentadoras de lavouras de grãos em que causam grandes prejuízos. As domesticadas são usadas na alimentação humana ou para fornecer penas para indústria de roupas pessoais ou de cama.

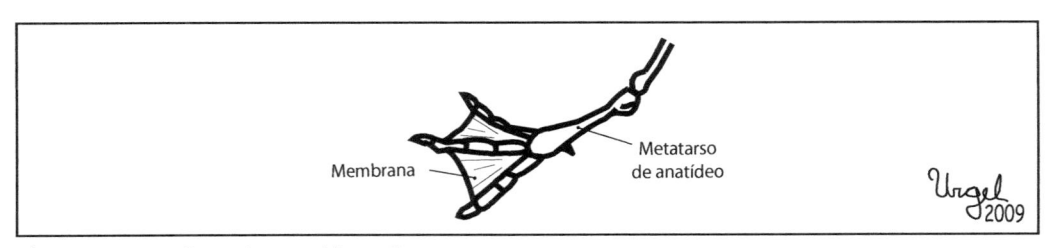

Figura 10.29   Pata de anatídeo: Ganso, marreco e pato

As aves desse grupo, de interesse como matéria-prima, são os patos, marrecos e gansos. Os cisnes também fazem parte da família.

Patos

Na literatura internacional são conhecidos por *muscovy*.

Há diversas raças, mas as mais características são a do pato brasileiro e o chamado pato da Barbaria. O primeiro tem plumagem de cores diversas e o segundo é branco.

Os patos têm perfil horizontal, são calmos e apresentam um andar bamboleante. O bico é vermelho e a cabeça apresenta caroços que são mais acentuadas nos machos, sobretudo com a idade. Ao envelhecer a cabeça perde as penas à volta dos olhos e a pele torna-se rugosa e muito vermelha, característica mais acentuada nos machos.

A carne de pato é vermelha, mas é tenra e pobre em matéria graxa e tecido conectivo, como em outras aves. Seu rendimento pode atingir 68 a 70% em machos de 80-90 dias e 65 a 67% em fêmeas aos 68 dias. Eles são ligeiramente menos precoces que os marrecos.

A criação de patos vem se tornando mais popular na França, país tradicionalmente produtor e consumidor de marrecos e gansos. A raça preferida é o pato branco da Barbaria, conhecido como o maior *broiler* entre as aves, com fêmeas de 2,2 kg e machos de 4 kg e rendimento de 2,7kg.

Marrecos

Há numerosas variedades (raças) de marrecos, domesticados e silvestres. Nas criações comerciais do Brasil são comuns o marreco branco de Pequim e o *rouen*, de cor mista entre pardo e penas verdes brilhantes na cabeça. Outras menos comuns são os corredor indiano, *aylesburg*, *mallard* e o marreco-de-topete.

Na bibliografia estrangeira a denominação pato (*duck, canard*), geralmente se refere aos marrecos. Eles são criados intensamente na França, Holanda, Alemanha, Hungria, China, Austrália, nos Estados Unidos e na Colômbia. Os marrecos diferem dos patos pelo porte ereto, bicos amarelos e pelo temperamento nervoso e irrequieto. A plumagem varia de raça para raça, da escura e variegada, aos totalmente brancos, como os marrecos de Pequim.

Suas matérias-primas são a carne, as penas e os rejeitos, que são usados para a produção de farinhas para alimentação animal ou adubação.

O maior objetivo na seleção das raças é a produção de carne e, consequentemente, a taxa de crescimento; como complemento, a produção de ovos, a tendência das fêmeas à choca e a plumagem. A produção de ovos é mais dirigida à reprodução do que ao comércio, porque, para consumo direto é menos importante que os das galinhas. A plumagem branca é preferida porque as plumas são mais procuradas e pelo fato de que as carcaças oferecem melhor cor e apresentação.

São várias as raças criadas economicamente. Segundo a literatura, as melhores produtoras de carne são a branca de Pequim e a Aylesburg. Outras, como Rouen, Cayunga e Moller são boas produtoras de carne, mas a plumagem colorida reduz o valor da comercialização. Outras, como os corredores indianos, produzem muitos ovos, mas consomem muita ração, diminuindo a vantagem para os criadores.

Os marrecos brancos de Pequim ao final de oito semanas alcançam 3 kg, põem até 160 ovos por ano e têm pouca tendência para chocar. O início da postura se dá em 27-28 semanas, acelerado por fotoperíodos de 14 horas. A incubação é feita pelas poedeiras, por galinhas ou por meio de incubadoras; seu período é de 27-28 dias – mais longo que o das galinhas.

Os anatídeos, em geral, são resistentes a enfermidades, mas são bem sensíveis nas três primeiras semanas, quando devem receber cuidados especiais no tocante a temperatura, umidade, alimentação e prevenção de contaminação.

A criação é feita em regime intensivo e, em 57 a 62 dias, os marrecos pesando 3 kg ou mais estão prontos para o abate. Este não deve ser feito depois de 62 dias porque as aves se desenvolvem muito e dificultam a operação de depenar; os tubinhos das penas não são eliminados facilmente, ou é praticamente impossível eliminá-los.

As aves destinadas ao abate devem estar descansadas e ser submetidas a um regime hídrico por seis a oito horas. A inspeção sanitária anterior ao abate geralmente não é feita, mas é obrigatória depois do abate. Normalmente, os marrecos são abatidos por choque elétrico. Seguem-se a sangria, escaldadura a 60 °C, a eliminação manual ou mecânica das penas, banhos de cera a 70 °C, resfriamento, limpeza manual da cera, evisceração, retirada dos pulmões, corte dos pés, banho de resfriamento da carcaça, corte de cabeça e pescoço, escorrimento e secagem, embalagem dos miúdos (coração, fígado e pescoço) e embalagem a vácuo das carcaças com os miúdos. A seguir, será feita a comercialização ou o congelamento. A classificação comercial considera marrecos gordos e magros. Há os defumados, mas seu consumo é diminuto, se comparado com o consumo de galinhas. De procura menor, é um produto mais caro.

Na França, pátria do patê de fígado gordo de ganso, também se produz patê de fígado de marrecos.

As penas são vendidas separadamente, as do peito e as próximas da cloaca são as de melhor qualidade, de melhor preço e, em sua maior parte, são exportadas. São usadas para confecção de travesseiros, colchões e acolchoados de diversos tipos.

Gansos

Os gansos são de grande porte; os adultos atingem 5 a 6 kg no momento do abate, dependendo da forma de criação. Em criação intensiva, podem ser maiores. As fêmeas põem de 20 a 40 ovos por ano.

De crescimento rápido, como os patos e os marrecos, os gansos são resistentes às enfermidades quando adultos, porém, sensíveis e delicados nas primeiras semanas de idade.

São muitas as raças de gansos, várias domesticadas. Entre estas, podem ser assinaladas o ganso comum, o sinaleiro chinês, branco ou pardo, com uma protuberância sobre o bico, o Emdem, todo branco, o Sebastopol, ou frisado, de penas frisadas e o

Toulouse. Todos são grandes e pesados, mas o maior é o Toulouse, cinzento por cima e branco por baixo do abdome. Embora algumas aves cheguem a pesar 15 kg, o peso médio dos machos é de 10 kg e o das fêmeas 8 kg. Uma variação genética dessa raça, o ganso de Landes, é o mais adequado para a produção do fígado gordo.

Suas plumas são apreciadas, assim como sua carne, que é quase desconhecida no Brasil, mas muito consumida nos países europeus nas festas de fim de ano. Entretanto, a principal matéria-prima é o fígado gordo destinado ao preparo de patês.

Para a produção dos fígados gordos, os gansos são criados soltos até quatro meses e depois passam para um tratamento intensivo da engorda por um período de 15 a 20 dias, quando ficam prontos para o abate. Eles são submetidos a uma alimentação especial, forçando-se a introdução de alimentos no papo, por meio de um funil. Com isso o fígado engorda sobremaneira, chegando a pesar 800 g, dez vezes mais que o normal em um adulto. Esses fígados são a matéria-prima para o apreciadíssimo patê de fígado gordo de ganso, alimento de alto preço.

Para a produção de carne os gansos são criados em regime de confinamento e abatidos com a idade de 15 a 22 semanas, e pesando de 4 a 5 kg.

No Brasil é potencial o interesse pela criação comercial e de raças apropriadas às nossas condições. Sua carne terá mercado e o preço será mais elevado do que o das galinhas, patos e perus.

A Fig 10.30 é um desenho esquemático do perfil dos principais palmípedes de interesse econômico.

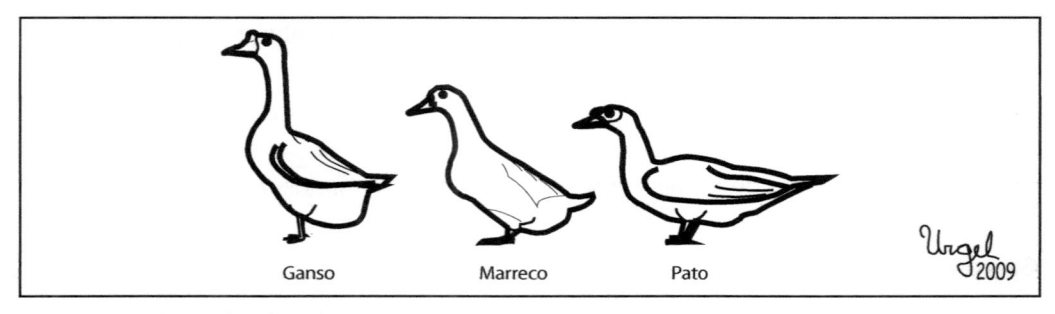

Ganso   Marreco   Pato

Figura 10.30 Perfil dos principais anatídeos de interesse econômico

10.8.9 AVES COMO MATÉRIA-PRIMA

Inicialmente, as aves eram caçadas e depois criadas e vendidas vivas, para consumo, imediatamente após o abate em ambiente doméstico.

Com o aumento das populações humanas, as aves deixaram de ser apenas objeto de consumo ao natural e passaram a ser matéria-prima para grande número de atividades industriais.

O resfriamento e o congelamento de aves abatidas depenadas e limpas podem ser considerados a primeira atividade industrial, que visava à conservação e ao maior alcance da comercialização ao natural. Seguiu-se o corte das carcaças para venda ao retalho, frias ou congeladas, para facilitar o uso doméstico, sobretudo nos grandes centros habitados.

Além dos variados cortes, os miúdos passaram a ter valor comercial e serem bem reputados. Os cortes mais valorizados são as partes mais ricas em músculos como coxas, sobrecoxas, coxinhas de asas, peito, filés e filezinhos de peito. As asas, tulipas, pescoço, pés e as costas, de menor valor, são comercializados separadamente.

A procura pelas aves criou oportunidades para o aparecimento de produtos industrializados e de uso popular como blocos e pós para caldos, patês, sopas prontas e embutidos, sob a forma de salsichas e linguiças.

Os peitos de peru, aves do tipo Chester, semi-conservas como *tender*, *blanquets* e do tipo presunto alinham-se entre os produtos obtidos a partir de aves.

Dentre os produtos industrializados, os mais famosos são os patês de fígado preparados com o órgão de anatídeos e os patês de fígado gordo de ganso e de marreco, com os fígados de aves especialmente criadas para a finalidade.

10.8.10   DOENÇAS DAS AVES

As aves são suscetíveis a grande número de enfermidades, algumas altamente prejudiciais porque fatais para os animais.

Há moléstias de vírus e causadas por bactérias e poucas transmissíveis ao homem.

A doença de vírus descoberta mais recentemente é a uma doença respiratória comumente denominada de gripe aviária transmissível ao homem e considerada fatal ou de difícil tratamento.

BIBLIOGRAFIA

DANILOV, M. M. *Handbook of food and food products*: meat and meat products. Trad. inglesa do russo. Jerusalém: Israel Program for Scientific Translations, 1969. 173 p.

FONSECA, W. *Carne de aves e ovos*: vademecum. 2. ed. São Paulo: Ícone, 1985. 190 p.

PENNINGTON. M. E. Poultry and eggs. In: JACOBS, M. B. *The chemistry and technology of food and food products*. 2. ed. New York: Interscience, 1951. v. 2.

THOMAS, L. M. Protein and aminoacids of food products. In: JACOBS. M. B. *The chemistry and technology of food and food products*. 2. ed. New York: Interscience, 1951. v.1.

THORNTON, H. *Compêndio de inspeção de carnes incluindo inspeção de coelhos, aves e peixes*. London: Baillière, Tindall and Cassel, 1969. 665 p.

10.9 OVOS

Urgel de Almeida Lima

Do ponto de vista biológico, o ovo é a célula embrionária resultante da fecundação da célula reprodutora feminina, o óvulo.

No sentido zootécnico, o ovo pode ser o elemento de reprodução das aves, um produto seu destinado à comercialização como alimento, ou matéria-prima para industrialização. Sob o ponto de vista de reprodução, é realmente um ovo, de acordo com a definição. Para a comercialização, quando não fecundado, é biologicamente um óvulo.

A legislação elimina as diferenças e define ovo como o produto das galinhas e o das demais aves com a designação de ovo, seguido do nome da espécie que o produziu, sem entrar em detalhes sobre a fecundação. Os ovos de granja normalmente não são fecundados, em virtude do sistema de criação, em que fêmeas para postura não ficam em contacto com os machos.

10.9.1 CONSTITUIÇÃO DO OVO

Do interior para o exterior um ovo é constituído de: gema, clara e membranas.

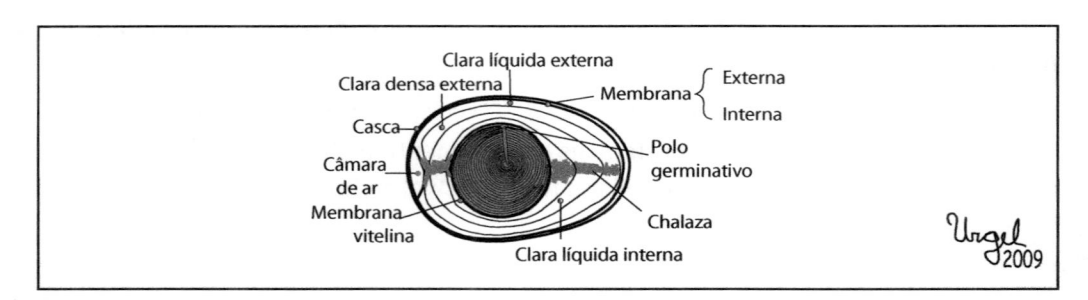

Figura 10.31 Ovo e sua estrutura

A gema é formada por camadas concêntricas de cor amarelo-claro e amarelo-escuro de um material composto de 51% de água, 32% de gorduras, 16% de proteínas e 1% de cinza. As camadas concêntricas se interligam por uma faixa mais condensada chamada látebra, que termina na mancha germinativa ou germe. A gema se separa da clara pela membrana vitelina, a qual está presa pelas chalazas, de aspecto filamentoso e mais condensado, que se dispõem opostas no sentido longitudinal do ovo.

A clara é formada de material proteico que envolve a gema, disposta em três camadas. A primeira, próxima da gema, mais interna, é pouco espessa; a segunda, e central, é mais densa e a terceira, externa, é também pouco espessa. Ela se separa da casca pela membrana testácea, que forma uma câmara de ar na parte basal do ovo. A clara compõe-se de 86% de água, 13% de proteínas e 0,7% de cinza.

A casca é constituída por três camadas, a cutícula, camada esponjosa e a camada mamilar. A casca é porosa e protegida por um material de revestimento formado pelo líquido lubrificante que acompanha o ovo no momento da postura e que seca imediatamente em contato com o ar.

10.9.2 FORMAÇÃO DO OVO

Os ovos se formam durante o deslocamento do óvulo, do ovário até o exterior através do oviduto (Figs. 10.25, na p. 337 e 10.32). No período de três horas de deslocamento, aproximadamente, a gema é recoberta pelas três camadas de clara. Em mais três horas é recoberto pela membrana e depois de 15 a 20 horas pela casca. Ao ser posto o ovo é revestido de uma camada proteica que serve de lubrificante ao sair da cloaca e que seca logo em contato com o ar e forma uma camada protetora contra a entrada de microrganismos e que é eliminada por lavagem.

Pelo ovoscópio é possível determinar se o ovo é novo ou velho, se está com defeito ou incubado. Os ovos têm, em média, 56 g. Eles se constituem de 65,5% de água, 11,9% de proteína, 9,3% de gorduras e 12,1% de impurezas e cinzas.

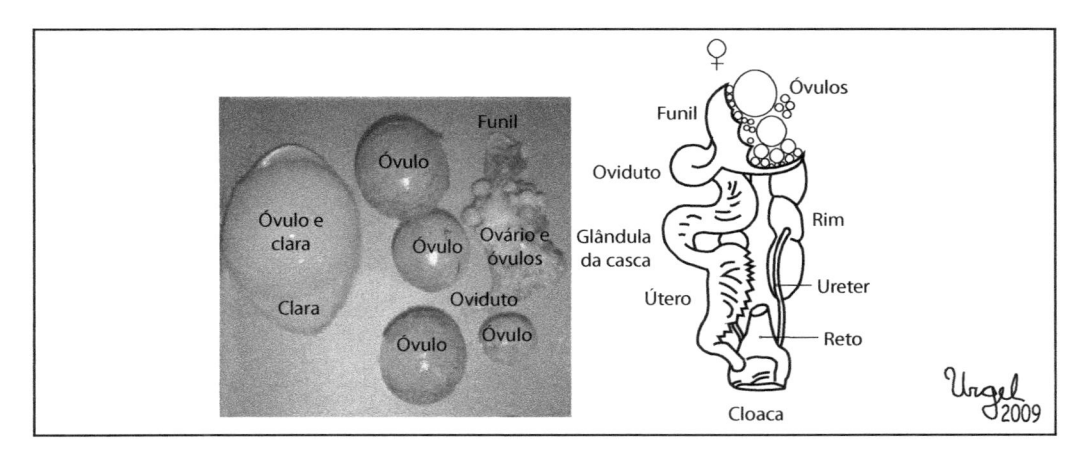

Figura 10.32   Ovário, óvulos e formação do ovo

10.9.3 PROTEÍNAS DO OVO

As proteínas do ovo se dividem em proteína da clara e proteína da gema. A parte comestível do ovo tem perto de 73% de água e 13% de proteína. A clara é mais aquosa, com até 87% de umidade e 12% de proteína. A gema tem 56% de água e 16% de proteína. Associados à proteína são encontrados lecitina e outros lipídeos, glicose e sais.

A proteína da clara é a albumina; é uma mistura complexa de quatro proteínas, de composição e características diferentes: ovoalbumina, conalbumina, ovomucina e ovomucoide. Alguns autores consideram também, a presença de globulina. Ovomucina e ovomucoide são glicoproteínas, proteína complexadas com carboidratos.

A albumina tem a propriedade de espumar pelo batimento e a formação de espumas é um indicador de frescor: os ovos frescos retêm mais ar e formam espuma mais espessa e persistente do que a clara dos ovos velhos. De acordo com a literatura, a proteína é absorvida pelo batimento, na interface gás-líquido e a albumina absorvida coagula pela energia de superfície em fenômeno semelhante à coagulação pelo calor.

As proteínas da gema são a vitelina e a livetina. A vitelina é uma fosfoproteína, sob a forma de sal de cálcio, como a caseína. Ela ocorre em presença de lecitina, mas não em forma combinada e se separa dela, com certa dificuldade, por álcool em ebulição. A livetina se assemelha à globulina e contém pequena quantidade de fósforo.

O valor nutritivo das proteínas do ovo é elevado por causa do bom balanceamento em aminoácidos e pela total digestibilidade.

10.9.4 QUALIDADE DOS OVOS

A qualidade dos ovos é avaliada por alguns testes simples.

O frescor pode ser avaliado pela densidade em água ligeiramente salgada; quando fresco afunda totalmente e à medida que os dias passam, aumenta a câmara de ar e o ovo tende a flutuar. Ao final de alguns dias ele flutua.

Pela qualidade os ovos são classificados em grupos, classes e tipos, cujas características são descritas a seguir.

Grupos:

Grupo I: Casca de coloração branca ou esbranquiçada.

Grupo II: Casca de coloração vermelha.

Classes:

Estabelecidas de acordo com a qualidade.

Classe A: Casca limpa, íntegra, sem deformação.

Câmara de ar fixa, com o máximo de 4 mm de altura.

Clara limpa, transparente, consistente e com chalazas intactas.

Gema translúcida, consistente, centralizada, sem germe desenvolvido.

Quebrado sobre uma superfície plana, o ovo recobre uma área reduzida, a gema é redonda, rodeada de muita clara espessa e de pouca clara fina, e fica elevada sobre a clara. Esses ovos, quando cozidos e duros, cortados longitudinal e transversalmente mostram a gema centralizada.

Fisicamente, de fora para o interior, os ovos se constituem de casca (10%), clara (60%) e gema (30%). A composição química depende da espécie, com variações conforme o indicado na tabela.

O pH do ovo varia de 7,6 a 8,0 e eleva-se em poucos dias.

A casca do ovo é porosa, mas revestida de uma camada proteica ao sair da cloaca. Esse material proteico desaparece pelo manuseio e deixa livres os poros por onde há troca gasosa e também possibilidade da penetração de contaminação microbiana. Pelo fato de o oviduto terminar na cloaca há possibilidade de contaminação do ovo por bactérias, tais como salmonelas. Os ovos frescos podem, portanto, ser portadores de contaminações transmissíveis ao homem, o que torna inconveniente sua ingestão sob a forma crua.

Classe B: Casca limpa, íntegra, com ligeira deformação ou discretamente manchada

Câmara de ar fixa, com o máximo de 6 mm de altura.

Clara límpida, transparente, relativamente consistente e com chalazas intactas.

Gema consistente, ligeiramente descentralizada e deformada, contornos nítidos, sem germe desenvolvido.

Quebrado, o ovo recobre uma área mais ampla, e mostra-se com gema redonda rodeada de razoável quantidade de clara espessa e quantidade média de clara fina, e elevada sobre a clara. Quando cozidos e duros, os ovos dessa classe assemelham-se aos da classe A, porém a gema mostra-se deslocada do centro, no corte longitudinal.

Classe C: Casca limpa, íntegra, sendo admitidos defeitos de textura, contorno e manchas.

Câmara de ar solta, com máximo o de 10 mm de altura.

Clara com ligeira turvação, relativamente consistente e com chalazas intactas. Gema descentralizada e deformada, contorno definido, sem germe desenvolvido.

Quebrado, o ovo recobre área ampla, a gema mostra-se achatada e ampliada, cercada de pouca quantidade de clara espessa e de muita clara fina. No ovo cozido e duro, a gema mostra-se deslocada nos dois cortes e tangenciando a linha externa da clara, no corte transversal.

A Fig. 10.33 ilustra: As três condições de conservação dos ovos.

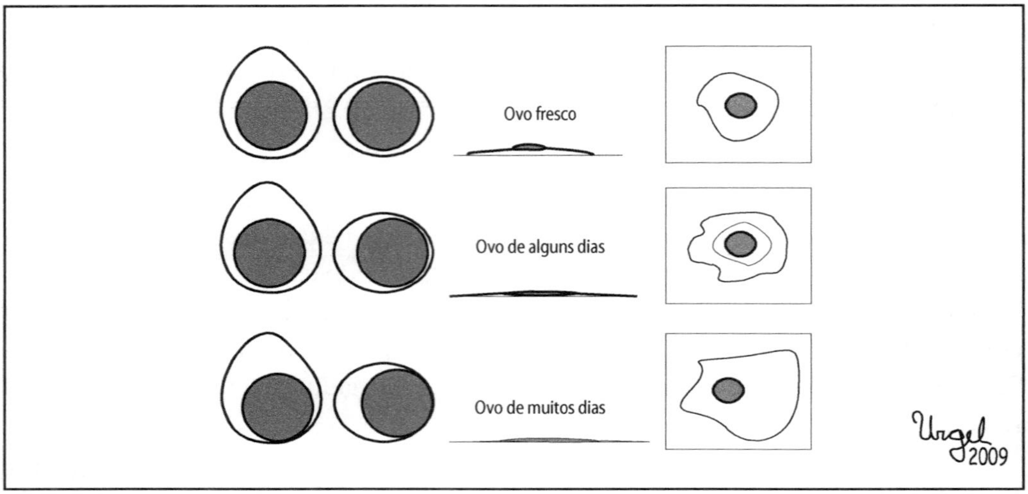

Fonte: Adaptado de diversas publicações.
Figura 10.33   Representação gráfica da qualidade dos ovos

10.9.5   COMPOSIÇÃO QUÍMICA DOS OVOS

A tabela a seguir apresenta a percentagem das principais substâncias que compõem os ovos de diferentes aves, bem como o valor calórico médio de cada um.

Tabela 10.22   Composição química de ovos de aves

Espécies	Umidade %	Proteína %	Gordura %	Carboidratos %	Cinza %	Valor Calórico mg/100 g
Galináceos						
Galinhas	73,67	12,57	12,02	0,67	1,07	158,1
	65,50	11,9	9,3	–	12,1	–
Gema	50,80	16,20	31,70	0,20	1,10	362
Clara	85,70	12,70	0,30	0,70	0,60	57,70
Peruas	73,10	13,10	11,80	1,20	0,80	165,4
Anatídeos						
Marrecas	70,81	12,77	15,04	0,30	1,08	184,5
Gema	45,80	16,80	36,20	0,20	1	406,4
Clara	88	11,10	0,03	0,07	0,80	46,4
Gansa	70,40	13,90	13,30	1,30	1,10	180

Fonte: DANILOV, 1969.

BIBLIOGRAFIA

DANILOV, M. M. *Handbook of food and food products:* meat and meat products. Trad. inglesa do russo. Jerusalém: Israel Program for Scientific Translations, 1969. 173 p.

FONSECA, W. *Carne de aves e ovos:* vademecum, 2. ed. São Paulo: Ícone, 1985. 190 p.

PENNINGTON. M. E. Poultry and eggs. In: JACOBS, M. B. *The Chemistry and technology of food and food products.* 2. ed. New York: Interscience, 1951. v. 2.

THOMAS, L. M. Protein and aminoacids of food products. In: JACOBS. M. B. *The chemistry and technology of food and food products.* 2. ed. New York: Interscience, 1951. v.1.

THORNTON, H. *Compêndio de inspeção de carnes incluindo inspeção de coelhos, aves e peixes.* London: Baillière, Tindall and Cassel, 1969. 665 p.

Capítulo 11

PESCADO

Marília Oetterer

Urgel de Almeida Lima

Ao ser mencionada a palavra pescado, a maioria das pessoas de imediato se lembra dos peixes. Entretanto, todos os animais viventes em meio aquático, salgado ou doce, comumente usados como alimento pelo homem constituem pescado e matéria-prima para a obtenção de conservas ou outros produtos. Nessa classe de matéria-prima são encontrados peixes, crustáceos, moluscos, equinodermas e cetáceos.

A pesca extrativa é executada pelo homem há milênios para sua alimentação e sobrevivência. Modernamente, o homem se dedica à exploração das águas doces e salgadas em atividade racional, designada genericamente de aquicultura, em que há cultivo de algas micro e macroscópicas, peixes, moluscos, crustáceos, répteis e anfíbios, em proporções aproximadas de 50% para os peixes, 24% com moluscos, 20% com algas, 5% com crustáceos e menos de 1% com répteis e anfíbios.

Os peixes constituem o pescado mais comum usado para consumo ao natural ou como matéria-prima para obtenção de diversos tipos de conservas, ou de óleo. Os óleos mais conhecidos são o de fígado de bacalhau e o de hipoglosso, ou halibut, ricos em vitamina A e D.

A maior parte da matéria graxa de animais marinhos, mais ou menos 1,5 milhão de toneladas, das quais 95% provenientes de peixes, é obtida principalmente como subproduto: no Japão, de sardinha; no Peru e Chile, de anchovas, na Noruega, de arenques, e nos Estados Unidos, de *menhaden* (semelhante ao arenque).

Grande percentagem do óleo, perto de 90% é usada para preparação de margarinas no Reino Unido, Alemanha e Holanda. A produção é, mais ou menos, estável ao longo dos anos.

Os crustáceos são organismos providos de carapaça; no passado eram apenas capturados em águas salgadas, mas atualmente, são criados em águas salgadas e doces. A criação racional se dedica principalmente à carcinicultura de água doce e salgada. As lagostas não são objeto dessa atividade porque sua criação é muito difícil em cativeiro.

Os moluscos, capturados ou cultivados, servem de alimento ao natural ou para preparo de conservas. Os equinodermas são matéria-prima em restaurantes refinados e de alto preço, para preparo de pratos.

Os cetáceos são mamíferos obrigatoriamente aquáticos; passam muito tempo submersos, mas têm de vir à superfície para respirar. Seu morfismo lembra os peixes e para os leigos é surpreendente o fato de serem mamíferos.

11.1 CLASSIFICAÇÃO E ESPÉCIES

Para esclarecer o emprego dos animais aquáticos como matéria-prima, foi organizada uma classificação para colocá-los em grupos semelhantes, ordenando-os pelo interesse por sua industrialização e pela importância para o consumo como alimento.

Sua importância para a industrialização decorre preponderantemente de sua ocorrência e de seu valor econômico.

11.1.1 PEIXES

A designação *peixe* deriva do latim *pisces* e a ciência que os estuda é a ictiologia, termo derivado do grego *ichtys*, que também significa peixe.

Há mais de 20 000 espécies conhecidas, vivendo em água salgada e em água doce. Os salmões vivem parte de sua vida em água salgada e procuram rios na época da reprodução.

Considerados como os primeiros vertebrados a surgirem no planeta, os peixes têm sangue frio, isto é, seu sangue adquire a temperatura do meio em que estão; possuem esqueleto, seu ambiente é integralmente aquático, respiram por brânquias e possuem nadadeiras. O atum, o peixe-gato, a piramboia e o pirarucu constituem exceções. O primeiro não é propriamente de sangue frio, pois seu sangue tem temperatura superior à da água em que vive, o peixe-gato possui pulmões auxiliares e a piramboia e o pirarucu também são pulmonados.

Os peixes são achatados lateralmente, exceto nas raias que o são no sentido dorso ventral, e são protegidos por escamas; há uma espécie em mar da Ásia em que o achatamento coloca ambos os olhos do mesmo lado do corpo.

A movimentação dos peixes é feita por nadadeira caudal e seu equilíbrio no meio aquático é garantido por nadadeiras localizadas no ventre, lateralmente e no dorso.

O corpo é recoberto por escamas, grossas, finas, lisas, ásperas, grandes, pequenas e de morfologia variável entre as espécies.

Há os de esqueleto ósseo, os teleósteos e os de esqueleto cartilaginoso, os elasmobrânquios.

A pele dos peixes pode ser transformada em couro de boa qualidade e de boa aceitação.

Há milênios os peixes são capturados nos mares, em rios e lagos, mas recentemente passaram a ser criados em fazendas de aquicultura para a satisfação das necessidades humanas de alimentação e lazer. Perto de 50% das atividades da aquicultura são dedicadas à criação de peixes.

A piscicultura é a atividade zootécnica que mais cresce no Brasil. O pescado oriundo das fazendas aquícolas já representa mais de 25% do total de pescado brasileiro. São utilizadas, principalmente, espécies de água doce que são cultivadas em açudes, represas, lagoas e tanques. A atividade também pode ser consorciada com outros animais, como aves e suínos, modalidade de piscicultura que foi sugerida nos assentamentos de populações que tiveram de abandonar suas habitações nas regiões de grandes hidrelétricas, como ocorreu na região Nordeste brasileira, porém há sérias restrições quanto ao controle de qualidade da água de cultivo e consequente qualidade dos peixes, no caso de consorciação.

O robalo é a primeira espécie marinha nativa cujo processo de reprodução foi bem dominado pelos pesquisadores. Por isso, ele é hoje o principal representante dos peixes de água salgada na piscicultura brasileira. O pirarucu, originário da Amazônia, é a espécie mais promissora de peixe nativo brasileiro para criação em cativeiro. Em apenas um ano, pode atingir 10 quilos e produzir entre 20 e 25 toneladas por hectare ao ano, quando criado com ração.

Outra espécie nativa, o pacu, representante da Bacia do Pantanal, é mais resistente, suporta tanto calor quanto frio, e por isso é a espécie mais difundida no País. Porém, sem dúvida, a tilápia do Nilo, embora exótica, é a espécie de produção mais significativa, tendo tido boa adaptação no Brasil devido às suas características de rusticidade, reprodução fácil e crescimento rápido.

Como foi dito anteriormente, *o*s peixes são classificados em cartilaginosos e em peixes ósseos.

Peixes cartilaginosos

Esses peixes estão incluídos na classe chondrichtyes (*chondron* – cartilagem e *ichtys* – peixes) dos vertebrados inferiores, escala mais baixa porque seu esqueleto não possui ossos verdadeiros e sim estrutura com vértebras cartilaginosas completas e separadas, e mandíbulas móveis. São os mais antigos, precedentes dos teleósteos por milhares de anos.

Também identificados como elasmobrânquios, os cartilaginosos são comumente conhecidos como peixes de couro por causa de sua cobertura por pele rija, provida de minúsculas escamas. Não possuem bexiga natatoria, e entre eles se enquadram os tubarões, as raias e peixes de água doce como mandi, surubim, pintado e bagres.

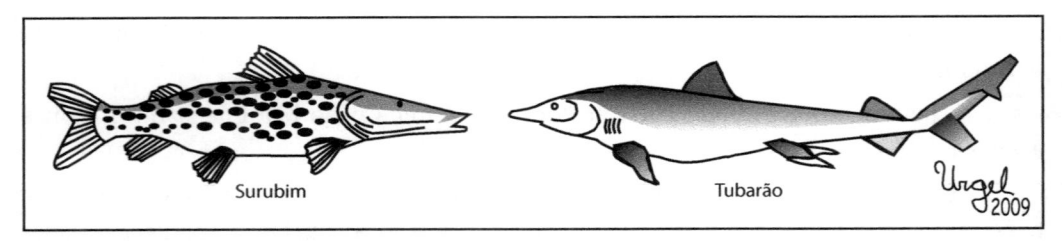

Figura 11.1   Peixes cartilaginosos

Peixes ósseos

Os peixes ósseos estão incluídos na classe osteichtyes e identificados como teleósteos. Possuem esqueleto ósseo com espinhas bem delimitadas, são recobertos por escamas quitinosas e possuem ao longo do corpo uma linha nervosa que lhes permite reagir automaticamente a alterações no meio aquático.

Esses peixes possuem bexiga natatória que armazena oxigênio, nitrogênio e dióxido de carbono, inflando ou desinflando para dar ao animal a capacidade de elevar-se, descer ou permanecer em profundidade estável no meio líquido.

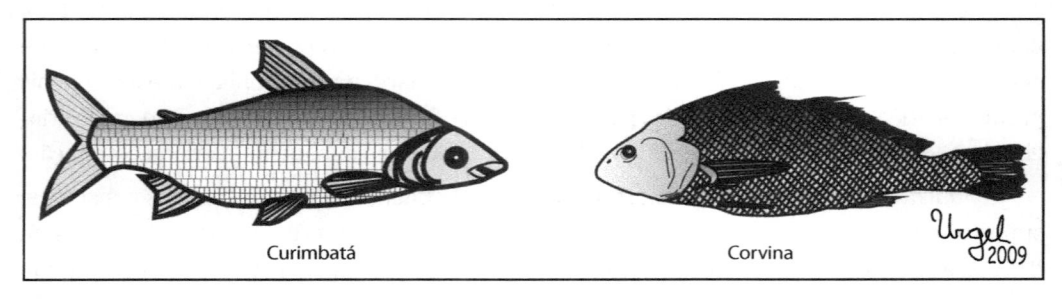

Figura 11.2   Peixes ósseos

11.1.2 CRUSTÁCEOS

Habitantes de água salgada ou doce, pertencem à subclasse dos malacostráceos que inclui lagosta, lagostim, camarões, caranguejos, siris, cujo corpo é recoberto por carapaça com 19 segmentos (cinco na cabeça, oito no tórax e seis no abdômen). Normalmente a cabeça é fundida com um ou mais segmentos torácicos, constituindo um cefalotórax ligado ao abdômen.

A criação de camarões ou carcinicultura é uma atividade zootécnica em desenvolvimento, que visa a criação racional de camarões em cativeiro, visando aos mercados consumidores nacionais e estrangeiros.

Hoje a região Nordeste brasileira se destaca na produção de camarão, particularmente os estados do Rio Grande do Norte, Ceará e Bahia. Essa atividade vem gerando um número significativo de empregos e o camarão brasileiro é exportado, sendo a França a maior importadora.

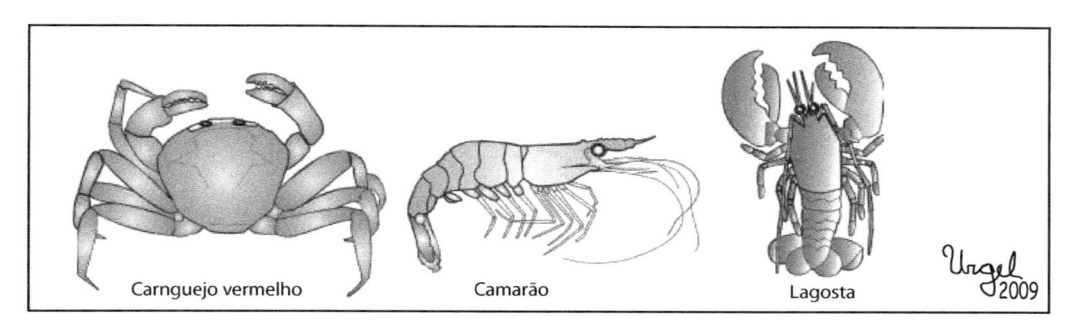

Figura 11.3 Caranguejo, camarão e lagosta

11.1.3 MOLUSCOS

A malacologia é a ciência que estuda os moluscos, seres de corpo mole não segmentado, com cabeça anterior, pé ventral e massa visceral dorsal recoberta por uma camada carnosa fina revestida de epiderme.

Pertencem a várias classes animais e, embora todos possuam as características gerais descritas na definição, apresentam aspecto e atividades vitais diferentes. Alguns representantes são protegidos por uma concha calcária e a epiderme de proteção é colorida.

Os moluscos ocorrem em vários meios, mas a maioria é aquática, com predominância marinha, vivendo em águas rasas e profundas.

Há os que rastejam na terra, os que aderem a rochas e madeiras, os que cavam, os que flutuam e os que nadam livremente. São moluscos os caramujos, os caracóis, as lesmas, os bivalves, as lulas e os polvos.

Há caracóis e lesmas parasitas de plantas cultivadas, outros hospedeiros e parasitas de peixes e os que danificam portos e barcos. Os moluscos úteis, são alimentos do homem há centenas de anos e matéria-prima usada ou potencial para a operação de indústrias. Comumente são industrializados bivalves, lulas e polvos.

A miticultura, ou obtenção de mexilhões, e a ostreicultura, são os destaques no cultivo de moluscos. O cultivo de ostras e mexilhões cresceu consideravelmente na última década.

Univalves

Caramujos, caracóis e lesmas classificados como gastrópodes (gastro – ventre e podos – pé), são constituídos por vísceras recobertas por epiderme contidas em uma única concha dorsal assimétrica, enrolada em espiral. Habitam meio aquático marinho e doce, bem como a terra. Os terrestres, em geral, são herbívoros, mas há os predadores de outros moluscos. Suas dimensões são variadas, desde pequenos aos grandes como os escargôs, com vários centímetros e massa visceral volumosa, que servem de alimento para o homem e potencial matéria-prima para enlatamento.

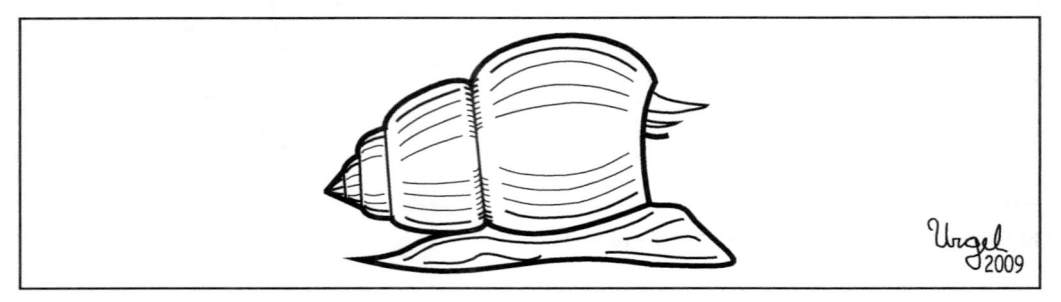

Figura 11.4 Caramujo

Bivalves

São os moluscos protegidos por duas conchas calcárias que podem abrir e fechar, mas não se locomover. Entre eles estão as ostras, as amêijoas e as vieiras, os mexilhões e os sururus, os dois últimos comumente denominados de mariscos. Há os de água doce, que comumente se encontram enterrados no lodo, presos entre pedras e que podem locomover-se muito lentamente.

Os bivalves são todos aquáticos, a maioria marinha, vivendo em águas rasas, porém também encontrados em águas profundas até a mais de cinco mil metros de profundidade. Os de habitação marinha, em geral, se fixam sobre pedras ou madeira por uma secreção. Os mais importantes como matéria-prima são as ostras, as vieiras e os mexilhões. As ostras e as vieiras são usadas para enlatamento, ao natural ou defumadas.

Os habitantes de águas doces fornecem conchas para a indústria de botões de madrepérola.

O cultivo de mexilhões ocorre nos estados de Santa Catarina, Rio de Janeiro e São Paulo e tem dado estabilidade ao caiçara, que passa de pescador a miticultor, com produção estável e programada, além de o cultivo ser natural e, portanto, livre de gastos com ração.

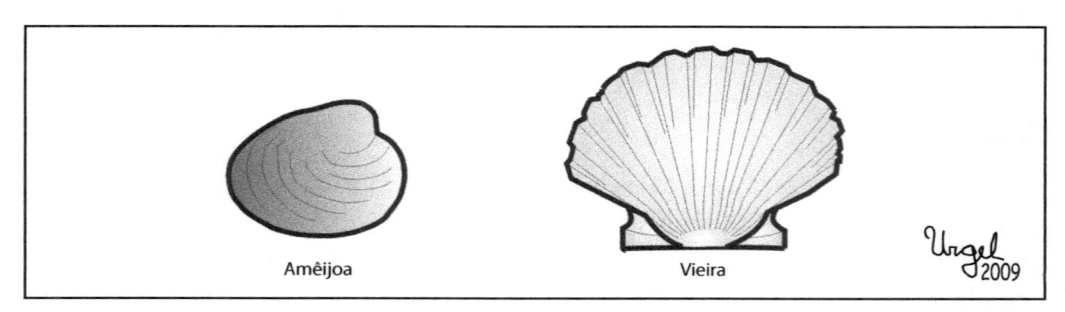

Amêijoa   Vieira

Figura 11.5 Moluscos bivalves

Lulas

As lulas têm corpo cônico alongado com duas nadadeiras na extremidade afilada. Na extremidade oposta apresentam dois olhos bem visíveis e uma boca transversal circundada por dez braços, sendo um formado por dois tentáculos longos e retráteis providos de ventosas como os demais.

No ponto de encontro da cabeça com o corpo, frouxo, se encontra um tubo musculoso denominado funil ou sifão, pelo qual é ejetada água para a movimentação do animal. Ele se movimenta para frente, nadando, com o jato voltado para os braços, ou move-se para trás com o jato dirigido pelo sifão no mesmo sentido do corpo.

O corpo das lulas é estruturado por uma lâmina cartilaginosa denominada pena, disposta ao longo da linha dorsal. Outras lâminas do mesmo material protegem o sifão e as nadadeiras e um envoltório de cartilagem protege o cérebro.

As lulas pequenas que medem ao redor de 2,5 cm e vivem em cardumes são alimentos de tubarões, peixes e baleias. As muito grandes são alimento de cachalotes.

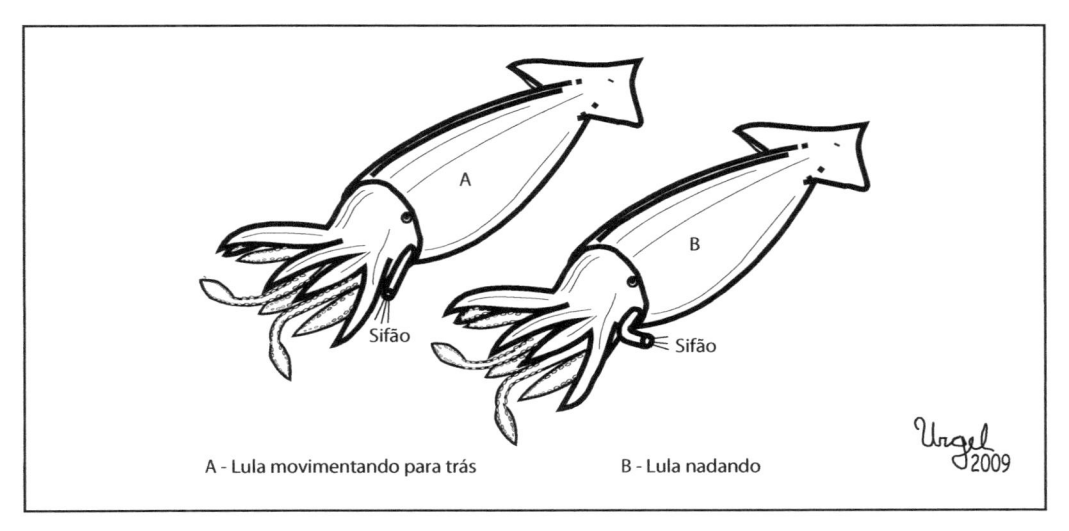

A - Lula movimentando para trás   B - Lula nadando

Figura 11.6 Lulas

Cefalópodes

Os cefalópodes são caracterizados por ter cabeça diretamente ligada aos órgãos motores, ou tentáculos, que lhes dá um aspecto assustador, sobretudo nos grandes exemplares. Seu corpo tem a forma de bulbo, não possui concha e ostenta oito tentáculos que podem medir de cinco cm até 8,5 metros, providos de ventosas, também denominadas de bicos. Eles se movimentam arrastando-se e causam apreensão mais pelos seus bicos poderosos do que propriamente pelos tentáculos.

Para alimentação, são consumidos ao natural, mas podem ser industrializados.

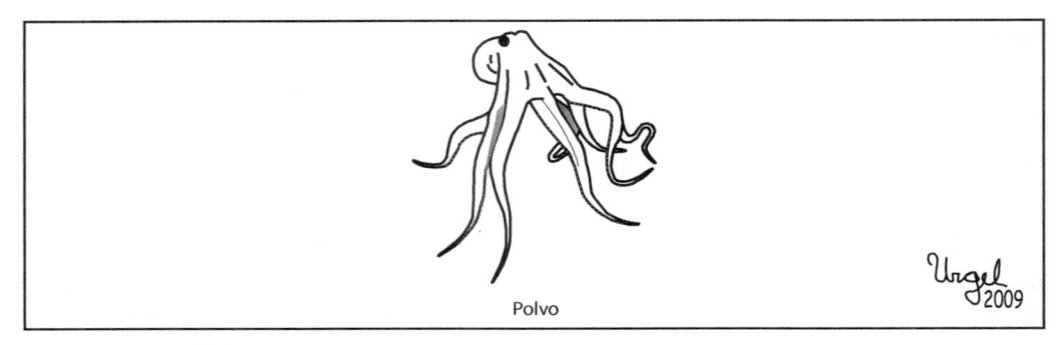

Polvo

Figura 11.7 Cefalópode

11.1.4 CETÁCEOS

Os cetáceos são mamíferos aquáticos de pequeno, médio a muito grande porte, entre os quais se classificam os botos, os golfinhos e as baleias.

São caracterizados por corpo longo e fusiforme, cabeça unida ao corpo sem pescoço, afilada ou não, provida de narinas na parte superior.

A reprodução é sexuada com cópula e parição vivípara em águas rasas. Os cetáceos respiram, mergulham a grandes profundidades, até 3 000 m, e voltam à superfície para nova respiração, quando expiram o ar dos pulmões e produzem um esguicho, que parece um jato de vapor pela condensação do ar úmido e quente na atmosfera fria.

Entre as baleias há as classificadas na subordem *Mysticeti* sem dentes, mas com muitas barbatanas na lateral do maxilar superior, usadas para separar o seu alimento da água, sobretudo pequenos crustáceos. São as maiores espécies, dentre as quais, temos como exemplo a baleia azul (Fig. 12.8), de cabeça afilada, que mede até 30 metros e produz filhotes de até sete metros ao nascer e atingem mais de 20 metros quando sexualmente maduros.

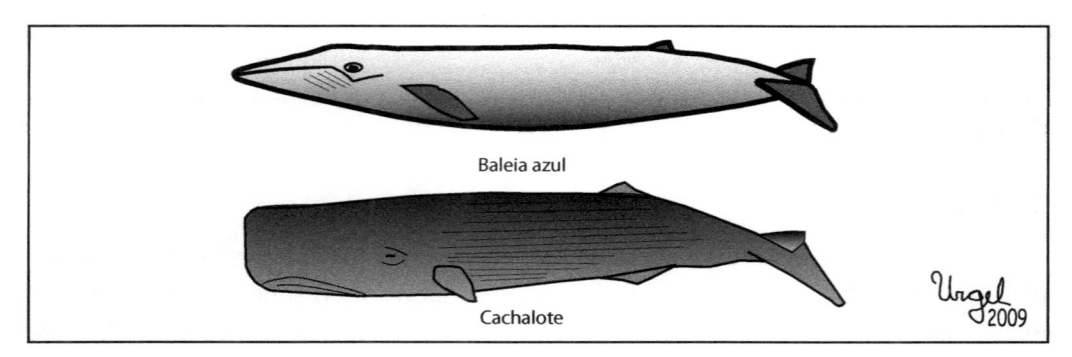

Baleia azul

Cachalote

Figura 11.8 Cetáceos

Outro grupo de baleias é o das incluídas na subordem *Odontoceti* (animais com dentes), cujos exemplares mais conhecidos são os golfinhos e o cachalote.

O cachalote também conhecido como baleia do espermacete e produtor do âmbar cinzento (Fig. 12.8), é um animal grande com até 18 metros de comprimento, de cabeça grande e quadrada, que mede até um terço do comprimento do corpo, com boca com vários dentes. Ele se alimenta de lulas, polvos e de outros animais marinhos.

As baleias são fornecedoras de carne, óleo e barbatanas. Sua captura foi muito importante no Brasil a partir do século XVII, iniciada como atividade rentável na Bahia em 1602, principalmente para a produção de óleo, que anteriormente era obtido de animais encontrados mortos ou importado de Cabo Verde ou da Biscaia.

A caça às baleias se desenvolveu até o século XIX e permaneceu até o século XX, na região Nordeste, quando foi proibida.

Muitos países se dedicam à pesca da baleia, em várias partes do mundo, e quando no último quarto do século XX se alertou para sua possível extinção, foi estabelecida moratória internacional disciplinando sua captura para evitar a pesca predatória, mas nem todos os países a respeitam integralmente e pressionam os órgãos internacionais para liberar sua caça. Em algumas regiões, como Sibéria, Alasca e Canadá, ela é permitida para a sobrevivência de populações autóctones, mas sem conotação comercial.

Uma baleia, dependendo da espécie e das condições de nutrição, pode produzir mantas de gordura de 20 a 50 cm de espessura, até mais de 10 000 litros de óleo e de uma a duas toneladas de barbatanas.

Nas cavidades da cabeça os cetáceos encerram um líquido viscoso, transparente, branco, inodoro e insípido, que em contato com ar se torna como cera branca e cristalina e recebe a denominação de espermacete.

Os cachalotes podem conter até 5 000 kg de espermacete em cavidade de sua cabeça, mais valioso do que o das baleias.

O âmbar cinzento ou marrom é um produto de concreção dos intestinos dos cachalotes causado por enfermidade ou em decorrência do regime alimentar, que é expelido regularmente pela evacuação. Ao flutuar o produto permite sua coleta, e foi largamente usado na indústria de perfumes como fixador de fragrâncias, mas está sendo substituído por material sintético.

O óleo, obtido por fritura da gordura foi muito usado para iluminação e lubrificante e foi, por séculos, importante mercadoria de exportação no Brasil colonial.

A extração de matéria graxa de animais marinhos começou em pequena escala e aumentou depois da descoberta da presença de vitamina A e D na gordura. A produção anual chegou 10 000 t, das quais 75% provêm de mamíferos marinhos, principalmente baleias. Atualmente, devido ao controle da caça, a produção anual varia de 4 000 a 10 000 t/ano.

A carne vermelha e assemelhada à de outros mamíferos é tida como de inferior qualidade. Dependendo do animal, uma baleia pode fornecer até 30 toneladas.

11.1.5 ANFÍBIOS

Os quelônios (tartarugas) têm carne apreciada, mas sua caça está proibida e há poucas referências sobre sua criação.

Outros animais procurados pela qualidade de sua carne e possibilidade de utilização de sua pele são as rãs. Embora sua criação seja feita em algumas regiões e seu couro exportado ainda é diminuta a sua criação, limitada a alguns aficionados.

Como já foi informado, a criação de anfíbios representa menos de 1% da atividade em aquicultura, mas poderá ampliar com maior divulgação de seu potencial.

11.2 PESCADO COMO MATÉRIA-PRIMA

É possível afirmar que o pescado é o alimento dos extremos, ou seja, é o alimento que se deteriora com mais facilidade e também um dos alimentos mais nutritivos que se conhece. Devido à sua alta perecibilidade, a legislação determina que a sua comercialização seja feita mediante a proteção pelo frio, com a utilização do gelo ou de equipamentos geradores de frio como os refrigeradores e congeladores.

A matéria-prima pescado exige competência para a industrialização e o compromisso da processadora com o meio ambiente de onde o pescado foi capturado ou cultivado. Há problemas no Brasil com a manipulação do pescado, em geral, uma vez que há vários fatores que contribuem para dificultar a comercialização com qualidade, como o clima quente, a dificuldade em gerar o frio em um país tropical e a interferência de muitos integrantes da cadeia produtiva, da embarcação ao transporte e armazenamento para distribuição.

11.2.1 VALOR NUTRITIVO E CONSUMO

A qualidade do pescado como alimento é indiscutível. Hoje, com a busca de dietas visando a evitar doenças das coronárias e o excesso de peso, motivo para desencadear outros problemas de saúde, o pescado é o único alimento que se mantém nas várias sugestões para os mais variados tipos de dietas.

A avaliação do consumo feita por técnicos do Instituto de Economia Agrícola de São Paulo mostra um consumo médio de apenas 8,675 kg/capita/ano no Brasil. O consumo no Japão é de 86 kg/capita, na Irlanda 80, na Inglaterra 52, na Espanha 35, em Portugal 29, e na França 24 kg/capita.

No Brasil, há maior tendência para se deixar de lado o peixe do que para aumentar seu consumo. Os fatores negativos são falta de acesso regular do produto ao consumidor, preconceitos com a comercialização, perecibilidade e competição com produtos afins pelos preços. Mesmo que o pescado esteja barato o suficiente para competir com outras proteínas, terá pouca saída devido a sua baixa elasticidade-renda. Assim, o consumidor que tenha seu poder aquisitivo aumentado, passa a comprar mais outros tipos de carnes, a não ser que o preço de 1 kg de pescado inteiro congelado custe cerca de 50% do preço da carne bovina.

É importante notar que o rendimento em carne de um peixe oscila entre 55 e 60% de seu peso ao natural (vivo ou morto) o que coloca seu preço em situação desfavorável quando comparado com a carne bovina, mesmo de segunda categoria.

Quanto à preferência pelo local de compra, a maioria adquire o peixe ao natural nas feiras livres (48%) e opta pelo já limpo ou filé (46%). Duas observações aqui são importantes: é justamente nas feiras livres que o peixe está em piores condições de comercialização devido aos poucos recursos de refrigeração para este fim. Ao oferecer o peixe já limpo ao consumidor surge a necessidade de se manipular o pescado, o que exige higiene e local apropriados. Nos últimos anos a venda em supermercados cresceu consideravelmente, porém o estabelecimento precisa ter o aval da inspeção governamental para atuar como processador, obedecendo às normas para instalações adequadas e higiene.

O baixo consumo ou o pouco hábito que tem o brasileiro de consumir pescado está ligado, principalmente, à comercialização malfeita que já vem de vários anos.

O produtor, por um lado, não tem incentivo para colocar no mercado um produto de melhor qualidade que custará mais caro e que precisará de propaganda para ter boa saída, uma vez que o hábito de consumo é pequeno. E o consumidor, que não tem ou perdeu a confiança no produto, não se empenha em exigir o melhor ou boicotar o existente, preferindo partir para o consumo de outras carnes, deixando o peixe sempre como alternativa.

No entanto, nos feriados religiosos da semana Santa, a Ceagesp registra um máximo de vendas com esgotamento de todo o estoque; os atacadistas recebem encomendas dos varejistas com até três meses de antecedência. É digno de nota que o Brasil, país com diversidade de espécies, grande extensão da costa marítima e volume das águas interiores invejável, importa, e o consumidor paga caro pelo bacalhau.

Após a divulgação pela mídia da composição dos alimentos, foi dado grande impulso ao consumo de pescado, sendo que o primeiro produto colocado no mercado, visando aos nutrientes do pescado, foi o óleo do fígado de bacalhau como fonte de vitaminas A e D.

A carne de pescado é recomendada como fonte de proteínas de alto valor biológico e o pescado inteiro em forma de farinha, como fonte de cálcio e fósforo. Há recomendação para sua ingestão devido ao baixo teor de colesterol e ao alto teor de ácidos graxos insaturados, adequados nas dietas de quem sofre das coronárias.

Indiscutivelmente o primeiro ponto a considerar em termos de valor nutritivo do pescado é o referente à proteína.

Experiências de mais de um século mostram que, em nosso país, há regiões, como é o caso de algumas áreas do Nordeste do Brasil, onde não há deficiência proteica devido ao hábito do consumo de pescado. Tribos indígenas também não apresentam deficiências proteicas devido à prática da pesca. Na África, onde ocorre o *kwashiorkor* endêmico (doença causada pela carência energética, de proteínas e micronutrientes), não se registra o consumo de peixes.

Ao recomendar o pescado em uma dieta podem ser indicados peixes magros com menos calorias e, no entanto, mantendo o teor proteico de aproximadamente 18%.

A suplementação da dieta à base de arroz pode ser feita com peixes, como ocorre no Japão.

A percentagem de aminoácidos na dieta quando são consumidos 200 g de filé de peixe, é maior do que 100% dos cinco aminoácidos essenciais recomendados. A digestibilidade das proteínas de pescado é alta.

O consumo de peixes magros é recomendado pela sua alta digestibilidade, sendo ótimo para pessoas que consomem muitos carboidratos (como os brasileiros). Um peixe é digerido em aproximadamente duas horas; sua ingestão causa maior estímulo à secreção gástrica do que a carne bovina, e a menor proporção de tecido conectivo facilita a mastigação. A digestibilidade média do pescado é de 96%, contra 90% das aves e 87% dos bovinos. Os aminoácidos, isoleucina e lisina iniciam a digestão e em dietas pobres desses aminoácidos os peixes têm especial significância.

Se a digestibilidade é alta, consequentemente, o valor biológico da proteína é alto, variando de 88 a 100 no pescado.

Dois motivos são decisivos para recomendar o uso de peixes em dietas especiais para pessoas com problemas das coronárias. O baixo teor em colesterol e a alta quantidade de ácidos graxos insaturados.

Os vários tipos de pescado, em geral, são conhecidos como possuidores de maior fonte de lipídeos do tipo ômega -3. Entre outros efeitos, os ácidos graxos que possuem ligações insaturadas do tipo ω-3 colaboram no abaixamento da pressão sanguínea, podem evitar doenças comuns da pele como eczemas e psoríase, além de evitar artrite e ajudar efetivamente na formação dos tecidos do cérebro.

Os óleos de peixes são mais eficazes para abaixar o colesterol sanguíneo. Os ácidos poli-insaturados do tipo ω-3 dificultam a formação das placas ateromatosas. As lipoproteínas do sangue ficam menos densas, mais fluídas e, portanto, menos capazes de transportar o colesterol e os triglicérides para os tecidos do corpo.

Pesquisas estatísticas mostram que habitantes de fazendas de peixes americanas onde o consumo de peixes é três vezes maior do que o de outras populações rurais, apresentaram sangue muito menos viscoso. Outras investigações indicam que a arteriosclerose pode aparecer em pessoas que ingerem grandes teores de colesterol e gorduras saturadas, presentes em carnes vermelhas e produtos lácteos. A maioria dos peixes apresenta até 12% de colesterol na fração lipídica, enquanto as carnes vermelhas podem conter até 48%.

Em 125 g de bacalhau cozido é encontrado 0,15 g de gorduras saturadas, enquanto a mesma quantidade de carnes vermelhas encerra cerca de 10 vezes mais gorduras saturadas.

Os peixes podem ser considerados fontes de vitaminas lipossolúveis A e D. Alguns concentram até 50 000 UI/g de vitamina A e 45 000 UI/g de vitamina D no fígado.

Quanto à composição mineral, deve ser observado se os resultados das análises se referem ao peixe inteiro ou à parte comestível. Podem ocorrer erros de interpretação quanto ao cálcio e ao fósforo. A riqueza em cálcio, que se apresenta na forma de fosfato tricálcico e carbonato de cálcio, é devida ao esqueleto geralmente presente na farinha de peixe elaborada para rações. O pescado de mar é fonte de iodo, elemento importante no controle de doenças ocasionadas pela disfunção da glândula tireóide.

As Tabelas 11.1, 11.2 e 11.3 mostram a composição proteico calórica de peixes, as necessidades diárias de aminoácidos dos homens e a composição dos teores de aminoácidos dos peixes com outros alimentos.

Tabela 11.1 Composição proteico calórica de peixes

Espécies	kcal/100 g	Proteínas em g/100 g	Lipídeos em g/100g
Sardinha (Atlântico)	338	21,1	27,0
Atum (enlatado)	290	23,8	–
Salmão (Pacífico)	223	17,4	16,5
Salmão-Rei (enlatado)	203	19,7	13,2
Arenque	91	18,3	12,5
Enguia	162	18,6	9,1
Hipoglosso	126	18,6	5,2
Espadarte	128	19,2	4
Cavala	102	12	6,2
Eglefim	79	18,2	0,1
Solha	67	13	1,3
Bacalhau	60	14,6	0,6
Biqueirão	60	12,3	1,6
Rodovalho	43	8,8	1,3
Pescada	43	12,3	0,1

Fonte: BORGSTROM, G., 1967.

Tabela 11.2 Necessidades diárias de aminoácidos

Necessidade diária por pessoa	g em 200 g de filé de peixe	% e aminoácidos	Adequação
Treonina	1	1,6	160
Valina	1,6	2	125
Leucina	2,2	2,8	125
Isoleucina	1,4	2	130
Lisina	1,6	3,2	200
Metionina	2,2	1,2	55
Fenilalanina	2,2	1,1	65
Triptofano	0,5	0,4	55

Fonte: BORGSTROM, G., 1967.

Tabela 11.3 Comparação dos teores de aminoácidos por 100 g de proteínas em diferentes alimentos

Aminoácidos	Amendoim	Arroz	Peixe	Leite	Ovo
Arginina	9,95	4,70	8,27	3,5	6,4
Cistina	1,6	1,25	–	0,7	2,4
Histidina	2,1	2,1	2,63	2,4	2,1
Isoleucina	3	4,3	6	6,6	8
Leucina	7	17,4	9,72	12,8	9,2
Lisina	3	2,6	2,63	2,2	4,1
Metionina	1,15	2,6	2,63	2,2	4,1
Fenilalanina	5,2	4,9	4,45	4,6	6,3
Treonina	1,95	4,9	5,19	4,8	4,9
Triptofano	0,95	2,3	0,81	1,4	1,5
Tirosina	4,4	2	2,54	6,2	4,5
Valina	8	5,65	6,54	–	7,3

Fonte: BORGSTROM, G., 1967.

11.2.2 QUALIDADE DA CARNE: CARACTERÍSTICAS DE FRESCOR E DETERIORAÇÃO

Uma vez fora d'água, o peixe passa do meio onde estava em perfeito equilíbrio ecológico para outro ambiente adverso de seu *habitat*, em que é manuseado e transportado para ser distribuído comercialmente. Aí começam os problemas de escoamento de um alimento de alta perecibilidade.

Pelo fato de possuir proteína, o peixe é fonte excelente para o desenvolvimento microbiano, pois o alto teor de umidade disponível na carne, cerca de 70%, facilita a proliferação de microrganismos.

Um dos motivos pelo quais os peixes são altamente perecíveis é a estrutura coloidal da sua proteína muscular com grande quantidade de substâncias extrativas nitrogenadas livres – os produtos intermediários do metabolismo –, os aminoácidos livres e o óxido de trimetilamina. Estas substâncias extrativas livres são as principais responsáveis pelo sabor específico do peixe fresco.

Ao ser retirado da água, geralmente, o peixe é posto a refrigerar em contacto com gelo e é assim comercializado. Às vezes, em locais próximos aos rios a comercialização é feita "pescando-se" o peixe de tanques de cimento construídos pelos pescadores.

Após a captura, o peixe pode ser considerado estéril, porém, é logo contaminado por microrganismos do solo, da água de lavagem e, principalmente, das mãos e dos equipamentos dos pescadores.

Não só as bactérias e seus produtos de metabolismo são responsáveis pela deterioração da carne, mas também as reações enzimáticas nos músculos e intestinos. Por isso, às vezes, é preferível guardar o peixe inteiro no gelo a eviscerá-lo e lavar em água de rios poluídos onde possa haver efluentes de indústrias, que podem introduzir mais agentes de deterioração e possibilitam a ação de bactérias intestinais na carne, devido ao rompimento das vísceras na operação de corte. Mas, se a água for limpa é preferível eviscerar, contribuindo para diminuir o volume dos peixes e evitar que a pressão do empilhamento de uns sobre os outros rompa as vísceras.

O glicogênio é componente existente nos músculos que sofre decomposição quando o peixe morre e contribui para causar o *rigor-mortis*. Este se caracteriza por modificações *post mortem* na carne, como o enrijecimento dos músculos, redução do nível do pH e consequente aumento de acidez. Nessa fase não ocorre deterioração e quanto mais tempo se prolongar, mais tempo se mantém o pescado em boa qualidade.

Quanto mais alto o teor de glicogênio, mais demora a se instalar o *rigor-mortis* (pode demorar cerca de 6 horas) que termina mais tarde também, mantendo o peixe com boa qualidade por mais tempo. O meio ácido é desfavorável ao desenvolvimento de microrganismos e, nessa fase, é aconselhado colocar o pescado imediatamente em gelo.

Se os peixes lutam muito na captura para se libertarem da rede, ou morrem em agonia nos barcos pesqueiros, suas reservas de energia (glicogênio) vão se esgotando e o *rigor* se instala rapidamente facilitando deterioração rápida e intensamente.

O atum (espécie ativa) se deteriora mais rapidamente que, por exemplo, o linguado (sedentário).

Ao final do *rigor mortis* é possível ocorrer a proteólise, ou seja, a ação de enzimas proteolíticas sobre as proteínas da carne com desprendimento de metabólitos voláteis de hidrólise proteica como as bases nitrogenadas, a amônia e o odor característico. A maioria do pescado é comercializada no estado de *pós-rigor.*

Após iniciar a autólise, a deterioração é rápida; as bactérias encontram excelente substrato, excretam enzimas e o processo fica catalisado. O crescimento bacteriano é facilitado pelo aparecimento de novas substâncias. Ocorre o amolecimento da carne (ventre dilacerado), o aparecimento de manchas negras em camarões e de ventre escuro em lagostas.

O *black spot* é a consequência da auto-oxidação de melaninas do tipo fenol-amínico que provêm do desdobramento da proteína do camarão por ação bacteriana; a auto-oxidação ocorre na presença da enzima tirosinase produzida no fígado do camarão situado no cefalotórax; após a morte a enzima extravasa, desdobra a tirosina e aparecem as manchas negras.

O peixe normalmente apresenta bactérias na sua superfície, nas guelras e no intestino que não lhe são patogênicas enquanto vivo, mas quando termina o *rigor mortis* e a acidez dimimui elas invadem os tecidos, mesmo de dentro para fora nos peixes comercializados com vísceras. As bactérias anaeróbicas decompõem o óxido de trimetilamina em amoníaco, solúvel em água, que se distribui rapidamente por todo o tecido muscular.

É conveniente destacar a oxidação lipídica, o ranço, como deterioração muito comum nos peixes armazenados em baixas temperaturas e em presença de ar. Os peixes por possuírem muitos ácidos graxos poli-insaturados sofrem a auto-oxidação dando derivados carbonílicos.

O peixe está deteriorado quando libera odor ruim; o aminoácido lisina, por exemplo, é hidrolisado a putrescina e aparecem os produtos voláteis da reação. As guelras escurecem, as escamas desprendem, a carne amolece e perde a água ligada às proteínas, e os olhos se tornam côncavos e com manchas de sangue.

Observando os fenômenos externos de deterioração é possível evitar comprar o produto de má qualidade.

Para a venda do peixe ao natural é necessário que ele esteja fresco. Este é o peixe recém-capturado, sem qualquer tipo de conservação, a não ser a ação do gelo, que mantém suas qualidades originais inalteradas. Mas geralmente o que se compra nos grandes centros é o peixe recém-descongelado.

11.2.3 PROVÁVEIS CONTAMINANTES DO PESCADO

Os peixes capturados em locais onde existam descargas de efluentes já podem ser retirados da água contaminados. Os mais graves contaminantes são os metais como o mercúrio e pesticidas, principalmente os clorados (Aldrin, Dieldrin, Lindane, DDT e BHC). A tolerância do organismo humano é de 0,5 a 1 mg/kg de peso corporal de metil-mercúrio e de 3 a 5 mg de clorados/kg de peso.

O controle ambiental e o combate à poluição são fatores determinantes para manutenção dos alimentos dos rios e do mar na forma original, não tóxicos e sem carrearem os defeitos do ambiente para o homem.

A presença de metais ocorre em meios que recebem efluentes de indústrias de papel e de tratamentos de madeira, bem como de fixadores de cor de tecidos, entre outras. São principais contaminantes o mercúrio na forma de metil-mercúrio, o chumbo e o cádmio.

A luta pelo oxigênio em águas que recebem efluentes ricos em carboidratos, como as indústrias processadoras de mandioca, causa mortandade de peixes por asfixia. Nesse caso o peixe não morreu por estar contaminado, mas não pode ser consumido porque permaneceu morto na água à temperatura ambiente por várias horas, o que causou a proliferação de bactérias que o deterioram rapidamente.

A maré vermelha é um fenômeno natural de proliferação de algas unicelulares que multiplicam tão rapidamente, a ponto de tornar a água mais densa e de cor avermelhada. Esses microrganismos dinoflagelados do gênero *Gonyaulax* e *Gymnodinium* produzem toxina, a saxotoxina que mata os peixes. Esse problema se estende por quilômetros em pouco tempo. Algumas ostras e mariscos resistem e concentram essas toxinas, que uma vez ingeridas paralisam os sistemas nervoso e respiratório de humanos. As ostras são ingeridas cruas e, portanto, todas as toxinas estão presentes.

Envenenamentos provocados por ingestão do pescado cru podem ocorrer se causados pela ação das toxinas produzidas por organismos marinhos unicelulares, os dinoflagelados. Os peixes acumulam a ciguatoxina, especialmente os migratórios, e o envenenamento provoca sintomas gastrintestinais como náusea, vômito e diarreia, formigamentos dos lábios e dedos, além de calafrios, mas não é fatal. É difícil identificar o peixe ciguatóxico porque não há alteração na cor e no aroma.

Outro tipo de problema que pode ocorrer é o envenenamento escombróide causado pela ação de histamina e saurina que são produzidos por bactérias em salmões, bonitos, cavalas e atuns consumidos crus. Com refrigeração apropriada ou cocção estas bactérias são inibidas e não mais produzem a histina que formará histamina e saurina. Elas provocam urticária, náusea, vômito, diarreia, mas o uso de anti-histamínicos resolve o problema.

As bactérias fecais, *Streptococcus faecalis* ou mesmo o *Vibrio cholerae* podem estar presentes em pescado consumido cru como as ostras.

11.3 COMERCIALIZAÇÃO AO NATURAL E ESTOCAGEM PARA DISTRIBUIÇÃO

Pelo fato de o pescado, no Brasil, ser na sua maioria comercializado fresco ou ao natural, e pela exigência da legislação quanto ao uso do frio para reduzir sua alta perecibilidade, o pescado resfriado ou refrigerado é produto comercial e também matéria-prima para a industrialização. A distribuição para o consumo e o transporte para a indústria devem obedecer às regras de higiene vigentes no País.

Do total da captura brasileira, cerca de 900 mil toneladas anuais, 70% são provenientes da água do mar e desses, basicamente, 2/3 são comercializados ao natural. Os peixes de água doce são comercializados, na sua maioria, no estado fresco, porém nos últimos cinco anos a crescente industrialização do pescado cultivado tem colocado no mercado internacional os filés de tilápia congelada, de alta qualidade e provenientes de vários estados brasileiros, como Paraná, São Paulo, Bahia, Ceará, entre outros.

Aproximadamente 500 mil toneladas de pescado são comercializadas anualmente no Brasil, dependendo do uso do gelo e de câmaras frigoríficas.

As fragilidades do setor de pescado vão da alta perecibilidade da matéria-prima à captura por uma frota 70% artesanal e à má infraestrutura de distribuição marcada pela ausência de uma rede de frio adequada em todo o País. A precariedade da pesca permite o aparecimento dos intermediários ou atravessadores na comercialização, que chegam a inflacionar em até 300% o preço do produto após a captura.

O esforço de pesca no Brasil se concentra nas espécies mais populares que também se destinam à industrialização como as sardinhas, os camarões e as lagostas, estes últimos destinados à exportação.

O principal porto é o de Santos, SP, com tráfego de importação e exportação que corresponde a 80% da atividade do País.

Os armazéns para comercialização de peixes se localizam principalmente na região Sudeste.

A Companhia de Entrepostos e Armazéns Gerais do Estado de São Paulo (Ceagesp) é o principal entreposto de pesca do País, com 17 frigoríficos distribuídos no Estado de São Paulo. Do total da captura brasileira, 10% são comercializados na Ceagesp, sendo que o volume diário de comercialização, que já chegou a 200 mil kg de pescado, hoje se encontra ativo, mas com praticamente 20% da sua capacidade instalada, devido à significativa diminuição dos estoques capturados.

A Ceagesp possui quatro câmaras frigoríficas com capacidade total de 350 toneladas. As câmaras de armazenagem trabalham em temperaturas de -0,5 a -18 °C e as de congelamento a -38 °C. O entreposto oferece serviços de armazenamento dos peixes nas câmaras, divulgação do preço do dia, fiscalização e fábrica de gelo.

No Brasil, particularmente em São Paulo, são consumidas as seguintes espécies: abrótea, anchova, anjo, atum, bagre, berbigão, betara, bonito, cação, caçonete, camarão, castanha, corvina, curimbatá, dourado, enguia, espada, merluza, gordo, lambari, linguado, mandi, merluza, namorado, olhete, pacu, pescada, polvo, raia, sardinha, serra, tainha, tilápia, traíra, viola e chicharro.

O pescado de água doce de maior valor comercial no interior de São Paulo é geralmente proveniente de outros estados como Mato Grosso, no caso do pintado e do dourado. Mandis, bagres e curimbatás que são os mais resistentes à alta demanda bioquímica de oxigênio (DBO) e consequente baixo teor de oxigênio dissolvido (OD) na água são encontrados em maior quantidade.

Os peixes provenientes da piscicultura são tilápia, carpa, traíra, trairão, pacu, curimbatá, entre outros. As trutas são produzidas em fazendas especiais e destinadas aos restaurantes e à exportação.

11.3.1 MANEJO PÓS-CAPTURA

Após a captura o pescado é submetido a operações para conservá-lo em boas condições, iniciadas no barco de pesca, ou em terra quando obtido às bordas do mar, de cursos d'água, represas, lagos ou lagoas.

Operações preliminares

O pescado capturado no mar chega ao *píer* para ser destinado à comercialização ao natural ou para ser industrializado, após receber lavagem e seleção.

No caso da Cibrazem e da Ceagesp em Santos e São Paulo, respectivamente, e da Compesca em Guarujá, existem esteiras de descarga que trabalham constantemente com fluxos de água tratada com 5 mg/litro (5 ppm) de hipoclorito.

A lavagem remove parte das bactérias do limo superficial e reduz a velocidade de deterioração. Os peixes lavados são recolhidos em caixas plásticas de PVC que não retêm incrustações, são de fácil limpeza e são estocadas nas câmaras frigoríficas com gelo.

O camarão que se destina à indústria é obrigatoriamente lavado com jatos de água, pois, na fase adulta, vive no fundo do mar, enterrando-se na areia e, quando capturado, traz resíduos de areia e matéria orgânica que devem ser removidos para evitar a ação bacteriana.

No Brasil, normalmente o pescado é comercializado inteiro, com algumas exceções, por isso o cuidado com a manutenção do produto sob efeito do frio é imprescindível. Seria ótimo executar a evisceração e descabeçamento logo após a captura e lavagem com água pura para evitar contaminação, como descrito na página 373.

A evisceração elimina as bactérias e as enzimas digestivas e a lavagem subsequente deve eliminar os restos de sangue e de vísceras para que o efeito dessas operações seja efetivo. O descabeçamento elimina boa parte da carga microbiana presente nas guelras.

Há países que trabalham com barcos fábricas, para peixes de maior tamanho e já os trazem prontos para a descarga.

Os atuneiros e as traineiras brasileiros não estão equipados para esse fim. Os cações são descabeçados, assim como as lagostas destinadas à exportação são descabeçadas e evisceradas (remoção do cefalotórax).

A primeira prática comum adotada no Brasil foi a adição de metabissulfito de sódio ($Na_2S_2O_5$) em pó em crustáceos a bordo dos barcos para evitar o escurecimento enzimático ou *black spot*. Hoje são utilizadas soluções de metabissulfito de sódio em que se mergulha o camarão, para evitar problemas de excesso de sulfito e "queima" em certos lotes. Quando esse tratamento é feito nos barcos, os camarões só são descascados e eviscerados após o desembarque.

Embora a rápida evisceração seja aconselhável, particularmente nos países tropicais, em algumas embarcações pequenas o pescado não pode ser manipulado imediatamente após a captura e há perda da qualidade, resultante do aumento da temperatura. No Brasil se agrava o problema da manipulação pós-captura pela inexistência de rede de frio organizada e pelo clima quente.

Uso do gelo

Ao ser retirado da água o peixe viaja várias horas até a comercialização e, para atrasar a deterioração, o único recurso é usar um agente que freie as ações enzimáticas e evite temporariamente as ações bacterianas. O frio é esse agente.

A estocagem a bordo com o uso do gelo pode ser feita a granel, sendo de 3:1 a proporção peixe:gelo. Esse sistema é usado para peixes pequenos e a espessura máxima das camadas de peixes mais o gelo, não deve ultrapassar 50 cm.

Para peixes de maior valor comercial como a pescada, utilizada para elaboração de filés congelados, o armazenamento é feito em prateleiras. Os peixes são colocados sobre um leito de gelo, alternando caudas e cabeças, com a parte ventral para baixo, num total de duas ou três camadas de peixes intercaladas com gelo. A última camada deverá ser só de gelo. Serpentinas que resfriam o ar, entre 1 e 2 °C, nos porões onde estão as prateleiras, são úteis para a conservação no gelo.

A estocagem em caixas é melhor, pois evita o efeito de compressão que ocorre com o empilhamento dos peixes. São caixas de 6 a 40 kg com dimensões padronizadas, para que possam ser empilhadas dentro dos porões, no cais e na indústria. Essas caixas de plástico têm saídas para drenagem da água de fusão do gelo. Em todos os casos de conservação no gelo as camadas de peixes e gelo devem ser distribuídas de maneira a evitar a formação de bolsões de ar e a última camada deve ser de gelo.

Os tanques ou contêineres com água de mar refrigerada pelo gelo (Chilled Sea Water – C.S.W.) ou em água do mar refrigerada por serpentinas (Refrigerated Sea Water – R.S.W.) são as mais modernas formas de comercialização de pescado. Há homogeneização da estocagem e da distribuição posterior, nos navios para exportação. Há mais homogeneidade no resfriamento, menos deformação e ferimentos, além de menor contagem microbiana no pescado em relação aos métodos tradicionais. Os contêineres podem ter dimensões de 100 a 2 000 litros e ser feitos de alumínio, cimento e fibra de vidro, com depósitos isolados por camadas de 5 cm de poliuretano e reforçados externamente com uma camada de fibra de vidro. O gelo é colocado, adicionado de água do mar e agitado, o pescado é carregado e segue o resfriamento sob agitação e estocagem no contêiner.

O uso do gelo em terra exige higiene no local de captura, assim como no pescado proveniente de pesca artesanal ou de tanques de piscicultura.

A origem da água, potável de preferência, o tamanho dos pedaços do gelo utilizados e sua forma de distribuição são fatores importantes a serem considerados.

O gelo reduz a temperatura do pescado pelo contato direto, com o que o calor do pescado é transferido para o gelo ou para a água de sua fusão. O gelo, ao derreter, rouba calor do pescado e do ar ambiente e a água fica na temperatura do gelo que a gerou.

A indústria brasileira usa gelo em cubos e em escamas, o que é melhor. Os cubos devem ter no máximo 1 cm³ em camadas intercaladas com o pescado, na proporção 1:1, entre gelo e peixe. Na prática, 1,5 kg de peixes esfria de 20 °C para 1 °C em 1h e 30 min.

Para transformar 1 kg de água a 0 °C em gelo também a 0 °C, é necessário retirar 80 kcal (calor de solidificação). Se o pescado estiver em contato com o gelo, parte dele funde e gera água a 0 °C, retirando do produto 80 kcal por kg de gelo fundido. A temperatura do pescado ficará tanto mais próxima de 0 °C quanto mais frio estiver inicialmente e chegará a 0 °C se houver suficiente quantidade de gelo.

A quantidade teórica do gelo para resfriar um peso p de pescado será:

$$\text{kg de gelo} = \frac{p \cdot c \cdot t}{80}$$

sendo p o peso de pescado, c o calor específico do pescado e t a diferença em graus Celsius entre a temperatura inicial e final do pescado.

O valor c é a quantidade de calor que deve ser retirada para reduzir em 1 °C a temperatura de 1 kg de produto. No caso de água e gelo, este valor é de 1,0 e 0,5 kcal, respectivamente. O calor específico (kcal/kg. °C) para pescado varia de 0,72 para peixes gordos como sardinha, manjuba e cavalinha; 0,80 para peixes semigordos como corvina e bonito; 0,86 para peixes magros como cação, merluza e pescada, e 0,86 para moluscos e crustáceos (lagosta, camarão).

Exemplos:

Para resfriar 100 kg de sardinhas:

$$\frac{100 \cdot 0,72 \, (20 - 0)}{80} = 18 \text{ kg de gelo}$$

Para resfriar 100 kg de camarão:

$$\frac{100 \cdot 0,86\,(20-0)}{80} = 21,5 \text{ kg de gelo (relação teórica de 5:1)}$$

O valor 80 (kcal) se refere ao calor de solidificação, ou seja, quantas calorias são necessárias para transformar 1 kg de água a 0 °C em 1 kg de gelo a 0 °C.

Na prática, como nem todo gelo tem contacto com o pescado, recomenda-se a relação de 3:1, peixe:gelo e em alguns casos 2:1.

O volume do gelo triturado ou em escamas vai depender do tamanho final dos pedaços triturados. A densidade de um cubo de gelo de 1 cm³ é de 0,618, ou seja, 0,618 t/m³. O gelo fino resfria mais rapidamente, no entanto compacta-se facilmente, dificultando o escoamento da água de fusão, rica em microrganismos.

Se o gelo é fabricado em barras, em tanques com solução de cloreto de sódio à temperatura de -10 °C, 25 kg de água levam ao menos 20 horas para congelar. Se o gelo for feito com solução de cloreto de sódio, a temperatura das barras pode chegar a -21 °C.

O gelo em escamas é fabricado em congeladores cilíndricos de parede dupla refrigerada e superfície raspada. A água é distribuída por aspersores na região superior do cilindro, escorre para baixo na superfície externa formando uma camada de gelo que é raspada.

A estocagem do pescado ao natural para comercialização em peixarias e supermercados deve ser feita em câmaras refrigeradas com uso de gelo e em vitrines com gelo quando em exposição.

De acordo com o Regulamento da Inspeção Industrial e Sanitária de Produtos de Origem Animal do Ministério da Agricultura, em seu Artigo 439, o pescado ao natural pode ser fresco, resfriado ou congelado.

§ 1º: Entende-se por "fresco" o pescado dado ao consumo sem ter sofrido qualquer processo de conservação, a não ser a ação do gelo.

§ 2º: Entende-se por "resfriado" o pescado devidamente acondicionado em gelo e mantido em temperatura entre -0,5 °C e -2 °C (menos meio grau Celsius e menos dois graus Celsius). A vida útil média de um peixe a 0 °C é de 8 dias, a 22 °C de 1 dia e a 38 °C de 1/2 dia.

§ 3º: Entende-se por "congelado" o pescado tratado por processos adequados de congelação, em temperatura não superior a -25 °C (menos vinte e cinco graus Celsius).

§ 4º: Depois de submetido à congelação o pescado deve ser mantido em câmara frigorífica a -15 °C (menos quinze graus Celsius).

Parágrafo único: O pescado uma vez descongelado não pode ser novamente recolhido à câmara frigorífica.

Estocagem do pescado no frio

A estocagem sob refrigeração envolve o uso do gelo e da câmara fria quando se trata da comercialização do pescado ao natural. Já o uso de temperaturas de congelamento leva ao produto congelado vendido inteiro, ou à elaboração de filés congelados rapidamente em temperaturas abaixo de -25 °C.

Tabela 11.4 Estocagem do pescado no frio

Produto	Temperatura (°C)	Tempo de vida útil
Peixes com gelo para consumo fresco (na câmara)	+1 a – 1	10 a 12 dias
Filés de peixe para consumo fresco sem gelo (na câmara)	+1 a – 1	2 dias
Peixes gordos congelados inteiros	-15 a – 18 -25 a – 30	4 meses 6 a 8 meses
Peixes gordos congelados (glazeados) com antioxidante	-15 a – 18	6 a 8 meses
Peixes magros inteiros	-15 a – 18	6 a 8 meses
Peixes magros em filé	-25 a – 30	10 a 12 meses
Peixes salgados com 52% de umidade	-1 a – 2	4 a 6 meses
Tirinhas empanadas e pré-fritas	-15 a – 18	6 meses
Camarões congelados (individuais)	-15 a – 18	6 meses

Fonte: GUZMÁN, E. S. C. – Armazenamento de Gêneros e Produtos Alimentícios.

11.4 FISCALIZAÇÃO DO PESCADO

Para a comercialização dos peixes frescos ou resfriados os armazéns, como os da Ceagesp, oferecem serviços para que se consiga manter a qualidade do pescado pela manutenção dessas temperaturas. As câmaras guardam o pescado resfriado, há fabricação do gelo, aluguel das câmaras, divulgação do preço do dia tabelado pela Superintendência Nacional do Abastecimento (Sunab) e a fiscalização do pescado comercializado.

O pescado no entreposto é fiscalizado por técnicos especializados do Sistema de Inspeção Federal (SIF) e Serviço de Inspeção de Produtos Animais (Serpa).

As regras gerais de higiene nas instalações, equipamento e pessoal devem ser seguidas, como o uso de gorros, aventais, botas, lavagem das mãos, uso de máscaras e pedilúvio em todas as entradas que dão acesso à linha de produção para lavagem das solas em desinfetante. Janelas dotadas de telas e portas de acesso com cortina de ar evitam moscas, bem como o uso de lâmpadas ultravioletas.

A lavagem de toda a área de manipulação é feita com água clorada em dosagem superior a 10 ppm (10 kg de cloro para 10 milhões de litros de água em dosador).

O SIF inspeciona o local e o pescado. O estado de frescor é estimado principalmente por observações sensoriais: aspecto e odor.

Características sensoriais

De acordo com o Regulamento de Inspeção Industrial e Sanitária de Produtos de Origem Animal (R.I.I.S.P.O.A.) há uma série de características a serem observadas, para peixes, crustáceos e moluscos segundo o artigo 442.

Um peixe "fresco" tem suas características bem definidas que vão se transformando conforme vai se instalando a deterioração.

A superfície do peixe que inicialmente é brilhante, de tonalidade viva e coberta por um muco transparente, vai se tornando pálida, sem brilho e a espessura do muco aumenta. A carne firme e elástica, dificilmente separável dos ossos e que não elimina líquido quando pressionada vai ficando de aparência leitosa, desbotando a cor natural e ficando amarelada. Ao longo da espinha dorsal torna-se marrom avermelhada devido à irrigação dos vasos sanguíneos com presença de gordura desprendida na cavidade abdominal.

As guelras de cor vermelha brilhante, sem mucosidade visível, com o tempo vão empalidecendo, ficando rosa pálida e com muco espesso.

Os olhos que são transparentes, brilhantes e protuberantes, ficam avermelhados, se turvam, murcham e afundam ficando com a córnea opaca.

Finalmente, a característica mais facilmente perceptível é o odor, que deve ser marinho ou lacustre e, à medida que a deterioração vai aumentando, muda e pode se tornar insuportável (pútrido).

As ostras para comercialização devem estar vivas, as conchas não devem se abrir com facilidade e a quantidade de líquido dentro da concha deve ser de, no máximo, 10%.

Pela análise sensorial é percebida a presença de odores estranhos (*off flavor*), principalmente em peixes de água doce, capazes de absorver substâncias químicas presentes em seu ambiente.

Sabor de barro é proveniente da geosmina ou 2-metilisoborneol, substância isolada dos metabólitos produzidos por actinomicetos. Algumas espécies de algas azul-verdes também produzem geosmina. A depuração em água corrente pode eliminar e a defumação pode mascarar o sabor.

Para os testes sensoriais, os peixes são embalados em folhas de alumínio, aquecidos a 200 °C por 5 min e servidos aos degustadores.

Características físico-químicas

A avaliação do estado de frescor do pescado pode ser feita pelas análises físicas e químicas citadas no artigo 443, que se referem às substâncias que normalmente não existem na carne do pescado fresco, mas que surgem com o tempo de estocagem.

- *Trimetilamina* – que aparece por ação das enzimas sobre o óxido de trimetilamina presente em peixes de mar. Teor máximo permitido de 4 mg/100 g da carne.
- *Hipoxantina* – que só aparece como resultado da autólise e da ação de bactérias. Não há limites estabelecidos.
- *Bases voláteis totais* – que aumentam à medida que o pescado se deteriora. O limite máximo permitido é de 30 mg de N/100 g de pescado proveniente das bases nitrogenadas.
- *Amônia e gás sulfídrico na carne* – a reação de Eber permite estabelecer índices que só informam o estado mais avançado de deterioração.
- *Indol* – o limite máximo permitido em crustáceos é de 4,0 g/100 g de carne.
- *Valor do pH na carne* – se superior a 6,8 internamente e 6,5 externamente ela está imprópria para o consumo.

Características microbiológicas

Os padrões microbiológicos são estabelecidos pelo International Committee on Microbiological Specifications for Foods (I.C.M.S.F.), visando a basicamente assegurar o fornecimento de alimentos que não ofereçam riscos à saúde pública, para garantir que eles tenham sido processados dentro das condições sanitárias adequadas e que seu processamento tenha sido efetivo contra os microrganismos.

1) Contagens totais informam sobre o grau de manipulação que sofreram os peixes e o grau de frescor.

a) Enumeração de mesófilos aeróbicos, cujos métodos mais comuns são "Standard Plate Count",o "Surface Plate" e o "Drop Plate". Geralmente crescem entre 10 a 37 °C e aceita a contagem máxima de 10^6 em pescado de peixarias e feiras.

b) Enumeração de psicrófilos aeróbicos. Crescem em temperatura de 0 a 7 °C, mas não estão estabelecidos os limites.

2) Análises de coliformes que são indicadores de contaminação, como também o são, os enterococos. As bactérias coliformes mais importantes são a *Escherichia coli* e a *Enterobacter aerogenes*. A *Escherichia coli* é indicadora de contaminação fecal e da qualidade sanitária da água e aparece associada às *Salmonella* e *Shigella*.

O procedimento de análise é feito pela contagem do número mais provável (NMP) de colônias, por meio de três métodos distintos. Os limites de temperatura vão de -2 a 50 °C e contam o máximo de 10^2.

11.4.1 DESTINO DO PESCADO PÓS-CAPTURA

Dentre as espécies capturadas no Brasil e destinadas à industrialização, as sardinhas são conduzidas principalmente ao enlatamento e os camarões para congelamento. Há produção de sardinha prensada e cação salgado e seco, porém de menor valor comercial.

Durante a pesca, vem junto com a rede um grande número de peixes diversos, pequenos e de espécies de pouco valor comercial, denominadas de "mistura" no Brasil e de *by catch* pela bibliografia. Normalmente, são devolvidos ao mar e não se sabe se entram na cadeia alimentar marinha, pois estão mortos. Acontece, às vezes, de a quantidade devolvida ser maior do que a capturada. O destino do rejeito é o lixo, pois o acúmulo para produção de farinha leva a um aumento da carga microbiana perigosa às linhas de processamento.

Pesquisas têm procurado dar um destino a essa captura paralela na forma de preparo de polpa, do *minced fish* ou mesmo do *surimi*.

Junto ao *by catch* o problema de material desperdiçado deve ser somado ao não aproveitamento do resíduo que se acumula após o preparo do peixe para o consumo e mesmo no *toalete* que ele sofre na industrialização.

O aproveitamento dos resíduos depende do custo despendido para tal, podendo ser utilizados para consumo humano ou animal o que diminui a poluição causada pelo descarte desse material na rede pública e abaixa o custo dos produtos industriais.

O peso dos resíduos de camarões, por exemplo, pode chegar até 85% e pode ser feito o aproveitamento do exoesqueleto elaborando as farinhas ou isolados de proteínas, a partir do cefalotórax e a separação mecânica de carnes comestíveis para preparo do *minced*.

Mais de 20 milhões de toneladas de pescado no mundo, correspondem à parte não aproveitável e deixam de servir à alimentação humana.

O aproveitamento de resíduo do processamento de sardinhas, ossos e pele em extração do colágeno pode ser feito para obtenção de gelatina para uso em suplemento da alimentação de aves ou como fertilizante e clarificante de bebidas. A matéria-prima é triturada, desengordurada e macerada em NaOH a 0,5%, sofre nova lavagem e maceração em HCl a 0,5% e, novamente, lavagem, extração e filtração.

No preparo da silagem de pescado os resíduos sofrem adição de ácido fórmico, carboidratos e culturas inoculantes de bactérias produtoras de ácido lático ou enzimas proteolíticas. O produto pode ser utilizado como ração para peixes, suínos, frangos e bovinos como é feito nos países escandinavos, grandes produtores de pescado.

Há vários caminhos para a matéria-prima pescado dentro da indústria, e os diversos produtos que podem ser obtidos são agrupados como descrito a seguir.

a) Tecnologias tradicionais utilizadas para conservação do pescado: congelamento, enlatamento, defumação, salga e secagem, produção de concentrados e hidrolisados proteicos, produção de farinha de pescado e fermentação (anchovagem).

b) Tecnologias emergentes usadas na conservação do pescado: produção de polpa e surimi, aproveitamento de resíduos (silagem), congelamento criogênico, obtenção de pescado minimamente processado (fatores combinados de refrigeração, atmosfera modificada e/ou irradiação).

11.4.2 CONGELAMENTO DO PESCADO

Sem dúvida, a melhor forma de conduzir a matéria-prima, para que ela se transforme em um produto de qualidade, sem alterar a qualidade sensorial e nutricional do pescado é a adoção do congelamento como método de conservação do pescado.

Também para estocagem por tempos mais prolongados, recomenda-se o congelamento, pois a refrigeração é limitada.

Os microrganismos deterioradores não se desenvolvem em temperaturas abaixo de -10 °C, mas a autólise pode continuar mesmo nessa temperatura, motivo pelo qual o congelamento é sempre feito em temperaturas inferiores a -18 °C. Tem-se de utilizar temperaturas de congelamento bem baixas (-35 °C a -40 °C) que permitem que a passagem de -1 °C a -5 °C na carne do peixe seja feita em 2 horas, o que caracteriza o congelamento rápido industrial. Só assim o pescado não sofrerá danos físicos que prejudicarão a textura da carne pela formação de cristais grandes de gelo.

A maior parte da água da carne do pescado é solidificada na faixa de -1 °C a -5 °C, porém o pescado nessas temperaturas não pode ser considerado congelado, uma vez que ainda resta água na carne em quantidade suficiente para o crescimento microbiano e para que ocorra autólise.

As indústrias aperfeiçoam a congelação rápida para alimentos prontos (supergelados) o que significa aumentar o rendimento e favorecer a qualidade do produto, pois quanto mais rapidamente se processa a congelação (com temperaturas mais baixas) tanto menor é o grau da desnaturação das proteínas. Os cristais de gelo formados são menores e não prejudicam mecanicamente a pele do peixe.

A congelação industrial é feita sempre com temperaturas menores que -18 °C. O tempo de conservação de um peixe, em temperaturas muito baixas chega a um ano nas indústrias. Nas geladeiras comuns, dentro do congelador, as temperaturas menores conseguidas variam de 0 °C a -4 °C, podendo-se guardar um peixe nessas condições por cerca de dez dias.

Para se obter um produto de qualidade com a congelação há necessidade de se trabalhar exclusivamente com peixes frescos e em ótimas condições de higiene.

Alguns países congelam o peixe ainda no mar, imediatamente após a pesca. Isso requer instalações completas e eficientes nos barcos, mas o peixe chega em ótimas condições no mercado.

O pescado pode ser congelado inteiro por algum tempo ou pode ser eviscerado, filetado e colocado em embalagens adequadas para congelamento. O congelamento deve, então, ser feito em câmaras a -35 °C, -40 °C e a estocagem posterior à pelo menos -15 °C, -18 °C. Quanto mais baixa a temperatura de estocagem, mais longo será o tempo de armazenamento do produto congelado. A limitação desse tempo é devida à ocorrência da rancidez em peixes gordurosos, que se manifesta após dois a três meses. Em peixes magros a estocagem por quatro a cinco meses não apresenta problemas. Outro fator de alteração da qualidade do produto, é a oscilação da temperatura durante as etapas de congelamento, estocagem e distribuição para consumo.

As vantagens da congelação frente a outros métodos tradicionais de conservação são enormes. O produto quase não é modificado pelo processo, de forma que o pescado fresco, devidamente congelado, armazenado e descongelado, é virtualmente indistinto do pescado fresco mantido em gelo. Os peixes excedentes podem ser conservados para atender épocas de carência, para abastecer de pescado de boa qualidade regiões em que o pescado fresco constitui uma raridade ou não pode ser facilmente adquirido.

Em pescado estocado no supermercado uma "nuvem de frio" deve estar cobrindo os produtos expostos; assim podemos ter a certeza de que a temperatura de estocagem está na faixa de -15 °C a -18 °C.

As caixas que estiverem com uma camada de gelo por cima denotam que houve oscilação de temperatura, com formação de água na superfície, e que depois sofreram o congelamento pelo novo abaixamento da temperatura.

Para congelar um peixe é recomendado efetuar a operação imediatamente após sua captura, cru, inteiro e eviscerado, ou cortado em postas ou filés, acondicionados em sacos plásticos bem aderentes e sem furos.

Se o congelamento é feito em congelador doméstico comum, o peixe deve ser consumido em, no máximo, um mês, mas, se for feito em congelador com capacidade de resfriar a temperaturas mais baixas, a -19 °C, poderá ser utilizado em até três meses.

O peixe cozido pode ser congelado e consumido dentro de um mês, desde que mantido em bandejas cobertas por sacos plásticos.

O descongelamento do peixe, não deve ser feito em temperatura ambiente, mas em geladeira, o que demora cerca de 24 h. O descongelamento rápido, só deve ser feito em situação de emergência, com água fria corrente sobre o envoltório e não diretamente sobre o peixe.

Como qualquer produto, não se deve re-congelar o peixe descongelado.

BIBLIOGRAFIA

ARANA, L. *Fundamentos da aquicultura*. Florianópolis: Universidade Federal de Santa Catarina, 2004. 348 p.

BISCALCHIN-GRYSCHEK, S.; OETTERER, M., GALLO, C. R. Characterization and frozen storage stability of minced Nile tilapia (*Oreochromis niloticus*) and nile tilapia (*Oreochromis,* spp.) *Journal of Aquatic Food Product Technology*, v. 12, n. 3, p. 57-69, 2003.

BORGSTROM, G. *Fish as food.* Academic Press: New York, v. 1, 2, 3 e 4, 1967.

BRODY, J. *Fishery by products technology.* Connecticut: AVI Publishing, 1965. 232 p.

BRUM, A. A. S.; OETTERER, M.; D´ARCE, M. B. R. Óleo de pescado como suplemento dietético. *Revista Ciência & Tecnologia*, v. 10, n. 19, p. 71-78, 2002.

BURGESS, G. H. O. *et al. El pescado y las industrias derivadas de la pesca.* Zaragoza: Ed. Acribia, 1971. 392 p.

CASTAGNOLLI, N. *Fundamentos de nutrição de peixes.* Piracicaba: Livroceres, 1979. 107 p.

COZZO-SIQUEIRA, A.; OETTERER, M. ; GALLO, C. R. Effects of irradiation and refrigeration on the nutrients and shelf life of tilapia, *Oreochromis niloticus. Journal of Aquatic Food Product Technology*, v. 12, n. 1, p. 85-102, 2003.

ELLIS, M. *A baleia no Brasil colonial.* São Paulo: Melhoramentos, 1969. 235 p.

ESPÍNDOLA FILHO, A.; OETTERER, M.; P. TRANI, ASSIS, A. Processamento Agroindustrial de resíduos de peixes, camarões, mexilhões e ostras pelo sistema cooperativo. *Continuous Education Journal*, v. 4, n. 1, p. 52-61, 2001.

FERRAZ de ARRUDA, L.; OETTERER, M. Silagem ácida – uma alternativa para aproveitamento do resíduo do processamento do pescado. *Revista Aquicultura & Pesca*, v. 2, n. 14, p. 30-33, 2005.

FURLAN, E. F.; OETTERER, M. Hidrolisado proteico de pescado. *Revista de Ciência & Tecnologia*, v. 10 , n. 19, p. 79-89, 2002.

GALVÃO, J. A. ; FURLAN, E.; SALAN, E. O., CRUZ, A M.; GELLI, V. C.; OETTERER, M. Monitoramento da qualidade da água de cultivo e do mexilhão comercializado no Litoral Norte de São Paulo. *Revista Aquicultura & Pesca*, v. 1, n. 4, p. 10-14, 2004.

GEROMEL, E. J. & FORSTER, R. J. Princípios fundamentais em tecnologia de pescado. Secr. Ind. Com. Ciência e Tec. *Série Tec. Agroind.* Março, p. 99-123, 1982.

GOMES, L. A. O. *Cultivo de crustáceos e moluscos.* São Paulo: Nobel. 1986. 226 p.

GUZMÁN, E. S. C. Pescado e produtos marinhos. In: *Armazenamento de gêneros* e *produtos alimentícios.* São Paulo: Secr. Ind. Com. Cienc Tecn. s. d. p. 201-204

HAGER, T. Take fish to heart – american health (condensed). *Readers Digest*, p. 121-126, 1985.

HALL-ARBER, M. Health effects of seafood. *MIT Sea Grant Inform. Center.* Massachussetts Inst. Tech. Cambridge, out., 1985.

LOBÃO, V. L.; ROJAS, N. E. T. *Camarão de água doce* – da coleta ao cultivo, à comercialização. São Paulo: Ícone, 1985. 97 p.

MACHADO, Z. L. *Tecnologia de recursos pesqueiros:* parâmetros, processo, produtos. Recife: Ministério do Interior – Sudene. 1984. 277 p.

OETTERER, M. *Agroindústrias beneficiadoras de pescado cultivado – unidades modulares e polivalentes para implantação, com enfoque nos pontos críticos higiênicos e nutricionais*, 1999. 196 f. (Livre Docência) Escola Superior de Agricultura Luiz de Queiroz, Universidade de São Paulo, Piracicaba, 1999.

OETTERER, M. Produtos fermentados de pescado. In: OGAWA, M; MAIA, E. L. *Manual de pesca*: ciência e tecnologia do pescado. São Paulo: Varela. 1999, v. 1, p. 353-359.

OETTERER. M. Pescado fermentado. In: AQUARONE, E., BORZANI, W., SCHMIDELL, W., LIMA, U. A. *Biotecnologia na produção de alimentos*. São Paulo: Edgar Blücher, 2001, cap.12, p. 305-346. (Biotecnologia Industrial, 4.)

OETTERER, M. *Industrialização do pescado cultivado*. Guaíba: Editora Agropecuária, 2002. 200 p.

OETTERER, M. Fish processing technology. Seafood Expo Latin America 2005. *Food Ingredients* (Special edition), p. 46-47, 2005.

OETTERER, M. Proteínas do pescado – Processamentos com intervenção na fração proteica. In: OETTERER, M; D´ARCE, M. A. B. R.; SPOTO, M. H. F. *Fundamentos de ciência e tecnologia de alimentos*. Barueri: Manole, 2005. p. 99-134.

OETTERER de ANDRADE, M.; LIMA, U. A. *The effect of season and processing on the lipids of mandi (Pimelodus clarias*, Bloch) *a Brazilian freshwater fish*. Scotland: Adv. Fish Science Tech. Fishing News Books, 1980. p. 387-93.

OETTERER de ANDRADE, M.; LIMA, U. A. Brazil freshwater fish. Some technological processing to obtain new products. Nutritive composition of fresh and processed fish. *Abstr.Tech. Papers and Posters*, Boston, Massachussetts, U.S.A., n. 3, 1985.

OETTERER, M.; PERUJO, S. D.; GALLO, C. R.; FERRAZ DE ARRUDA, L.; BORGHESI, R.; CRUZ, A M. P. Monitoring the sardine: *Sardinella brasiliensis*, fermentation process to obtain anchovies. *Scientia Agricola*. v. 60, n. 3, 2003.

OETTERER, M.; COZZO DE SIQUEIRA, A. A. Z.; GRYSCHECK, S. F. B. Tecnologias emergentes para processamento do pescado produzido em piscicultura. In: CYRINO, J. E. P.; CASTAGNOLLI, N.; CASTAGNOLLI, M. *Tópicos especiais em piscicultura de água doce tropical intensiva*. São Paulo: Editora Tec Art, 2004. p 481- 500.

PURCHON, R. D. *The Biology of Mollusca*. 2. ed. Oxford: Pergamon Press. 1977. 560 p.

SALÁN, E. O.; GALVÃO, J. A.; OETTERER, M. Use of smoking to add value to the salmoned trout. *Brazilian Archives of Biology and Technology*, v. 49, n.1, p. 57-62, 2006.

SOCCOL, M. C. H.; OETTERER, M. Seafood as functional food. *Brazilian Archives of Biology and Technology*, v. 46, n. 3, p. 443-454, 2003.

SOCCOL, M. C. H.; OETTERER, M. Use of modified atmosphere in seafood preservation. *Brazilian Archives of Biology and Technology*. v. 46, n. 4, p. 569-580, 2003.

SOCCOL, M. C. H.; OETTERER, M. Effect of modified atmosphere and vacuum on the shelf-life of refrigerated tilapia (*Oreochromis niloticus*) fillets. *Brazilian Journal of Food Technology*, v. 8, n. 1, p.7-15, 2005.

STANSBY, M. E. (Ed.). *Industrial fishery technology*. New York: R. K. Publishing, 1963. 415 p.

STORER, T. I.; USINGER, R. L. *Zoologia Geral* (trad.). São Paulo: Cia. Editora Nacional, 1974. 754 p

BIBLIOGRAFIA DE ACESSO VIA INTERNET

Bases de dados:

www.cnpq.br

www.scielo.org

www.teses.usp.br

www.usp.br/sibi

Índice remissivo